社区缓和医疗和安宁疗护
疼痛管理培训教材

主审

徐建光　樊碧发

主编

郑拥军　吴玉苗　罗　艳　陈　辉

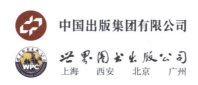

中国出版集团有限公司

世界图书出版公司

上海　西安　北京　广州

图书在版编目（CIP）数据

社区缓和医疗和安宁疗护疼痛管理培训教材 / 郑拥
军等主编 . -- 上海：上海世界图书出版公司, 2025. 5.
ISBN 978-7-5232-2208-9

Ⅰ. R48；R473

中国国家版本馆 CIP 数据核字第 20258W8T78 号

书　　名	社区缓和医疗和安宁疗护疼痛管理培训教材	
	Shequ Huanhe Yiliao he Anning Liaohu Tengtong Guanli Peixun Jiaocai	
主　　审	徐建光　樊碧发	
主　　编	郑拥军　吴玉苗　罗　艳　陈　辉	
出 版 人	唐丽芳	
责任编辑	芮晴舟	
装帧设计	南京展望文化发展有限公司	
出版发行	上海世界图书出版公司	
地　　址	上海市广中路 88 号 9-10 楼	
邮　　编	200083	
网　　址	http://www.wpcsh.com	
经　　销	新华书店	
印　　刷	杭州锦鸿数码印刷有限公司	
开　　本	787mm × 1092mm　1/16	
印　　张	27.5	
字　　数	550 千字	
版　　次	2025 年 5 月第 1 版　　2025 年 5 月第 1 次印刷	
书　　号	ISBN 978-7-5232-2208-9/R · 774	
定　　价	200.00 元	

编写人员名单

主　审

徐建光　樊碧发

主　编

郑拥军　吴玉苗　罗　艳　陈　辉

副主编

丁晓燕　彭　生　石国栋　袁宏杰　季　峰　王　玥

编　委

（按姓氏笔画为序）

丁晓燕　马彦韬　王　玥　王建光　王晓琳　王晓雷

王　博　王智渊　石国栋　孙　莉　杜懿杰　李明礼

吴玉苗　张金源　陆大远　罗　艳　季　峰　郑波峰

赵苇苇　侯千嵩　贺剑涛　袁宏杰　贾佩玉　唐跃中

彭　生　韩　吉　韩　奇　廖丽君　樊海娃

秘　书

解温品　吕莹莹

序 一

近年来，我国慢性疾病防控形势日益严峻，脑血管病、恶性肿瘤、呼吸系统疾病和心脏病位列因病死亡的前四位。慢性疾病占有的医疗资源占我国总医疗资源的 70%，因慢性疾病导致的死亡占总死亡率的 85%，未来 20 年中国慢性疾病患者人数将数倍增长。

随着《"健康中国 2030"规划纲要》《中华人民共和国基本医疗卫生与健康促进法》《国务院关于促进健康服务业发展的若干意见》《"十四五"国家老龄事业发展和养老服务体系规划》《"十四五"国民健康规划》等一系列关注民生健康的法规、文件出台，以及《安宁疗护中心基本标准（试行）》《安宁疗护中心管理规范（试行）》《安宁疗护实践指南（试行）》等国内安宁疗护（临终关怀）相关规范、指南的颁布，全社会更加关注健康和生活质量问题，其中突出的是老龄化和安宁疗护问题。

事实上，许多医务工作者及社会有识之士都能准确把握时代发展脉搏，很早就已关注这些健康热点和社会问题，提前规划、布局、推动，并开展了一系列卓有成效的工作。2012 年 1 月 11 日，上海市政府工作报告明确把开展社区临终关怀服务作为政府一项工作目标和任务。2017 年 9 月，国家安宁疗护试点工作启动会在上海召开，选定北京市海淀区、上海市普陀区、吉林省长春市、河南省洛阳市和四川省德阳市为全国首批安宁疗护工作试点区、市。2020 年，上海市实现了安宁疗护服务覆盖全市所有社区卫生服务中心。2022 年，国家卫生健康委、教育部等 15 个部门联合印发《"十四五"健康老龄化规划》，强调"要发展安宁疗护服务：稳步扩大安宁疗护试点，完善安宁疗护多学科服务模式，提高临终患者生命质量。"2023 年 10 月 14 日，世界安宁缓和医疗日全国联席会议在京召开。我国积极推动安宁疗护服务发展，实施安宁疗护人才服务能力提升项目。所有这些关于舒缓医疗及安宁疗护的工作推动和成绩贡献，上海市卫生健康委员会基层卫生健康处、上海各社区卫生中心、上海市安宁疗护服务管理中心等功不可没。这也标志着上海已经在安宁疗护方面实现了量的积累、面的布局，开始进入质的提升、体的渗透方向快速发展的阶段，并呈现出良好的发展态势。

毋庸置疑，疼痛是老龄化问题和安宁疗护问题中的常见症状和慢性疾病之一，也是实现高品质安宁疗护不得不重点解决的瓶颈问题、关键问题。自 2007 年以来，疼痛医学领域已经取得重大进展，疼痛学科作为临床一级学科发展迅速，在医疗、教学、科研等方面都有不俗的成绩，在疾病诊治、核心技术、领域拓展等方面都有了较大进步，并逐渐向多学科发展模式、跨学科发展模式，甚至超学科发展模式转变。这作为疼痛医学发展的一个重点方向，正在全球范围内广泛推行。上海的疼痛医学是我一直关注并大力推介的学科。近几年来，上海的疼痛医学得到极为迅速的发展，充满生机活力，得到国内外同行的高度认可；我也很欣慰地看到，上海疼痛领域领军人才重质、务实、高效，在不断探索疼痛学科高质量发展的同时，仍然兼顾基层医疗疼痛诊疗需求，强调以预防为主、防治结合、关口前移，方便到社区、精准到人群。

这是《社区缓和医疗和安宁疗护疼痛管理培训教材》编写的初衷，也是社区安宁疗护工作的深耕。相信在大家共同努力下，会更好地将"健康中国""无痛生活"在社区落地，形成防治管一体的基层疼痛管理体系，可以改善慢性疾病的现状。

上海市医师协会会长　徐建光

2025 年 2 月

序　二

近年来，安宁疗护走进了医疗机构，成为许多城市基层医院、社区卫生服务中心、养护院等医疗机构的"标配"。而且，大多数安宁疗护机构的硬件设施、人员配备都很不错，安宁疗护的医疗理念、社会关注及重视程度都较以前有明显进步，病床数也有明显增加。

无疑，这种"在生命终末期进行，以解除痛苦、提升生活质量为目的的安宁疗护医疗服务"，作为缓和医疗的一部分，已成为政府主导、基层医疗机构为主体，各级医疗共同参与，全社会共同关注的"健康中国战略"的重要组成部分。

安宁疗护最初的服务对象是晚期癌症患者，现在适用范围扩大到更多罹患其他疾病者，包括一些难治性顽固性慢性疼痛患者。世界卫生组织（WHO）研究发现，对于需要安宁疗护的患者，疼痛不仅仅是最常见和最严重的症状之一，而且慢性疼痛本身就是一种疾病。据国家卫健委《癌症疼痛诊疗规范（2018年版）》，晚期癌症患者的疼痛发生率可达60%～80%，其中1/3为重度疼痛。有人比较过重度癌痛和顺产分娩痛，称生产是阵痛，咬咬牙就过去了，癌痛则会进行性加重。令人痛心的是，临床上常常遇到许多生命终末期患者因不堪忍受病痛而轻生离世。

我过去曾经听到很多患者说："大夫，我得了癌症，我有思想准备我不怕死，但是我怕疼。"是的，无休无止的慢性剧烈疼痛，会剥夺患者的睡眠、食欲而严重影响患者的生存信心。更会击垮患者的情感、意志等，导致患者丧失斗志和失去生命的尊严！

因此，我们呼吁：尽早、有效、全程地控制疼痛这类难以忍受的症状和疾病，不仅是安宁疗护的核心内容和首要考虑，而且也是医学研究的重要课题和道德义务，必须把疼痛等症状管理和疾病诊疗作为学科发展的重点，以减轻患者的痛苦和尊重人的尊严。

让人欣慰的是，现在疼痛医学发展迅速，研究众多，镇痛药物品类丰富，镇痛技术日新月异，几乎已没有止不住的疼痛。我国《癌症疼痛诊疗规范（2018年版）》在世界卫生组织（WHO）《癌痛三阶梯止痛治疗指南》基础上，提出5项基本原则。其中，"按阶梯用药"原则提出根据患者疼痛程度等，针对性、呈阶梯式地选用镇痛药物。第一阶梯为非甾体抗炎药物；第二阶梯为曲马多等弱阿片类药物，或低剂量的强阿片类药物；第三阶段为吗啡等强阿片类药物。超过80%的癌痛经药物治疗后能做到基本不痛。剩余20%的难治性疼痛或可以采用自控镇痛泵技术、神经阻滞或毁损术、经皮椎体成形术等高阶方式，将疼痛分值控制在较低水平，不会影响睡眠、食欲和精神状态等。

但是，基层医院、社区卫生服务中心、养护院等医疗机构的疼痛诊疗水平整体不高，而且因技术、药物、设备等限制，有时难以达到三甲医院有的高阶有效镇痛的效果，往往不得不辗转就诊于基层医疗机构与三级医院，相悖于安宁疗护的初衷。有调查发现，医学生和医护人员对安宁疗护的认知情况掌握总体不高，认为需要进行相关培训的占85.46%。有研究指出，面对终末期疼痛患者的院内会诊，会出现担心"吗啡会导致呼吸暂停""启动第一个吗啡类镇痛处方时或有心理阻碍"等导致会诊意见落实不全面、不及时。因此，由疼痛专业人员利用专业优势开展相关培训，使基层医务人员尽快掌握疼痛评估及不良反应监测，同时具有阿片类等毒麻药处方权，掌握包括口服药、贴片、静脉泵、介入治疗等在内的多种镇痛理念和手段，将是一条快速而有效的路径。

随着包括疼痛医学等更多相关专业的加入，随着培训工作卓有成效地持续开展和推广，我们相信在不久的将来，安宁疗护势必在针对生命终末期的人文关怀及医疗服务上，更好地体现生命至上、健康至上的理念，从而逐步改变人们对生命的认识，解除对死亡的恐惧。

中国医师协会疼痛科医师分会会长　樊碧发

2025 年 2 月

前　言

　　安宁疗护，曾被称为"慈怀疗护""善终服务""舒缓医疗""姑息治疗""临终关怀"等，直至国家卫健委（原卫计委）2017年颁布《安宁疗护实践指南（试行）》，"安宁疗护"才作为专业用词被确定下来。

　　安宁疗护是指以终末期患者和家属为中心，以多学科协作模式进行实践，为患者提供身体、心理、精神等方面的照料和人文关怀等服务；控制患者的痛苦和不适症状，提高生命质量；帮助患者舒适、安详、有尊严地离世。最终达到逝者安详、生者安宁、观者安然的目的。

　　我国率先开展安宁疗护工作的是香港和台湾地区。1982年香港九龙圣母医院首先提出善终服务。1988年7月，天津医学院（现天津医科大学）临终关怀研究中心成立，这是中国第一家安宁疗护专门研究机构，该中心还建立了中国第一家临终关怀病房，成为中国安宁疗护发展史上重要的里程碑。1988年10月，上海市南汇老年护理医院（现上海市浦东新区老年医院）建立，开展临终关怀服务。原卫生部于1994年在《医疗机构诊疗科目名录》列入了"临终关怀科"，并制定了《医疗机构基本标准（试行）》。原卫生部1999年11月制定的《全科医师规范化培训大纲（试行）》和2000年7月制定的《社区护士岗位培训大纲（试行）》被正式列入临终关怀内容。1998年，汕头大学医学院第一附属医院，设立全国首家宁养院。2006年4月，中国第一个关注人类生命晚期生存状态的临终关怀社会团体——中国生命关怀协会成立，这标志着中国安宁疗护事业的发展迈出了历史性的一步。2012年1月11日，上海市政府工作报告明确把开展社区临终关怀服务作为政府一项工作目标和任务。2020年，上海实现了安宁疗护服务覆盖全市所有社区卫生服务中心。2022年，国家卫生健康委、教育部等15个部门联合印发《"十四五"健康老龄化规划》，强调"要发展安宁疗护服务：稳步扩大安宁疗护试点，完善安宁疗护多学科服务模式，提高临终患者生命质量"。

　　基于以上的推动和发展，安宁疗护现已成为上海社区卫生中心的一项常态化工作。因此，如何改善和提升安宁疗护的诊疗质量，进而提高临终患者的生命质量，成为目前一项紧迫而重要的课题。

分析安宁疗护过程中最常见、最困扰的症状之一——疼痛问题，结合当前人口老年化、慢性疾病越来越多的现状，疼痛医学有必要也有责任加入安宁疗护的诊疗队伍中来。围绕疼痛的流行病学、发病机制、临床表现、诊断与鉴别诊断、治疗方法、预防及预后等方面进行规范化培训，建立专业化的疼痛管理队伍，对于提升安宁疗护的诊疗质量具有重大意义。

为此，我们组织了一批学有专长的疼痛学专家，针对社区安宁疗护的工作实际，编写了本书，旨在提高社区卫生工作者及相关人员的基本理论、基本技术和基本技能。也希望以此为蓝本，建立系统性的基层疼痛专科能力建设体系，提升社区医疗机构疼痛专科诊疗能力，并通过调研了解社区常见疼痛病清单，不断完善疼痛专科能力提升培训；围绕疼痛病诊疗技能、科室能力建设开展基层疼痛专科能力建设活动，形成综合性医院牵头辐射周边社区医疗机构下沉的医教联合体；不断发展壮大疼痛科医师队伍，规范社区医院疼痛综合管理流程，提升疼痛综合管理医疗服务质量。

本书得到上海市卫生健康委基层卫生健康处、上海市医师协会疼痛科医师分会、上海市安宁疗护服务管理中心、上海市社区卫生协会安宁疗护专业委员会的指导和帮助，并得到国家重点研发计划项目（课题编号：2022YFC3602201）、上海市科委"科技创新行动计划"医学创新研究专项项目——上海市康复医学临床医学研究中心（课题编号：21MC1930200）、上海市自然科学基金委员会面上项目（课题编号：23ZR1420500）、上海市自然科学基金委员会科技创新行动计划（课题编号：22Y11912600）的资助和支持，在此致以衷心感谢！

由于水平所限，书中不当之处在所难免，敬请读者批评指正！

郑拥军　吴玉苗　罗　艳　陈　辉

2025 年 2 月

目　录

第二部分　疼痛管理基础知识

第三部分　社区安宁疗护中的疼痛管理

第四部分　疼痛治疗策略

第五部分　特殊情况疼痛管理

第六部分　实践应用与案例分析

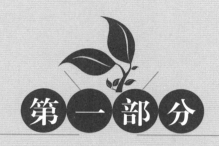

第一部分

缓和治疗与安宁疗护的
定义与目标

第一章　缓和治疗与安宁疗护概述

第一节　缓和医疗与安宁疗护的定义

一、缓和医疗的定义

缓和医疗（palliative care）是一种以改善面临威胁生命疾病的患者及其家属生活质量为目标的卫生服务，主要通过早期识别、正确评估、积极控制疼痛和其他不适症状等医疗照护方法，减轻患者身体、心理、精神和社会等方面的困扰，预防和缓解其身心痛苦。缓和医疗应从确诊威胁生命疾病的诊断开始介入，并与疾病治疗同时进行。

目前，世界范围内对于缓和医疗的定义并未得到统一，不同的学术组织对其有不同的定义。2002 年，世界卫生组织（WHO）将其定义为：一种旨在改善严重疾病患者及其家庭生活质量的干预方法，这种方法关注减轻患者的痛苦，不仅包括身体上的痛苦，还包括心理、社会和精神层面的需求。2019 年，国际缓和医疗和安宁疗护组织（International Association for Hospice and Palliative Care，IAHPC）将缓和医疗定义为：一种积极的全面照护方法，针对所有年龄段因严重疾病而遭受痛苦的患者，特别是那些处于生命终末期的患者。

根据日本厚生劳动省的规定，日本的缓和医疗是针对罹患威胁生命的疾病的患者及其家属，对于患者所面临的从疾病早期开始的疼痛、身体、心理社会及精神方面等相关问题进行评价，防止上述相关问题进一步深化为生活障碍，并改善患者及家属的生活质量的一系列相关措施。

中国医学科学院北京协和医院缓和医学中心宁晓红主任提出，缓和医疗是一种全面且以患者为中心的健康照护方式，其致力于缓解因各种重症导致的包括身体、心理、精神和社会上的痛苦。除了心血管疾病、癌症、器官衰竭、耐药性结核病、严重烧伤、晚期慢性疾病、急性创伤、极端早产之外，还包括老年极度虚弱，这些均是缓和医疗的关键一环，应该在各个健康照护层级中普遍可得。

二、安宁疗护的定义

安宁疗护（hospice care）是一种以终末期患者及其家属为中心，通过多学科团队成员密切协作，为疾病终末期或老年患者在临终前控制痛苦和不适症状，提供身体、心理、精神等方面的照料和人文关怀等服务，以提高患者生命质量，帮助患者舒适、安详、有尊严离世，以及减轻家属心理哀伤的卫生服务。安宁疗护是缓和医疗的最后一个阶段。

美国国家癌症研究所对安宁疗护定义为，一种生命末期的全方位照护服务，由卫生专业人员和志愿者所提供，通过积极地控制疼痛和其他症状，提供医疗、心理和精神支持，帮助临终患者获得平和、安慰和尊严，同时也为患者家庭提供支持服务。

三、安宁疗护的发展

（一）国外安宁疗护发展

安宁疗护起源于英国，最初被引入我国时翻译为"临终关怀"。"Hospice"其原意是"驿站""客栈""救济站"等，是为中世纪基督教信徒朝圣时建立起来的休息或者养病的驿站。英国第一家临终关怀院——圣克里斯托弗临终关怀院（St. Christopher's Hospice），于1967年由西赛莉·桑德斯（Cicely Saunders）博士所创建，主要为处于病患末期的濒死患者提供疼痛控制、关怀照护和精神支持，以提高患者生活品质。随后安宁疗护在英国得到快速发展，英国政府将安宁疗护纳入国民医疗保险体系，建立相关制度加强对安宁疗护工作的监督。至2016年，英国有220家临终关怀院提供专业服务。

1973年，美国借鉴英国模式建立第一家安宁疗护机构——康涅狄格临终关怀院。1980年，安宁疗护已经被纳入美国医疗保险法案。到2019年，美国的大多数安宁疗护服务是在被患者称为"家"的地方所提供，占到了老年医疗保险（medicare）所提供安宁疗护服务的98.5%。

日本是亚洲开展安宁疗护服务最早的国家之一。1981年日本第一家安宁疗护医院——圣立三方医院成立。根据日本缓和医疗与安宁疗护协会2018年2月统计的数据，日本全国共有340家医疗设施设置了缓和疗护病房，共计7 026床位。

（二）国内安宁疗护发展

我国香港地区安宁疗护服务开展较早。1982年，圣母医院首先提出善终服务，同时成立了专门的临终关怀小组。1988年，善终服务会开始提供家居宁养护理服务。1992年，香港赛马会与白普理基金会共同资助成立了白普理宁养中心，是香港地区第一个独立的临终关怀机构。1997年，香港舒缓医学会及香港善终服务护士会成立。1998年，香港内科医学院成立舒缓医学专科。1999年，香港地区成功举办亚太善终服务会议。

至 2004 年，香港地区共有医院 44 家，其中 12 家医院提供临终服务，共有 253 张床位。

1988 年 7 月，原天津医学院（现天津医科大学）临终关怀研究中心正式成立，这是我国内地第一家临终关怀研究中心，当年将 "hospice" 翻译为 "临终关怀"。随后又建立了我国内地第一个临终关怀病房。1988 年 10 月，上海市南汇县老年护理院（现上海市浦东新区老年医院）成为我国内地第一家机构型临终关怀医院。1994 年，"临终关怀科" 被卫生部列入医疗机构诊疗科目。2006 年中国生命关怀协会成立，中国有了第一个关注人生命晚期生存状态的社会团体。同年，原卫生部、原国家中医药管理局颁布《城市社区卫生服务机构管理办法（试行）》，将临终关怀作为可登记的诊疗科目。2011 年 3 月，卫生部印发的《护理院基本标准（2011 版）》中明确指出临终关怀科是护理院必须设置的三大临床科室之一。2011 年 12 月，卫生部发布《中国护理事业发展规划纲要（2011—2015 年）》，首次将临终关怀纳入护理规划和长期医疗护理服务中。2012 和 2014 年，上海市连续两年把开展社区临终关怀服务作为政府工作目标和任务，列入市政府实事项目之一。

2016 年 4 月 21 日，全国政协第 49 次双周协商会统一大陆地区临终关怀相关名词术语为 "安宁疗护"。同年，中共中央、国务院印发的《"健康中国 2030" 规划纲要》明确要求为老年人提供治疗期住院、康复期护理、稳定期生活照护、安宁疗护一体化的健康和养老服务。2017 年 1 月，国家卫生计生委出台《安宁疗护中心基本标准（试行）》《安宁疗护中心管理规范（试行）》《安宁疗护实践指南（试行）》三个指导性文件。同年 9 月，首次在全国启动安宁疗护试点工作，选定上海市普陀区、北京市海淀区、吉林省长春市、河南省洛阳市和四川省德阳市五个试点地区。2018 年 7 月，国家卫生健康委、国家发展和改革委员会等 11 个部门联合印发《关于促进护理服务业改革与发展的指导意见》，指出需要全面推进安宁疗护工作，完善安宁疗护服务供给。2019 年 5 月，国家卫生健康委在全国 71 个城市推进开展第二批安宁疗护试点工作，上海市是唯一的省市级试点地区。2019 年 9 月国家卫生健康委等 8 个部门联合制定《关于建立完善老年健康服务体系的指导意见》，明确提出要加强安宁疗护服务，认真总结安宁疗护试点经验，稳步扩大试点。2019 年 11 月，中共中央、国务院印发《国家积极应对人口老龄化中长期规划》，将安宁疗护纳入应对人口老龄化的具体工作任务。2020 年 6 月 1 日，《中华人民共和国基本医疗卫生与健康促进法》正式实施，明确为公民提供的全方位、全周期医疗服务中包含安宁疗护。2022 年 4 月，国务院办公厅印发《"十四五" 国民健康规划》，强调全周期保障人群健康，推动安宁疗护一体化服务。2023 年 7 月，国家卫生健康委员会确定北京市等 61 个市（区）为第三批国家安宁疗护试点市（区），并鼓励各省（区、市）结合实际，自行选定试点地区和试点机构开展省级安宁疗护试点工作。

第二节 发展缓和医疗与安宁疗护的意义

一、应对人口老龄化的需要

自 2000 年步入人口老龄化社会以来，我国老年人口持续增长，老龄化程度持续加深，已于 2021 年步入老龄社会。2020 年第七次全国人口普查数据显示，60 岁及以上人口达到 2.64 亿人，比 2000 年增加 1.34 亿人，占比达到 18.7%，比 2000 年提高 8.6 个百分点。随着经济社会发展，人口老龄化进程的加剧以及疾病谱、死因谱的变化，人们对尊严离世的需要，对安宁疗护服务的需求日益凸显。安宁疗护被世界各国公认是人口老龄化的应对良策。

二、提高人群生活质量的需要

随着人口老龄化进程的加剧，世界范围内患有癌症、心脑血管等慢性疾病的人群数量不断增加。我国作为人口大国，癌症的新发人数以及死亡人数，均位居世界第一，已经成为我国的重大公共卫生问题。我国恶性肿瘤发病、死亡数持续上升，每年恶性肿瘤所致的医疗花费超过 2 200 亿。2022 年我国癌症新发病例为 482.47 万，全癌种的发病率在 0～34 岁年龄组相对较低，从 35～39 岁年龄组开始显著增加，在 80～84 岁年龄组达到峰值；癌症死亡病例为 257.42 万，全癌种的死亡率在 40～44 岁年龄组后显著增加，并在 85 岁及以上年龄组达到峰值。根据国家统计局发布的 2023 年人口数据，全年死亡人口 1 110 万人，人口死亡率为 7.87‰。但是目前我国人群因病死亡的质量情况却不容乐观。如此庞大患有威胁生命疾病与临终的人群的生活质量问题应当被医学界所关注，缓和医疗与安宁疗护也应当作为国内卫生健康系统发展的重点加快推进。据世界卫生组织报道，全球每年需要安宁疗护的人数大约有 5 680 万人，但只有 14% 有需求的人最终得到了相关服务。

三、社会文明进步的需要

作为关注患者全生命周期"最后一公里"质量和尊严的安宁疗护服务，其通过多学科团队密切协作，为患者及家属提供生理、心理、精神和社会支持，帮助临终患者缓解痛苦，获得平和、安慰和尊严，这是一种医学与人文的高度融合，是城市文明进步的高度体现。安宁疗护服务既能够较好地匹配公众需求，让社会成员享有高质量、有尊严的临终生活，也能够节约医疗费用，减少无意义的过度治疗，减少资源浪费，同时积极促进社会的文明进步。所以，发展安宁疗护正逐渐成为世界各国都非常重视的政策议题。

四、全生命周期健康管理的需要

安宁疗护是缓和医疗最后半年时间提供的照护，是缓和医疗的最后阶段。当然，对于确诊为不可治愈、生命期有限的患者，其所经历的痛苦不仅仅出现在生命最后半年时间，而是存在于整个疾病的过程之中，如何让这些患者及家属尽早获得更好的照护，做到真正意义上的全生命周期照护，已经成为世界范围内一个非常重要且紧迫的议题。所以，缓和医疗理念的传播和实践已经成为达到生命全周期照护目标的必然选择。

缓和医疗是以减轻疾病相关痛苦为目的的学科，其正视生命的有限性、医疗的局限性和死亡的事实，并积极为之准备，其对遭受痛苦的患者及家属进行全面照护，以帮助他们获得更好的生活质量。缓和医疗通过尽可能控制患者的各种躯体症状，同时注重减轻患者精神、心理等全方位痛苦为实现目标。所以，在医学领域，缓和医疗是对疾病根治性治疗的一种补充，是救死扶伤的延续，是一种对患者积极的全过程照护，是一种强调提高患者生活质量的治疗。

目前，缓和医疗在很多国家已发展为独立的学科，其与现代医学各学科之间是并行存在的关系，而并非相互排斥。世界卫生组织（WHO）在第六十七届世界卫生大会上指出，缓和医疗是卫生系统的伦理责任，强调应将缓和医疗视为全生命周期完整医疗的一部分，给予重视和支持，尤其是加强基础卫生服务与社区、居家医疗中的缓和医疗照护。

第三节 缓和医疗与安宁疗护的区别及联系

目前，国内缓和医疗与安宁疗护的发展方兴未艾，医疗系统以及社会各界对于其认识仍比较浅显，学术界对安宁疗护、临终关怀、缓和医疗、姑息治疗等概念仍存在着比如界定模糊、混淆不清、争议较多等问题。

2014年，世界缓和医疗联盟（WPCA）及多个专业机构提出："通过多年的临床实践发现，缓和医疗已经超越了最初的定义范围，它的概念需要进一步解释阐明，与安宁疗护相区别。"在临床实践中可以从以下几个方面进行理解安宁疗护与缓和医疗之间的联系和区别。具体见表 1-1-1。

一、服务对象方面

两者均包括患者及家属，但安宁疗护的服务对象是疾病终末期的患者及家属，自患者临终前的几个月或几周开始介入提供服务，一般是临终前半年以内；缓和医疗的服务对象是所有面临生命威胁的患者及家属，在疾病早期而不是晚期就可以介入提供服务。众多研

表 1-1-1　安宁疗护与缓和医疗相关概念辨析

概　念	安 宁 疗 护	缓 和 医 疗
服务对象	疾病终末期的患者及家属	面临生命威胁疾病的患者及家属
介入时间	临终前几个月或几周	疾病早期
服务内容	为患者提供身体、心理、社会、精神等方面的全面照护，以减轻痛苦；主要包括症状控制、舒适照护、心理支持与人文关怀等；同时为家属提供医疗、护理、法律、情绪等方面的支持服务	预防、控制、解除患者身体、心理、社会、精神等方面的困扰；在疾病早期联合治愈性治疗措施（如治愈性手术、标准放化疗等），提供综合治疗和连续性服务；为患者及家属提供医疗、护理、法律、情绪等方面的支持服务
服务目的	帮助患者在生命末期"好好地活"，提高生命质量和死亡质量	改善患者及家属的生活质量，帮助家庭积极面对疾病，让患者"活得更好"
服务结果	帮助患者舒适、安详、有尊严离世　舒适度＞安全（两害相权取其轻）	使患者能够承受专科对因治疗措施　安全＞风险
主要区别	不再继续原发疾病的治疗	继续原发疾病的治疗

究已经证实慢性病患者在缓和医疗中能够受益，且疾病早期就实施缓和医疗的效果更优。

二、服务内容方面

　　两者均为患者提供包括身体、心理、精神、社会等方面的全面照护，帮助患者减轻痛苦和困扰，提高生命质量，维护生命尊严。同时也为患者及家属提供医疗、护理、法律、情绪等方面的支持服务。安宁疗护的主要目标不是治愈疾病而是缓解病痛，一般不提供刻意延长生命的治疗措施，不以治愈为目标针对原发疾病进行治疗，如肿瘤的化疗等；缓和医疗主要是提供综合性治疗和连续性服务，包括在疾病早期联合提供治愈性的治疗措施，如治愈性手术治疗，标准放、化疗等。缓和医疗既倡导尊严地离世，也强调积极地生存。

三、服务结果方面

　　安宁疗护服务的结局一般是死亡，最终实现患者平静而有尊严离世；而缓和医疗的服务结局既包括死亡也包括疾病的恢复与康复，患者可以在康复性、延续性的综合治疗措施下长期生存。

　　安宁疗护与缓和医疗在本质上都是行动理念。WHO 缓和医疗的概念包含了安宁疗护，认为安宁疗护是缓和医疗的最后阶段。美国临床实践中以"是否继续进行原发疾病的治疗"来划分安宁疗护与缓和医疗。在临床和社会实践中，疾病早期和终末期的治疗思路是截然不同的，所以安宁疗护并不等同于缓和医疗。两者虽然在症状控制、舒适照护以及提供心理支持和人文关怀方面的服务是相似的，但其应用前提是有所不同的。患者进入安宁疗护的前提是"可以接受死亡的来临，放弃原发疾病的治疗"，其核心目标是减轻痛苦和控制不适症状，提高终末期的生活质量，维护尊严。具体见图1-1-1。

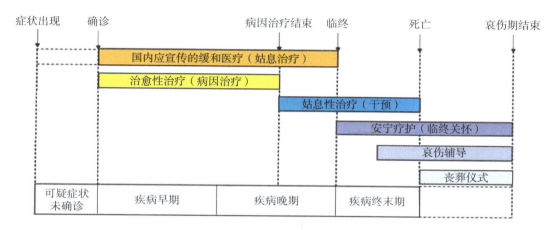

图 1-1-1　安宁疗护与缓和医疗相关概念辨析

（吴玉苗）

【参 考 文 献】

［1］ World Health Organization. National cancer control programmes: policies and managerial guidelines［M］. 2nd ed. Geneva: World Health Organization, 2002.

［2］ International Association for Hospice & Palliative Care. Normative elements of a right to palliative care for older persons［EB/OL］.（2019-02-01）.https://social.un.org/ageing-working-group/documents/tenth/Inputs%20NGOs/IAHPC%20Submission%20to%20OEWGA10%20re%20Normative%20Elements%20of%20Right%20to%20Palliative%20Care.pdf.

［3］ 宁晓红，阎格.我国卫生健康体系亟需缓和医疗融入［J］.协和医学杂志，2024，15（1）：12-17. doi:10.12290/xhyxzz.2023-0599.

［4］ 国家卫生和计划生育委员会.国家卫生计生委关于印发安宁疗护中心基本标准和管理规范（试行）的通知［EB/OL］.（2017-02-09）［2018-12-03］.

［5］ 国家卫生和计划生育委员会.国家卫生计生委办公厅关于印发安宁疗护实践指南（试行）的通知［EB/OL］.（2017-02-09）［2018-12-03］.

［6］ 上海卫生健康委员会.上海卫生健康委员会关于印发《上海市安宁疗护服务规范》的通知［EB/OL］.（2020-08-05）［2020-08-12］.https://wsjkw.sh.gov.cn/jcws2/20200812/4653c9a4830b46e08b883f01fa5e0aab.html

［7］ 姜姗，李忠，路桂军，等.安宁疗护与缓和医疗：相关概念辨析、关键要素及实践应用.医学与哲学，2019，40（2）：37-42.

［8］ World Health Organization. Palliative care［EB/OL］.（2020-08-05）［2024-01-16］.https://www.who.int/news-room/fact-sheets/detail/palliative-care.

第二章　安宁疗护服务理念与模式

第一节　安宁疗护服务理念

一、安宁疗护服务理念

安宁疗护的服务理念为"维护生命，把死亡看作正常生理过程""不加速也不拖延死亡""控制疼痛及心理精神问题""提供支持系统以帮助家属处理丧事并进行心理抚慰"。安宁疗护并非放弃对患者的积极救治，也不是"安乐死"，而是用专业的方法帮助患者，确保其拥有最佳的生活质量，同时帮助患者的家庭和亲属能够平静面对亲人的离世。

二、安宁疗护服务目标

1. 减少患者痛苦：安宁疗护目的不再通过积极方式治愈疾病，而是通过控制各种症状，缓解症状给患者带来的不适，减轻患者痛苦，提高其生活质量。

2. 维护患者尊严：通过尊重患者对生命末期治疗的自主权力，尊重患者的文化和习俗需求，采取患者自愿接受的治疗方法，提升患者的尊严感。

3. 帮助患者平静离世：通过与患者及家属沟通交流，了解患者未被满足需要、人际关系网络及在生命末期想要实现的愿望，并帮助其平静离开人世。

4. 减轻丧亲者的负担：通过安宁疗护多学科队伍的照护，减轻家属的照护负担；并给丧亲者提供居丧期的帮助和支持，帮助丧亲者度过哀伤阶段。

第二节　安宁疗护服务原则

一、安宁疗护服务原则

1. 人道主义原则：指以救治患者的苦痛与生命，尊重患者的权利和人格为中心的医学道德的基本原则之一。以关怀人、尊重人，以人为中心作为观察问题、处理问题的准则。在安宁疗护实践活动中，要求医务人员要有敬畏并尊重生命的意识，尊重每一名终末期患者，尊重患者的生命质量与生命价值，尊重终末期患者的正当愿望，提供患者身体、心理、社会、精神全方位的照顾及对家属的哀伤辅导。

2. 以照护为主的原则：安宁疗护服务于终末期患者，主要以提高患者生命末期生命质量为目的，尽量按照患者及家属的希望来护理，而不是千方百计延长患者的生存时间。

3. 全方位照护原则：为患者及家属提供24小时全天候服务，包括对终末期患者生理、心理、社会、精神等方面的照护与关怀以及帮助患者家属尽快摆脱居丧期的痛苦，顺利恢复正常生活。

二、安宁疗护服务内涵

安宁疗护服务内涵主要体现在5个方面，即"全人、全家、全程、全队、全社区"。

1. 全人：终末期患者在生命最后阶段一般会面临各种不适症状如疼痛、恶心呕吐、水肿等，同时面对疾病的变化，常会产生焦虑、抑郁等负性情绪，加上家庭社会支持角色的改变，易导致患者觉得人生缺乏意义，甚至有轻生的意念。因此，对于终末期患者，安宁疗护需要提供身体、心理、社会、精神多维度的全人照顾。

2. 全家：终末期患者最后会走向死亡，家属在照顾终末期患者时，由于照顾时间长、照顾技能缺乏等多方面因素，家属也会出现身体、心理多方面的问题。所以除了照顾患者之外，也要照顾家属，解决体力、心理、悲伤等问题。

3. 全程：安宁疗护不仅局限于住院终末期患者，从患者入住安宁疗护病房一直至患者死亡（包括住院及居家照顾），安宁疗护团队成员都会全程对患者进行管理，同时也包括对家属的哀伤辅导。

4. 全队：安宁疗护是一个多学科团队合作的工作，成员包括医生、护士、社工、志愿者、营养师、康复师、心理师等。在团队中，每个成员都负责照护终末期患者，如症状控制、心理辅导、社会支持、精神照护等。

5. 全社区：安宁疗护照护不仅是医疗机构、护理院的责任，也是全社会的职责。作为安宁疗护工作者，应积极寻找和链接社会资源，为贫困的终末期患者和家庭提供实际救助，奉献爱心。

第三节　安宁疗护服务模式

一、医院安宁疗护

医院服务模式可以分为：病房服务、小组服务模式。可以在医院安宁疗护病房、独立的安宁疗护中心、护理院等提供 24 小时直接照护的医疗机构进行。

（一）病房服务模式

病房服务模式基于安宁疗护病床的建立，由专业的安宁疗护多学科团队为患者和家属提供"全人、全家、全队、全程、全社区"五全服务的一种医疗护理模式。

1. 病房基本标准：病房设置按照国家卫生计生委 2017 年 1 月 25 日发布的《安宁疗护中心基本标准和管理规范（试行）》（国卫医发〔2017〕7 号）标准执行。

2. 工作职责

（1）制定并落实各项管理规章制度，执行国家制定公布或者认可的技术规范和操作流程，明确工作人员岗位职责，执行各项安全管理和医院感染预防与控制措施，保障医疗质量和患者安全。

（2）明确综合医院功能定位，开展疑难复杂的安宁疗护诊疗服务，不断提升医疗综合诊治能力、决策能力、工作效率与效果，提升服务水平与质量。

（3）充分发挥综合医院技术辐射和引领作用，通过医联体等方式，促进医疗资源纵向整合，引导优质医疗资源下沉，提升基层医疗机构安宁疗护服务能力，推动构建三级安宁服务体系和转诊通道。

（4）发挥综合医院在区域范围内的骨干作用，建立安宁疗护培训基地，制定安宁疗护专科人才和多学科人才培养方案，壮大人才队伍，满足社会对安宁疗护日益增长的需要。

（5）借助医院大数据平台和各专业人才的优势，不断增强医护人员在安宁疗护领域里的科研意识，创新科研能力，结出科研成果，带动学科发展。

（6）多种渠道和形式宣传安宁疗护理念，开展生死观教育，提高民众对安宁疗护和死亡的认知，提高对安宁疗护的接受度。

3. 服务方式：建立以终末期患者和家属为中心，通过多学科团队的合作，在为患者控制症状的同时，满足患者和家属心理、精神以及社会方面的需求，并与社区及居家安宁疗护资源形成联动，保证安宁疗护服务的延续性和完整性。

4. 服务对象：凡诊断明确且病情不断恶化，现代医学不能治愈，属不可逆转的慢性疾病终末期，预期生存期小于 6 个月的患者。

5. 服务流程：医院安宁疗护病房服务流程见图 1-2-1。

6. 服务内容：依据《安宁疗护实践指南（试行）》（国卫医发〔2017〕5 号）内容，提供相关服务。

7. 病历书写：建立安宁疗护专科评估表，按照《病历书写基本规范》准确、规范、及时、客观地记录患者住院期间的情况。

8. 教育培训与科研

（1）建立完善的培训体系，制定科学的培训方案，建立培训质量控制标准，保障培

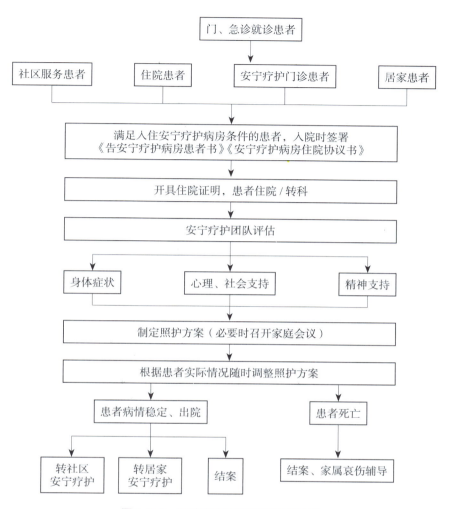

图 1-2-1　医院安宁疗护病房服务流程

训的效果和质量。

（2）建立安宁疗护培训基地，为院内及下级医院培养本专科人才，壮大人才队伍。

（3）将标准化流程管理融入安宁疗护培训过程的各个环节中，各个流程均有明确清晰的实施步骤，如遴选制度和流程、培训对象纳入流程、理论培训流程、临床实践流程、结业综合评价流程等。

（4）制定培训反馈和改进的综合评价制度，对培训方案进行及时的调整。

（5）培训师资实行动态化管理，对培训老师的资质有明确的准入制度，根据评价结果实行动态调整师资，确保培训质量。

（6）为下级医院设立科研咨询平台，定期进行科研指导，多中心合作科研项目，带动下级医院科研能力的提高。

9. 服务评价

（1）患者满意度：可采用《患者对安宁疗护服务满意度调查问卷》进行调查。

（2）家属满意度：可采用《患者家属对安宁疗护服务满意度调查问卷》进行调查。

（二）小组服务模式

小组服务模式也称安宁共同照护，是另一种住院服务模式。其目的是建立全院化的安宁疗护理念，让有需求的患者在普通病房也能接受安宁疗护服务；提高普通病房医护人员的照护能力，是跨区域、跨科别的医院安宁疗护模式。

1. 特点：没有固定的病床，在医院成立安宁疗护多学科小组，协同原病区医疗护理团队为生命终末期且有安宁疗护需求的患者提供服务。

2. 成立安宁共同照护小组：设立小组负责人、核心成员及病区联络员。小组负责人可由接受过安宁疗护专项培训的主任医生担任，核心成员分别为专科医生、安宁疗护专科护士、药师、技师、临床营养师、心理咨询（治疗）师、康复治疗师、中医师、行政管理、后勤、医务社会工作者及志愿服务等。

3. 服务对象：当普通病房医疗护理团队评估疾病终末期患者及家属有身体、心理、社会及精神方面的需求，且患者愿意接受安宁疗护团队的照护。

4. 服务流程：符合生命终末期，且患者或家属同意接受安宁疗护服务，并签署相关知情同意书，医院安宁疗护小组服务流程见图1-2-2。

5. 服务内容：同病房服务模式。

6. 服务评价：同病房服务模式。

二、社区安宁疗护

（一）病区服务模式

1. 设置标准：参照原国家卫生计生委（2017年1月25日）发布的《安宁疗护中心基本标准和管理规范（试行）》（国卫医发〔2017〕7号）或《上海市社区卫生服务中心安宁疗护（临终关怀）科设置标准》（沪卫规〔2021〕23号）标准执行，具体可根据各地区情况，按照当地卫生健康管理部门要求和指引设置。

2. 工作职责

（1）制定并落实各项管理规章制度，执行国家制定公布或者认可的技术规范和操作流程，明确工作人员岗位职责，执行各项医疗安全和医院感染预防与控制措施，保障医疗质量和患者安全。

（2）开展与社区卫生服务中心规模、诊疗水平、团队综合能力水平等对应的服务，满足本辖区居民对安宁疗护服务的需要。

（3）发挥社区卫生服务中心的优势，为安宁疗护人才的培养提供实践基地，与综合

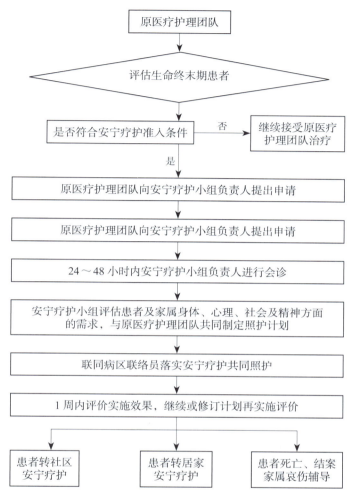

图 1-2-2　医院安宁疗护小组服务流程

医院形成紧密联结，共同发展和壮大安宁疗护人才队伍。

（4）宣传安宁疗护理念，贯彻执行卫生行政部门制定或认可的有关安宁疗护制度与指南。

（5）建立转介制度，明确与综合医院和居家的转诊通道。

3. 服务方式：建立以社区为主导、门诊为依托和病区、居家（家庭病床）为核心保障的四位一体服务体系，满足患者和家属心理、精神以及社会方面的需求。

4. 服务对象：凡诊断明确且病情不断恶化，现代医学不能治愈，属不可逆转的慢性疾病终末期，预期生存期小于 6 个月的患者，根据当地对社区的安宁疗护准入标准执行。

5. 服务流程：病区服务流程图见图 1-2-3。

6. 服务内容：症状控制、舒适照护、心理支持和人文关怀，参照《安宁疗护实践指南（试行）》相关内容执行。

7. 病历书写：建立安宁疗护专科评估表，按照《病历书写基本规范》准确、规范、及时、客观地记录。

8. 教育与培训：新进安宁疗护中心团队人员与志愿者应当接受社区安宁疗护中心介绍与工作流程的课程。在职或继续教育课程应包括安宁疗护理念、症状控制、舒适照护、人文关怀、心理支持，以及沟通能力与伦理知识等内容。安宁疗护中心团队的人员应根据实践指南制定培训计划，定期开展人员培训，在职培训应确保全员都能参与。

9. 服务评价：同医疗机构服务评价标准。

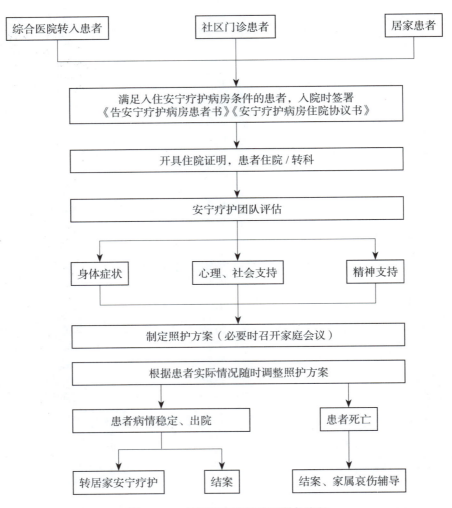

图 1-2-3 社区安宁疗护病区服务流程

（二）门诊服务

门诊设置可参照《上海市社区卫生服务中心安宁疗护（临终关怀）科设置标准》（沪卫规〔2021〕23号）标准执行，或根据各地区社区卫生服务中心的规模设置。要求布局合理、保护患者隐私，并符合国家卫生学标准，制定服务流程，并配备门诊服务需要的设备。

三、居家安宁疗护

提供居家安宁疗护的医护人员可来自医院、宁养院、安宁疗护中心或社区卫生服务中心等服务机构。为终末期患者及家属提供居家照护服务，满足患者和家属心理、社会以及精神方面的需求。

（一）人员配备

组建多学科合作团队，其中医生、护士和社工是主要的核心成员，如条件允许，可另配备内勤人员、司机等。

（二）工作职责

1. 制定居家探访（以下简称家访）制度、首次出诊制度、复诊制度、不同形式的探访流程，遵照家访规定，合理安排家访。

2. 团队成员服从安排，不私下更换探访时间，若有特殊情况，需按程序进行上报。

3. 家访时要诚实守信、准时，如家访时间有变化，需及时通知被访患者及家属。家访时工作成员对患者要有爱心和同理心，体贴入微。

4. 首诊患者时要严谨，了解患者的病史及治疗史，耐心倾听患者的主诉，认真细致做好相应的体格检查。

5. 再次探访患者时，要适时、及时、认真，确保足够的复诊时间。

6. 明确诊断后应及时采取可能的治疗措施或提出医疗建议，并依据患者具体情况做好相应的心理疏导和护理指导。

7. 病历书写按规定完成，及时、完整、如实、准确地记录。

8. 注意保护患者及其家庭的隐私，确保患者及医护人员双方安全。

（三）服务方式

1. 居家探访。

2. 电话或互联网咨询。

（四）服务对象

愿意接受居家安宁疗护的终末期患者。

（五）服务流程

1. 居家探访患者的流程：首次居家探访患者由安宁疗护团队登记后安排到患者家中

探访，根据患者及家属的情况和存在问题定期进行复诊，包括身体、心理、社会、精神等服务。

2.电话或互联网咨询服务流程

（1）对复诊患者应定期进行电话或互联网咨询；在患者服药后或调整医嘱后，未对患者或家属进行面对面交流患者病情的，应进行电话咨询。

（2）电话或互联网咨询的内容丰富，包括医生的症状控制的咨询与指导、舒适照护指导、社工社会心理精神的电话辅导、哀伤个案的电话哀伤辅导及社工为患者及家属寻求社会资源的电话咨询等。

（六）服务内容

1.家庭环境的评估，创造适宜的休养环境，提供预防跌倒等居家安全指导。

2.症状控制、舒适照护、心理支持和人文关怀，参照《安宁疗护实践指南（试行）》相关内容执行。

3.药物管理，药物服用的方法及指导。

4.指导各种管道护理，如导尿管、胃管、腹膜透析管、引流管等。

5.日常生活照顾：指导床上擦浴、口腔护理、翻身技巧、更换体位、个人卫生、饮食护理、叩击震颤排痰、吸痰法等。

6.濒死前出现的征兆、遗体处理须知及哀伤辅导，指导家属识别濒死前症状，做好患者死亡准备。尊重逝者的意愿和当地习俗，做好尸体料理，办理丧葬手续。

第四节　安宁疗护服务转介

安宁疗护团队将安宁疗护患者根据情况转介给医院、社区或家庭，终末期患者可在医院与居家之间双向转介，亦可经社区过渡，亦可在居家与社区间相互转介。

一、转介的目的与目标

1.转介的目的

（1）充分利用安宁疗护资源，使临终患者和家庭达到最好的功能状态，获得更多的照顾和支持。

（2）提高临终患者的生命质量。

（3）帮助临终患者平静、舒适、有尊严地死亡。

2.转介的目标：制定安宁疗护机构与机构间、机构与居家间合理顺畅的转介制度，提高安宁疗护服务水平，提升安宁疗护服务效率，惠及临终患者及其家庭。

二、转介的要求

1. 加强转介过程中有关转诊信息与资料的有效传递，通过信息化等手段，在患者上转时，应向转诊医院提供患者已有就诊记录、相关检查资料、本次转诊建议等内容；在患者下转时，应向家庭医生提供居民在上级医疗机构就诊记录、出院小结、用药医嘱、相关检查资料、本次转诊建议等内容。

2. 实施有针对性的转介，提高转介的必要性和有效性。转介应严格按照相关流程规范，确保应该转介的安宁疗护患者能够便捷上转或规范下转，确保转介患者在居家安宁疗护或医疗机构内得到有效的诊疗服务。

3. 加强对安宁疗护转介工作的管理和考核，落实安宁疗护转介工作中的质量控制责任。对安宁疗护的转介工作应计入标化工作量，并纳入安宁疗护工作考核体系。

三、转介的服务对象

1. 医疗机构中需要安宁疗护的患者。
2. 社区居家安宁疗护的患者。
3. 养老机构中有安宁疗护需求的老人。

四、转介的原则

1. 就近原则：居家安宁疗护、二级或三级医院（除安宁疗护中心所在医疗机构）、社会办医院、养老机构有安宁疗护需求老人请求转介时，根据实际情况，原则上应优先将患者转介至就近开展安宁疗护的医疗机构，如就近医疗机构难以满足居民实际需求的，再转往其他安宁疗护医院。

2. 急重症原则：安宁疗护需求患者出现急症或社区卫生服务中心因条件所限不能解除的病症转介时应优先转往区安宁疗护中心进行治疗。

五、转介的形式

1. 院内科间转诊：患有肿瘤或器官衰竭等疾病的临终病患，床位医生评估近期内有生命危险的，可请安宁疗护病房医师会诊，医师给予评估，KPS 评分小于 50 分，预期生存期小于 3 个月的病患，可转入安宁疗护病房进一步对症治疗。

2. 二三级医院（除安宁疗护中心所在医疗机构），社会办医院存在符合收治：范围的患者，联系就近安宁疗护机构（包括社区卫生服务中心／乡镇卫生院及安宁疗护中心）联系人进行转介。各医疗机构门诊患者可由医生直接登录区域卫生信息平台预约转诊系统进行转诊，转至就近社区卫生服务中心／乡镇卫生院或安宁疗护中心门诊就诊。

3. 居家安宁疗护、社区卫生服务中心/乡镇卫生院与安宁疗护中心之间的双向转诊：符合转介条件患者，应向安宁疗护中心提出转诊申请，安宁疗护中心根据患者情况收入病房，患者并发症缓解后可转回居家、养老机构和社区卫生服务中心/乡镇卫生院，形成双向转诊机制。

4. 养老机构内符合安宁疗护收治范围的老人，可以联系与养老机构进行医养结合签约服务的社区卫生服务中心进行会诊，同时也可以联系与老人进行签约服务的社区卫生服务中心家庭医生进行会诊。会诊后，根据老人病情，转至社区卫生服务中心或安宁疗护中心。

六、转介的基本标准

根据病情进展、患者及家属需求，经与患者及其家属进行沟通告知后，相关医疗机构可提供机构内或机构间的转介服务。

1. KPS 不大于 50 分，且预期生存期不大于 3 个月的临终患者，可由居家安宁疗护转为住院安宁疗护，也可转介至区安宁疗护中心或相关医疗机构。

2. 住院安宁疗护患者急性症状得到控制，经患者及其家属同意，可转为社区安宁疗护或居家安宁疗护。

3. 经过充分沟通与告知后，患者及家属有权选择转介，也可拒绝安宁疗护服务。

总体来说，安宁疗护服务团队在二级医院、三级医院、社区卫生服务中心及居家安宁疗护团队间建立转诊通道。打破二级医院、三级医院、社区卫生服务中心及居家间壁垒，形成医院、社区、居家的工作模式，为患者提供畅通的转介服务。

（樊海娃）

【参 考 文 献】

[1] 上海卫生健康委员会.上海卫生健康委员会关于印发《上海市安宁疗护服务规范》的通知［EB/OL］.（2020-08-05）［2020-08-12］.https://wsjkw.sh.gov.cn/jcws2/20200812/4653c9a4830b46e08b883f01fa5e0aab.html

[2] 王粲霏，贾会英，吴珂，等.多学科协作模式在安宁疗护中的应用研究进展［J］.中华护理杂志，2018，53（7）：866-872. DOI:10.3761/j.issn.0254-1769.2018.07.020

[3] 马娜，秦苑，张泽涛，等.三级综合医院建立安宁疗护病房的实践［J］.中国护理管理，2018，18（3）：325-329.

[4] 国家卫生和计划生育委员会.国家卫生计生委办公厅关于印发安宁疗护实践指南（试行）的通知［EB/OL］.（2017-02-09）［2018-12-03］.

[5] 国家卫生和计划生育委员会.国家卫生计生委关于印发安宁疗护中心基本标准和管理规范（试行）的通知［EB/OL］.（2017-02-09）［2018-12-03］.

[6] 上海市普陀区卫生健康委员会.上海市普陀区安宁疗护转介方案（试行）.2018-11.

[7] 吴欣娟，谌永毅，刘翔宇.安宁疗护专科护理［M］.北京：人民卫生出版社，2020.

[8] 龙艳芳，曹丽.老年人安宁疗护技术规范［M］.长沙：中南大学出版社，2023.

第三章 终末期患者常见的症状控制

第一节 疼痛症状控制

一、定义

疼痛（Pain）是每个人从小到大都经历过的一种症状，是损害性刺激作用于机体所产生的一种复杂的感觉，疼痛的医学定义是组织损伤或者潜在损伤导致不愉快的情绪精神反应。疼痛是临终患者最常见的症状之一，也是患者在治疗过程或生命最后一段岁月中最恐惧的感觉。

二、病因

1. 外伤性疼痛，其显著特点在于具有明确的创伤病史，涵盖机械性、物理性、化学性以及生物性等多种损伤形式。此类疼痛在初期往往表现为剧烈难忍，但随着时间的推移，疼痛程度会逐渐得到缓解。

2. 病理性疼痛：一般分为炎性疼痛、出血性疼痛和缺血性疼痛。感染性炎症和无菌性炎症导致的疼痛在临床中占比较高；缺血与慢性疼痛相关；组织器官腔隙内的出血也常成为疼痛的原因。

3. 代谢性疾病引起的疼痛：如糖尿病性末梢神经炎、痛风等。

4. 神经源性疼痛：其中包括自主神经功能紊乱、神经血管性头痛等。

5. 组织、器官畸形引起的疼痛：如风湿性疾病、退行性病变。

6. 心因性疼痛：心理因素导致，如焦虑性疼痛、癔症和抑郁症等。

7. 复合因素引起的疼痛：多种因素混合刺激造成的疼痛。

三、分类

（一）按起病缓急、病程长短分类

1. 急性疼痛：多突然出现，持续时间比较短，一般有明确的病因，临床上常用的止

痛方法即可改善疼痛。

2. 慢性疼痛：通常由慢性病理过程造成，逐渐发生，开始时间不明确，并可能持续加重，疼痛持续时间超过 3 个月。

（二）按疼痛程度分类

1. 微痛：通常与其他感觉复合出现，包括但不限于痒感、酸麻感、沉重感以及不适感等。

2. 轻度疼痛：疼痛反应较轻，常不影响正常的工作和生活。

3. 中度疼痛：疼痛反应较强烈，能影响机体的正常活动和功能发挥。

4. 剧痛的痛：反应剧烈，难以忍受，可导致昏厥，应采取紧急救治措施。

（三）按疼痛发生的性质分类

1. 非癌症疼痛：一般多表现为爆发性疼痛和慢性疼痛，骨关节痛、慢性腰背痛等都是临床上较常见的。

2. 癌症疼痛：通常为慢性疼痛，有时也有急性疼痛。慢性癌痛是指肿瘤压迫、侵犯有关组织神经、抗癌治疗或肿瘤出现并发症等所产生的，持续时间超过 3 个月的疼痛，为癌症临床常见症状之一。癌症患者在疾病的不同阶段，无论是早期还是晚期，均有可能经历疼痛。疼痛作为癌症患者最常见的症状之一，其程度和影响因人而异，往往成为患者难以忍受的困扰。

（四）按疼痛来源

1. 躯体疼痛：疼痛部位明确，如临床上手术后疼痛或躯体损伤后疼痛。

2. 内脏疼痛：疼痛定位不明确，如胸腹部脏器受到机械性牵拉，或因痉挛、缺血和炎症等刺激所致。表现为挤压痛、胀痛或牵拉痛等。

3. 神经疼痛：可分为周围神经性痛和中枢神经性痛，该症状呈现为钳夹状或烧灼状的阵发性疼痛，且常常伴随有感觉或运动功能的丧失。

四、评估

疼痛评估一直是临床医疗和护理工作的重点，特别是在生命末期患者的管理中，疼痛评估显得尤为重要。止痛治疗的前提就是合理及有效地进行疼痛评估。

1. 评估病史：由于疼痛是一种复杂多维体验，因此需要综合的、整体的评估。

2. 评估要素：其中疼痛部位（包括范围）、强度、性质和疼痛发生的时间特点是四个基本要素，可采用评估疼痛的 SOCRATES 方法。

3. 体格检查及辅助检查。

4. 疼痛评估工具：诸如数字评分法（NRS）以及面部表情评分法（FPS-R）等，均被应用于对患者的疼痛程度进行精确且量化的评估。

5. 癌症疼痛的评估原则：当遵循"全面、量化、常规、动态、谨慎"评估的原则。

五、治疗原则

治疗总则为要缓解或消除患者的疼痛，而且要求最大限度地提高镇痛效果，同时减少阿片类药物的不良反应和药物依赖，提高患者的生活质量。对于终末期患者来说，应有效控制疼痛、缓解痛苦，全面提高患者生存质量，维护晚期患者的生命尊严。

（一）祛除诱因

在全面评估和综合判断的基础上，明确疼痛可能的诱发因素，并祛除可逆转的诱因，往往可改善甚至可消灭疼痛，常用的方法有放化疗、激素治疗、手术治疗等。

（二）非药物治疗

主要包括心理支持与行为疗法、物理疗法与替代疗法、中医适宜技术、针刺触发点治疗、疼痛微创治疗等，可以与止痛药物合用，提高止痛疗效。

（三）药物治疗

1. NSAIDs：对轻中度的炎症性疼痛有较好的效果，或与阿片类药物联合使用，常用于缓解中至重度疼痛，应用范围较广。常用的包括阿司匹林、双氯芬酸、布洛芬、吲哚美辛和塞来昔布等。

2. 阿片类药物：目前镇痛作用最强的一类药，主要用于中至重度疼痛及慢性癌痛，分为弱阿片类药物和强阿片类药物两类。

（1）弱阿片类药物：常用的有曲马朵、可待因。此类药物是二阶梯治疗推荐用药，不良反应同强阿片类药物，应用起来有剂量限制（即"天花板效应"）。

（2）强阿片类药物：在临床实践中，常用的短效强阿片类药物主要为吗啡即释片；而长效强阿片类药物则主要包括吗啡缓释片、芬太尼透皮贴剂以及羟考酮缓释片等多种制剂。这些药物在疼痛管理中发挥着重要作用，但使用时需严格遵循医嘱，以确保用药的安全性和有效性。此类药物存在较大的个体差异，需要剂量滴定，但无"天花板效应"，长期应用无肝、肾损伤。

3. 镇痛药物的应用原则：无创给药、按时给药、按阶梯给药、个性化用药、注意观察细节及不良反应。

第二节　发热症状控制

一、定义

由于致热原的作用使体温调定点上移而引起调节性体温升高（超过 0.5℃），就称之为发热。正常成人体温维持在 37℃左右，一昼夜上下波动不超过 1℃。某些生理情况下也能出现体温升高，如剧烈运动、月经前期、心理性应激等，称为生理性体温升高。通常，临床上把体温超过正常水平统称为发热（fever）。临终患者常见的 3 种类型发热为感染性发热、肿瘤性发热、中枢性发热。

二、病因

（一）感染性发热

各种病原体，包括但不限于病毒、细菌、支原体、立克次体、螺旋体、真菌以及寄生虫等，一旦侵入机体，均可能引发发热现象。这种发热现象既可表现为急性或慢性，亦可表现为局限性或全身性，无论其性质如何，均属发热范畴。

（二）非感染性发热

发热症状可由多种因素所引发，包括但不限于血液系统疾病、结缔组织病变、变态反应性疾病、内分泌与代谢障碍、血栓性疾病及栓塞症、颅内病变、皮肤疾病、恶性肿瘤、物理性及化学性损伤，以及自主神经功能紊乱等。这些因素均可能导致体温异常升高，表现为发热症状。

三、临床表现

体温上升期一般多见肌肉酸痛、神疲乏力、畏寒或寒战等伴随症状，高热期一般多见皮肤灼热潮红、呼吸加快、口干舌燥等症状，体温下降期多见汗多、皮肤潮湿等症状。常见的热型有稽留热、弛张热、间歇热、波状热、回归热、不规则热。

四、临床评估

1. 症状评估：患者引起体温变化的原因，发生的缓急、变化的程度、伴随症状及体温变化对机体功能的影响。

2. 发热分级：根据发热程度的不同，发热分为四个等级：低热，体温范围为 37.3～38℃；中等度热，体温超过 38.1～39℃；高热，体温超过 39.1～41℃；超高热，体温超过 41℃。

五、治疗原则

（一）祛除诱因

根据热型及化验、检查结果，明确发热可能的诱发因素，并去除可逆转的诱因，如发热是由感染引起的，需及时发现并选择有效的相应的药物进行治疗。

（二）降温治疗

包括物理降温和药物降温。关于感染性发热的处理，发热作为机体免疫系统清除感染源的自然反应之一，在大多数情况下，并不需要立即使用解热药物，除非患者出现高热状态并伴随严重不适，或患者强烈要求使用。对于低热情况，我们主张采取擦浴等物理降温方式为主要治疗手段；在中高热情况下，可适度使用退热药物以缓解患者症状；而对于高热或超高热状态，可以考虑采用冰帽、冰毯和（或）冬眠疗法等更为强效的降温措施，以确保患者的生命安全。单纯的退热可选择非甾体类抗炎药。

（三）预防治疗

患者需卧床休息、避风寒、忌劳累、多饮水、清淡且易消化饮食。

第三节　呼吸系统症状控制

一、呼吸困难

（一）定义

患者主观上感到空气不足、呼吸费力；客观上表现为呼吸运动用力，严重时可出现张口呼吸、鼻翼翕动、端坐呼吸，甚至发绀、呼吸辅助肌参与呼吸活动，且可有呼吸频率、深度和节律的改变。

（二）临床表现

呼吸困难可根据病程的长短分为急性呼吸困难和慢性呼吸困难两种类型。急性呼吸困难是指病程在3周以内的呼吸困难，常见于急性肺部感染、急性肺水肿、气胸、肺栓塞、气道梗阻及中毒等疾病。慢性呼吸困难是指持续3周以上的呼吸困难，常见于肺部肿瘤、慢性心功能不全及慢性阻塞性肺部疾病等疾病。

（三）评估

主要包括对呼吸困难临床症状的识别、评估患者的主观感受以及运用特定的评估工具对呼吸困难进行量化分析。

（四）治疗原则

1. 祛除诱因：纠正可逆转的诱因，措施包括疾病相关特异性治疗、症状管理、非药物措施和药物措施。

2. 非药物治疗：减少呼吸做功，进行呼吸锻炼；通过教育、心理治疗和良性自我暗示，使患者消除焦虑、恐惧，树立信心。

3. 药物治疗：呼吸困难的症状性缓解药物包括支气管扩张剂、利尿剂、镇静剂、止痛剂、吗啡等。

二、咳嗽、咳痰

（一）定义

咳嗽是咳嗽感受器受到刺激后引起的突然剧烈的呼气运动。咳痰是借助支气管黏膜上皮的纤毛运动、支气管平滑肌的收缩及咳嗽反射，将呼吸道分泌物经口腔排出体外的动作。

（二）临床表现

依据咳嗽的特征性表现，可将其划分为两大类别：干性咳嗽与湿性咳嗽。干性咳嗽的特点是咳嗽时无痰或痰量极少；与之相对的是湿性咳嗽，其特点是伴有咳嗽痰液。痰液颜色改变常有重要意义，痰量少时每天仅数毫升，多可达数百毫升。

（三）评估

1. 一般评估：评估生命体征、意识形态、胸部情况、营养状况等，以及检查、治疗经过、用药情况。

2. 评估咳嗽：包括咳嗽类型、诱发因素，以及咳嗽对生存质量的影响、咳嗽时间等。评估工具：分为主观评估工具和客观评估工具。

3. 评估咳痰：咳痰难易程度以及痰液的形状等。

（四）治疗原则

1. 祛除诱因：引起咳嗽、咳痰的原因有很多，最常见的是呼吸道感染。理想的方案是针对诱因进行治疗。

2. 非药物治疗：训练有效咳嗽、体位引流排痰、理疗、雾化吸入蒸气等方法减少咳嗽咳痰的发生。

3. 药物治疗：对于有痰的患者使用祛痰药；对于有呼吸道感染的患者使用抗生素或抗病毒药物；使用祛痰药和（或）镇咳药。

三、咯血

（一）定义

咯血是指喉及喉以下呼吸道及肺组织的血管破裂导致的出血并经咳嗽动作从口腔排出。

（二）临床表现

咯血的临床表现主要涉及咯血的量、颜色及性状等方面，常见于肺结核、支气管扩张、肺动脉高压等疾病。患者可能伴有发热、胸痛、咳痰等临床症状。

（三）评估

1. 初始评估：确定患者是否为大咯血。确定出血部位，少量咯血者需要与口腔、咽喉、鼻腔出血鉴别。此外，咯血还需与呕血（上消化道出血）相鉴别。

2. 评估咯血情况：包括咯血的量、颜色、性状、气味和有无混杂物等。

3. 评估生命体征：包括生命体征、意识、营养状况等，咯血初始评估定向体格检查，包括是否存在呼吸窘迫、肺部听诊、心脏听诊、皮肤和四肢。

（四）治疗原则

1. 祛除诱因：对相关使病情恶化的因素进行干预。

2. 非药物治疗：咳嗽、体位引流防止窒息；镇静、休息、吸痰等对症处理；还可采用放疗、纤维支气管镜下激光、射频消融、肺动脉栓塞术等。

3. 药物治疗：可以考虑采用止血药物进行处理，例如垂体后叶素、硝酸甘油等药物。

第四节　消化系统症状控制

一、恶心、呕吐

（一）定义

恶心是存在于咽喉或上腹部的一种急迫的欲吐而难以言状的特殊不适感，为呕吐的前驱感觉，也可单独出现，常伴头晕、流涎、脉缓、血压降低等。呕吐是指经口腔强有力的排出胃内容物。

（二）临床表现

依据不同的病因，呕吐在临床表现上呈现多样化特征，具体体现在呕吐发作的时间节点、与饮食摄入的关联性、呕吐的具体特征以及呕吐物的性质等多个维度。

（三）评估

根据世界卫生组织对恶心、呕吐分级标准：

0级：无恶心、呕吐。

Ⅰ级：只有恶心，能够吃适合的食物。

Ⅱ级：一过性呕吐伴恶心，进食少能吃东西。

Ⅲ级：呕吐需要治疗。

Ⅳ级：顽固性呕吐，难以控制。

（四）治疗原则

1. 根据患者原发疾病纠正病因。

2. 非药物治疗：进食不要太快和暴食，应少食多餐；避免可见和异味的食物，不接触诱发恶心的食物。

3. 药物治疗：常用止吐药物治疗。

二、呕血、便血

（一）定义

呕血是上消化道疾病或全身性疾病所致的上消化道出血，血液经口腔呕出。便血是指消化道出血，血液由肛门排出。上消化出血者均有黑便，但不一定有呕血。

（二）临床表现

呕血一般是与上消化道出血有关，常伴有黑便。

（三）评估

评估呕血和黑便的颜色、性质亦与出血量和速度有关。需与上、下消化道出血鉴别。

（四）治疗原则

1. 纠正诱因：停用非甾体镇痛药，选择对血小板功能无损害的药物，针对原发疾病进行处理。

2. 非药物治疗：加强对患者的安慰和心理支持；呕血和便血期间，必要时暂时禁食，注意支持治疗。

3. 药物治疗：胃黏膜保护剂、质子泵抑制剂或 H 受体拮抗剂；血小板低者可加用止血剂，如酚磺乙胺、卡巴克洛等；可考虑使用血管升压素及其衍生物、生长抑素及其衍生物；维生素 K 缺乏者补充维生素 K。

三、腹胀

（一）定义

腹胀是一种腹部胀满、膨隆的不适感觉，一般指过量气体积存在胃肠道内不能自行排出。

（二）临床表现

腹胀的表现为是肠蠕动减慢，胃肠胀气所致。

（三）评估

评估患者是否有腹胀感、腹部不适等症状。

（四）治疗原则

1. 祛除诱因：包括饮食调整、生活习惯改善、心理调适、药物治疗和原发病治疗等。腹水量大且严重影响日常生活起居者，必要时行腹腔穿刺抽液治疗。

2. 非药物治疗：物理疗法，可采用简单的按摩方法，也可采用热敷刺激胃肠蠕动。

3. 药物治疗：消化道疾病引起的腹胀，应以药物治疗为主，包括胃肠动力药、质子泵抑制剂等药物。少量腹水者可使用利尿药物。

四、恶病质

（一）定义

恶病质以骨骼肌的丢失和（或）体脂的减少为特征，通过常规营养支持不能充分补充，常与厌食症关联，称为恶病质厌食综合征。

（二）临床表现

明显的体重减轻、厌食、虚弱、疲倦。味觉的改变，松动的义齿引起疼痛和咀嚼困难，皮肤苍白（贫血）、水肿（低蛋白血症），压力性损伤。

（三）评估

1.癌性恶病质的主要临床特征：明显的体重减轻、厌食、虚弱、疲倦。

2.相关的躯体特征：味觉的改变，松动的义齿引起疼痛和咀嚼困难，皮肤（贫血）、水肿（低蛋白血症）、压力性损伤。

3.社会—心理影响的结果：病号服增加患者的失落感和免职感；对改变了的面容产生恐惧和孤独；难于继续社交，家庭成员的关系处理发生困难。

（四）治疗原则

1.祛除诱因：鼓励患者尽可能做体能活动，识别和处理任何限制食物摄入性原因。

2.非药物治疗：膳食的劝告很重要，特别是与味觉改变相关的劝告；一些患者可从液态营养物质的补充中受益，少数患者增加了体重。随着恶病质的进展，治疗的重点应该从增加体重转变为对患者和照护者心理状态的调整和躯体并发症的治疗。

3.药物治疗：无特效药物治疗。有研究显示，针对炎症反应和（或）异常代谢的药物，可能有效。

五、便秘

（一）定义

便秘是指排便频率减少，1周内排便次数少于2～3次，排便困难，大便干结。

（二）临床表现

常见便秘可能是无症状的，也可能伴随其他症状，如厌食、恶心、呕吐、腹痛、腹胀等。

（三）评估

评估患者排便的习惯和当前状况；进行腹部体格检查，包括直肠指检等；评估便秘是否继发其他症状，如肠梗阻等。

（四）治疗原则

1.祛除诱因：根据患者原发疾病纠正便秘症状。

2. 非药物治疗：鼓励患者摄取适量的水分，增加糠麸类食物等。做好患者及其家属的健康宣教，有时需手指抠挖缓解。

3. 药物治疗：便秘患者可用番泻叶片、乳果糖、甘油、比沙可啶有良好的效果。若长时间便秘者，可采取相应措施。

第五节　泌尿系统症状控制

一、尿频、尿急、尿痛

（一）定义

尿频、尿急、尿痛，又称尿路刺激征，指膀胱颈和膀胱三角区受炎症或机械刺激而引起的尿频、尿急、尿痛，可伴有排尿不尽感及下腹坠痛。

（二）临床表现

尿频：排尿过频，4 小时内超过 8 次。尿急：突发难以忍受的强烈尿意。尿痛：排尿过程和（或）排尿后出现的疼痛。

（三）评估

可以根据患者的病史以及身体情况进行评估。

（四）治疗原则

1. 纠正病因：根据原发疾病纠正。选用适当抗生素治疗感染，治疗高钙血症、糖尿病等疾病。

2. 非药物治疗：采用定时/间隔时间排尿可能会改善；或者活动和起居地靠近厕所；身边放置便器；避免摄入过多的液体等。

3. 药物治疗：抗毒蕈碱类药物，如奥昔布宁等；β_3 受体激动剂，如米拉贝隆；对阴道萎缩的绝经后妇女，可阴道内用雌激素；可以使用改善膀胱储尿的药物。

二、尿失禁

（一）定义

尿失禁是指尿液经尿道不自主的漏出，可以继发于尿急，称为急迫性尿失禁，也可以继发于咳嗽或打喷嚏时，称为压力性尿失禁，两种情况均存在的称为混合性尿失禁。

（二）临床表现

咳嗽、活动、洗手等诱因可引起尿液漏出。

（三）评估

评估引起尿失禁的诱因、临床症状以及有无神经系统疾病。

（四）治疗原则

需要根据尿失禁的类型、严重程度和原因决定尿失禁的治疗方案，一般遵循先简单再复杂，先无创再有创的治疗原则。

1. 纠正诱因：避免过量饮水、尽量避免睡前数小时内饮水。

2. 非药物治疗：进行排尿训练、膀胱训练、盆底肌肉锻炼等。

3. 药物治疗：抗胆碱药、β_3 受体激动剂用于治疗急迫性尿失禁。α 受体阻滞剂适用于充盈性尿失禁患者。阴道内用雌激素适用于女性压力性尿失禁。β 受体激动剂：适用于压力性尿失禁。抗抑郁药度洛西汀等。

三、排尿困难

（一）定义

排尿困难指排尿费力且有排不尽感，须增加腹压才能排出尿液，病情严重时增加腹压也不能将膀胱内尿液排出体外，导致尿潴留。

（二）临床表现

排尿踌躇、排尿无力、尿末滴沥，排尿困难可能与贮尿症状有关，即与尿频、夜尿、尿急、尿潴留有关。

（三）评估

评估患者排尿困难是否与贮尿症状，即与尿频、夜尿、尿急、尿潴留有关。

（四）治疗原则

1. 纠正诱因：明确诊断尿道狭窄、梗阻等疾病应及时纠正。

2. 非药物治疗：环境的私密性、站立的体位、流水的声音、热水沐浴、镇痛治疗等都有助于促进排尿，严重者可进行手术治疗。

3. 药物治疗：抗毒蕈碱类药物引起的，停药或应用一种弱抗毒蕈碱作用的药物作为替换；直肠胀满者，可给予肛门栓剂、灌肠、口服轻泻药物；前列腺肿大者，用非那雄胺片等。

四、血尿

（一）定义

血尿是指尿液中出现异常增多的红细胞。10 mL 新鲜尿液离心后沉渣检查，每高倍镜视野 > 3 个红细胞，或非离心尿液 > 1 个或 1 小时尿红细胞计数 > 10 万，或 1 小时尿沉渣计数 > 50 万，即称为血尿。

（二）临床表现

轻者一般肉眼不可见，重者可明显出现尿液颜色有所改变。

（三）评估

观察患者尿液颜色，排除假性血尿。评估患者是否患有引起血尿的疾病以及对于血尿的定位评估。

（四）治疗原则

1. 纠正诱因：根据患者原发疾病纠正诱因。

2. 非药物治疗：血尿患者须卧床休息，尽量减少剧烈活动；告诉患者及其家属，不要恐慌、紧张，以免加重出血；严重者可考虑手术。

3. 药物治疗：可使用一些止血药物，如氨甲环酸等。必要时可加用维生素 C。

第六节　心理、精神和神经系统症状控制

一、睡眠 / 觉醒障碍

（一）定义

睡眠 / 觉醒障碍是一组以睡眠和觉醒周期异常为表现的睡眠疾病，严重影响患者的睡眠质量。临终患者睡眠 / 觉醒障碍问题明显。

（二）临床表现

失眠障碍，指入睡困难、维持睡眠困难或早醒为主要特征，每周至少发生 3 次睡眠困难，至少持续 3 个月。嗜睡障碍，指睡眠过量、恶化的觉醒质量以及睡眠惯性。

（三）评估

1. 临床评估：评估病史、体格检查及引起临终患者睡眠 / 觉醒障碍的常见原因，如生理因素、心理因素、环境因素、药物因素、化疗所致胃肠道反应、放疗所致周围组织器官的功能破坏均可加重睡眠障碍。

2. 测评工具：包括主观测评工具如匹兹堡睡眠质量指数、睡眠障碍量表等和客观测评工具如多导睡眠监测、清醒维持试验等。

（四）治疗原则

针对睡眠 / 觉醒障碍患者的病因处理是治疗的关键，包括药物治疗及非药物治疗两大类。

1. 祛除诱因：深入了解患者的睡眠 / 觉醒节律特征，分析可能的诱因与病因，并在必要时实施睡眠监测、行为心理治疗等措施，同时严格避免随意使用非处方催眠药物。

2. 非药物治疗，我们采取失眠的认知行为疗法，该疗法涵盖了行为治疗、认知调整以及睡眠健康教育等多个层面的调整措施。

3. 药物治疗：药物治疗的原则应遵循个体化原则，初始应从小剂量开始给药，并

逐步调整至有效剂量并维持。此外，根据患者的具体情况，可酌情使用相应的镇静催眠药物。

（1）失眠障碍治疗药物包括苯二氮䓬受体激动剂、褪黑素类药物、食欲素受体拮抗剂、抗抑郁药物以及抗精神病类药物等。

（2）嗜睡障碍药物主要包括哌甲酯、安非他明、右旋安非他明、莫达非尼以及阿莫达非尼等。这些药物在医学领域中被广泛应用于治疗嗜睡障碍症状，以改善患者的日常生活质量。

二、谵妄

（一）定义

谵妄是急性或亚急性起病的注意障碍和意识障碍，并伴其他认知障碍，可影响睡眠觉醒周期。谵妄在终末期患者中发生率高达 4%～93%。

（二）临床表现

临终患者通常出现人、时间、地点混淆、情绪波动，注意力不集中等症状，后期可能躁动不安、产生幻觉。

（三）评估

谵妄具有波动性的特点，需进行动态的评估，可用量表或工具如意识模糊评估法、4AT 测试、谵妄评定量表评估谵妄，可以进行辅助检查以明确病因或触发因素。

（四）治疗原则

1. 祛除诱因：缓解膀胱潴留和（或）直肠嵌塞。减少阿片类药物、精神病药物和抗毒蕈碱类药物。低氧血症者，给予吸氧治疗。预防烟酒戒断反应。

2. 非药物治疗：保持安静，避免冲突。对患者的诉说做出反应。明晰知觉并确认这些知觉是准确的。解释病情的变化和原因。说明能够帮助患者所做的治疗。

3. 药物治疗：有指征时，推荐使用口服或注射药，以帮助患者安静。抗精神病药物治疗狂躁型和静态型谵妄。如果患者仍呈狂躁型躁动，有必要增加苯二氮䓬类药物。

三、焦虑

（一）定义

焦虑是对亲人或自己生命安全、前途命运等的过度担心而产生的一种烦躁、不愉快的情绪。

（二）临床表现

核心症状持续紧张状态和不能放松；忧虑；喜怒无常、情绪多变的心境；注意力不集中；不能自我消遣、娱乐或从苦恼中解脱。主要症状为失眠、烦躁、易怒、出汗、震颤、恶心、惊恐发作、优柔寡断。

（三）评估

1.临床评估：回顾临床诊疗和寻找组织器官的原因，同时与患者及其家属交流提供病史资料。

2.测评工具：常用的焦虑评估量表如状态-特质焦虑量表、焦虑自评量表、视觉模拟评分法等。

（三）治疗原则

1.祛除诱因：评估所用的药物，停用可能导致焦虑的药物；评估患者的躯体不适症状，失眠、抑郁、疲劳、吞咽困难等躯体痛苦均可引起焦虑。改善患者因躯体不适引起的焦虑。

2.非药物治疗：提供多元化的干预手段，如音乐治疗、芳香治疗、美术治疗、放松疗法、康复物理治疗、分散注意力治疗、心理咨询辅导等。

3.药物治疗：治疗焦虑的药物有苯二氮䓬类、抗抑郁药、抗精神病药。

四、抑郁

（一）定义

抑郁障碍是指各种原因引起的以显著而持久的心境低落为主要临床特征的一类心境障碍，抑郁症是抑郁障碍最常见的类型。重度抑郁症在晚期癌症患者中的发生率为5%～20%。

（二）临床表现

核心症状主要表现为心境显著低落、兴趣和愉悦感受的完全丧失、持续的疲劳感受以及活力的明显减退或完全缺失。此外，患者还可能出现一系列其他症状，包括但不限于注意力难以集中和注意力的显著降低、自我评价和自信心的明显降低、强烈的自责观念和无价值感、对未来前景的悲观失望态度、自伤或自杀意念及行为的产生、睡眠障碍的频繁出现以及食欲的明显下降。

（三）评估

1.临床评估：评估病史、体格检查及精神检查等。

2.测评工具：如抑郁自评量表，快速抑郁症症状自评问卷等。

（四）治疗原则

1.祛除诱因：缓解病理性的躯体症状，保持各种关系，改善享受生活的条件和满意度。

2.非药物治疗：解释和承诺症状能够得到缓解，提供专业的心理治疗和社会支持。

3.药物治疗：如果患者预计生存期＞4周，给予一种常用的抗抑郁药物；如果预计生存期＜4周，酌情考虑使用精神兴奋剂。

第七节　皮肤、淋巴水肿症状控制

一、压力性损伤

（一）定义

压力性损伤是指当皮肤暴露在重力压迫之下，局部缺血引起的溃疡。容易发生在骨骼突出的重要部位，如骶骨、大转子、足跟等部位。临终患者长期卧床或不能自理，不能自由更换体位，全身营养不良，是压力性损伤的高危人群。压力性损伤是临终患者常见的并发症，不仅给临终患者带来极大的痛苦，而且会加重病情，引发感染，危及生命。

（二）临床分级

一级：非狼疮的红斑；完整无损的皮肤。

二级：部分变厚的皮肤脱落；具有粉红色伤口的基底部伴局部浅表的开放性溃疡，没有腐肉。

三级：全部变厚的皮肤脱落；可见皮下脂肪组织；但骨骼、肌腱或肌肉尚未暴露。

四级：全部增厚的组织脱落；骨骼、肌腱或肌肉暴露。皮损加重逐渐出现深部的洞孔和隧道是常见的。

（三）评估

1.进行皮肤和组织评估：评估皮肤与组织红斑、温度、水肿、硬度和疼痛情况。

2.进行营养评估：良好的营养是创面愈合的重要条件。

（四）治疗原则

1.非药物治疗

（1）翻身和更换体位：给患者定时翻身，卧床及危重或昏迷患者每小时翻身1次。若患者的体力状况允许，建议其每隔15分钟起立并活动身体一次。

（2）皮肤护理：保持理想的卫生状况及皮肤湿度，根据干性或湿性皮肤分别进行护理。

（3）避免外伤：放软垫在床栏间；翻身应抬起，避免拖拉；衣物宽松，床单平整；保持室温适宜，避免过热出汗；用松绷带代替紧胶布。

（4）在处理伤口时，建议使用生理盐水或清洁饮用水进行冲洗，以确保伤口得到妥善的清洁处理。同时，务必注意保护伤口周围的肉芽组织，避免其长时间暴露于寒冷、干燥或损伤的环境中，以促进伤口的愈合与恢复。

2.药物治疗：营养不良的患者予以补充维生素 C。锌缺乏的患者予以补锌。有如下情况可酌情考虑应用全身性抗菌药物：大面积蜂窝织炎、潜在的骨髓炎、全身性脓毒血症。

二、瘙痒

（一）定义

瘙痒是许多皮肤病共有的一种自觉症状，该病原因复杂，一般认为直接或间接与神经精神因素密切相关。瘙痒使患者烦躁不安，引发搔抓行为和搔抓反射，造成瘙痒–搔抓–瘙痒的恶性循环，增加了治疗困难和康复周期，给患者带来严重的心理和经济负担。

（二）治疗原则

1. 祛除诱因：评估瘙痒是否为药物诱发所致；胆道梗阻引起的继发性胆汁淤积性瘙痒通过胆管内置入支架后胆汁引流，常可缓解；皮肤干燥者，可增加室内空气的湿度；避免使用肥皂。

2. 非药物治疗：阻止搔抓，锉平指甲，允许轻微摩擦；避免热水沐浴；沐浴后应用软毛巾轻轻拍干皮肤或用吹风机开冷风吹干；避免过热和出汗。

3. 药物治疗：局部应用皮质类固醇类激素；酌情在睡前或定时使用抗组胺类药物，如氯苯那敏、异丙嗪、多塞平等。

三、淋巴水肿

（一）定义

淋巴水肿是由于淋巴引流功能障碍导致的组织肿胀，是淋巴管系统流入与流出之间失衡所致。临终患者尤其是癌症末期合并水肿是常见的症状。

（二）临床表现

水肿时受累部位有紧绷感、沉重感；急性加重时出现炸裂感。临床特征包括部分或整个肢体持续肿胀；如有广泛的间质纤维化则为非凹陷性水肿，肢体变形，表皮角化症。急性炎症发作时，可有淋巴液外溢。

（三）治疗原则

对于疾病终末期水肿患者而言，多数水肿与原发性疾病进展相关，为不可逆性，治疗非常困难。治疗的主要目的是全面改善患者状况，让患者感到舒适。

1. 非药物治疗：尽量保持受累肢体抬高以减低静脉压，增加静脉和淋巴管系统的回流，从而减轻水肿。认真清洁皮肤，通过减少细菌入侵而减少感染的危险。按摩并同时进行的深呼吸是治疗淋巴水肿的重要手段，有皮肤转移癌的部位不能进行。淋巴溢出，使用绷带以阻止或减少进一步溢出，直到皮肤伤口愈合。绷带应该定时使用，如被浸湿则予以更换。

2. 药物治疗：晚期癌症患者淋巴水肿，可使用地塞米松以减少肿瘤周围炎症，从而减轻淋巴管梗阻。急性炎性发作时，须立即使用抗生素进行治疗。

（王晓琳）

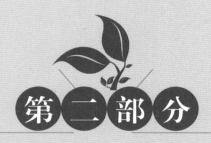

第二部分

疼痛管理基础知识

第一章　疼痛的生理与心理机制

一、疼痛的分类及其生理基础

（一）急性疼痛与慢性疼痛

急性疼痛（acute pain）的定义是突然发生的、常为锐痛，可以起到警示机体出现某种疾病或受到某种侵害的作用。急性疼痛通常时间相对短暂，疼痛持续时间一般不超过1个月。国际疼痛研究协会（International Association for the Study of Pain）定义急性疼痛为：近期发生并持续时间短暂的疼痛。急性疼痛一般有明确的损伤或者相关疾病。在临床上常见的急性疼痛如心绞痛、胆绞痛、肾绞痛、外科术后疼痛、创伤后疼痛、孕妇分娩痛、带状疱疹急性疼痛等，其中外科术后疼痛是临床最突出的问题，医生及患者最关注的急性疼痛，也是急需要解决的急性疼痛。

急性疼痛虽然持续时间不长，但给予及时地预防和有效地治疗是十分重要的。急性疼痛不仅仅对患者造成生理上的痛苦，还会造成严重的心理负担和负面情绪，大大增加了相关并发症的发生率，延长康复、住院时间增加医疗支出，导致致残率与死亡率上升。

随着患者对舒适化医疗需求的日益增加与镇痛技术得到有效发展，急性疼痛治疗的理念也发生了变化。急性疼痛的治疗从既往相对保守治疗转为积极主动的治疗甚至预防性治疗。保守治疗是当患者出现疼痛后才开始给予镇痛治疗进行干预。然而积极主动治疗是制定最佳的镇痛方案、事先对患者进行疼痛知识的相关教育、规范的疼痛自我评估与监测的诊疗模式，例如患者静脉自控镇痛、神经阻滞镇痛、硬膜外镇痛等。预防性治疗是在预知会出现疼痛时提前镇痛干预，比如，腹部手术后的切口痛，术前给予腹横肌平面阻滞（TAP）进行有效镇痛，提高了患者围术期的生活质量，缓解患者术后紧张情绪，降低了患者围术期心脑血管系统的发生率与相关并发症。患者敢于早期深呼吸和咳嗽，降低肺不张、肺感染的发生率。预防性治疗急性疼痛有利于患者早期下床进行活动，减少下肢动静脉血栓的发生率并有益于肠道功能恢复，促进患者免疫力增强、改善患者睡眠、促进机体的康复。预防性治疗疼痛更体现了舒适化医疗、精准化医疗的理念，实实在在帮助到广大患者。

慢性疼痛（chronic pain）的定义是指疼痛持续时间超过相关疾病的一般病程及超过损伤愈合所需要的正常时间，或者是疼痛反复发作超过 1 个月。2018 年 WHO 重新修订发布了国际疾病分类（ICD-11），慢性疼痛作为独立的疾病首次被列入分类目录。同时，国际疾病分类制定了一套慢性疼痛细致实用的定义与分类，将慢性疼痛分为七大类：慢性原发性相关疼痛、慢性癌症相关疼痛、慢性术后和创伤后相关疼痛、慢性继发性肌肉骨骼相关疼痛、慢性继发性内脏疼痛、慢性神经病理性疼痛与慢性继发性头痛或颌面痛。

慢性原发性疼痛（chronic primary pain，CPP）定义是指发生在机体的一个或多个部位慢性相关性疼痛，主要表现为显著的情感情绪异常（焦躁、愤怒、低落或抑郁情绪）或功能性障碍（日常生活与活动受到影响、社会活动参与率降低）。慢性原发性疼痛与生物、心理和社会等诸多因素相关。

慢性癌症相关性疼痛（chronic cancer related pain，CCRP）定义是指由原发肿瘤引起或肿瘤转移导致产生的疼痛（慢性癌痛）或肿瘤相关治疗产生的疼痛（肿瘤治疗后相关慢性疼痛）。同时要与由共病（comorbid disease）引发的疼痛进行鉴别。

慢性术后或创伤后相关疼痛（chronic postsurgical or post traumatic pain，CPSP，CPTP）定义是指在组织损伤后（包括烧伤等各种创伤）导致发展或者加剧的疼痛，且在创伤愈合以后持续疼痛。疼痛部位通常位于创伤区域以及辐射到该部位的神经支配区域，尤其是组织深部及内脏的损伤后。同时，需要排除感染、恶性肿瘤等其他因素导致的疼痛以及既往一直存在并持续存在的相关疼痛。

慢性继发性肌肉骨骼疼痛（chronic secondary musculoskeletal pain，CSMSP）定义是指由于骨骼、关节、肌肉、椎体、肌腱以及相关的软组织产生的慢性疼痛。

慢性继发性内脏痛（chronic secondary visceral pain，CSVP）定义是指源于头颅、颈部、胸部、上腹部、下腹部及盆腔区域的相关脏器所产生的疼痛，且存在持续性、反复性地发生。

慢性神经病理性疼痛（chronic neuropathic pain，CNP）定义是指由躯体的感觉神经系统的病变及相关疾病引发的慢性疼痛。CNP 通常是由自发性的或诱发性的两种可能。CNP 常会出现对疼痛刺激的反应放大和增强，产生痛觉过敏（hyper-algesia）。CNP 对正常非疼痛刺激而产生痛觉反应就是痛觉超敏（allodynia）。被诊断 CNP 需要患者确实存在神经系统损伤或相关疾病病史，同时疼痛部位符合神经解剖学的分布，如临床上常见的带状疱疹后遗神经痛、脊柱源性相关疼痛等。

慢性继发性头痛或口面部疼痛（chronic secondary headache or orofacial pain，CSH，CSOFP）定义是指包括所有各种因素及疾病导致引发头痛或口面部的疼痛。

（二）疼痛的生理基础

疼痛是每个人从小到大都会经历过的一种症状，疼痛在医学定义上是组织损伤或者潜在损伤导致不愉快的情绪精神反应。WHO将疼痛定义为继血压、呼吸、脉搏、体温四大生命体征之后的"第五大生命体征"，不仅临床上乃至整个社会对疼痛的关注度越来越高，疼痛相关的研究范围也非常广泛涉及各个领域（生理学、心理学、社会学等）。值得重视是慢性疼痛相关疾病不仅仅体现疼痛本身症状，更值得关注在慢性疼痛整个疾病发展过程中，长期持续性的疼痛刺激将促使机体中枢神经系统产生病理性的重构导致慢性疼痛相关疾病发展难以得到有效控制。因此，早期干预有效控制疼痛，将避免或延缓病理性重构过程的进展。对于患者个体而言，长期慢性疼痛的折磨不仅是一种躯体痛苦的感觉体验。相关调查研究显示，长期慢性疼痛可以导致严重生理、心理、社会功能障碍，导致患者没有能力或不愿意参与正常的家庭生活与社交活动。

疼痛产生的机制有闸门控制学说，主要是产生的疼痛信号通过神经纤维传递到脊髓，当产生信号足够强大时，脊髓区域将会把疼痛相关闸门打开，疼痛信号则通过脊髓上行传至大脑皮层和大脑的变异系统，产生对应的疼痛意识和对相关疼痛作出的反应。疼痛的感知、传导与调节主要涉及两个方面：疼痛的周围神经机制和疼痛的中枢神经机制。

（三）疼痛的周围神经机制

人体感受各种信号是由不同性能的感受器感知和传入的。感受器对信号的感知有特异性差别，感受器主要分为：机械感受器、化学感受器、光感受器和温觉感受器等。伤害性感受器（nociceptor）是由非特化游离神经末梢，广泛分布于全身各个组织（皮肤、毛发、骨膜、肌肉、血管壁、关节软骨表面、胸膜壁层、心包膜、大脑等结构）。一般认为初级传入伤害感受器是Aδ纤维和C类纤维的终末分支，其细胞体位于背根神经节，主要感受机械性刺激、化学性刺激和冷热刺激。伤害性感受器可以特异性地感知组织的损伤及潜在损伤信号，并将其整合后转化为生物电信号。伤害性感受器是将伤害性刺激由外周神经末梢传送到中枢神经系统的始发站。

伤害感受器被激活后主要通过Aδ纤维和C类纤维将产生的伤害信息传递到中枢神经系统（CNS）。Aδ纤维是细的有髓神经纤维，能够快速的传递神经冲动，与刺激后产生的快痛和初痛有关，疼痛性质通常为针刺样锐痛。C类纤维是纤细的无髓的神经纤维，通常与慢痛、延迟痛相关，疼痛性质通常为灼痛。传递伤害性感受信号的Aδ纤维、C类纤维并非简单的痛觉信息传导体，在受到损伤后，其本身就可以成为疼痛病灶而引起许多病理生理学改变。尤其是慢性疼痛的发生和发展过程中交感神经系统具有重要作用。当神经受到损伤时甚至细微的创伤也会导致机体交感神经功能紊乱，甚至有可能导致不良后果，例如诱发复杂区域疼痛综合征（complex regional pain syndrome，CRPS）。

CRPS 通常伴有交感神经紊乱、功能失调，出现患者痛觉过敏、触诱发痛和烧灼痛。

当机体组织受到机械性、化学性、冷热等强烈地刺激时，伤害性感受器就会被激活。在细胞学水平上，使伤害性感受器的功能和神经的化学性质产生改变，通常表现为创伤的部位及周围组织对感知疼痛的阈值降低，对产生伤害性刺激反应放大，称之为伤害性感受器的可塑性发生了改变。然而，伤害性感受器的可塑性发生变化，可以认为神经系统对创伤刺激产生的适应性反。进一步导致疼痛外周敏化、原发痛觉的过敏以及中枢敏化的基本机理，也是慢性疼痛发生和发展的理论基础。

神经元之间是通过化学性神经递质来完成信息交流的。在组织损伤时，巨噬细胞、肥大细胞及淋巴细胞等释放大量炎症介质，导致一系列炎症反应。伤害性刺激通常会引起神经源性的相关炎症反应，使支配区域血管舒张。这些因素会导致毛细血管渗透性增加，血浆向血管外渗出，刺激细胞因子和炎症介质的产生和释放间接活化磷脂酶 A_2、环氧化酶的瀑布反应，最后导致前列腺素的形成。前列腺素可能是通过 Na^+ 和 Ca^{2+} 来导致敏外周神经元感受器。在正常情况下，此类化学物质和炎症介质不会引发疼痛的弱性刺激也能导致产生疼痛。组织损伤之后所产生的一系列变化被定义为外周敏感化（peripheral sensitization）。外周伤害感受器一旦发生敏感化之后，通常可以发生：痛觉过敏、触诱发痛、自发性疼痛。

（四）疼痛的中枢神经机制

目前研究表明：人体脊髓系统是疼痛信号接收与处理的初级中枢。伤害性刺激发生后将信号通过细纤维传入脊髓背角区域，经过初步接收与整合后形成两条传导路径。一条路径是作用于腹角的运动细胞，产生局部区域的防御性反射，例如屈肌反射和肌紧张等。另一条途径就是向上继续传递，Aδ 纤维与 C 类纤维的胞体都位于脊髓背根神经节内。然而，Aδ 的感觉纤维绝大多数终止于脊髓背角第 I 层，小部分终止于第 Ⅱ 与第 Ⅴ层；C 类纤维终大部分终止在脊髓背角第 I 层和 Ⅱ 层，很少一部分终止于脊髓背角的第 Ⅴ 层。由于 Aδ 纤维与 C 类纤维的胞体发出的轴突一起组成束，上行或下行支配若干脊髓的节段与第二级的痛觉传导纤维共同构成突触。相当一部分二级神经元为投射性神经元可以把伤害性相关信息进一步传给更高级别的脑神经。人体脊髓背角的第 Ⅱ 层内存在许多小中间神经元，通常许多兴奋性中间神经元会把一级神经元收到的传入性冲动传递给位于第 I 层与第 Ⅴ 层中的部分投射神经元；同时，第 Ⅱ 层中具有少数细胞存在长轴突可直接投射向更高级别的脑区。

伤害感受器产生的传入冲动会在脊髓背角神经元层面初步识别进一步整合后，通过上行通路到达中枢的高级区域。这些上行通路包括脊髓中脑束（SMT）、脊髓颈核束（SCT）、脊髓网状束（SRT）、脊髓下丘脑束（SHT）、脊髓丘脑束（STT）、脊髓旁臂下丘脑束（SPHT）和脊髓旁臂杏仁束（SPAT）等。在这些痛觉传导束中，SCT 和 SRT 只是传导快痛的上行通路，另外 SMT、STT、SPHT、SPAT 和 SHT 既可以传导快痛也可以传导慢痛。

初级传入神经元被重复长时间的刺激会促使神经元的突触细胞释放如降钙素基因相关肽的一类物质，此时脊髓背角会大量释放如 P 物质、兴奋性氨基酸、谷氨酸和天冬氨酸、神经生长因子、等相关物质。通过上述神经递质与调质积极作用在相应的受体上，激发机体对疼痛做出的快速和缓慢应答，导致脊髓背角神经元的兴奋性、呈活性、依赖性升高，最终导致中枢神经系统的相关功能与活性发生病理性的改变。总而言之，伤害性刺激激发了初级传入纤维肽类的递质释放，增加钙离子的内流，激活了第二信使系统，改变了蛋白激酶的活性与促使蛋白质发生磷酸化。由于脊髓背角细胞对传入相对较弱的刺激或者原先在阈值之下的刺激产生的反应性异常升高，甚至对正常情况下的刺激反应放大，发生区域变大和新的传入冲动激活阈值下降等变化。在临床上定义为：触诱发痛（allodynia）是对正常无害性的刺激反应增强；痛觉过敏（hyperalgesia）是对创伤区域的痛觉反应过强；中枢敏化（central sensitization）是对损伤周围的未涉及损伤区域的刺激产生过强痛觉反应，主要原因是重塑与增强了损伤后的脊髓背角神经元的兴奋性的结果。

二、癌性与非癌性疼痛的比较

（一）癌性疼痛的特点

近年来，癌症的发生率和死亡率在我国乃至整个世界范围都是逐年递增的趋势，而且癌性的疼痛也是不可忽视的问题直接影响癌症患者的生存质量。国际癌症研究机构（IARC）数据公布显示：2020 年全球新发癌症病例数为 1 929 万例，包括男性 1 006 万例与女性 923 万例；2021 年全球癌症死亡病例为 996 万例，包括男性 553 万例与女性 443 万例。目前，全球发病率最高的前十位肿瘤分别是乳腺恶性肿瘤、肺恶性肿瘤、结直肠恶性肿瘤、前列腺恶性肿瘤、胃恶性肿瘤、肝恶性肿瘤、宫颈恶性肿瘤、食管恶性肿瘤、甲状腺恶性肿瘤、膀胱恶性肿瘤。上述 10 种恶性肿瘤占新发恶性肿瘤总例数的 63%，其中乳腺恶性肿瘤新发例数高达 6 万例，已经超过肺恶性肿瘤，成为全球发病率最高的恶性肿瘤。WHO 预计到 2040 年，全球恶性肿瘤新发病例数将超过 2 700 万人。我国是世界人口大国，恶性肿瘤的发生率与死亡率同样存在高发的趋势，尤其癌痛也是我们亟待解决的问题。

疼痛症状是贯穿癌症整个病程中最常见、最受医患关注症状。恶性肿瘤患者中约 70% 以上都有经历了难以忍受的疼痛症状。这种疼痛在肿瘤病程各时期都会发生，相当一部分患者是以疼痛症状为首次就诊的症状。进展期和终末期的恶性肿瘤疼痛症状更为常见，而且疼痛程度都相对严重。据 WHO 统计，25%～65% 的恶性肿瘤患者会出现不同程度与性质的疼痛。其中早期肿瘤患者为 15%～30%，中期肿瘤患者为 40%～55%，晚期肿瘤患者为 50%～75%。一项关于 40 年癌痛诊疗发展的文献回顾性分析研究显示：有 64% 晚期癌症的患者或已有癌症转移的患者均发生疼痛，59% 的癌症患者在近期接受各种抗癌治疗中也产生疼痛，即使在完成癌症有效治疗后仍有 1/3 的患者具有不同程度的疼痛，其中有一半以上的患者急需通过各种手段干预控制中、重度疼痛。另一项系统回顾性分析研究报道：尽管从 2007～2013 年恶性肿瘤相关疼痛治疗不充分的患者比例下降了 25%。但从报道中显示仍有大约 1/3 的携癌生存者的癌痛依然没有得到有效的控制。不同部位的原发恶性肿瘤发生癌痛发生率与疼痛程度也是不同的。例如头颈部恶性肿瘤、泌尿生殖系统恶性肿瘤、食管恶性肿瘤癌痛的发生率分别是 80%、77% 和 74%。一项国内的相关报道显示在 4 492 例患者中具有重度癌痛，其中肺恶性肿瘤及消化系统恶性肿瘤的发生率相对比例较高，其中消化系统肿瘤为 1 763 例（39.2%），肺恶性肿瘤 1 477 例（32.9%），其余依次是头颈部恶性肿瘤、妇科恶性肿瘤、乳腺恶性肿瘤、泌尿系统恶性肿瘤、骨肉瘤等。

剧烈疼痛是恶性肿瘤患者及家属最恐惧与无助的，通常比恶性肿瘤导致的死亡更令人畏惧。癌痛在肿瘤发展过程中的各个时期都会出现，不仅使肿瘤患者精神和肉体都遭受折磨，同时会造成家庭、社会等多方面的严重影响。癌痛本身就是癌症及相关因素引起的严重的生理改变，产生了一系列的生理影响（如睡眠障碍、食欲减退、恶心呕吐、各种功能减退、免疫功能下降）导致患者机能进一步恶化，同时严重影响了患者及家人的生活质量。癌痛患者尤其晚期癌痛常常呈重度疼痛、顽固性疼痛，甚至会出现爆发性疼痛，令患者痛不欲生。此时，患者常出现焦虑、恐惧、抑郁、精神异常、不愿与人交往、失去进一步治疗的信心、放弃根治癌症的机会，结果不仅影响抗癌治疗和镇痛治疗的实施和效果。相当一部分患者因疼痛未得到有效控制而失去生存的希望，最终导致自杀。由于癌症患者剧烈和持续的疼痛以及由此产生的精神心理障碍迫使患者的家庭、社会要花大量的时间和精力照顾患者，无疑增加了家庭和社会的负担。

癌痛通常分为急性疼痛和慢性疼痛，但在整个肿瘤发展病程中以慢性疼痛为主。恶性肿瘤直接引发的疼痛约 88%，如组织破坏、肿瘤压迫、导管阻塞、组织溃烂等；恶性肿瘤的手术、化疗、放疗新辅助等治疗导致的疼痛大约为 11%，如放射性引起的神经病理性疼痛、组织的炎性痛、骨坏死相关疼痛。另外，肿瘤间接引起的疼痛约占 1%，如长期卧床会导致压疮、腰背疼等症状。

急性癌痛一般具有明确的开始时间，持续时间较短（小于 1 个月），并可确认明确原因的癌性疼痛。比如，放、化疗引起的胃炎，各部位肿瘤切除术后引发的急性疼痛。急性癌痛伴或不伴有特殊的疼痛反射：呻吟、痛苦面容、扭动身体、情绪焦虑、交感亢奋（大汗、血压飙升、心动过速等）。急性癌痛大多提示疾病早期或治疗期的治疗反应，通过直接镇痛或抗肿瘤治疗，疼痛很快会得到缓解或者消失。

慢性癌痛是指持续 1 个月以上的癌性疼痛。慢性癌痛与急性癌痛的显著区别在于患者通常回忆不起疼痛开始的具体时间。慢性癌痛是由于恶性肿瘤生长发展压迫脏器导致脏器包膜膨胀进一步侵犯所支配的神经产生的疼痛。慢性癌痛具有反复发生、持续存在、突然爆发、不断加重的特点。恶性肿瘤没有得到有效控制或者治疗，癌痛一旦发生很难自行消失。慢性癌痛患者常常情绪低落伴焦虑、抑郁，也是医护人员面临解决的难题，需要医护人员耐心、仔细评估患者疼痛程度、疼痛性质及情绪变化，通过各种方法包括药物、介入、人文关怀等方法来缓解患者疼痛或抑郁状态。

引起癌痛的因素包括机体因素和社会心理精神因素两大因素。机体因素又分为肿瘤直接引起的疼痛、肿瘤相关治疗引起的疼痛、肿瘤间接引起的疼痛、非肿瘤本身引起的疼痛。若想要有效、充分控制或治疗癌痛必须明确肿瘤患者疼痛的原因。

癌痛按疼痛的原因分为以下几类。

肿瘤本身引发疼痛：肿瘤自身引发疼痛为 78.2%，涉及肿瘤局部压迫、浸润、侵犯神经、血管、内脏、骨骼肌肉等。

肿瘤相关的疼痛：肿瘤相关性疼痛为 6%，例如病理性骨折引发的骨膜刺激征、侵犯血管导致的脉管炎、长期卧床引发的褥疮皮肤溃烂等。

肿瘤治疗有关的疼痛：肿瘤治疗导致疼痛约占 8.2%，例如恶性肿瘤的手术、化疗、放疗新辅助、内分泌等治疗导致的癌痛。

肿瘤不相关的疼痛：肿瘤不相关的疼痛也称之为"共病"发生的疼痛为 7.2%，例如，慢性关节痛、脊柱源性相关疼痛、带状疱疹后遗神经痛、偏头痛等。

癌痛合并成瘾性疼痛：癌痛合并成瘾性疼痛如长期大量使用非甾体类药物与阿片类药物滥用患者。

此外，癌痛还可按疼痛发作时间、疼痛发作性质、疼痛发作特点进行分类。晚期恶性肿瘤患者通常疼痛症状错综复杂，表现为疼痛多源性、多部位、多性质。据统计有将近 4/5 的恶性肿瘤患者有 2 种或 2 种以上不同部位及性质的疼痛，另外，有 1/3 以上的患者有 3 种不同性质的疼痛。

（二）非癌性疼痛特点

非癌性疼痛（Noncancer pain，NCP）是指排除癌痛之外所有疼痛。非癌性疼痛在临床上工作中无处不在，很大一部分是患者就医的首发症状。例如，肠梗阻引发的疼痛、胆囊炎引发的胆绞痛、肾结石引发的肾绞痛、慢性关节损伤引发的关节痛、带状疱疹引发的神经病理性疼痛等。

非癌性疼痛的治疗目的很明确就是去除原发病因后缓解患者疼痛及改善、恢复患者机体功能。值得注意的是机体功能既包含躯体状态，同时包含精神、心理状态、家庭与社会关系等。在治疗上尽量明确产生疼痛的病因进行原发病治疗，做到精准治疗、有效镇痛。对于一些慢性顽固性疼痛同样适用癌痛的三阶梯用药原则，但必须强调药物包括阿片类药物与非药物联合治疗达到更好的镇痛效果。

三、疼痛的心理社会影响

（一）患者心理状态的影响

疼痛患者不仅表现为生理问题而且会出现各种心理问题，表现为情绪低落、抑郁、焦虑、易怒、应激、认知失调、家庭与社会功能缺失。目前，已经将心理因素作为是慢性疼痛障碍的重要组成部分。疼痛不仅是组织损伤产生相关的躯体感觉，还会影响神经系统以及个体对疼痛的主观感知和反应。因此，疼痛障碍有效治疗应包括对患者情绪状态的心理评估，整个治疗计划中应贯穿对心理问题的干预、治疗与管理。此外，慢性疼痛的发生和症状的发展具有双向性。心理因素既是导致慢性疼痛的风险因素之一，也可以是慢性疼痛所导致的结果。导致慢性疼痛的躯体损伤及疾病，通常也会造成多种心理创伤问题。疼痛心理障碍可能会影响和损害个体的躯体完整性、经济收入、社会和职业功能、生活意义以及个人身份认同感等。

心理障碍常见于疼痛障碍患者群体中。疼痛患者中存在显著的精神类疾病共病现象。最常见的心理共病问题有情绪低落、抑郁、焦虑、易怒、应激、认知失调、家庭与社会功能缺失、人格障碍等。共病心理障碍在每一个疼痛患者的病程中普遍存在是一个不可忽视的临床与社会共性问题。

抑郁（depression）定义为：一种持续的心境低落状态，常伴有焦虑、躯体不适及睡眠障碍并伴发各种各样不同性质的疼痛，由于疼痛症状明显突出，极有可能忽视抑郁的症状。抑郁在慢性疼痛患者中普遍存在，通常一半以上的慢性疼痛患者都有不同程度的抑郁症状或者抑郁倾向。疼痛与抑郁同样具有双向性，抑郁可以导致疼痛或者放大疼痛程度。在临床上我们必须重视抑郁与慢性疼痛"共病"的现象，积极抗抑郁治疗是治疗慢性疼痛的不可缺失的一部分。

焦虑（anxiety）定义为：由于受到不能达到预期目的或难以克服障碍的威胁，导致患者自尊心严重受挫，形成的一种紧张不安、恐惧、不愉快的情绪。通常患者会出现尿频、心悸、手抖、出汗等症状处于坐立不安和紧张担心的状态，甚至睡眠障碍。在治疗疼痛过程中消除恐惧、紧张的状态，有助于缓解疼痛并且减少镇痛药物剂量。

躯体化障碍（somatization disorder）躯体形式相关疾病是指患者临床表现符合某种躯体疾病的症状，却又无法用该病进行解释，主要表现为各种各样、反反复复、经常改变的临床症状为非系统性的、缺乏医学认可的体检阳性症状。

疑病症（hypochondriacemia）患者经常主诉为胸痛、腹痛、头痛、全身各种疼痛，总担心自己患有某种重病，无论体检正常还是临床医生进行解释都无法解除其疑虑。疑病症患者常与抑郁、焦虑、恐惧等情绪共同存在。

幻肢痛是指患者外伤后或截肢后仍存有已截除肢体及器官的幻觉，发生在该幻肢区域的不同程度、性质的疼痛称为幻肢痛。目前对幻肢痛发生机理尚有争议，常伴有瘙痒、针刺感、灼热感、冰冷感、蚂蚁爬行感等不同表现。幻肢痛为持续性疼痛呈发作性加重，可出现同侧感觉过敏、出汗异常、自主神经功能紊乱等并发症。

慢性疼痛患者通常是消极思维、负面想法为主要表现。疼痛个体的心理焦虑障碍往往未能得到充分认识和有效的治疗，进而导致疼痛控制困难与治疗处于被动状态。此类患者个体往往会对自己的能力、状态、表现做出负面评价，由此产生预期性焦虑导致社交退缩和回避。

（二）社会支持的重要性

社会支持（social support）是指个体从其所处社会关系中所得到的社会资源，包括个体认为可以获得的或实际提供给他们的社会资源。这些资源可以使一个人在危机存在或不存在的情况下，都能够有效地管理自己的日常生活。

社会支持是一个多方面的概念，可分为情感支持、工具支持和信息支持。情感支持指的是关心、接受和倾听，工具支持指的是提供的实际帮助，而信息支持指的是提供的帮助解决实际问题的知识。

社会支持对疼痛患者的心理健康有积极作用。疼痛相关疾病不仅仅是肉体上的折磨，更常常伴随着精神上的压力和情绪问题。在这个时候，家庭成员和朋友的关心、理解和鼓励对于疼痛患者来说是非常重要的。他们的存在和关心可以减轻患者的孤独感、焦虑和抑郁等负面情绪，增强患者的心理抵抗力。比如，当患者面临严重疼痛甚至剧烈癌痛时，摆在他们面前的是"恐惧"与"绝望"，这个时候来自家人和朋友的支持会给疼痛患者带来一丝希望与生活信心。

社会支持对疼痛患者疾病康复也有显著的影响。社会支持能够激发疼痛患者对于康复的信心与积极性，在康复过程中给予他们必要的支持和帮助。例如，身患严重疾病的患者常常面临着长期的治疗和康复过程，这个时候家人的陪伴和照顾显得尤为重要。家庭成员可以帮助患者按时服药、进行日常的生活护理以及提供饮食上的合理安排。而朋友和亲戚则可以为患者提供必要的外在支持，为他们排解生活中的困难和压力，减轻康复过程中的负担。这些社会支持的资源可以有效地促进患者康复，提高治疗的效果。

社会支持对疾病康复还有助于疼痛患者与疾病和治疗相关的信息获取。在现代社会，科技的进步使信息传播的速度和渠道变得更加丰富和迅捷。有时候，患者可能会因为信息的不足或者错误而产生误解和困惑。社会支持网络可以帮助患者获取准确和可靠的医疗知识，指导他们进行正确的治疗和康复。从他人的经验和见解中，患者可以更好地了解所患疾病发生进展的规律和治疗方法，了解自己需要做些什么，避免走弯路。

目前，社会支持的重要性虽然得到社会各方面的广泛认同，但实际实施过程中仍然存在一些问题和挑战。首先，一些慢性疼痛疾病可能会对患者的家庭和亲人造成不小的经济负担，因此，他们可能无法提供充分的物质支持。其次，社会支持也可能面临时间和空间的限制，例如长期住康复医院、异地治疗等情况可能导致患者与家人和朋友长时间分离，从而减少了社会支持的作用。此外，一些患者由于疾病的特殊性质或者个人原因，可能不愿意寻求或接受他人的帮助，这就减弱了社会支持的效果。

（罗　艳）

【参 考 文 献】

[1] Loud JT, Murphy J. Cancer Screening and Early Detection in the 21st Century. Semin Oncol Nurs, 2017, 33(2): 121−128.

[2] Smith RA, Andrews KS, Brooks D, et al. Cancer screening in the United States, 2019: A review of current American Cancer Society guidelines and current issues in cancer screening. CA Cancer J Clin, 2019, 69(3): 184−210.

[3] 吕岩，程建国，樊碧发等.ICD−11慢性疼痛分类中文编译版.中国疼痛医学杂志，2018，24（11）：801−805.

[4] Allegri M, Clark MR, De Andrés J, Jensen TS. Acute and chronic pain: where we are and where we have to go. Minerva Anestesiol, 2012, 78(2): 222−35.

[5] Manigold T, Gantschnig BE, Streitberger K.［Multiprofessional treatment approach in chronic back pain］. Z Rheumatol, 2023, 82(1): 31−37.

[6] Rabey M, Slater H, Hebron C, Moloney N. Societal beliefs about pain may be more balanced than previously thought. Results of the Guernsey pain survey. BMC Musculoskelet Disord, 2024, 25(1): 72.

[7] Zhang H. Cancer Pain Management-New Therapies. Curr Oncol Rep, 2022, 24(2): 223−226.

[8] Rosenscheg M, Pedron J, Pedroso L. Treatment of Cancer Pain: A Systematic Review. Am J Clin Oncol, 2023, 46(10): 450−458.

[9] Wirz S, Keβler J, Hofbauer H. [Tumor-associated pain]. Schmerz, 2024, 38(1): 57−69.

[10] Usta YY. Importance of social support in cancer patients. Asian Pac J Cancer Prev, 2012, 13(8): 3569−72.

[11] Schallig M, Bültmann U, Ranchor AV, van Zon S. Does social support at home moderate the association between social support at work and work functioning among cancer patients. J Cancer Surviv, 2023, 17(3): 871−883.

[12] Zhang Y, Ding Y, Liu C, et al. Relationships Among Perceived Social Support, Family Resilience, and Caregiver Burden in Lung Cancer Families: A Mediating Model. Semin Oncol Nurs, 2023, 39(3): 151356.

[13] 赵俊，李树人，宋文阁.疼痛诊断治疗学.郑州：河南医科大学出版社，1999.

[14] 曹伯旭，林夏清，吴莹，等.慢性疼痛分类目录和定义.中国疼痛医学杂志，2021，27（01）：2−8.

［15］杜涛，袁文茜，曹伯旭，等 . 慢性神经病理性疼痛 . 中国疼痛医学杂志，2021，27（07）：481–485.

［16］于生元，何绵旺，袁文茜等 . 慢性继发性头痛或口面部疼痛 . 中国疼痛医学杂志，2021，27（08）：561–567.

［17］李小梅，袁文茜，曹伯旭等 . 慢性癌症相关性疼痛 . 中国疼痛医学杂志，2021，27（03）：161–165.

［18］史妙，王宁，王锦琰，罗非 . 疼痛的心理学相关研究进展 . 中华护理杂志，2009，44（06）：574–576.

［19］王锦琰，罗非 . 疼痛心理学的发展及其临床和社会意义 . 中国疼痛医学杂志，2006，（04）：238–240+243.

第二章　疼痛评估技术

第一节　疼痛评估工具和量表

一、量化评估工具

准确的初始疼痛评估，是疼痛管理策略成功的第一步。对疼痛强度、范围、持续时间进行准确的定量评定至关重要，直接影响患者的诊断分级和对治疗方法的选择，并且与病情观察、疗效评定、疼痛学研究等密切相关。由于疼痛是主观的精神性活动，可以通过间接方法进行评定，即不对患者施加任何致痛性刺激，让患者自己描述或评估现有疼痛的性质及程度。遗憾的是，迄今尚无一种行之有效的客观疼痛评定方法，在临床工作中可酌情选用国内外常用的定量方法。

（一）视觉模拟评分法

视觉模拟评分法（visual analogue scale，VAS）是一种简单、有效，疼痛强度最低限度地参与的测量方法。它与疼痛测量所表示的定量表高度相关，已广泛用于临床及研究工作中，可快速获得疼痛指标，并且设计了数值。通常在白纸上画一条 10 cm 的直线，在线的两端分别标注"无痛"（0）和"最剧烈的疼痛"（10），患者根据自己所感受的疼痛程度，在直线上某一点作一记号，以表示疼痛的强度及心理上的冲击，从起点至记号处的距离长度即为疼痛的量。此外，若在线的两端分别标注"疼痛无缓解"和"疼痛完全缓解"，可用于评估疼痛的缓解程度。疼痛的缓解用初次疼痛评分减去治疗后的疼痛评分来表示，此方法称为疼痛缓解的视觉模拟评分法（VAP）。

（二）口述描绘评分法

口述描绘评分法（verbal rating scales，VRS）是另一种评价疼痛强度及变化的方法，该方法是采用形容词来描述疼痛的强度。疼痛文献资料中有不同的口述描绘评分法，包括 4 级评分、5 级评分、6 级评分、12 级评分和 15 级评分，这些词通常按从疼痛最轻到最强的顺序排列（图 2-2-1），最轻程度疼痛的描述常被评估为 0 分，以后每级增加

```
1 不引人注意的痛                1 无痛
2 刚刚注意到的疼痛              2 极弱的痛
3 很弱的痛                      3 刚刚注意到的痛
4 弱痛                          4 很弱的痛
5 轻度痛                        5 弱痛
6 中度痛                        6 轻度痛
7 强痛                          7 中度痛
8 剧烈痛                        8 不适性痛
9 很强烈的痛                    9 强痛
10 严重痛                       10 剧烈痛
11 极剧烈痛                     11 很强烈的痛
12 难以忍受的痛                 12 极剧烈的痛
                               13 很剧烈的痛
                               14 不可忍受的痛
                               15 难以忍受的痛
```

图 2-2-1　各种疼痛强度口述描绘评分法

1 分，因此每个形容疼痛的形容词都有相应的评分，以便于定量分析疼痛。VRS 同样可用于评估疼痛缓解程度。

（三）数字评分法

数字评分法（numerical rating scales，NRS）目前广泛应用于临床，是术后疼痛机构诊治大量患者时最易使用的方法。11 点数字评分法（the 11-point numeric rating scale，NRS-11）要求患者用 0 到 10 这 11 个点来描述疼痛的强度（图 2-2-2）。0 表示无疼痛，疼痛较强时增加点数，10 表示最剧烈的疼痛。101 点数字评分法（the 101-point numeric rating scale，NRS-101），与 11 点数字评分法相似，在 11 根直尺上有从 0 至 100 共 101个点，0 表示无痛，100 表示最剧烈的疼痛，由于可供选择的点增多，从而使疼痛的评分更加精细化。

```
VAS 无痛  |—|—|—|—|—|—|—|—|—|—| 最剧烈的痛
VRS       0   无　痛
          1   轻微痛
          2   中度痛
          3   重度痛
          4   极重度痛（不可忍受的痛）
NRS       0   1   2   3   4   5   6   7   8   9   10
          无痛                              最剧烈的痛
```

图 2-2-2　几种疼痛评估方法

（四）疼痛问卷表

疼痛问卷表（pain questionnaires）是根据疼痛的生理感受、情感因素和认识等多方面因素设计而成，因此能较准确的评价疼痛的强度与性质（表2-2-1）。

表2-2-1 常用的疼痛问卷表

标准化工具	问题数目	评估参数	注释
McGill 疼痛问卷（MPQ）	20	疼痛性质和定位	需5～15分钟完成
DN4 神经病理性疼痛量表	4	神经病理性疼痛的特点	5分钟以内完成
疼痛功能障碍指数（PDI）	7	疼痛残障及其对家庭和社会生活的影响	适用于并存多种疼痛状况的患者
简明疼痛评估量表（BPI）	32	疼痛强度及其对功能的影响	是对患者病情进展随访的好选择
疼痛灾难化量表（PCS）	13	与疼痛相关的灾难化情绪	5分钟内完成，需要至少6年级的阅读水平
应对策略问卷（CSQ）	10	针对慢性疼痛的应对策略	包括5个认知和行为疼痛应对量表，5分钟完成

1. 麦吉尔疼痛问卷也称作麦吉尔疼痛指数（MPQ）和简化 McGill 疼痛问卷（SF-MPQ）

原版 MPQ 问卷设计精密，可以对疼痛性质、特点、强度、情绪状态及心理感受等方面进行细致的记录。因此，更适用于科研和对非急性患者进行详细调查。由于 MPQ 耗时较长（需要5～15分钟），结构复杂，会受患者的文化程度、情感、性别和种族等因素影响，因而在临床上并不常用。

针对原版 MPQ 的缺点，Melzack 对 MPQ 进行简化，制作了简版 MPQ 疼痛量表（SF-MPQ），SF-MPQ 保留11个疼痛强度评估和4个疼痛情感项目，同时添加一道单维度 VAS（100 mm）用于评估整体疼痛的强度。完成时间缩短为2～5分钟，且保留了原版 MPQ 的敏感度和可靠性。使用 SF-MPQ 时，研究人员最好全程监督，必要时需要对术语进行解释。

2. DN4 神经病理性疼痛量表

DN4 量表也是对神经病理性疼痛进行筛选的工具。其有10个选项包括7个症状自评项目（烧灼、冷痛、电击样、麻、如坐针毡、麻木与瘙痒）和3个临床检查项目（触摸、针刺感觉减退、触诊诱发疼痛）。目前，临床上使用 DN4 简版，包含7个症状自评项目，而删除了临床检查项目。

DN4 简版的优点是简单易懂，而且简单培训后患者可以自评。每个评估项目在回答

表 2-2-2　SF-McGill 疼痛问卷表

疼痛描述词	无痛 0	轻微痛 1	中度痛 2	重度痛 3
跳痛				
反射痛				
刺痛				
锐痛				
夹痛				
咬痛				
烧灼痛				
创伤痛				
剧烈痛				
触痛				
割裂痛				
疲劳				
不适感				
恐惧感				
折磨感				

VAS　（视觉模拟评分法）　无痛 ｜—｜-｜-｜-｜-｜-｜-｜—｜—｜—｜-｜最剧烈痛

PPI　（现在疼痛情况）　　0　无痛

　　　　　　　　　　　　1　微痛

　　　　　　　　　　　　2　疼痛不适

　　　　　　　　　　　　3　痛苦

　　　　　　　　　　　　4　可怕

　　　　　　　　　　　　5　极度痛

"是"时赋值 1 分，回答为"否"则为 0 分。DN4 总分为 0～10 分，当总评分 ≥ 4 分时即为神经病理性疼痛。根据一项法国病例调查，DN4 灵敏度和特异度达 83% 和 90%。

3. 简明疼痛量表（BPI）

BPI 是最常用的多维度疼痛评估工具之一。最初是由 WHO 癌症护理评估合作中心疼痛研究小组为评估癌性疼痛而开发的。目前 BPI 有长表（17 项）和简表（9 项）2 种版本，临床上普遍使用简版。

BPI 主要用于评估过去 24 小时或过去 1 周内的疼痛。评估的主要内容包括疼痛的程度（0 无痛到 10 非常疼痛）、疼痛性质（如刀割痛和闪电痛）和疼痛对日常生活功能的影响（0 无影响到 10 严重影响）。

除上述以外，BPI 还要求患者对疼痛的位置进行描述，即在一张人体轮廓图上通过涂色的方法标记所有疼痛的位置，并以"×"标记出最疼的部位。需要注意的是，人体轮廓图最好选用标准的皮节图，从而便于对患者的疼痛位置进行统一标准的描述。

需要指出，由于 BPI 包含对疼痛性质的评估，因此，BPI 可以反映神经病理性疼痛的问题，但是国际公认 BPI 不能用于神经病理性疼痛的诊断。

二、定性评估方法

疼痛的定性评估法即直接评估法，依据刺激-反应的原则，直接给患者以某种致痛性刺激，观察刺激达到何种程度或持续作用多长时间患者才感到疼痛，即痛阈（pain threshold）；刺激的强度或时间继续增大到什么时候患者才做出不能忍受疼痛的表示，即耐痛阈（pain tolerance）测定；或随机地施加不同强度的刺激，让患者分辨何为强、何为弱的评估方法。这类方法多用于研究患者接受某些镇痛药物或治疗方法前后的对比，对患者痛阈、耐痛阈、痛分辨能力或对痛反应态度的变化进行评估，以观察药物或治疗方法对患者疼痛反应的影响。

（一）热辐射法

在各种温度测痛法中，热辐射法（thermal radiation）最具有价值，并且有较高的精确度。它使用凸透镜聚焦，将热源发出的光线均匀地投射到受测试皮肤表面区域，随着热辐射能的增强，受测试皮区产生疼痛并逐渐增强，当热辐射疼痛与患者原有疼痛程度相等时，可用此时的单位面积皮肤每秒钟所受到的热量表示疼痛的强度。

为了避免自然肤色不同所造成的个体差异，测痛前应先将测试处的皮肤涂黑，这样既可使热传递率提高，又能防止热量渗入皮肤深层，从而使皮肤表面温度迅速提高。在此实验中，患者可自行控制热刺激量，直到刚能引起疼痛为止。此时，受刺激部位单位面积每秒所受到的热辐射量，即为痛阈（pain threshold）。如果固定强度不变，增加连续刺激的时间，使患者刚好引起疼痛，此时的热辐射量称为时间痛阈。另外，如果固定连续照射的时间，而让患者调整照射的强度，由大到小，使患者刚好感到痛时，此时所测得的热辐射量称为强度痛阈，一般健康人的强度痛阈约为 836 mJ/（s·cM）[200 cmCal/（s·cmí）]。如果继续增加刺激强度，直至患者感到无法忍受的最大强度称为耐痛阈。

热辐射致痛法的优点是能精确地控制热刺激的强度、持续时间和受刺激部位的面积，其引起的痛觉比较明显，并可避免触觉的干扰，故常用于皮肤的测痛。但应注意照射的时间和强度，以免引起皮肤灼伤。

（二）冷刺激法

以温度作为刺激源，此时周围温度应保持恒定，常常以 20～25℃为宜，冷刺激时以 0℃左右的冰水为刺激源，要求患者指出疼痛感觉开始出现和达到最大疼痛耐受力所需的时间。从浸入冰水至疼痛开始所需时间为痛阈，从浸入冰水至最大疼痛耐受出现之间的时间为最大疼痛耐受性。已证明该方法能有效测定疼痛强度，并能与临床疼痛强度相匹配，但其临床应用仍受一定条件的限制。热刺激时以辐射灯照射为刺激源，分别记录疼痛出现时的温度和时间，使用冷热刺激法时应注意调节温度梯度，避免皮肤冻伤或烧伤。

（三）电刺激法

电刺激法（electrical stimulation，ES）以多种类型的电流作为疼痛刺激源，目前常用的是方波电刺激，这是因为方波电流的上升和下降速率极高，波幅在瞬间内即可达到最大刺激值，也可降低到零，并且方波的波形规则既有利于掌握刺激强度，也有利于测量和计算。电刺激测定痛阈在应用中具有定量精确，简便易行，重复性好，并且极少损伤组织。在具体操作中，电刺激的波幅、波宽、串长、程序和时间间隔等指标均可随意调整，它既可以用于皮肤测痛，也可以用于外周神经和中枢神经系统的测定，可产生疼痛感觉或麻木感。

（四）机械刺激法

多数以压力作为刺激源，以往较常用弹簧式压力计，所给予的压力刺激量可以调节大小，并根据其刻度进行记录疼痛的产生及其程度。

（五）药物刺激法

临床上使用高渗盐水、酸或碱性溶液、离子、5-羟色胺、缓激肽和组胺等均可引起疼痛，但由于剂量不易掌握，目前已多被其他方法所代替。

第二节　多维疼痛评估的实施

一、评估的维度与实施方法

2016 年 11 月，国际疼痛研究学会（IASP）对疼痛的定义进行了更新，指出疼痛是一种与组织损伤或潜在组织损伤相关的感觉、情感、认知和社会维度的痛苦体验。因为慢性疼痛，尤其是癌症疼痛患者多伴有焦虑、抑郁等心理问题，其生活质量受到一定影响。疼痛新定义在过往感觉和情感的基础上增加了认知和社会两个维度，突出了疼痛对个体多方面的影响。医护人员应从患者躯体—心理—社会等多角度展开对疼痛的全面评估。因此，应用信效度良好的评估工具是确保疼痛评估准确开展的必要前提。尽管疼痛管理教育取得了进步，但许多医护人员并不熟悉疼痛的多维方面——美国国立卫生研究院在十多年前以及最近美国疼痛管理护理学会都强调了这一点。疼痛有 7 个维度或核心方面：身体、感觉、行为、社会文化、认知、情感和精神。要进行全面的疼痛评估，必须了解每个维度包含的内容并能够准确评估所有维度（图 2-2-3）。

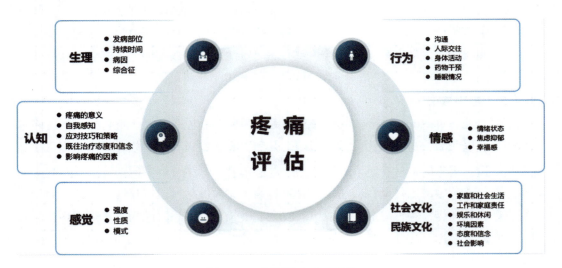

图 2-2-3　不同维度疼痛评估

（一）物理维度

物理维度是指患者的解剖结构和生理功能对疼痛整体体验的影响。解剖结构和生理功能可以直接影响刺激是否引起疼痛、疼痛传播的速度和方式、人如何有意识地感知疼痛以及身体对疼痛刺激的反应。评估这个维度为了能够识别可能的疼痛来源，并指导选择具有适当作用和持续时间的镇痛药。

评估此维度，通过询问以前的手术或医疗程序以及当前或以前的外伤、血管或压疮、肿瘤或退行性骨、肌肉或骨骼来检查患者的肌肉骨骼、神经系统或内脏解剖结构当前或最近的变化。神经病变。查看患者的病历，了解与生理功能变化相关的诊断，例如炎症过程、血液系统疾病、慢性神经系统疾病和代谢疾病（包括糖尿病）。例如，糖尿病性多发性神经病的疼痛会导致化学介质的释放，这些化学介质会敏化并降低伤害感受（疼痛感受）纤维的动作电位阈值，导致沿着可识别的神经通路出现中度至重度烧灼感或刀样疼痛。

（二）感官维度

感官维度包括疼痛的质量和严重程度。它包括患者对疼痛的位置、性质和强度的报告。评估这个维度有助于量化疼痛并阐明局部疼痛或放射疼痛的程度。

评估此维度，通过患者描述或指出疼痛部位。使用开放式问题，请患者描述疼痛的感觉。常见的描述包括尖锐、迟钝、疼痛、抽痛、刺痛、灼烧和射击。这些术语可以暗示疼痛的类型——躯体疼痛、内脏疼痛或神经性疼痛。例如，患者通常将内脏疼痛（源自器官的疼痛）描述为局部性较差，有时呈放射状且钝痛。最后，要求患者使用数字评定量表量化疼痛程度。但要注意，要使用数字评分量表（例如，0 到 10 的量表），患者必须有足够的抽象思维能力来量化疼痛的主观体验；认知能力下降的患者以及幼儿缺乏这种能力。如果患者无法沟通或以其他方式表达数字分数，请使用行为评分量表来评估身体指标（例如，身体活动、体位和总体外观）是否存在疼痛。其中一种量表是FLACC 量表，其中护士对患者的每个类别（面部、腿部、活动、哭泣和安慰性）进行评分，从 0 到 2。

（三）行为维度

行为维度是指患者因疼痛而表现出的言语或非言语行为。要对其进行评估，需要依靠直接观察和持续的患者互动。留意与疼痛相关的常见行为，例如护卫、夹板、紧张、哭泣、呻吟和按摩特定的身体部位。患者拒绝服用止痛药（或者相反，频繁要求服用止痛药）应促使医护寻找这些行为的根本原因，并根据需要调整干预措施。还要检查是否有更微妙的行为，例如，健忘、精神错乱、谵妄、失眠、焦虑和抑郁。虽然这些有时反映了其他医疗状况，但它们可能是由疼痛引起的。

评估此维度，通过观察发现患者疼痛的行为体征和症状，积极询问患者是否正在经历疼痛。同时向患者表明医护及家人意识到患者疼痛经历并积极给予充分干预与治疗。

（四）社会文化维度

社会文化维度是患者的社会和文化背景对疼痛感知和反应的影响。它可以影响对止痛药物、治疗选择、住院治疗以及医疗保健提供者和患者的角色和责任的信念，同时也可能会影响整个疼痛管理决策。

评估此维度，通过沟通与和谐的交谈，了解患者及家庭的社会文化背景。询问有关疼痛管理偏好、以前用于管理疼痛的方法以及使用非处方、整体、顺势疗法或非药物疗法的问题。如果患者交谈表达困难或者言语不通，家庭成员（例如，子女、爱人等）也许能够提供社会文化信息，并帮助向患者传达疼痛管理方案的好处，从而让患者更好参与决策。

（五）认知维度

认知维度是指与疼痛及其管理相关的思想、信念、态度、意图和动机。

评估此维度，在评估认知维度前，先评估患者的认知能力和功能。回顾可能损害认知的疾病或病症的病史。如果存在，评估其当前的进展水平，疼痛可能会暂时恶化先前存在的认知限制。认知维度也可能表现为患者拒绝参与疼痛管理计划或治疗。如果出现此类情况，通过尝试了解该决定背后的原因。在某些时候，拒绝治疗源于误解。例如，患者可能会拒绝按需服用止痛药，因为他们错误地认为阿片类药物会导致大多数使用阿片类药物来控制疼痛的人上瘾。社会压力、家庭压力和住院治疗也可能影响疼痛患者的认知功能或自我概念化。患者可能需要在短时间内做出多个改变生活的决定。

（六）情感维度

情感维度是指存在疼痛时的感受和情绪，即患者因疼痛而产生的情绪感受。

评估此维度，询问（患者本人及家属甚至护工）与观察患者的情绪状态。疼痛会让人精神疲惫并损害情绪健康。大多数患有慢性疼痛的人最终会表现出抑郁症的典型体征和症状：悲伤、哭泣、失眠、对活动失去兴趣和社交退缩。另外一些情感反应可能包括愤怒和沮丧。

（七）精神层面

精神维度是指患者赋予痛苦、自我、他人和神圣的最终意义和目的。了解患者的宗教或精神实践和偏好，这可能会影响疼痛管理计划。基于宗教观点，一些患者可能希望避免传统的疼痛治疗方法，而是依靠替代疗法、生活方式或饮食改变或其他非药物方法。

评估此维度，通过引出患者对自我、生命和疼痛存在的意义或意义的看法。通过提出的简单、开放式问题可以帮助患者更轻松地分享他们生活、生存和忍受疼痛的动机。同时，也可以询问患者的人际关系；尝试衡量这些是否是爱的、接受的和支持的。积极的关系可以培养与他人的联系感，增强平静感和内心的平静，尽管痛苦。

二、多维度疼痛评估量表

详见本章第一节。

第三节　疼痛病史的重要性

一、病史收集方法

疼痛病史与系统病史可以一起询问，必须包含病史和体格检查的基本组成部分。在病史采集和体格检查中，关心、体贴患者，消除患者的恐惧、紧张、焦虑心理。医师要举止端庄，态度和蔼，要具备高度的责任感和良好的医德修养。

病史的收集需要患者及家属提供患者当前的症状及既往病史，患者提供病历时，要求患者尽量提供齐全的既往就诊病历，包括门急诊病历及住院病病史。在收集病史时，不仅要关注患者某些长期存在的疾病，如高血压、糖尿病等；也要关注患者近期新确诊的疾病或者某些实验室指标或检查结果的异常。此外，在与患者的交流中，可以感受到患者近期的精神状态，是否有焦虑或抑郁等状态。

　　体格检查是医师运用自己的感官或借助于简单的检查工具（听诊器、叩诊锤、针头、棉棒等）来了解患者身体状况的一组最基本的检查方法。多数疾病可以通过体格检查再结合病情作出临床诊断。每一位临床医生都要养成全面系统查体的习惯，结合疼痛临床的特点，强调运动功能与神经功能检查，作出正确诊断。

二、病史在治疗中的应用

（一）一般项目

　　1. 性别：许多疼痛病症的发病有其性别倾向性，如类风湿、偏头痛等多发于女性，而强直性脊柱炎等则多见于男性患者。再者，同样的症状，不同的性别也可由不同的原因引起，同为腰骶部疼痛不适，在女性可由盆腔淤血综合征引起，而在男性可由前列腺炎所致。

　　2. 年龄：在不同的年龄段，同一部位的疼痛，可由不同疾病引发。如同为颈肩背部的疼痛，在老年人可能是颈椎病、肩周炎、转移癌或心脏病变（心绞痛等）；在青年人，则可能是受凉所致的肌筋膜综合征、强直性脊柱炎、劳损、外伤、畸形或结核等。当然，随着社会的发展，生活环境和生活习惯的变化，有些疾病也有早发或晚发的趋势，在临床上应引起重视。

　　3. 职业：某种特定职业决定患者某一特定姿势，如果持续这一非自然姿势过久，势必造成某一群或某些群肌肉韧带的长期不正常紧张状态，从而诱发疾病。如司机中颈椎病的发病率较高，这与其长时间颈部肌肉的紧张是有直接关系的。因此，应仔细询问患者的职业、工种、工龄、劳动时的姿势、用力方式、工作环境的温度、湿度等。

（二）发病的原因或诱因

　　有些疾病发生有直接的明显的原因，如搬重物时拉伤腰部肌肉或致急性腰椎间盘突出而引起腰部剧痛，活动障碍。而有些疾病发生没有明显的原因，如类风湿性关节炎，但可在潮、湿、冷的条件下诱发加重。

（三）疼痛的部位及特点

　　1. 疼痛部位：了解清楚疼痛的具体部位对做出诊断具有指导意义（表2-2-3）。多数疼痛性疾病，疼痛的部位即为病变所在，还有些部位的疼痛反映的是支配该区的神经病变或该神经走行径路上的病变。因此，不仅要分清疼痛部位是在头面、颈项、肩臂、胸、腹、腰、背、臀，还是在四肢等大体位置外，还要弄清其具体位置。同为头痛，一般头部偏侧性、阵发性剧痛应考虑偏头痛，枕后部的疼痛应考虑枕大神经炎。同样，在大腿部，坐骨神经痛的范围在后侧，股外侧皮神经痛的范围在外侧，而闭孔神经病变引起的疼痛在内侧。除此之外，还应考虑到疼痛区域同一脊髓节段支配的内脏病变所引起的牵涉痛。

表 2-2-3　疼痛病史收集要点

参　数	描　述
疼痛特点	出现和持续过程：渐进的、自发的、外伤后的或由某些可能的事件触发、短暂闪现的或有节律起伏的
	定位与分布：局域的放射痛、按神经支配皮区分布、牵涉痛
	疼痛性质：锐痛、刺痛、灼痛、麻刺感、搏动感、酸痛、钝痛、抽痛、挤压痛、僵硬感
	疼痛强度：是否随时间加重或减轻、1 天内是否波动、疼痛评分的高低变化
	伴随症状：恶心呕吐、自主神经症状（温度变化、出汗或皮肤色泽变化）、营养变化（皮肤、毛发、指甲变化）、大小便失禁、体重下降、步态异常、发热、寒战、盗汗、四肢无力
	加重或减轻因素：前屈体位、坐、站、上楼梯、体力活动、平躺、举起重物、进食、性交、天气变冷、触碰皮肤
治疗史	过去与现在的用药（非处方药物、处方药物、替代疗法），相应疗效
	既往药物的不良反应（包括精神不良反应）
	既往介入手术治疗（神经阻滞、硬膜外注射）
	物理治疗及居家锻炼（时间、频率、疗效）
	其他替代疗法：针灸、太极、按摩
既往史	并存的急慢性疾病
	既往外伤史、手术史
	精神病史
	饮酒史、吸烟史、吸毒史
	药物滥用或药物依赖史
	睡眠障碍
家族史	慢性疼痛家族史
	风湿病、自身免疫病
个人史	职业、收入来源、残障、目前涉及的法律相关事务（诉讼、残疾索赔）
	婚姻状况
	社会支持网络、应对能力、家人对患者病情的认知、家暴史
	居住情况：与谁同住、居家辅助资源
	日常生活活动能力（ADLs）
	医保情况
治疗期望	患者对疼痛程度、日常活动、生活质量的治疗目标和期望

2. 疼痛的特点

（1）疼痛的性质：从专业的角度讲，疼痛可有钝痛、酸痛、刺痛、跳痛、灼痛、胀痛、放射痛、牵涉痛、持续性、间歇性、阵发性痛等诸多分类，但我们不可能期望患者讲出规范的医学词汇，因为疼痛是患者的一种主观感觉，对它的描述受患者文化素养、疼痛经历和语言习惯等多方面的影响。医生应耐心细致地询问，但不应诱导，尽可能用医学词汇来理解患者的真实感受，通过疼痛的性质来间接反映病变的性质。如放射痛多反映神经干或神经根受压，烧灼痛多反映神经炎等神经病变，酸痛多反映肌肉组织的功能性疼痛，游走性疼痛常为风湿痛的特点等。

（2）疼痛的伴随症状：除了疼痛患者共有的一些症状外，每种疼痛性疾病都有各自的伴随症状，了解清楚其伴随症状有助于疾病的诊断和鉴别诊断。例如，一老年患者主诉颈肩部疼痛，伴有上肢的麻痛及颈部活动障碍，而不伴有肩关节活动受限，则根型颈椎病的可能性较大，基本可排除肩周炎。

（四）既往诊疗史

了解这一点，可以为我们的诊治提供参考，少走弯路，先前的诊断有哪些方面支持它，哪些方面否定它，所做的治疗是否有效。对此要进行客观公正的评价，不轻信也不轻视。

如果能够细心地问清与现在疾病的发生发展有意义的方面，将为做出正确诊断提供思路和理论依据。例如，一肺癌术后患者出现腰骶部持续疼痛，且逐渐加重，则应考虑是否为肿瘤复发骨转移；有的腰背及四肢疼痛患者，有长期在水、土壤及大气中含氟量较高区生活史者，应考虑氟骨症的可能；而长期大量饮酒史或长期大量服用激素史则可作为股骨头无菌坏死患者的诊断依据之一。

（五）个人史及家族史

有些疾病的发生有一定的家族倾向性。如强直性脊柱炎患者，其家族中常有同种疾病患者，这也是支持诊断的一个方面。

1. 头面部检查：头面部检查包括头颅、面颊、五官、脑神经等检查。除一般检查外，疼痛科查体应特别注意寻找压痛点、扳机点及眼底的检查。常见压痛点包括蝶窦外的各鼻旁窦区，枕大、枕小及耳大神经出深筋膜处。这些部位有炎症病变时，可有明显的压痛，而患者的主诉往往仅是头痛。扳机点指可以触发疼痛发作的特殊点，是一个高度敏感的局部区域。三叉神经痛患者常在三叉神经分布区某一部位特别敏感，稍加触碰即可引起剧烈疼痛。

2. 颈项部检查：应注意颈部姿势及头位，注意颈部有无包块、瘢痕、皮疹、感染、项部发际下移及颈静脉怒张等，观察颈部生理曲度有无变化，头部转动不超过 $60°$ 时有无肩部强迫联动。重点寻找压痛点及检查有无包块，确定其性状。检查是否有压痛、放射痛或上肢串麻感。此外，还应重点检查颈椎运动功能及脊神经神经功能。

3. 肩部检查：为便于比较，双侧肩部均应充分暴露，观察双肩是否浑圆、对称，有无肿胀、异常凹凸、肌肉萎缩及方肩、垂肩和平肩等。疼痛门诊常见的肩周炎患者中，多因延误早期正规治疗而出现废用性肌萎缩，以三角肌最明显而呈方肩。肩部常见压痛点有：喙突、肱骨小结节、肱骨大结节、肱骨结节间沟、冈上窝、冈下窝、第2颈椎横突与肩胛内上角、第7颈椎横突部、肩峰下、三角肌区、肩胛骨外侧缘、肩胛骨内侧缘。此外，应对肩关节运动进行检查。

4. 肘、腕、手部检查：除常规望诊／触诊外，要进行运动功能检查，并寻找压痛点。

5. 胸背部检查：除常规检查外，疼痛诊疗中，重点观察胸椎曲度、胸廓活动度及胸部皮肤。如典型的强直性脊柱炎患者，常胸椎生理曲度过大，胸廓活动度减小；在带状疱疹后神经痛患者，可见到陈旧的疱疹结痂；肋骨与肋软骨交界区的一个或多个硬性肿物，多见于肋软骨炎；在肋骨骨折时则常可见到胸廓变形、突起。触诊寻找压痛点。胸廓活动度可以用胸廓在最大吸气和最大呼气末时的周径差值来表示，正常大于 4 cm。在强直性脊柱炎患者晚期可接近于零。

6. 腹部检查：在疼痛临床方面应重点检查腹部压痛情况及腹部包块的性质。注意动作轻柔，避免加重患者的痛苦。若为急腹症，及时急诊外科就诊。

7. 腰骶臀部检查：临床检查中，应注意记录患者出现疼痛时的体位、疼痛部位及有无放射痛和放射痛的部位等，不同体位的疼痛代表不同的疾病。腰部病变大多累及 L_4、L_5、骶神经根，应进行神经功能检查。在浅感觉方面，L_4 神经根受压时，小腿前内侧及膝前感觉异常或减退；L_5 神经根累及小腿前外侧及足背内侧；骶神经根则累及小腿后外侧、踝及足外侧缘。在肌力方面，L_4 神经根受压时股四头肌肌力减弱，伸膝无力，可有肌萎缩；L_5 神经根受压时累及小腿前外侧肌群，足背屈无力；骶受压时，累及小腿后肌群，足跖屈无力。在下肢，多用深反射检查脊髓是否有损害及神经根损伤的程度和平面。此外，还有一些特殊试验可以辅助诊疗，包括梨状肌紧张试验、直腿抬高试验、交叉直腿抬高试验、直腿抬高加强试验、骨盆分离挤压试验、髋膝屈曲试验、"4"字试验、骶髂关节定位试验等。

8. 髋部检查：除望诊、触诊外，进行髋关节运动功能检查，包括前屈、后伸、内收、外展、旋内、旋外。髋部检查的特殊试验包括大腿滚动试验、托马斯（Thomas）征、望远镜试验、爱丽（Allis）征、髂胫束挛缩试验、布来恩（Bryant）三角等。

9. 膝部检查：让患者充分暴露双侧膝部，便于观察及对比。观察患者走路时步态和能否下蹲后再站立，检查膝部有无畸形。触诊检查压痛点及有无肿块。为检查股四头肌是否有萎缩或其萎缩程度，可选髌上 10 cm 处测量两大腿周径，以其差值表示萎缩程度。膝关节运动检查时注意两侧对比，记录主动与被动活动的范围，检查膝关节屈曲、伸直、小腿内旋及外旋情况。膝关节检查特殊试验包括浮髌试验、髌骨摩擦试验、单腿半蹲试验、膝关节分离试验、抽屉试验、过伸试验等。

10. 踝及足部检查：让患者脱去两侧鞋袜，充分暴露踝足部，在其行走、坐位、站位及卧位进行仔细观察。观察有无内或外"八"字形，是否为扁平足或弓形足。有无跛行，两足前进的步幅是否一致。足踝有无肿胀、畸形、异常骨性隆起。触诊主要寻找压痛点。踝足关节运动功能检查及特殊试验检查。

11. 神经系统检查：神经系统检查是体格检查中的一部分，包括对脑神经、感觉神经、自主神经以及神经反射各个方面的检查。神经系统检查要求准确性很高，测试时需在被检查者充分配合下，耐心细致地进行。因不准确的结果会直接导致对神经系统体征错误理解。在疼痛临床上，神经系统检查应结合疼痛患者的特点，重点突出，目的明确。

（王智渊）

【参 考 文 献】

［1］ Huskisson EC. Measurement of pain. Lancet, 1974, 2: 1127-1131.

［2］ Melzack R. The MeGill Pain Quetionnaire: major properties and scoring metholds. Pain, 1975, 1: 277-299.

［3］ 赵英. 疼痛的测量和评估方法［J］. 中国临床康复，2002，6（16）：2347-2349.

［4］ Maihofner C, Handwerker HO, Birklein F. Functional imaging of allodynia in complex regional pain syndrome. Neurology, 2006, 66(5): 711-717.

［5］ 刘广召，耿左军，李钊. 脑功能成像在慢性疼痛研究和治疗中的应用［J］. 实用疼痛学杂志，2008，4（2）：127-132.

［6］ 高崇荣，王家双. 神经性疼痛诊疗学［M］. 郑州：郑州大学出版社，2006：44-64.

［7］ Ferrante FM, VadeBoncouer TR. Postoperative Pain Management. New York: Churchill Livingstone, 1993：119-132.

［8］ 李仲廉. 临床疼痛治疗学［M］. 天津：天津科学技术出版社，1994：383-390.

［9］ 赵俊，张立生. 疼痛治疗学［M］. 北京：华夏出版社，1994：26-38.

［10］ 史玉泉. 实用神经病学. 第2版［M］. 上海：上海科学技术出版社，1994.

［11］ 李家顺，贾连顺. 当代颈椎外科学［M］. 上海：上海科学技术出版社，1997.

［12］ 中华疼痛学杂志2020年6月第16卷第3期 Chin J Painol. June 2020, Vol.16, No.3 疼痛评估量表应用的中国专家共（2020版）.

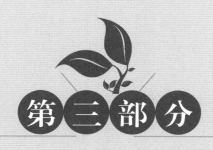

第三部分

社区安宁疗护中的
疼痛管理

第一章 疼痛的分类

第一节 非癌性疼痛

一、头面部痛

（一）概述

头面部痛是指整个头面部，包括额、颞、顶和枕部以及颜面部的疼痛，有时甚至牵涉到颈部。头面部痛涉及的疾病种类繁多，包括头痛和面部痛。头痛的类型包括偏头痛、紧张性头痛、丛集性头痛、颈源性头痛、外伤性头痛、颅内病变引起的头痛以及各种代谢性疾病引起的头痛等。面部痛多为神经源性疼痛，包括三叉神经痛、蝶腭节神经痛、膝状节神经痛、耳颞神经痛、鼻睫神经痛以及舌咽神经痛等。头面部疼痛也可是由炎症引起的疼痛，如上颌窦炎、鼻窦炎和筛窦炎等导致的头痛或面部疼痛。头面部痛是临床常见的症状之一，它可以是某些严重疾病，包括全身性疾病、颅内疾病等的一种信号，也可以是经目前检查找不到原因的顽固性疼痛。因此，需根据疼痛的特性、伴随症状、特有的检查甚至诊断性治疗来进行确诊或排除诊断，以便进行有效的治疗。本文就临床最常见的偏头痛、三叉神经痛以及颈源性头痛进行讨论。

（二）偏头痛

1. 流行病学：偏头痛是一种常见的慢性发作性脑功能障碍性疾病，长期反复发作会导致严重的健康损失、生活质量下降和生产力的损耗，现已成为全球公共卫生的主要问题之一。偏头痛导致的残疾损失寿命年（years lived with disability）在人类全部疾病中排名第二，也是 15～49 岁女性人群伤残调整生命年（disability adjusted life years）排名居首位的疾病。我国偏头痛的年患病率约为 9%，确诊为偏头痛的患者每年治疗成本超过 2 994 亿元，全球约 10.4 亿人患有偏头痛，男性的终身患病率约为 10%，而女性约为 22%。

2. 病理生理学：偏头痛的发病机制目前尚无定论，目前研究表明，偏头痛的发病可能与中枢神经系统在前驱期的激活密切相关。皮质扩散性抑制（cortical spreading depression，CSD）参与偏头痛先兆的发生，并可能进一步激活三叉神经血管系统，从而将痛觉信号传递至高级中枢，导致多种血管活性物质的释放，共同参与偏头痛的发作。

3. 临床表现：根据偏头痛的临床表现可将其分为前驱期、先兆期、头痛期和恢复期，不同时期的症状可能存在重叠，也有部分患者发作仅出现部分分期的症状。

（1）前驱期：偏头痛的前驱期症状常在发作前几小时或前几天出现，常表现为疲劳感、颈部僵硬感、头晕、焦虑、抑郁、畏光、流泪、恶心、腹泻等。大多数患者均存在前驱症状，发生于头痛出现前的数小时至 2 天。大多数偏头痛发作前具有至少一个诱因，最常见的诱因是情绪紧张、劳累、睡眠障碍，其余还包括环境因素、饮食、特殊气味、密闭空间、体育活动等。

（2）先兆期：偏头痛先兆期的主要表现为视觉、感觉、语言或脑干功能障碍等相关症状，大多于头痛前数十分钟出现，也可与头痛同时出现或在头痛之后出现，持续 5 分钟至 1 小时。最常见的先兆类型是视觉先兆，常常表现为单侧闪光、暗点或水波纹等。感觉异常是第二常见的先兆类型，表现为自一侧肢体、面或舌的某点开始并逐渐波及同侧肢体、面和（或）舌的其他区域的阳性感觉（如麻刺感）或阴性感觉（如发木感），感觉先兆较少作为唯一先兆症状出现。部分患者可出现语言先兆，多表现为语言表达困难。脑干先兆极罕见，表现为复视、眩晕、耳鸣、共济失调（非感觉损害引起）、构音障碍等。视网膜先兆表现为单眼的视觉先兆症状，临床较少见。

（3）头痛期：偏头痛的典型症状表现为单侧搏动性疼痛，但也有患者表现为双侧或全头部疼痛，可因日常活动加重，头痛部位可在同次发作内或不同发作间转换。头痛程度多为中至重度，VAS 评分 ≥ 4 分，成人偏头痛持续时间为 4～72 小时，儿童为 2～48 小时，中位持续时间为 24 小时，60% 以上患者有畏光、畏声、恶心、呕吐，也有少部分患者可出现眼红、流涕、流泪、烦躁不安等症状，也有患者在偏头痛发作时出现头晕等前庭症状。

（1）恢复期：指头痛症状消失至完全恢复至基线感觉之间，多数患者表现为疲乏、嗜睡、注意力差、畏光、易怒、恶心等症状，可持续至头痛停止后 12 小时。

4. 分类及诊断

（1）诊断标准：在第三版国际头痛疾病分类（The International Classification of Headache Disorders，3rd edition，ICHD-3）中，偏头痛被分为 6 种亚型（表 3-1-1）。

1）无先兆偏头痛诊断标准：① 头痛发作至少 5 次；② 头痛持续时间 4～72 小时（未经过治疗或治疗效果不佳）；③ 表现为单侧、搏动性、中重度疼痛、日常体力劳动加重头痛或因此避免日常活动其中的 2 项；④ 伴有恶心 / 呕吐、畏光、畏声中的 2 项；⑤ 不能用 ICHD-3 中的其他诊断更好地解释。

表 3-1-1　偏头痛分类（ICHD-3）

偏头痛分类	偏头痛分类
1. 无先兆偏头痛	3. 慢性偏头痛
2. 有先兆偏头痛	4. 偏头痛并发症
2.1 典型先兆偏头痛	4.1 偏头痛持续状态
2.1.1 典型先兆伴头痛	4.2 不伴脑梗死的持续先兆
2.1.2 典型先兆不伴头痛	4.3 偏头痛性脑梗死
2.2 脑干先兆偏头痛	4.4 偏头痛先兆诱发的痫样发作
2.3 偏瘫型偏头痛	5. 很可能的偏头痛
2.3.1 家族性偏瘫型偏头痛	5.1 很可能的无先兆偏头痛
2.3.1.1 家族性偏瘫型偏头痛 1 型	5.2 很可能的有先兆偏头痛
2.3.1.2 家族性偏瘫型偏头痛 2 型	6. 可能与偏头痛相关的周期综合征
2.3.1.3 家族性偏瘫型偏头痛 3 型	6.1 反复胃肠功能障碍
2.3.1.4 家族性偏瘫型偏头痛，其他基因位点	6.1.1 周期性呕吐综合征
2.3.2 散发性偏瘫型偏头痛	6.1.2 腹型偏头痛
2.4 视网膜型偏头痛	6.2 良性阵发性眩晕
	6.3 良性阵发性斜颈

2）有先兆偏头痛诊断标准：① 至少存在 1 个可完全恢复的先兆症状［视觉、感觉、言语和（或）语言、运动、脑干］；② 至少有 1 个先兆持续超过 5 分钟、2 个或更多的先兆症状连续发生、每个独立先兆症状持续 60 分钟、至少存在一个单侧先兆症状、至少存在一个先兆症状、与先兆同时发生或在先兆出现 60 分钟内出现头痛，至少符合其中 3 项；③ 符合以上标准的头痛发作至少 2 次；④ 不能用 ICHD-3 中的其他诊断更好地解释。先兆症状通常发生在头痛前，较少情况下也可以和头痛伴随出现或出现于头痛发作后。部分患者可既出现有先兆偏头痛发作，也有无先兆偏头痛发作。此时，2 种头痛应同时诊断。

3）慢性偏头痛诊断标准：① 符合无先兆偏头痛诊断和（或）有先兆偏头痛的头痛至少发生 5 次；② 符合无先兆偏头痛诊断标准的 3 和 4、符合有先兆偏头痛诊断标准的 1 和 2、头痛可口服曲普坦或麦角类药物缓解，至少符合 3 项中的 1 项，并且每月发作 > 8 天，持续时间 > 3 个月；③ 不能用 ICHD-3 中的其他诊断更好地解释。

4）偏头痛并发症：① 偏头痛持续状态（status migrainosus）：若某次发作持续时间

超过 72 小时，头痛程度较重，且头痛或伴随症状使其日常活动能力下降，则可诊断为偏头痛持续状态，但需要与可逆性脑血管收缩综合征、蛛网膜下隙出血、动脉夹层等引起的继发性头痛进行鉴别。② 不伴脑梗死的持续先兆（persistent aura without infarction）：较为罕见，是指先兆持续时间超过 1 周且头颅影像学（CT、MRI）检查无异常发现。此类患者的先兆症状通常表现为双侧。诊断时需要与偏头痛性脑梗死相鉴别，并除外其他原因可能导致的症状性先兆。③ 偏头痛性脑梗死（migrainous infarction）：一般发生在后循环，且年轻女性多见。患者有典型先兆偏头痛病史，此次先兆持续时间超过 60 分钟，神经影像学检查证实，责任脑区存在新发梗死。其诊断须满足在典型的有先兆偏头痛发作过程中发生脑梗死，才可考虑偏头痛性脑梗死，若因其他典型危险因素导致的缺血性卒中不属于此类。④ 偏头痛先兆诱发的痫样发作（migraine aura triggered seizure）：临床少见，又称之为偏头痛性癫痫（migralepsy），是指偏头痛患者先兆期间或发作后 1 小时内发生痫样发作。目前没有证据表明这种痫样发作与无先兆偏头痛有关。

5）很可能的偏头痛：当偏头痛样发作表现仅有 1 项不符合上述偏头痛各亚型诊断标准，且不满足其他类型头痛诊断时，应诊断为很可能的偏头痛。

6）可能与偏头痛相关的周期综合征：既往称儿童周期综合征（childhood periodic syndromes），以儿童多见，但成人亦可出现。具体可包括反复胃肠功能障碍、良性阵发性眩晕和良性阵发性斜颈。

5. 治疗

（1）患者教育

患者教育和生活方式调整是偏头痛管理的基石。应向患者普及相关知识，建立科学防治的观念与目标，同时要避免镇痛药物的过度使用，并鼓励患者记录头痛日记，协助偏头痛的诊断与治疗。

（2）非特异性药物

1）非甾体抗炎药（NSAIDs）：NSAIDs 是偏头痛急性期治疗最常用的药物，主要包括布洛芬、双氯芬酸等。特别是对轻中度的疼痛发作疗效已经得到证明，76% 的患者可通过急性期用药完全缓解。主要不良反应是胃肠道不适，少数患者可出现胃溃疡及出血、肝肾损伤及粒细胞减少等。此外，阿司匹林及其他 NSAIDs 均有可能诱发哮喘，需排除禁忌后应用。

2）对乙酰氨基酚：对乙酰氨基酚是一种较为安全且耐受性较好的药物，适用于轻-中度的头痛发作，3 个月以上婴儿及儿童也可应用。

3）含咖啡因复方制剂：含咖啡因的复方制剂在国内应用较为普遍，对中-重度头痛发作的疗效较单一成分制剂更好。但长期频繁应用需警惕药物依赖及药物过度使用性头痛。

（3）特异性药物

1）曲普坦类：曲普坦类药物为 5-HT$_{1B/1D}$ 受体激动剂。目前国内上市的口服剂型有舒马普坦、利扎曲普坦和佐米曲普坦，鼻喷剂型有佐米曲普坦。利扎曲普坦可用于对急性期非特异性药物无效或效果不佳的 6 岁以上儿童。曲普坦类药物具有作用迅速、头痛复发率较低的特点，并且在头痛期的任何时间应用均有效，但越早应用效果越好。若以单次最大推荐剂量口服一种曲普坦类药物治疗 3 次偏头痛发作均无效，应建议患者改为口服另一种曲普坦类药物。如果口服曲普坦类药物对疼痛的缓解有效但效果不佳，可与速效非甾体抗炎药联合使用（如舒马普坦和萘普生）。如果头痛早期即出现严重的恶心呕吐，建议应用非口服剂型或合用止吐药物。但具有缺血性冠状动脉疾病、缺血性脑血管病和缺血性外周血管病等病史以及不易控制的高血压患者禁用。

2）地坦类（ditans）药物：地坦类药物为 5-HT$_{1F}$ 受体激动剂，主要包括拉米地坦（lasmiditan），由于其没有 5-HT$_{1B}$ 受体活性，不存在曲普坦类药物收缩血管的不良反应。目前已有多项临床试验表明其治疗偏头痛急性发作的安全性及有效性，尤其对患有心脑血管疾病或有心脑血管疾病风险的偏头痛患者。需要注意的是，地坦类药物存在中枢抑制作用，可能导致患者无法评估自己的驾驶能力及该药物所造成的损伤程度，因此建议服药后至少 8 小时不要驾驶车辆；同时，该药物也具有导致药物过度使用性头痛的风险。

3）吉泮类药物（gepants）：吉泮类药物是 CGRP 受体拮抗剂，其脂溶性较弱，不易透过血脑屏障。目前获得 FDA 已批准瑞美吉泮（rimegepant）和乌布吉泮（ubrogepant）用于成人有或无先兆偏头痛的急性治疗。此 2 种药物适用于有非甾体抗炎药和曲普坦类药物使用禁忌或治疗无效的患者。同时，瑞美吉泮还有预防性治疗偏头痛的作用，是目前唯一获批用于偏头痛急性期治疗和预防性治疗双重适应证的药物，且该药物剂型为口腔崩解片，具有服用方便、起效快、生物利用度高的优点。

（三）三叉神经痛

1. 流行病学：三叉神经痛（trigeminal neuralgia，TN）是一种慢性神经病理性疼痛，表现为面部某一区域自发的、电击样或针刺样的阵发性疼痛，是颌面部头痛的常见病因。TN 的终生患病率为 0.16%～0.3%，而年发病率为（4～29）/10 万人。女性发病率高于男性（女：男比例为 3:2），发病率随年龄增长而增加，平均发病年龄为 53～57 岁，成人发病年龄常见为 24～93 岁。

2. 病理生理学：TN 可分为原发性和继发性，原发性三叉神经痛的病因及发病机制尚不清楚，多数认为病变在三叉神经半月节及其感觉神经根内，可能与血管压迫、岩骨部位的骨质畸形等因素导致对神经的机械性压迫、牵拉及营养代谢障碍有关。继发性三叉神经痛又称症状性三叉神经痛，常为某一疾病的临床症状之一，由小脑脑桥角及其邻近部位的肿瘤、炎症、外伤以及三叉神经分支部位的病变所引起。

3. 临床表现：TN 按病因可分为原发性 TN 与继发性 TN，按疼痛的症状特点可分为典型 TN 和非典型 TN。

（1）病因分类

1）原发性三叉神经痛：又称特发性三叉神经痛，是临床上最常见的类型。表现为三叉神经分布区域内反复发作的短暂性剧烈疼痛，疼痛性质呈电击样、刀割样和撕裂样，突发突止，每次疼痛持续数秒至数十秒，间歇期完全正常。常由说话、咀嚼、刷牙、洗脸等面部随意运动或触摸面部某一区域诱发。严重时可伴有同侧面肌抽搐、面部潮红、流泪和流涎。

2）继发性三叉神经痛：指由颅内外各种器质性病变引起的三叉神经继发性损害导致的疼痛。继发性 TN 通常发作时间较长，也可表现为持续性疼痛、发作性加重，大多无"扳机点"。经 CT、MRI 可明确诊断。

（2）症状分类

1）典型三叉神经痛：① 疼痛表现为阵发性反复发作；② 有明确的间歇期且间歇期完全正常；③ 有"扳机点"和明确的诱发动作；④ 三叉神经功能正常。

2）非典型三叉神经痛：① 可有阵发性加重；② 无"扳机点"现象；③ 出现了三叉神经功能减退的表现，如面部麻木、感觉减退、角膜反射迟钝、咀嚼肌无力和萎缩。

4. 诊断：依据典型的临床表现可以诊断三叉神经痛。2018 年，《国际头痛障碍分类》第 3 版（ICHD-3）中规定的 TN 诊断标准为：① 反复发作的单侧面部疼痛，部位局限于三叉神经分布的区域；② 疼痛具有以下所有特点：持续时间从 1 秒至 2 分钟；严重强度的疼痛；伴有电击、枪击、刺伤或尖锐刺激样疼痛；③ 由三叉神经分布区域内的无害刺激诱发。

5. 治疗

（1）药物治疗：目前，抗惊厥药卡马西平和奥卡西平是控制三叉神经痛患者阵发性疼痛的首选治疗方法。临床应用效果显示在 90% 的患者中这些药物可取得良好的治疗效果。此外，临床研究证明加巴喷丁、普瑞巴林和抗抑郁药在治疗以持续疼痛为特征的神经病变方面有效，可与奥卡西平或卡马西平等钠离子通道阻滞剂联合应用于临床。

（2）手术治疗：当药物治疗的疗效不佳或者患者无法耐受药物不良反应而导致药物治疗失败时，应尽快进行手术治疗。手术主要包括微血管减压术、立体定向放射治疗、经皮微创介入治疗（经皮射频热凝术、球囊压迫术等）。

（四）颈源性头痛

1. 流行病学：颈源性头痛（cervicogenic headache，CEH）指颈椎及其组成等部分和周围软组织病变产生头颈部疼痛的一类疾病，但并非总是伴有颈部疼痛症状。其流行病学特征因目标人群和诊断标准不同而存在差异，在一般人群中的患病率为

0.17%～4.1%。CHE 多发于长期伏案工作者，临床研究显示，该类患者占全部 CHE 患者的 89.1%。

2. 病理生理学：CEH 的发病机制尚未完全阐明。当前研究除了涉及经典的解剖结构和会聚学说以外，还有激痛点、椎间盘源性、外周敏化和中枢敏化、不良姿势和颈椎曲度异常以及精神心理因素等。目前主要认为 CEH 是由上位 3 个颈脊神经支配的颈椎结构引起的牵涉痛。因此，颈源性头痛可能的来源及鉴别诊断是：寰枕关节、寰枢关节、C_2～C_3 椎间盘、C_2～C_3 关节突关节、颈部后上方及椎旁肌肉、斜方肌和胸锁乳突肌、椎管和颅后窝硬膜、颈脊神经和神经根，以及椎动脉。

3. 临床表现：疼痛首先出现于患者颈部，逐渐延伸至病变侧的额颞部以及眶部；多以慢性、单侧头痛为主，性质呈钝痛，胀痛或牵拉样痛，当颈部活动或劳累后及处于不良姿势时可使头痛加重。疼痛常为间歇性发作，每次持续数小时至数日；患者常表现为颈部僵硬，活动受限，有些患者可伴有同侧肩部及上肢痛，大多数患者伴有恶心、耳鸣等症状。查体常发现患者颈椎活动受限，压顶诱发或加重头痛；单侧或双侧的 C2 横突压痛，甚至放射到患者头部、头夹肌、斜方肌、胸锁乳突肌及枕下肌群；枕颈部、颈椎旁乳突下后部压痛。部分患者可有 C3 横突压痛，单侧或双侧的枕神经压痛，可伴有单侧或双侧相应神经支配区域痛觉过敏。

4. 诊断标准：① 源于颈部疾病的一处或多处的头面部疼痛；② 有临床、实验室和（或）影像学证据发现能导致头痛的颈椎或颈部软组织疾患或损害；③ 头痛的出现与颈部疾患或病变的发生在时间上密切相关、头痛伴随着颈部疾患或病变的缓解或消失而明显缓解或消失、刺激性动作可导致颈部活动受限和头痛明显加重、诊断性神经阻滞后头痛消失，至少符合其中 2 项；④ 头痛在病因性疾病或病变成功治疗后 3 个月内消失。

5. 治疗

（1）物理治疗：物理治疗为 CEH 的初始治疗方法，包括手法治疗（扳法、颈部肌肉松解、整脊法）、特定训练疗法（颈椎关节、肩胛关节或上肢静态与动态的伸展与训练）以及低负荷耐力运动治疗。

（2）药物治疗：药物治疗是 CEH 的基本治疗方法，常用的药物包括非选择性 COX 抑制剂及选择性 COX-2 抑制剂，中枢性肌肉松弛剂替扎尼定、巴氯芬、盐酸乙哌立松等可以提供一定的疗效。当患者合并神经病理性疼痛时可选择抗癫痫药物及三环类抗抑郁药如普瑞巴林、文法拉辛、度洛西汀等。

（3）可根据疼痛的部位及特点选择关节注射和神经阻滞。枕下或枕部疼痛，颈部旋转加重的患者可行寰枢关节注射治疗；上颈部疼痛并向枕部放射，颈部旋转或后仰加重的患者可行 C_2～C_3 关节突关节注射；合并神经根型颈椎病症状的 CHE 患者可行选择性神经根注射治疗。试验性第三枕神经阻滞往往用于颈源性头痛的诊断，临床上可多次、间断行枕神经阻滞以达到治疗目的。近期临床研究显示星状神经节阻滞对 CHE 同样具有一定的疗效。

（4）微创介入治疗：若诊断性神经阻滞有效，可考虑应用小针刀、拨针、射频、三氧、等离子等微创治疗技术。

（廖丽君　侯千嵩）

二、颈肩部痛

（一）颈椎病

1. 流行病学：颈椎病是指颈椎椎间盘退行性改变及其继发病理改变累及周围组织结构，并出现与影像学改变相应的临床表现的疾病。颈椎病是一种中老年的常见病，高发于 40～50 岁的人群中，其发病率在成人中占 10%～15%，40 岁以上发病率为 80%，而我国青少年的颈椎病发病率在 10% 以上。目前各地区颈椎病的流行病学调查结果不一，不同性别、不同年龄段、不同职业和地区的人群，颈椎病的发病存在差异，患病率呈逐年升高和年轻化趋势。

2. 颈椎病的分型：根据受累组织和结构的不同，颈椎病主要分为：颈型、脊髓型、神经根型和其他型。

（1）颈型颈椎病是颈椎病早期的一种类型，主要以颈肩疼痛不适、颈部活动受限、颈部肌肉僵硬及相应的压痛为特征，如不及时治疗或治疗不当，可能进展为其他较严重的颈椎病类型。

（2）脊髓型颈椎病主要是颈椎间盘以及小关节退变、椎体边缘骨赘形成、后纵韧带钙化，造成椎管占位并直接压迫到脊髓，引起的脊髓传导功能障碍性疾病。

（3）神经根型颈椎病主要是椎间盘外侧突出、钩椎关节增生、椎间孔狭窄引起的以放射性疼痛、颈肩及上肢麻木为主要症状的退行性疾病。

（4）其他型颈椎病涵盖既往分型中的椎动脉型、交感性颈椎病。椎动脉型颈椎病主要是各种机械性与动力性因素使椎动脉受到压迫或者刺激、痉挛，以致血管狭窄、扭曲而造成，以基-椎动脉供血不足为特征表现的一种疾病。

3. 诊断标准

（1）颈型颈椎病：① 患者主诉枕部、颈部、肩部疼痛等感觉异常，可伴有相应的压痛点；② 影像学检查结果显示颈椎退行性变；③ 除外其他颈部疾患或其他疾病引起的颈部症状。

（2）神经根型颈椎病：① 具有较典型的神经根症状（手臂麻木、疼痛），其范围与颈脊神经所支配的区域一致，体检示压颈试验或臂丛牵拉试验阳性；② 影像学检查所见与临床表现相符合；③ 除外颈椎以外病变（胸廓出口综合征、网球肘、腕管综合征、肩周炎、肱二头肌腱鞘炎及肺尖部肿瘤等）所致以上肢疼痛为主的疾患。

（3）脊髓型颈椎病：① 临床上出现典型的颈脊髓损害的现象，以四肢运动障碍、感觉及反射异常为主；② 影像学检查所见有明确的脊髓受压征象，并与临床症状相应；③ 除外肌萎缩侧索硬化症、椎管内占位、脊髓亚急性联合变性、脊髓空洞症、慢性多发性周围神经病等。

（4）其他型颈椎病：① 临床表现为眩晕、视物模糊、耳鸣、手部麻木、听力障碍、心动过速、心前区疼痛等一系列交感神经症状，体检可出现旋颈试验阳性；② X 线片可现实节段性不稳定，MR 可表现为颈椎间盘退变；③ 除外眼源性、心源性、脑源性及耳源性眩晕等其他系统疾病。

4. 治疗

（1）物理治疗：头颈牵引治疗、功能锻炼、纠正不良姿势，避免长期伏案工作。

（2）药物治疗：非甾体类抗炎药如塞来昔布、双氯芬酸等、神经营养药物如甲钴胺及骨骼肌肉松弛类药物如妙纳、巴氯芬等有助于缓解症状。如出现烧灼痛、刺痛等神经病理性疼痛症状建议加用普瑞巴林，若局部症状较重可予氟比洛芬酯凝胶贴膏外用。可适当给予活血化瘀类中成药。

（3）理疗：热疗、电疗以及红外偏振光、微法光、超级光治疗等光谱治疗。也可给予医用三氧治疗可达到抗炎，改善微循环，缓解症状的作用。

（4）微创治疗：包括局部注射治疗，超声引导下脊神经根糖皮质激素注射治疗，10% 葡萄糖脊神经根注射、脊神经根臭氧注射治疗、脉冲和（或）低温射频治疗、小针刀、银质针等疗法。若患者严重枕部及颈部肌群紧张，可用拨针行松解治疗。严重椎间盘突出患者可行椎间盘射频热凝术、胶原酶髓核溶解术、椎间盘臭氧注射治疗、椎间盘等离子消融术等。若患者伴有严重韧带钙化，椎管狭窄，可行椎间孔镜手术治疗。伴有颈椎滑脱Ⅱ、Ⅲ度患者需行开放手术。

（5）凡已确诊的脊髓型颈椎病患者，如无手术禁忌证，原则上应手术治疗。

（二）肩周炎

1. 流行病学：肩周炎（periarthritis humeroscapularis）是指肩关节周围软组织无菌性炎症引起的以肩部疼痛和活动功能障碍为主要特点的疾病，也被称为"冻结肩""五十肩"。文献报道其地区发病率为 2%～5%。集中发病年龄在 55 岁上下，且女性发病率高于男性，左肩发病率高于右肩。

2. 病理生理学：肩周炎发病原因尚未明确，临床研究表明，许多因素与肩周炎发病相关，包括颈椎病、糖尿病、甲状腺功能异常、心血管疾病等。

3. 诊断

（1）临床表现：本病早期症状主要表现为肩关节疼痛以及活动受限，随着病情的进展，病变的组织粘连逐渐加重，严重者可能出现肩关节外展、外旋、后伸完全受限，严重影响患者的生活质量。

（2）影像学检查：① X 线检查：结果多为阴性，部分肩周炎后期患者可有骨质疏松或软组织内钙化表现。② MRI 检查：对明确诊断与鉴别诊断具有临床意义，可以确定肩关节周围结构是否正常及有无炎症，可见肩袖间隙喙肱韧带和关节囊增厚，喙突下脂肪三角完全闭塞（喙突下三角征），肩关节磁共振检查还能排除肩袖损伤或其他损伤，可以作为鉴别诊断及确定病变部位的有效方法。

（3）体格检查：主要检查肩关节周围的压痛点具体位置，如盂肱关节周围、肩锁关节、肩峰下间隙等，肩关节上局、外展、外旋、前屈和内旋等活动角度，尤其是被动外展和外旋受限，并检查三角肌、冈上肌有无痉挛或萎缩，有无肩峰撞击征表现。晚期可发生失用性肌萎缩，应注意检查疼痛弧、落臂试验等肩袖损伤相关检查予以鉴别诊断。

4. 治疗

（1）非手术治疗

1）物理治疗：物理治疗可以作为肩周炎的一线治疗方式，也是最常用的非手术治疗方式。广义的物理治疗包括：外源性刺激（激光、高压氧、微波、超声等）、手法治疗和主动功能锻炼。

2）药物治疗：药物治疗是较常用的保守治疗方式，包括口服药物治疗和关节内注射药物治疗。非甾体抗炎药、对乙酰氨基酚、氟比洛芬酯凝胶贴膏等仅可用于对症治疗缓解症状，并不能阻止肩周炎自然病情进展。此外，口服类固醇激素或糖皮质激素亦是一种有效方法。口服药物效果不明显时，可以考虑关节内注射糖皮质激素。关节内透明质酸钠注射可以得到与皮质醇激素注射相类似的结果，对早期恢复关节活动度有重要作用，而关节内注射非甾体抗炎药较透明质酸钠 UCLA 肩关节评分改善更明显。关节腔内臭氧注射也可起到抗炎、改善微循环，缓解症状的作用。近期研究发现，富血小板血浆（platelet-rich plasma，PRP）注射治疗不仅能够有效缓解临床症状，减轻疼痛，还能改善肩关节功能。

3）神经阻滞麻醉：最常选择阻滞的神经是肩胛上神经。由于打破疼痛与肩关节僵硬之间的共生关系对于治疗肩周炎至关重要，且肩关节 70% 的感觉纤维都来源于肩胛上神经，故肩胛上神经阻滞具有临床意义。

（2）手术治疗

1）麻醉下手法松解（manipulation under an esthesia，MUA）：MUA 是一种通过提高疼痛阈值，使患者处于对疼痛反馈不敏感的情况下运用手法牵拉以撕开关节囊粘连皱缩部分从而达到改善肩关节功能的治疗方法。

2）关节镜下肩关节囊松解（arthroscopic capsular release，ACR）：尽管保守治疗对

于肩周炎仍是最主要的治疗，但对于保守治疗无效的难治性肩周炎，ACR便是一种常见而有效的手术治疗，其不仅可以通过关节镜直视下操作，从而精确定位粘连位置且避免血管神经损伤，还拥有小切口、创伤小、失血少，有利于后期康复。

（三）肩袖损伤

1. 流行病学：肩袖损伤（rotator cuff injury，RCI）是临床常见的肩关节疾病。肩袖损伤占临床医生治疗的肩部疾病的50%～85%，随着年龄的增长患病风险逐渐增加，60～69岁人群中患病率可达31%，而在80岁以上人群中预计可达65%。

2. 病理生理学：肩袖是由冈上肌、冈下肌、小圆肌、肩胛下肌的肌腱在肱骨头上、后、前方形成的袖套样肌腱结构，外伤、劳损、退变等因素导致上述结构的损伤即为肩袖损伤。

3. 诊断

（1）病史：存在肩关节损伤史（直接暴力或间接暴力损伤）或肩关节长期劳损史。

（2）临床症状：肩袖损伤临床表现差别较大，有症状的患者可表现为肩部疼痛（部分患者以夜间静息痛为主要特征）、活动受限、力弱等。

（3）体格检查

1）冈上肌损伤：肩袖损伤好发于冈上肌，尤以其肌腱远端约1 cm处最为多见。冈上肌的主要功能是使肩关节外展，与其损伤有关的体格检查主要是肩关节外展功能检查。① Jobe试验：也称为空杯试验，嘱患者将双侧上臂在肩胛骨平面内维持外展90°，上臂内旋使拇指指向下方，抵抗由检查者向下施加于腕关节的作用力，出现疼痛即为阳性。② 0°外展抗阻试验：嘱患者将双侧上肢自然垂于体侧，检查者握住患者手腕，患者对抗检查者的阻力用力外展上肢，出现肩部疼痛即为阳性。③ 落臂试验：检查者将患者肩关节外展至90°以上，嘱患者自行保持肩外展90°～100°，患肩疼痛、无力坠落即为阳性。④ 疼痛弧试验：肩关节主动外展＜60°时无疼痛，外展60°～120°时出现明显疼痛或有被卡住的感觉，甚至不能继续外展上举，外展＞120°后疼痛反而不明显，提示阳性。

2）冈下肌与小圆肌损伤：冈下肌与小圆肌功能类似，主要用于控制肩关节内收及外旋，与其损伤有关的体格检查主要是肩关节外旋功能检查。① 坠落试验：又称为坠落征，患者取坐位，肩关节在肩胛骨平面外展90°、屈肘90°，检查者使患者肩关节最大程度外旋，然后嘱患者自行保持该姿势，若患者无力维持肩关节最大程度外旋，手从上方坠落至肩内旋，即为阳性。② 吹号征：正常做吹号动作时，需要一定程度的肩关节外旋，如果需要外展肩关节进行代偿才能实现，即为阳性。③ 外旋减弱征：嘱患者将患侧肘关节屈曲90°，肩关节在肩胛骨平面外展20°，检查者一手固定肘关节，另一手使肩关节外旋达最大程度，然后嘱患者自行保持肩关节最大外旋，外旋角度逐渐减小即为阳性。④ 外旋抗阻试验：患者双肩内收、屈肘 90°，肘部处于体侧并夹紧，嘱患者抗阻力将双肩外旋，使双手远离体侧，若出现肩部疼痛即为阳性。

3）肩胛下肌损伤：肩胛下肌的作用主要是控制肩关节内收、内旋及后伸，与其损伤有关的体格检查主要是肩关节内旋功能检查。① 抬离试验：也称为背后推离试验，嘱患者将手置于腰后、手心向后，抗阻将手抬离腰部，肘关节不能移动，若出现疼痛或较健侧力弱即为阳性。② 拿破仑试验：患者将手置于腹部，手背向前，屈肘 90°，肘关节向前，检查者将患者手向前拉，嘱患者抗阻力做压腹动作，患者将肘向前时不能保持手压腹的力量或肩后伸则为阳性。③ 熊抱试验：患者手掌搭在对侧肩上，手指伸直、手掌朝下，检查者抓住患者腕部施加外旋力量，患者用内施力量对抗。如果力量减弱，手不能维持在肩上，即为阳性。

（4）影像学表现

1）X 线检查：在肩袖损伤的诊断过程中，X 线检查是必备的检查项目。肩关节 X 线片（正位、轴位、冈上肌开口位）能显示肩峰形态、肩峰下骨赘、肩峰下间隙距离及异常钙化等信息。

2）CT 检查：CT 检查诊断肩袖损伤的特异性不高，可用于确定肩峰形态及鉴别肩袖钙化性肌腱炎等。

3）超声检查：肩关节超声检查的敏感性略低 MRI，但能动态观察运动状态下的肌腱。该检查不仅能清晰显示肌腱及其连续性，还能发现除冈上肌肌腱以外其他肩袖结构的撕裂。超声检查属于无创检查，操作方便，可重复性高。

4）MRI 检查：MRI 不仅可以清晰显示肩关节内的炎症程度，还可直观展现患者的肩袖结构和损伤部位，并可用于评估肩峰角、喙肩韧带厚度、肩肱间距、喙肩韧带骨赘和肩袖损伤脂肪浸润程度，为进一步确定手术指征、制定治疗方案提供依据。

4. 治疗

（1）物理治疗：肩袖损伤的常用物理治疗方法包括冲击波、超声波等，可联合针刺、手法、中药外敷等其他疗法，以改善肩关节功能、缓解疼痛。

（2）微创治疗：包括封闭治疗、小针刀治疗、针刺疗法，局部臭氧注射治疗，关节腔内类固醇激素注射、关节腔内玻璃酸钠注射，对于有明显积液的肩袖损伤可在超声引导下进行抽吸，同时对病变肌腱进行松解治疗。近年来多项研究显示 PRP 治疗肌腱愈合率提高，再撕裂率降低并且多项临床评分得到显著改善；对于肌腱水肿明显的患者可加用活血化瘀类药物。近年来，干细胞注射治疗在肩袖损伤的治疗中也表现出较好的疗效。

（3）手术治疗：对于肩袖损伤严重甚至发生断裂的患者，建议外科行手术缝合治疗。

（廖丽君　侯千嵩）

三、腰背痛

（一）腰椎间盘突出

腰椎间盘突出症（lumbar intervertebral disc herniation，简称 LIDH）是一种因腰椎间盘发生退行性改变后，在外部力量的作用下导致的纤维环部分或完全破裂，进而使髓核突出，这一变化可能刺激或压迫窦椎神经、神经根以及马尾神经。其主要临床表现为腰腿痛，是一种影响患者生活质量的常见病变。流行病学研究显示，腰椎间盘突出症在青壮年人群中更为普遍，其中 $L_4 \sim L_5$ 和 $L_5 \sim S_1$ 间隙的病变发生率尤为显著。这一发现提示我们，在特定年龄段和腰椎部位，应加强对腰椎间盘健康的关注和保护。

1.病因及发病机制

（1）病因：① 先天结构异常：腰骶部的结构异常，如腰椎骶化、骶椎腰化、脊柱裂以及关节突关节的不对称性，使得下腰椎承受了异常的应力，这些因素均可能促进椎间盘损伤。② 遗传易感性：家族病史显示，腰椎间盘突出症有一定的遗传倾向，且与 IX 型胶原基因变异有关。值得注意的是，有色人种在此病上的发病率相对较低。③ 腰椎间盘退变：年龄、遗传、自身免疫、生活习惯及工作环境等多重因素共同导致腰椎间盘的退变。在退变的基础上，劳损和外力更易诱发椎间盘破裂，髓核突出。纤维环的后外侧，特别是缺乏后纵韧带支持的部分，更易成为突出的部位。④ 慢性劳损：反复的弯腰和扭转动作对椎间盘构成显著压力，损伤与退变往往相互关联，形成恶性循环。因此，这一病症与某些特定的职业和生活习惯紧密相关。⑤ 妊娠因素：妊娠期间，盆腔和下腰部组织充血明显，结构相对松弛，同时腰骶部承受的重力增加，这些变化均可能增加椎间盘突出的风险。

（2）发病机制：主要源于椎间盘纤维环的部分或完全破裂。当髓核突出时，它会刺激或压迫分布于纤维环外层及后纵韧带的窦椎神经纤维，进而引发一系列临床症状。

2.症状和体征

（1）症状：① 腰痛：腰痛为多数患者的首发症状，疼痛常放射至臀部。其特点为慢性且反复发作，劳累后症状加重，休息后有所缓解；② 坐骨神经痛：约 95% 的腰椎间盘突出发生在 $L_4 \sim L_5$ 和 $L_5 \sim S_1$，因而多伴有坐骨神经痛。坐骨神经痛为放射性，从臀部、大腿后方、小腿外侧直足部，少数患者可有双侧坐骨神经痛。病程较长者可出现感觉迟钝或麻木；③ 股神经痛：当高位腰椎间盘突出时，$L_1 \sim L_4$ 神经根可能受累，引起股神经痛，表现为下腹部、腹股沟区或大腿前内侧的疼痛；④ 骶神经痛（马尾综合征）：中央型腰椎间盘突出，可压迫马尾神经出现鞍区感觉异常、会阴部疼痛，甚至大、小便功能障碍，男性可出现阳痿，女性出现尿潴留和假性尿失禁。

（2）体征：① 脊柱侧弯畸形：这种姿势性代偿畸形有助于减轻疼痛，具有一定的辅助诊断价值；②腰部活动受限：由于前屈位进一步促使髓核向后移位而增加对受压神经根的牵张，因此以前屈受限最明显。急性发作时可出现骶棘肌痉挛，因畏痛而不动，使腰部固定于强迫体位；③下肢皮肤感觉异常：多数患者出现不同程度的感觉异常，如触觉、痛觉减退和麻木等；④下肢肌力下降：受累神经根支配的肌肉可有不同程度的肌力减退，甚至肌萎缩；⑤下肢反射异常：膝腱反射减弱表示 L_4 神经根受压；跟腱反射减弱或消失表示 S_1 神经根受压；跟腱反射减弱或消失则可能表示 S_1 神经根受压。若马尾神经受压，则可能出现肛门反射减弱或消失及肛门括约肌张力下降的现象。

3. 诊断和鉴别诊断

（1）诊断：①初步诊断：对于典型的腰椎间盘突出症患者，通过详细询问病史、观察症状、体征以及进行体格检查，可以初步判断其病情；②影像学检查：进一步结合 X 线、CT 和 MRI 等影像学检查方法，可以精确确定病变间隙、突出物的大小和方向、神经受压情况，并准确判断引起症状的主要病变部位。X 线平片：虽然不能直接反映椎间盘突出，但脊柱的退行性改变如侧弯、椎间隙变窄及椎体边缘增生等，对诊断具有一定的参考价值；CT 扫描：不仅能观察椎间盘对神经的影响，还能揭示骨性结构及韧带的细节变化，如腰椎关节突退变、内聚、侧隐窝狭窄，以及黄韧带肥厚和后纵韧带骨化等；MRI 成像：全面、清晰地显示腰椎间盘的病变情况。在矢状面上，可以明确髓核突出的程度和位置，并鉴别椎管内的其他占位性病变；神经电生理检查：神经传导速度及诱发电位检测有助于确定神经损害的范围和程度，还可用于观察治疗效果。

（2）鉴别诊断：①腰部慢性软组织损伤：涉及腰部软组织如肌肉、肌腱、筋膜等的损伤，多与退变、超负荷运动及不良姿势相关；②腰椎管狭窄症：表现为腰椎管、神经根管和椎间孔的狭窄，引起的间歇性跛行是其与椎间盘突出症的重要区别。两者可通过 CT 及 MRI 等影像学检查进行鉴别；③椎弓根峡部不连脊椎滑脱症：由先天性发育薄弱或创伤引起的骨折导致腰椎滑脱，主要症状为下腰痛，严重时可诱发神经根压迫症状。MRI 检查可明确脊髓和神经受压情况；④腰椎结核：患者常伴有全身结核中毒症状，如午后低热和乏力，腰部疼痛持续且休息后无完全缓解。X 线、CT 和 MRI 检查可显示椎体破坏和腰大肌增宽等特征；⑤腰椎肿瘤：表现为持续性加重的腰痛和下肢痛，不因平卧而减轻。椎管内肿瘤可导致下肢感觉和运动功能障碍。影像学检查可见椎骨骨质破坏和椎管内占位性病变。

4. 治疗

（1）保守治疗：①限期绝对卧床：平卧状态椎间盘承受压力最低，故卧床有利于破裂纤维环的修复，患部处于静止状态，有利于局部炎症及神经根水肿的消退。卧床 3 周后开始进行腰背肌锻炼，锻炼 1 周以后如果患者腰及腿部无明显不适感，可以佩戴腰围下地行走，逐渐增加下床次数，延长下床活动时间，3 个月内不做弯腰持物动作；

② 骨盆牵引：牵引状态下可使脊柱肌肉达到最大松弛，使韧带在无肌肉张力的保护下得到拉长，椎间盘的纤维环也得到拉长，椎间隙增大，髓核所承受的压力从正压变成负压，有利于突出髓核的回缩，从而减轻对神经根的刺激或压迫，牵引与限期绝对卧床联合治疗效果会更好；③ 糖皮质激素硬膜外腔注射：在硬膜外腔中，我们通过骶裂孔、椎板间隙或直接经由患侧的关节突内缘的椎间孔路径，注入由低浓度利多卡因和微量水溶性糖皮质激素混合而成的药液。此治疗策略旨在利用糖皮质激素的抗炎特性，以消除神经根周围的炎症和水肿，同时，利多卡因是钠离子通道阻滞剂，能够阻断疼痛信号的传导，从而显著减轻患者的疼痛感并缓解肌肉痉挛。

（2）微创介入治疗：对于腰椎间盘突出症患者，微创介入治疗提供了多种选择，包括经皮椎间孔镜微创手术、射频热凝、低温等离子消融减压、激光汽化减压、经皮旋切减压、臭氧注射消融及胶原酶注射溶解等方法。这些技术旨在通过不同的机制，如切除、分解、汽化等，减少或回缩突出的髓核组织，从而解除对脊髓或神经根的压迫，实现治疗目标。

（3）手术治疗：手术治疗通常适用于纤维环完全破裂、髓核脱垂、游离型椎间盘突出症的患者，或当马尾神经受到严重压迫，以及出现显著肌力下降的情况时。此外，对于经过半年以上严格保守治疗仍未见效的患者，也应考虑手术治疗作为治疗选择。

（二）腰椎管狭窄

腰椎管狭窄是指腰椎管、神经根管或椎间孔因各种原因导致狭窄，进而压迫脊髓、马尾神经或神经根，引发一系列临床症状的疾病。

1. 病因及发病机制

（1）先天性因素：① 先天性发育异常：如先天性椎管狭窄、小椎管等；② 脊柱侧弯：脊柱侧弯可造成椎管形态异常，使椎管容积减小。

（2）后天因素：① 退行性变：随着年龄的增长，腰椎间盘退变、椎间隙变窄，可导致椎管相对狭窄；② 椎间盘突出：突出的椎间盘可占据椎管空间，导致椎管狭窄；③ 骨质增生：腰椎椎体边缘骨质增生，尤其是后缘骨质增生，可直接导致椎管狭窄；④ 腰椎滑脱：腰椎滑脱时，上位椎体向前移位，使椎管前后径变窄；⑤ 外伤：腰椎骨折、脱位等外伤可造成椎管狭窄。发病机制方面，腰椎管狭窄主要通过对脊髓、马尾神经或神经根的压迫和刺激，引起相应节段的神经根支配区域出现疼痛、麻木、无力等症状。同时，椎管狭窄还可能影响脊柱的稳定性，导致腰椎不稳。

2. 症状和体征：腰椎管狭窄的典型症状为间歇性跛行，即行走一段距离后出现下肢疼痛、麻木、无力等症状，需休息后才能继续行走。此外，患者还可能出现以下症状和体征。

（1）腰部疼痛：腰部疼痛是腰椎管狭窄的常见症状，疼痛性质多为酸痛或胀痛，可向臀部及下肢放射。

（2）下肢症状：① 下肢疼痛：多为单侧或双侧，沿神经根分布区域出现；② 下肢麻木：可出现下肢皮肤感觉异常，如麻木、蚁走感等；③ 下肢无力：表现为下肢肌力减弱，行走困难。

（3）马尾神经症状：当腰椎管狭窄累及马尾神经时，可出现鞍区感觉异常、大小便障碍等症状。

（4）体征：① 腰部活动受限：腰椎活动受限，以屈伸受限为主；② 腰部压痛：腰部棘突旁可有压痛，并向患侧下肢放射；③ 神经牵拉试验阳性：如直腿抬高试验、股神经牵拉试验等。

3. 诊断和鉴别诊断

（1）诊断：① 病史询问：详细了解患者的病史，包括症状出现的时间、性质、程度及变化等；② 体格检查：进行全面的体格检查，特别是腰部及下肢的神经系统检查；③ 影像学检查：包括 X 线、CT、MRI 等，可明确椎管狭窄的部位、程度及范围。

（2）鉴别诊断：① 腰椎间盘突出症：主要表现为腰痛及下肢放射痛，但无间歇性跛行表现；② 腰椎滑脱：表现为腰痛及下肢症状，但多伴有腰椎不稳的体征；③ 腰椎肿瘤：表现为腰痛及神经压迫症状，但常有恶病质表现，影像学检查可明确诊断。

4. 治疗腰椎管狭窄的治疗原则为缓解症状、改善功能、提高生活质量。治疗方法包括保守治疗和手术治疗两大类。

（1）保守治疗：① 药物治疗：应用非甾体抗炎药、营养神经药物等缓解疼痛、麻木等症状；② 理疗：如牵引、按摩、针灸等，可缓解肌肉紧张、改善血液循环；③ 功能锻炼：加强腰背肌锻炼，增强脊柱稳定性；④ 腰围固定：使用腰围固定腰椎，减轻腰椎负荷。

（2）手术治疗：当保守治疗无效或症状严重影响患者生活质量时，可考虑手术治疗。手术方式包括椎管扩大成形术、椎间融合术等，旨在解除脊髓、马尾神经或神经根的压迫，恢复脊柱稳定性。

（3）康复治疗在腰椎管狭窄的治疗中扮演着重要角色，它可以帮助患者恢复日常生活和工作能力。康复治疗的内容包括：肌肉力量训练、柔韧性训练、平衡训练、日常生活活动训练以及心理支持等。

（三）椎体压缩性骨折

椎体压缩性骨折是一种常见的脊柱损伤，多见于老年人，尤其是骨质疏松症患者。随着人口老龄化趋势的加剧，椎体压缩性骨折的发病率逐年上升，对基层医院医生的诊疗能力提出了更高要求。

1. 病因及发病机制：椎体压缩性骨折的发病机制主要包括两个方面。一是骨强度下降，二是外力作用。当骨强度不足以抵抗外力时，就会发生骨折。骨折后，椎体高度降低，呈楔形改变，严重者可压迫脊髓或神经根，引起相应的神经症状。病因主要包括：① 骨质疏松：骨质疏松是椎体压缩性骨折的主要病因之一。随着年龄增长，骨量减少，骨小梁变细、断裂，导致骨强度下降，容易发生骨折；② 外伤：跌倒、撞击等外伤因素可导致椎体受到直接或间接的暴力作用，引起骨折；③ 肿瘤：部分恶性肿瘤如多发性骨髓瘤、淋巴瘤等可侵犯椎体，导致病理性骨折；④ 代谢性疾病：如甲状旁腺功能亢进、肾性骨病等代谢性疾病可导致骨代谢异常，增加骨折风险。

2. 症状和体征

（1）症状：① 疼痛：疼痛是椎体压缩性骨折最常见的症状，多表现为腰部或胸背部的疼痛，活动时加重，休息时减轻；② 活动受限：由于疼痛和骨折部位的稳定性下降，患者常出现腰部活动受限的症状；③ 神经症状：若骨折压迫脊髓或神经根，可出现下肢麻木、无力、大小便失禁等神经症状。

（2）体征：① 局部压痛：在骨折部位可触及压痛，有时可伴有叩击痛；② 脊柱畸形：严重骨折者可出现脊柱后凸畸形，即"驼背"；③ 感觉和运动障碍：若骨折压迫脊髓或神经根，可出现相应节段的感觉和运动障碍。

3. 诊断和鉴别诊断

（1）诊断：① 病史询问：详细询问患者病史，了解疼痛的部位、性质、持续时间以及外伤史等；② 体格检查：进行详细的体格检查，注意脊柱的畸形、压痛和叩击痛等情况；③ 影像学检查：X线、CT和MRI是诊断椎体压缩性骨折的重要检查手段。X线可显示骨折的部位、程度和形态；CT可更清晰地显示骨折线及骨折碎片的情况；MRI可评估脊髓和神经根受压情况。

（2）鉴别诊断：① 腰椎间盘突出症：腰椎间盘突出症也可引起腰痛和下肢症状，但通常无脊柱畸形和压痛，可通过影像学检查进行鉴别；② 腰椎管狭窄症：腰椎管狭窄症主要表现为间歇性跛行和下肢疼痛，无骨折征象，可通过影像学检查进行鉴别；③ 强直性脊柱炎：强直性脊柱炎主要表现为脊柱僵硬和疼痛，但无骨折征象，可通过病史和影像学检查进行鉴别。

4. 治疗

（1）保守治疗：① 卧床休息：对于疼痛较轻、骨折程度较轻的患者，可采用卧床休息的方法进行治疗。卧床休息可减轻疼痛，促进骨折愈合；② 药物治疗：给予非甾体抗炎药、镇痛药等缓解疼痛症状；对于骨质疏松患者，可给予抗骨质疏松药物治疗；③ 支具固定：对于疼痛较重、骨折程度较重的患者，可采用支具固定进行治疗。支具固定可减轻疼痛，维持脊柱稳定性，促进骨折愈合。

（2）手术治疗：对于骨折程度严重、压迫脊髓或神经根、非手术治疗无效的患者，需进行手术治疗。手术方式包括经皮椎体成形术、后路减压内固定术等。手术目的是解除脊髓和神经根的压迫，恢复脊柱稳定性，促进骨折愈合。

（3）康复治疗：术后或非手术治疗后，患者应进行康复治疗，康复治疗包括疼痛管理、功能锻炼、姿势矫正等，旨在减轻疼痛、恢复脊柱功能、预防并发症。

四、下肢痛

（一）膝关节骨性关节炎

膝关节骨性关节炎，一种在中老年人群中尤为普遍的慢性关节疾病，女性患者比例略高于男性。该病也被称为退行性关节炎或骨关节病，其核心病变在于关节软骨的退行性改变及由此引发的继发性骨质增生，这些病变可能仅涉及关节软骨，也可能扩散至整个关节结构。在临床上，膝关节骨性关节炎的典型症状包括关节疼痛和活动受限，尤其在疾病晚期，患者甚至可能遭遇关节畸形的严重状况。这些症状不仅严重影响患者的日常生活质量，也是诊断该疾病的重要依据。

1. 病因及发病机制：膝关节作为人体结构最复杂的关节之一，由股骨远端、胫骨近端和髌骨组成，不仅拥有关节面、关节腔和关节囊等基本结构，还配备了一系列精细的辅助结构，如半月板、髌韧带、十字交叉韧带和侧副韧带，这些结构共同保证了关节的灵活性和稳定性。由于膝关节是承担大量运动的负重关节，其急慢性损伤的发病率相对较高，且病症多样。骨关节炎，根据发病机制，可被划分为原发性和继发性两大类。原发性骨关节炎多见于 50 岁以上的中老年人，其主要致病因素被认为是衰老退变，即随着年龄增长，软骨的磨损逐渐加剧，这是一个长期、缓慢、渐进的病理过程。而继发性骨关节炎则源于多种因素，包括先天性畸形如膝内翻、膝外翻导致的关节面对合不良；创伤、关节内骨折愈合后关节面不平整以及韧带或关节囊松弛造成的关节不稳定；严重感染愈合后、风湿性关节炎和类风湿关节炎的晚期阶段；以及医源性因素，如长期不恰当地使用皮质激素等，这些因素均可能导致关节软骨的损坏。在膝关节骨性关节炎的病理过程中，早期阶段关节软骨面可能出现局部软化、糜烂和变薄；而到了晚期，软骨剥脱会导致软骨下骨外露，并通过软骨内化骨形成骨赘，即俗称的"骨刺"。这些变化不仅加剧了关节活动受限，而且在严重情况下还可能导致关节畸形或脱位。

2. 症状和体征

（1）症状：膝关节疼痛是其主要表现，这种疼痛在初期通常呈现为轻微的钝痛，随着活动的增加，疼痛会逐渐加剧，而休息后则会有所缓解。部分患者可能在静止或晨起时感受到疼痛，但轻微的活动后疼痛会有所减轻，然而，若活动过量，疼痛又会重新加剧，这正是慢性损伤性疼痛的典型特征。此外，这种疼痛有时会受到周围温度变化的影响，患者往往更喜欢温暖而畏惧寒冷。关节的僵硬和灵活性降低也是常见的症状，活动时可能会伴有弹响和摩擦声。当骨关节炎伴随有滑膜炎时，关节内会出现积液，导致关节显著肿胀，疼痛也会随之加剧。

（2）体征：在体征方面，膝关节的间隙会出现压痛，并伴有不同程度的活动受限，无论是主动还是被动地伸屈关节，都会引起疼痛。进行磨髌试验时，结果呈阳性，而关节腔内若有积液，浮髌试验也会呈现阳性。随着病情的进一步发展，到了晚期，关节周围的肌肉可能会出现萎缩，严重时甚至会导致关节畸形。

3. 诊断和鉴别诊断

（1）诊断：① 根据患者病史、年龄、症状和体征，结合影像学资料的改变特点可以诊断，但是也需要除外膝关节肿瘤、结核以及风湿和类风湿等其他疾病；② DR 检查早期无明显变化或仅仅出现髁间隆突变尖，晚期膝关节间隙狭窄、关节边缘骨赘形成，骨端变形，关节面不平整等；建议可进一步结合膝关节磁共振检查；③ 实验室检查一般都在正常范围内。关节液检查可见白细胞计数增高，偶尔伴有红细胞。

（2）鉴别诊断：多种原因可引发膝关节疼痛，膝骨性关节炎需与如下疾病进行鉴别。① 髌骨软化症：患者常表现为行走无力，过伸时出现疼痛，髌骨边缘处压痛明显。尤其在按压髌骨并伸膝时，可明显感受到疼痛加剧，并伴随有摩擦感；② 膝关节侧副韧带损伤：损伤常见于韧带的上下附着点或中部，患者会在此处感受到固定的压痛。通过侧方挤压试验，结果呈阳性，进一步证实了损伤的存在；③ 膝关节半月板损伤：此类损伤多伴随外伤史，患者关节肿胀疼痛，活动时伴有弹响和交锁现象。膝内外间隙压痛明显，进行膝过伸试验和过屈试验时，可引发剧烈疼痛；④ 髌下脂肪垫损伤：患者在膝过伸位时，疼痛会加重。同时，髌腱表现出松弛的状态，髌下脂肪垫的压痛感尤为显著。

4. 治疗随着年龄的增长，骨关节结缔组织进行性退变，一般来说病理学改变是难以逆转的，但适当的治疗可延缓病变的发展，缓解疼痛，避免因痛失能。① 一般治疗：注意保护关节，避免损伤或过度负重活动。严重时应卧床休息，适当的固定可有效缓解疼痛；② 药物治疗：服用非甾体消炎药可以有效缓解疼痛，外部热敷、熏洗、浸泡等均可缓解症状；③ 物理治疗：红外线、直线偏振光、磁疗等均有一定的抗炎止痛作用；④ 痛点局部注射：膝关节周围痛点局部注射可有效缓解局部痛；⑤ 关节腔注射消炎治疗：在关节炎管理中扮演着重要角色。当关节出现炎症时，通过关节内注射透明质酸钠，我们可以利用其独特的流变学特性作为黏弹性物质的补充，这不仅有助于润滑关节，还能有效保护关节软骨，并促进软骨的修复。特别地，在合并滑膜炎的情况下，关节内注射医用三氧成了一种有效的治疗策略，它能够显著消除滑膜炎症，为患者带来显著的缓解。也可以在关节腔内注射富血小板血浆，有消炎止痛的作用同时可以促进分解代谢变为合成代谢，促进关节内软估计半月板等损伤组织再生；⑥ 手术治疗：在膝关节疾病的治疗中，针对不同阶段的患者，我们采取不同的手术策略。对于早期患者，为了减轻疼痛和改善关节功能，膝关节周围神经射频术是一个可行的选择。随着病情的发展，若需要进一步治疗，关节清理术在关节镜的辅助下，能有效清除关节内的炎症因子、游离体以及增生骨膜，效果显著。然而，对于晚期患者，当关节出现持续性疼痛、严重畸形且活动能力受限，导致生活不能自理时，膝关节置换术成了一个必要的选择。此外，对于膝内翻畸形较为严重的患者，胫骨上端高位截骨术也是一个有效的治疗方法，旨在纠正畸形并恢复关节功能。

（二）髋关节炎

髋关节由股骨头和髋臼组成，是人体最大、关节窝最深、最完善的承上启下的杵臼关节。髋关节容易发病，仅次于膝踝关节，主要病变是髋关节炎。髋关节炎是多种髋关节疾病的共有表现，与遗传、外伤和感染等多种因素有关，其危害较大，常导致髋部和大腿疼痛，后期会出现骨质增生、关节变形和下肢活动受限甚至卧床。

1. 病因及发病机制：髋关节承受着人体的巨大重量，髋臼内仅月状面被覆关节软骨。随年龄增长，骨骼逐渐老化，髋关节软骨逐渐失去水分和弹性，再加上外力的作用，软骨开始发生病变，最终引起髋关节炎的发生。原发性髋关节炎原因不明，没有遗传缺陷、全身代谢及内分泌异常，也没有髋关节创伤、感染病史。多见于 50 岁以上的肥胖型患者，发展缓慢，预后良好。其软骨损害原因不清，但与以下几种因素有关：软骨代谢异常，酶对软骨基质的降解作用，生物化学环境的改变，营养的改变和损伤等。继发性髋关节炎常由某些病变导致，如髋臼发育不良、髋部外伤、骨折、脱位、股骨头缺血性坏死、骨质疏松、髋关节感染和类风湿关节炎等。这些因素可导致髋关节附近血液循环受损，关节软骨磨损退变、骨质增生、骨组织损伤甚至坏死和关节变形。继发性髋关节炎常局限于单个关节，病变进展快，发病年龄轻，预后较原发性骨关节炎差。此外，过量饮酒、长期大量使用激素、不良的生活姿势和肥胖等都是髋关节炎的诱发因素。

2. 症状和体征

（1）症状：髋关节炎临床主要表现为关节疼痛、肿胀和功能受限。初期多表现为间歇性局部疼痛、酸胀、僵硬。疼痛主要在腹股沟和大腿内侧的中心，也可以在臀部，大腿外侧或膝关节，多为针刺样痛、钝痛或酸痛不适等。僵硬多为暂时性，一般不超过30 分钟。晨起或久坐起身时关节会有明显的酸胀感，轻微活动关节后恢复正常。随着病情进展会出现休息痛，髋关节内旋、屈伸和下蹲困难，如出现股骨头塌陷或髋关节半脱位可导致行走困难甚至卧床不起。

（2）体征：髋关节炎会出现髋关节肿胀、局部深压痛，内收肌止点压痛。髋关节外展、外旋或内旋活动受限，不能久站，行走鸭子步，4 字试验阳性。患肢可缩短，肌肉萎缩，甚至有半脱位体征，活动时关节会出现粗糙的摩擦音。早期可出现间歇性跛行，病情严重会出现进行性短缩性跛行。

3. 诊断和鉴别诊断

（1）诊断：依据髋关节疼痛、僵硬、跛行和下肢活动功能障碍，以及髋关节肿胀、局部压痛和4字试验（＋）等症状和体征可诊断。此外，影像学检查有助于明确诊断。髋关节MRI或CT检查有助于发现关节内部积水、软骨磨损、骨质增生和关节变形等情况。X线表现为关节间隙增宽，骨纹理细小或中断，股骨头囊肿、硬化、扁平或塌陷；

（2）鉴别诊断：多种疾病可以导致髋关节炎，主要包括：① 退变性髋关节炎：是一种老年退行性病变，男性多见，病程长，开始以关节软骨退变为主，然后继发全关节炎，多为单侧发病。② 化脓性髋关节炎：源于感染，多数双侧受累。常见原因是外伤处理不当，多见于儿童和青少年。起病急，除局部症状外，有全身高热、寒战等全身症状。③ 类风湿性髋关节炎：一般是双侧髋关节对称病变，伴有血沉快、类风湿因子阳性和抗"O"增高。类风湿性髋关节炎引发的晨僵时间比较长，多超过30分钟。④ 结核性髋关节炎：多见于10岁以内儿童，多有肺结核病史，病程比较长。进行关节液检查可明确诊断。此外还要注意其他原因诱发髋关节炎症状，如髋部肿瘤、股骨髋臼撞击综合征、髋关节色素沉着绒毛结节性滑膜炎和股骨头缺血性坏死等。

4. 治疗

（1）一般治疗：急性发作的髋关节炎应限制活动，严重时卧床休息。康复阶段可适当进行运动锻炼，可改善关节活动以及增强受累关节肌力，但量不可过大。

（2）药物治疗：服用非甾体消炎药可以缓解疼痛，以及外部热敷、熏洗、浸泡等可缓解症状，还可服用氨基葡萄糖、硫酸软骨素等促进关节软骨修复。

（3）物理治疗：如红外线、超短波、磁疗等均有一定的抗炎止痛作用，对早期髋关节炎效果明显。

（4）痛点局部注射：髋关节周围痛点局部注射可有效缓解局部痛。

（5）关节腔注射消炎治疗：关节内注射透明质酸钠，是利用它的流变学特性作为黏弹性物质的补充，起到润滑关节、保护关节软骨和促进软骨修复的作用。合并无菌性炎症及伴有积液时，关节内注射医用三氧可有效消除炎症并促进积液吸收。也可以在关节腔内注射富血小板血浆，有消炎止痛的作用同时可以促进分解代谢变为合成代谢，促进关节内软估计半月板等损伤组织再生。

（6）手术治疗：对于早期患者，可行髋关节周围神经射频术；进一步可行关节镜微创手术、关节固定术、股骨粗隆间截骨以及人工髋关节置换术等。

（三）跟痛症

跟痛症是指跟骨结节及其周围软组织慢性劳损所致的疼痛，包括跟骨骨刺、足跟滑囊炎、足跟脂肪垫炎、跖筋膜炎等。

1. 病因及发病机制：在医学领域，跟痛症往往与劳损和退行性改变紧密相关。足部的功能极为重要，尤其是足跟，它作为人体站立和行走时的主要承重部分，其承重结构具有独特的设计。站立时，人体的重心主要集中在足跟，这种三点负重的结构使得足跟承受了巨大的压力。跟骨，作为足跟的主要组成部分，主要由骨松质构成，形状近似长方形。其后方跟骨体的后面呈卵圆形隆起，并分为上、中、下三个区域，中部为跟腱的抵止点。这一部位上方存在着跟腱止点滑囊，而下部则与跟骨结节相连。值得注意的是，跟骨结节内侧突的前方是跖筋膜的起始点，这一呈三角形的结构，后端较窄，向前则逐渐增宽并变薄，最终止于跖骨头，其主要功能在于维持足弓的稳定性。长期站立工作或行走时，足跟会受到持续的压迫和摩擦，这种长期的机械应力作用会导致足跟下的组织发生慢性损伤性炎症，进而引发跟痛症。这种病症的发病机制复杂，与多种因素相关，包括足部的解剖结构、生物力学特性以及个体的生活习惯等。

2. 症状和体征：足部疼痛病症多样，其中跟骨痛尤为常见，特别是在 40 岁以上的患者中更为普遍。跟骨痛往往起病缓慢，主要疼痛区域集中在足跟底部。这种疼痛有其独特的表现模式：在起步时疼痛显著，但行走片刻后疼痛会有所缓解；然而，如果行走时间过长，疼痛又会再次加重。针对跟骨痛的两种常见情况，跟部滑囊炎通常表现为跟骨结节周围的压痛，而跟骨骨刺的压痛点则相对固定，主要位于跟底结节的前端。除了跟骨痛外，跟腱止点痛也不容忽视。这种病症表现为跟腱附着处的肿胀和压痛，尤其在走路过多时，鞋的摩擦可能会加剧疼痛感。另外，足掌心痛也是一个常见的足部问题，其中跖筋膜炎尤为典型。跖筋膜炎的主要疼痛区域在足心，当足趾背伸时，疼痛感会变得更加明显。甚至在进行跳跃动作时，足底可能会产生胀裂感。最后，足跟下脂肪纤维垫炎也是一种值得关注的足部疾病。其疼痛主要集中在足跟下方，并伴有局部肿胀和表浅的压痛。

综上所述，各种足部疼痛病症都有其独特的发病机制和表现，了解这些病症的特点有助于更准确地诊断和治疗。

3. 诊断和鉴别诊断

（1）诊断：在诊断过程中，我们主要依赖于患者的病史、症状、体征以及相关检查结果。虽然这一过程相对直接，但仍需警惕与跟骨骨髓炎、跟骨结核及跟骨骨骺炎等疾病的鉴别。

（2）鉴别诊断：① 跟骨骨髓炎：症状上，患者虽有跟痛，但局部常伴随明显的红、肿、热、痛等急性感染体征，严重病例可伴有高热等全身症状；实验室检查和 X 线检查可进一步确认诊断。② 跟骨结核：多见于青少年，病程较长，患者全身状况通常较差，表现为低热、盗汗、疲乏无力和食欲缺乏等全身症状；局部肿痛显著，结合实验室检查和 X 线检查可进行有效鉴别。③ 跟骨骨骺炎：专属于少年生长发育期的慢性损伤，仅发生于跟骨骨骺尚未闭合阶段，多见于6～14岁儿童，主要表现为跟骨结节后下部疼痛，局部可能伴有轻微肿胀，运动后疼痛加剧，X线片显示跟底结节变扁平，密度不均匀增高，外形不规则，呈波浪状或虫蚀状，骨骺线可能增宽。

4.治疗

（1）一般治疗：注意适当休息，减少负重，避免剧烈运动。

（2）药物治疗：服用非甾体消炎药可以缓解疼痛，以及外部热敷、熏洗、浸泡等可缓解症状。

（3）物理治疗：超短波、红外线、直线偏振光、磁疗以及冲击波等疗法，均有一定的抗炎止痛作用。

（4）痛点局部注射：根据疼痛部位、深浅、范围，予以局部注射治疗，有良好的效果。每周1次，35次为1个疗程。

（王　玥）

五、神经病理性疼痛

神经病理性疼痛（neuropathic pain，NP）是由躯体感觉系统损伤或疾病导致的疼痛。神经病理性疼痛可以分为周围性和中枢性两种类型，不同类型的疼痛具有相似的发病机制，不同的类型的疼痛有着相似的治疗原则和方法。临床常见的神经病理性疼痛包括糖尿病周围神经病变（DPN）、带状疱疹后遗神经痛（PHN）和复杂性区域疼痛综合征（CRPS）等。

（一）糖尿病周围神经病变

糖尿病周围神经病变（diabetic peripheral neuropathy，DPN）是糖尿病最常见的慢性并发症之一，主要影响身体的远端部位，如脚和腿，其次是手和手臂。这种病变通常呈对称性分布，感觉丧失或异常通常从脚趾开始，然后逐渐向上发展。糖尿病性周围神经病理性疼痛（diabetic peripheral neuropathic pain，DPNP）是指由糖尿病或糖尿病前期导致的周围神经病理性疼痛。

1. 流行病学：近30年来，我国糖尿病患病率显著增加。糖尿病诊断后10年内，60%～90%的患者有不同程度的神经病变，其中30%～40%的患者无症状。在糖尿病神经病变中，糖尿病周围神经病变占50%。

2. 发病机制：DPNP形成的机制错综复杂，包括外周敏化、中枢敏化、下行抑制系统的失能、离子通道的改变等，并且多种机制相互影响。外周敏化是指外周伤害性感受神经元对传入信号的敏感性增加。中枢敏化是指脊髓及脊髓以上痛觉相关神经元的兴奋性异常升高或者突触传递增强，从而放大疼痛信号的传递。下行抑制系统主要由中脑导水管周围灰质、延脑头端腹内侧核群（中缝大核及邻近的网状结构）和脑桥背外侧网状结构（蓝斑核群和 KF 核）的神经元组成，富含 5-羟色胺（5-HT）和去甲肾上腺素（NE），其轴突经脊髓背外侧束下行，对脊髓背角痛觉信息传递产生抑制性调制。氧化应激和神经元炎症介导的神经变性造成了该通路中的 5-HT 和 NE 系统损害，使得抑制系统失能，导致大脑可能接受放大的疼痛信号。多种离子通道的异常也参与了神经病理性疼痛的发生。

3. 临床表现

（1）症状体征：症状以双侧对称性肢体远端疼痛为主要特征，下肢重于上肢，远端重于近端，夜间为甚。病程初期以双足远端受累多见，后逐渐向近端发展至小腿和手部。常见的疼痛包括自发性疼痛和刺激诱发性疼痛。自发性疼痛可表现为持续灼痛，间断刺痛、撕裂痛、电击痛、感觉迟钝等。刺激诱发性疼痛包括痛觉过敏和痛觉超敏：痛觉过敏指正常情况下可引起疼痛的刺激导致，疼痛程度较正常情况下更重；痛觉超敏指正常情况下不会引起疼痛的刺激（如触觉）导致出现疼痛。

体检有足趾震动觉和本体觉受损，跟腱反射减弱或消失，手套袜套样温度觉受损；感觉性共济失调，肌萎缩无力、肌肉颤动。

（2）急性 DPNP 的临床表现：多继发于血糖水平的突变，表现为重度疼痛，痛觉超敏明显，影响日常活动。常伴有感觉异常、体重下降、重度抑郁，神经系统体征不明显。电生理检查正常或轻微异常。急性 DPNP 较为少见，预后较好，有自限性，病程多小于 6 个月，1 年内常可完全缓解。

（3）慢性 DPNP 的临床表现：多见于糖尿病病程数年后，疼痛持续＞6 个月，夜间痛甚，包括自发性疼痛和刺激诱发性疼痛。慢性 DPNP 应用镇痛剂效果较差，后期常发生镇痛剂依赖或镇痛剂耐受，影响生活质量。

4. 诊断及鉴别诊断

（1）糖尿病诊断标准

1）糖尿病的诊断：有糖尿病或处于糖尿病前期通过检测空腹血糖、糖耐量试验、糖化血红蛋白明确。

2）合并周围神经病变：临床表现、神经系统查体及神经电生理检查证实存在周围神经病变。

3）大纤维神经病变的神经电生理检查可发现神经传导异常，而小纤维神经受损的患者即使有临床表现，也可能没有神经传导异常，但可以通过皮肤活检判定神经纤维密度。

（2）周围性神经病理性疼痛诊断标准：① 疼痛位于明确的神经解剖范围；② 病史提示周围感觉系统存在相关损害或疾病；③ 至少 1 项辅助检查证实疼痛符合神经解剖范围；④ 至少 1 项辅助检查证实存在相关的损害或疾病。肯定的神经病理性疼痛：符合上述①～④项标准；很可能的神经病理性疼痛：符合上述第①、②、③或④项标准；可能的神经病理性疼痛：符合上述第①和②项标准，但缺乏辅助检查的证据。

（3）排除其他导致痛性周围神经病理性疼痛的原因，如代谢性、感染性、中毒性等。

（4）辅助检查：神经传导及肌电图，神经传导测定在 DPNP 的诊断中具有重要作用。DPNP 患者早期感觉神经传导可正常或仅有轻微改变，神经传导速度的改变与 DPNP 的发生和严重程度无相关性。肌电图检查可见异常自发电位，运动单位电位时限增宽、波幅增高。在肌电图正常、临床表现主要为小纤维神经病的患者，可以进行皮肤活体组织检查，通过显微镜下神经末梢密度检测有助于诊断。辅助量表推荐使用数字评分量表评估疼痛的严重程度。

（5）鉴别诊断：由于 DPNP 是一种排他性的诊断，仔细的临床病史和下肢外周神经和血管检查是必不可少的，对于主要累及大纤维神经的患者，需要除外慢性炎性脱髓鞘性多发性神经根神经病、单克隆丙种球蛋白病、急性炎症性脱髓鞘性多发性神经根神经病、神经肌肉病、维生素 B_{12} 和叶酸缺乏、甲状腺功能减退、副肿瘤综合征以及化疗药物不良反应所致。对于主要累及小纤维神经和无髓纤维神经的患者，需要排除代谢等原因引起的疾病，如尿毒症、甲状腺功能减退、维生素 B_{12} 或叶酸缺乏、急性间歇性卟啉病、酒精中毒、重金属、工业碳氢化合物中毒、炎症或感染、结缔组织病、血管炎、乳糜泻、结节病、莱姆病、人类免疫缺陷病毒、乙型或丙型肝炎病毒、遗传性疾病、副肿瘤综合征和淀粉样变性等。

5. 治疗：缓解糖尿病性周围神经病理性疼痛，药物治疗是基础。主要药物包括三环类抗抑郁药物、5-HT 和 NE 双通道再摄取抑制药物、抗惊厥药物、局部用药、盐酸曲马多和吗啡类镇痛药物等。在选择药物治疗时应遵循几项原则：个体化用药、联合治疗、充足的疗程、有效的血糖管理等。有效的血糖管理是糖尿病周围神经病理性疼痛的基础，血糖代谢的改善有助于减少相关疼痛的发生，缓解疼痛症状，也可以保证各种镇痛药物充分发挥治疗效果。

（1）药物治疗

1）5-羟色胺-去甲肾上腺素再摄取抑制剂（serotonin and norepinephrine reuptake inhibitors，SNRIs）类药物：此类药物主要包括度洛西汀和文拉法辛，其中度洛西汀相较阿米替林有相似的疗效，但是具有更小的不良反应。

2）三环类抗抑郁药：主要包括阿米替林、多塞平等。

3）抗惊厥药：主要包括加巴喷汀和普瑞巴林等。

4）阿片类药物：常见药物包括吗啡、芬太尼贴剂等。

5）局部用药：局部用药的优越性在于可以避免全身用药带来的不良反应，是很好的辅助治疗药物，包括辣椒碱和利多卡因贴剂等。

（2）非药物治疗

对于 DPNP 患者，非药物治疗常与药物治疗相结合，或作为药物治疗的补充。由于 DPNP 治疗的个体差异较大，一些患者尽管接受大剂量药物治疗，但疼痛控制仍然不佳，或因为药物带来的不良反应，让患者服药的依从性下降，而此时非药物治疗便成为不错的选择。

1）电刺激治疗：包括经皮神经电刺激治疗（TENS）、脊髓电刺激治疗（SCS）、调频电磁神经刺激（FMENS）等。

2）针灸治疗：针灸治疗能缓解 DPNP 患者的疼痛。

3）近红外线治疗：近红外线治疗能恢复 DPNP 患者的感觉，缓解疼痛。

4）低强度激光治疗：使用低强度激光照射相关区域，可缓解 DPNP 患者的疼痛。

（二）带状疱疹后神经痛

带状疱疹后神经痛（postherpetic neuralgia，PHN）定义为带状疱疹（herpes zoster，HZ）皮疹愈合后持续 1 个月及以上的疼痛，是带状疱疹最常见的并发症。PHN 是最常见的一种神经病理性疼痛，可表现为持续性疼痛，也可缓解一段时间后再次出现。

1. 流行病学：带状疱疹的年发病率为 3‰～5‰，9%～34% 的带状疱疹患者会发生 PHN，PHN 人群每年发病率为（3.9～42.0）/10 万。带状疱疹和 PHN 的发病率及患病率均有随年龄增加而逐渐升高的趋势，60 岁及以上的带状疱疹患者约 65% 会发生 PHN，70 岁及以上者中则可达 75%。

2. 发病机制：带状疱疹的病原体是水痘-带状疱疹病毒（varicella-zoster Virus，VZV），病毒经上呼吸道或睑结膜侵入人体引起全身感染，初次感染在幼儿表现为水痘，在成人可为隐性感染。病毒沿感觉神经侵入脊神经节或脑神经感觉神经节内潜伏，当机体免疫功能低下时，潜伏的病毒再活化，大量复制并沿感觉神经纤维向所支配的皮节扩散，发生带状疱疹。受累神经元发生炎症、出血，甚至坏死，临床表现为神经元功能紊乱、异位放电、外周及中枢敏化，导致疼痛。PHN 的发生机制目前不完全明了，神经可塑性是 PHN 产生的基础，其机制可能涉及外周敏化和中枢敏化，另外，还涉及交感神经功能异常。

3. 临床表现

（1）疼痛的临床表现

带状疱疹后神经痛临床表现复杂多样，可呈间断，也可为持续性，特点如下：疼痛部位，常见于单侧胸部、三叉神经（主要是眼支）或颈部，其中胸部占 50%，头面部、颈部及腰部分别各占 10%～20%，骶尾部占 2%～8%，其他部位 <1%。PHN 的疼痛部位通常比疱疹区域有所扩大，极少数患者会发生双侧疱疹。疼痛性质：疼痛性质多样，

可为烧灼样、电击样、刀割样、针刺样或撕裂样。可以一种疼痛为主，也可以多样疼痛并存。疼痛特征：① 自发痛：在没有任何刺激情况下，在皮疹分布区及附近区域出现的疼痛。② 痛觉过敏：对伤害性刺激的反应增强或延长。③ 痛觉超敏：非伤害性刺激引起的疼痛，如接触衣服或床单等轻微触碰或温度的微小变化而诱发疼痛。④ 感觉异常：疼痛部位常伴有一些感觉异常，如紧束样感觉、麻木、蚁行感或瘙痒感，也可出现客观感觉异常，如温度觉和振动觉异常，感觉迟钝或减退。病程：30%～50% 患者的疼痛持续超过 1 年，部分病程可达 10 年或更长。

（2）其他临床表现：PHN 患者常伴情感、睡眠及生命质量的损害。45% 患者的情感受到中重度干扰，表现为焦虑、抑郁、注意力不集中等。患者还常出现多种全身症状，如慢性疲乏、厌食、体重下降、缺乏活动等。患者疼痛程度越重，活力、睡眠和总体生命质量所受影响越严重，更易影响到患者的家属。

4. 诊断及鉴别诊断：PHN 的诊断主要依据带状疱疹病史和临床表现，一般无须特殊的实验室检查或其他辅助检查。需要鉴别诊断的疾病包括原发性三叉神经痛、舌咽神经痛、颈神经痛、肋间神经痛、脊柱源性胸痛、椎体压缩后神经痛、脊神经根性疼痛和椎体肿瘤转移性疼痛等。

5. 治疗：PHN 治疗目的是：尽早有效地控制疼痛，缓解伴随的睡眠和情感障碍，提高生活质量。PHN 的治疗应规范化，其原则是：尽早、足量、足疗程及联合治疗，许多患者的治疗可能是一个长期持续的过程。药物治疗是基础，应使用有效剂量的推荐药物，药物有效缓解疼痛后应避免立即停药，仍要维持治疗至少 2 周。药物联合微创介入治疗可有效缓解疼痛并减少药物用量及不良反应。治疗过程中，要监测疼痛强度的改善情况。治疗 1 周后，应对治疗的效果和不良反应进行评价以便维持或调整现有的治疗方案。使用 VAS 或 NRS 对疼痛进行评价，通常治疗后疼痛评分较基线降低 ≥ 30% 即认为临床有效，降低 ≥ 50% 即为明显改善。

（1）药物治疗：治疗 PHN 的一线药物包括钙离子通道调节剂、三环类抗抑郁药和 5% 利多卡因贴剂，二线药物包括阿片类药物和曲马多。

1）钙通道调节剂：主要包括普瑞巴林和加巴喷丁。

2）三环类抗抑郁药（TCAs）：主要包括阿米替林和多塞平等。

3）利多卡因贴剂：利多卡因阻断电压门控钠离子通道，减少损伤后初级传入神经的异位冲动，从而减少 PHN 患者痛觉。利多卡因贴剂起效快。对利多卡因贴剂或普瑞巴林单药治疗无效的 PHN 患者，采用利多卡因贴剂和普瑞巴林联合治疗可以有效缓解疼痛。利多卡因贴剂最常见的不良反应包括使部位皮肤反应，如短暂瘙痒、红斑和皮炎。

4）曲马多：曲马多可显著缓解 PHN 的烧灼痛、针刺痛及痛觉超敏现象，但对闪电样、刀割样疼痛效果不明显，其疗效弱于强阿片类药物，而耐受性优于强阿片类药物。

5）阿片类镇痛药：阿片类镇痛药包括吗啡、羟考酮和芬太尼等，可以有效治疗PHN的烧灼痛、针刺痛及痛觉超敏。

6）5-羟色胺-去甲肾上腺素再摄取抑制剂（SNRIs）类药物：此类药物主要包括度洛西汀和文拉法辛。

7）其他药物如：牛痘疫苗接种家兔皮肤炎症提取物、局部辣椒素、其他抗癫痫药（拉莫三嗪、丙戊酸钠、托吡酯）及草乌甲素也被用来治疗PHN。

PHN治疗药物的选择需要考虑多种因素，如药物的疗效、可能的不良反应、伴随的睡眠及情感障碍的治疗、药物相互作用、药物滥用的风险及治疗成本等。药物选择应个体化，单一药物治疗不能获得满意的疼痛缓解时，考虑联合用药，选择药物时应注意选择不同机制、疗效相加或协同而不良反应不相加的药物。

（2）微创介入治疗：临床用于治疗PHN的微创介入治疗主要包括神经介入技术和神经调控技术。微创介入与药物联合应用治疗PHN可有效缓解疼痛，同时减少镇痛药物用量，减少不良反应，提高患者生活质量。

1）神经介入技术：主要包括神经阻滞、选择性神经毁损和鞘内药物输注治疗。

2）神经调控技术：临床用于治疗PHN的主要包括脉冲射频治疗和神经电刺激技术。目前临床上使用的脉冲射频包括脊髓神经根射频、三叉神经射频和周围神经射频等，神经电刺激方法包括脊髓电刺激（spinal cord stimulation，SCS）、外周神经刺激（peripheral nerve stimulation，PNS）和经皮神经电刺激（transcutaneous electrical nerve stimulation，TENS）等。

（3）其他治疗：中医中药治疗、针灸治疗、臭氧治疗等技术在临床上显示有一定的效果，在PHN患者中很大部分伴有抑郁症或焦虑症，治疗方案中需要重视及联合心理治疗及行为调节。

（三）复杂性区域疼痛综合征

复杂区域疼痛综合征（complex regional pain syndrome，CRPS）是以疼痛和交感神经系统功能障碍为特征的疼痛综合征，可分为Ⅰ型和Ⅱ型，Ⅰ型无神经损伤，Ⅱ型存在主要的周围神经损伤。本病通常继发于创伤、术后、脑卒中、脊髓损伤等疾病。CRPS女性易感率是男性的3～4倍，肥胖、糖尿病、甲状腺功能减退症和贫血等基础疾病的患者较少发生CRPS。心理因素对CRPS患者康复预后有不良影响。

1. 发病机制：近年来人们对CRPS的发病过程有了新的认识，认为其是由神经系统、免疫功能、遗传因素以及心理因素等交织在一起引起的。中枢敏化重组与外周炎症、交感神经失调、自身免疫反应、心理因素与CRPS进展及严重程度相关，家族遗传情况可能相关，但目前并不能确定。心理因素如焦虑、抑郁的患者CRPS病情较严重，这可能与儿茶酚胺释放增加导致痛觉敏感和肾上腺素能症状相关。

2. 临床诊断：CRPS 除了以疼痛为主要特征外，临床表现还涉及感觉功能异常、运动功能障碍、自主功能障碍和营养的异常。目前缺乏诊断 CRPS 的金标准，临床诊断沿用 2010 年新修订的布达佩斯（Budapest criteria）标准：① 持续的疼痛，与任何刺激事件都不成比例；② 具有感觉、血管运动、水肿、运动营养 4 种临床表现中的至少 1 种症状；③ 在诊断时必须至少显示下列 2 种或多种体征 [a 感觉：感觉过敏或异位疼痛；b 血管运动：温度不对称，皮肤颜色改变或皮肤颜色不对称；c 肌肉运动或水肿：水肿，出汗变化或出汗不对称；d 运动或营养：运动范围减小，运动功能障碍（虚弱、震颤或肌张力障碍），或营养变化（头发、指甲或皮肤）]；④ 没有其他诊断能更好地解释这些症状和体征。

3. 治疗：CRPS 症状随着时间的推移而进展，早期治疗对患者预后至关重要，其治疗目标是恢复肢体功能、减少疼痛和改善生活质量。成功治疗的关键依赖于训练有素、协调一致、经验丰富的多学科团队。治疗方式包括康复治疗、心理治疗、药物治疗和介入治疗。

（1）康复治疗：物理治疗和作业治疗可改善肢体的运动功能，增大活动范围及减轻疼痛。CRPS 治疗指南推荐物理治疗、作业治疗和心理治疗多学科联合治疗方法。心理治疗可以帮助患者放松从容地应对疼痛并改善肢体温度。

（2）药物治疗

1）三环类抗抑郁药：阿米替林、去甲替林和多塞平等。

2）抗惊厥药：普瑞巴林、加巴喷丁为常用药物，可能可以减轻 CRPS 患者的疼痛。

3）糖皮质激素：在 CRPS 的早期过程中，组织或神经损伤产生大量的炎症介质，早期糖皮质激素短疗程治疗有积极作用。其实际作用机制尚不完全清楚，除抗炎作用外，还包括抑制异位神经放电。长期使用糖皮质激素的风险收益比存在问题，不推荐 CRPS 患者长期使用该策略。

4）双磷酸盐：唑来膦酸和奈立膦酸等，其治疗 CRPS 的机制是调节炎症介质、神经生长因子的表达，减少初级传入伤害感受器的诱导激活，并可调节骨髓细胞的增殖和迁移。短期大剂量双膦酸盐治疗被认为是 CRPS-Ⅰ 患者的首选治疗方法。双膦酸盐治疗的长期有效性、最佳频率、治疗持续时间和剂量有待进一步研究。

5）自由基清除剂：过度的炎症反应会导致自由基大量产生，破坏正常组织。目前认为自由基清除剂（如甘露醇、二甲亚砜、N-乙酰半胱氨酸）可以抑制疾病发展过程。外用二甲亚砜（50% 乳膏）已证实在疼痛、残疾、水肿、颜色和患肢活动度方面具有显著的改善作用。

6）其他药物：口服交感神经药物（如哌唑嗪）、可乐定、肌肉松弛剂（如环苯扎林）和钙通道阻滞剂（如硝苯地平）在特定患者中有治疗效果。中枢作用的肌肉松弛剂如巴氯芬可能对运动障碍（如肌张力障碍、痉挛）的 CRPS 患者有用。

（3）针灸与肌肉效贴：针灸止痛的神经机制已得到了证实。肌肉效贴治疗可以改善局部肿胀及疼痛程度。

（4）介入治疗：区域麻醉阻滞适用于对药物和物理治疗疗效不佳的中、重度疼痛患者，有严重交感神经功能障碍体征的患者以及在诊断性交感神经阻滞后疼痛得到显著改善的患者。区域麻醉阻滞的目的是缓解疼痛以促进物理治疗和康复。主要的区域阻滞为交感神经阻滞和躯体及交感神经联合阻滞。交感神经阻滞保留了感觉和运动功能，交感神经阻滞疼痛未改善的患者需要联合躯体及交感神经阻滞。

神经调控治疗主要为神经电刺激技术，包括脊髓电刺激（spinal cord stimulation，SCS）、外周神经刺激（peripheral nerve stimulation，PNS）和经皮神经电刺激（transcutaneous electrical nerve stimulation，TENS）等。

鞘内镇痛：适用于口服阿片类药物不能合理镇痛的患者。有肌张力异常的 CRPS 患者，鞘内注射巴氯芬可降低肌张力异常、改善功能、降低疼痛水平。经椎管内和硬膜外给予可乐定已被证明可以减轻 CRPS 患者的疼痛。

（四）神经病理性疼痛的治疗

各类神经病理性疼痛的发病机制有相似之处，各类神经病理性疼痛的治疗有很多相似或相同的地方，下面将常见的药物治疗及其他治疗方法叙述如下。

1. 药物治疗：常用药物包括三环类抗抑郁药物、5-HT 和 NE 双通道再摄取抑制药物、抗惊厥药物、局部用药、盐酸曲马多和吗啡类镇痛药物等。在选择药物治疗时应遵循几项原则：个体化用药、联合治疗、充足的疗程等。

（1）SNRIs 类药物：此类药物主要的作用机制为抑制 5-HT 和 NE 的再摄取。度洛西汀与阿米替林有相似的疗效，但是具有更小的不良反应。度洛西汀在改善患者睡眠和生活质量方面有显著帮助。文拉法辛也对治疗神经痛有显著疗效。常见不良反应及注意事项：此类药物禁止与单胺氧化酶抑制剂或者和 5-羟色胺强化剂联用，因为会出现危及生命的中枢 5-羟色胺综合征。其他常见不良反应有胃肠道不适，多汗和增加出血风险。

（2）三环类抗抑郁药：本类药物属于非选择性单胺摄取抑制剂，通过阻断突触前膜去甲肾上腺素和 5-羟色胺的再摄取，阻断电压门控钠离子通道和 α 受体，调节疼痛传导下行通路，发挥镇痛作用。然而，特别在老年患者中，要注意药物胆碱能的不良反应。药物起效较慢，主要不良反应有过度镇静、认知障碍和心脏毒性，特别在老年患者中，应从小剂量开始，视病情酌情用量。在初次使用此类药物前应充分评估患者心血管情况，对于有心脏疾病或者高度怀疑心脏疾病的患者应谨慎使用。阿米替林是其代表药物，首剂应睡前服用，每次 12.5～25 mg，根据患者反应可逐渐增加剂量，每日最大剂量 150 mg。应注意其心脏毒性，有缺血性心脏病或心源性猝死风险的患者应避免使用。青光眼、尿潴留、自杀等高风险患者应慎用。此外，该药可能导致或加重认知功能障碍和步态异常。老年患者发生的不良反应风险高，使用过程中要加强监测。

（3）钙通道调节剂：镇痛机制主要通过与电压门控钙离子通道（VGCC）的 α_2-δ 亚基结合，减少兴奋性神经递质的过度释放，抑制痛觉过敏和中枢敏化。代表药物为加巴喷汀和普瑞巴林。加巴喷汀的起始剂量为每日 300 mg，常用有效剂量为每日 900～3 600 mg，患者有肾功能不全的应减量，主要不良反应为嗜睡和头晕，需要数周缓慢滴定至有效剂量。普瑞巴林是第二代钙离子通道调节剂，增强了与 α_2-δ 亚基的亲和力，能够缓解 PHN、改善睡眠和情感障碍。普瑞巴林剂量每日为 150～600 mg，滴定期 5～7 天。在肾功能不全的患者中应减量。普瑞巴林的特点是滴定和起效更快，不良反应与加巴喷汀相似。为避免头晕和嗜睡，两药均应遵循：夜间起始、逐渐加量和缓慢减量的原则。

（4）曲马多：具有双重作用机制，可同时作用于 μ-阿片受体和去甲肾上腺素 5-羟色胺受体以达到镇痛效果。曲马多可显著缓解烧灼痛、针刺痛及痛觉超敏现象，但对闪电样、刀割样疼痛效果不明显，其疗效弱于强阿片类药物，而耐受性优于强阿片类药物。不良反应与剂量相关，包括恶心、呕吐、头晕、便秘、尿潴留、嗜睡和头痛等。应遵循低剂量开始，缓慢逐渐加量的原则。起始剂量每次 25～50 mg、每日 1～2 次，每日最大量 400 mg。应注意选择控释或缓释剂型，并且不与 5-羟色胺药物（包括 SNRIs）同时使用，以避免 5-羟色胺综合征风险。该药滥用率低，但也会发生药物依赖，需逐步停药。

（5）阿片类药物：机制主要是激动了中枢神经系统中的阿片受体（opioid receptor），尤其是激动了阿片受体中的 μ 受体，从而抑制痛觉信号在 CNS 通路中向上传导的过程，导致最终传导到大脑皮层的痛觉信号强度很低或者完全被过滤掉了，从而实现患者感受到的痛觉减弱或消失，也就是起到了镇痛作用。考虑到误用和滥用的风险及耐药的产生，推荐阿片类镇痛药作为神经痛治疗的二线治疗药物。常用药物有吗啡、羟考酮和芬太尼等。阿片类镇痛药治疗应遵循以下原则：在恰当的治疗目标和密切监测下处方阿片类药物，并严格选择控缓释剂型；小剂量开始治疗，定期评估疗效和安全性；一旦治疗无效，应立即停药，一般使用不超过 8 周。阿片类药物的不良反应包括恶心、呕吐、过度镇静、呼吸抑制等，在用药后 1～2 周内可能发生耐受。

（6）其他药物：包括辣椒碱、利多卡因贴剂、牛痘疫苗接种家兔皮肤炎症提取物、拉莫三嗪、托吡酯、丙戊酸钠和草乌甲素片等。

2. 非药物治疗：对于神经病理性疼痛患者，非药物治疗常与药物治疗相结合，或作为药物治疗的补充。由于个体差异较大，一些患者尽管接受大剂量药物治疗，但疼痛控制仍然不佳，或因为药物带来的不良反应，让患者服药的依从性下降，而此时非药物治疗便成为不错的选择，常见的非药物治疗包括：

（1）神经调控技术：通过电脉冲适当地刺激产生疼痛的目标神经，反馈性调整神经的传导物质或电流，或产生麻木样感觉来覆盖疼痛区域，从而达到缓解疼痛的目的。临床主要包括脉冲射频治疗和神经电刺激技术。① 脉冲射频治疗：脉冲射频是一种神经调节治疗，通常使用频率 2 Hz、电压 45 V，电流持续时间 20 毫秒，间歇期 480 毫秒的脉冲式射频电流进行治疗，脉冲射频可以影响感觉神经 ATP 代谢以及离子通道的功能，持续、可逆地抑制 C 纤维兴奋性传入，从而对相关神经的痛觉传导起到阻断作用。脉冲射频对神经纤维结构无破坏作用，能改善疼痛，提高生活质量。治疗后也较少发生感觉减退、酸痛、灼痛及运动神经损伤，较多的应用于带状疱疹后遗神经痛的治疗。② 神经电刺激：目前临床上使用的神经电刺激方法包括脊髓电刺激（spinal cord stimulation，SCS），外周神经刺激（peripheral nerve stimulation，PNS）和经皮神经电刺激（transcutaneous electrical nerve stimulation，TENS）等。SCS 是将电极置入硬膜外腔，影像证实位置确切后，由刺激电极产生的电流直接作用于脊髓后柱的传导束和背角感觉神经元以及脊髓侧角的交感神经中枢，从而有效缓解疼痛，减少镇痛药物用量，促进病情好转。PNS 是将电极置入支配疼痛区域的皮下外周神经附近，从而抑制疼痛区域的感觉神经向上传导。TENS 是经过皮肤施行电脉冲刺激，反馈性对传导疼痛信息有关的不同神经进行调整，减少疼痛信息的传导和增加镇痛物质的释放，从而缓解疼痛。

（2）选择性神经毁损：以手术切断或部分切断，或用化学方法（乙醇和阿霉素）或物理方法（射频热凝和冷冻等）阻断脑、脊神经、交感神经及各类神经节等的神经传导功能，神经毁损为不可逆的治疗，可能产生其所支配区域的感觉麻木甚至肌力下降等并发症，应严格掌握适应证，并取得患者的知情同意。

（3）鞘内药物输注治疗：通过埋藏在患者体内的药物输注泵，将泵内的药物输注到患者的蛛网膜下隙，直接作用于脊髓或中枢，达到控制疼痛的目的。常见的药物包括阿片类药物、局部麻醉药等，其中吗啡的临床应用最广。吗啡的起始剂量为胃肠外剂量的1% 或口服剂量的 1/300，根据镇痛效果与不良反应及患者的一般情况逐渐调整（滴定），以达到最好的镇痛效果和最小的不良反应。另外，硬膜外腔置管连续输注也是控制严重疼痛患者的一种治疗方法。

（4）中医中药及针灸治疗：结合祖国医学的理论，中医中药方法及针灸镇痛在临床上已被广泛的接受。常见汤剂有元胡止痛方、芍药甘草方、黄芪桂枝五物汤、乌头汤等，针灸治疗神经病理性疼痛以在临床广泛开展。

（5）近红外线治疗：红外线又分为近红外线、短波红外线、中波长红外线；近红外线治疗能恢复患者的感觉，缓解疼痛。

（6）低强度激光治疗：使用低强度激光照射相关区域，可缓解患者的疼痛。

（7）臭氧治疗：臭氧治疗神经病理性疼痛在临床有广泛应用，机制主要为抗炎及免疫调节作用、对抗神经损伤、促进神经组织修复再生和改善微循环和清除自由基技术等方面。

（贺剑涛）

六、其他疼痛

（一）雷诺病

雷诺病，又称肢端动脉痉挛症。是一种由于血管-神经功能紊乱引起的以肢端小动脉痉挛为特征的疾病。临床上主要以阵发性四肢肢端间歇苍白、发绀和潮红为特征，以手指指端为主，且呈对称性。本病多见于青年女性。发病年龄多为20～30岁，绝少超过40岁。大多数见于寒冷地区。患者常因受寒或手指接触低温后发作，亦有因情绪激动，精神紧张而诱发者。表现为肢端皮肤颜色间歇性苍白、发绀和潮红的改变。一般以上肢较重，偶见于下肢。

1. 发病机制：雷诺病的病因和发病机制目前仍不完全明确。寒冷刺激、精神紧张、感染和疲劳是主要的诱发因素。在女性患者，病情常在月经期加重，在妊娠期减轻。

2. 临床表现：患者常在受冷或情绪激动后，手指尖皮色突然变为苍白，继而发紫。逐渐扩展至整个手指，甚至掌部。伴有局部发凉、麻木、针刺感和感觉减退。持续数分钟后皮肤转潮红转暖，最后皮肤颜色恢复正常。一般情况下，寒冷刺激解除后，皮色由苍白、青紫、烟红阶段到恢复正常的时间为15～30分钟。少数患者可无青紫或苍白阶段。发作间歇期除手指皮温稍冷和皮色略苍白外，无其他症状。

发病多见于手指，偶可累及足趾，耳朵和鼻子，拇指则因血供较丰富很少累及。症状发作呈对称性和发作时桡动脉搏动不减弱是雷诺病的重要特征。两侧手指皮肤颜色改变的程度、范围也是相同的。少数患者最初发作为单侧，以后转为两侧。

病程一般进展缓慢，少数患者进展快，症状严重，每次发作持续1小时以上，环境温度稍降低、情绪略激动就可诱发，严重的即使在温暖季节症状也不消失，指（趾）端出现营养性改变，如指甲畸形、皮肤萎缩、皱纹消失等。

3. 诊断与鉴别诊断

（1）诊断：雷诺病尚无统一的诊断标准，绝大多数雷诺病患者，可依据肢端皮肤颜色间歇性改变的病史，进行诊断。参照国内外专家学者拟定的诊断标准，符合如下标准方可诊断：① 好发于20～40岁性格内向的女性。② 寒冷或情绪激动能诱发雷诺现象发作。③ 双侧受累，发作时动脉搏动正常。④ 一般无组织坏死表现，或仅在晚期出现仅局限于指尖的皮下坏死。⑤ 病程在2年以上，无其他系统疾病可解释。

（2）鉴别诊断

1）手足发绀症：多见于青年女性，手足皮肤呈对称性均匀发绀，是自主神经功能紊乱所致的血管痉挛性疾病，无典型的皮肤颜色改变，绀紫范围较广，累及整个手、足，甚至整个肢体，发绀持续时间较长。常伴有皮肤划痕症或手足多汗等自主神经功能紊乱现象。寒冷虽可使症状加重，但温暖环境并不能使症状立即减轻，或消失，情绪激动和精神紧张一般不诱发本病。其病理改变是肢端小动脉持续性痉挛及毛细血管和静脉曲张，需与雷诺病鉴别。

2）网状青斑：多为女性，患肢皮肤呈持续性网状或斑点状发绀，病变多发生于下肢，偶可累及上肢、躯干和面部。患肢常伴发冷、麻木和感觉异常。寒冷或肢体下垂时青斑明显，温暖环境中或抬高患肢后，斑纹减轻或消失。

3）红斑肢痛症：病因尚不清楚，多见于青少年和青年女性，病理变化为肢端对称性、阵发性血管扩张。症状发作时，足部皮色潮红，皮温升高伴出汗，足背和后动脉搏动增强。起病急骤，两足同时发病，偶可累及双手，呈阵发对称性灼痛，也可为刺痛或胀痛。当足部温度超过 33～34℃，肢体下垂，站立，运动时可诱发疼痛发作，抬高患肢、休息或将足部露在被褥外，疼痛可缓解。

4. 实验室检查及诊断性试验

（1）实验室检查

常规检查类风湿因子、抗 DNA 抗体、免疫球蛋白电泳、补体值、冷凝球蛋白，以及库姆斯（Coombs）试验等。

（2）诊断性试验

1）冷激发试验：手指受寒降温后，采用光电容积描记仪（PPC）描记手指循环恢复至正常所需的时间，正常人指端循环 0～2 分钟内恢复到基线，雷诺病患者所需时间超过 5 分钟。正常人指端动脉波有主峰波和重波双波形，而雷诺病患者动脉波呈单向形，波峰低钝平坦，甚至消失。该方法简单可靠、无损伤性。

2）手指温度恢复时间测定：手指受冷降温后，应用热敏电阻探头测定其恢复至正常温度所需的时间，95% 正常人手指温度在 15 分钟内恢复到基线，而绝大多数雷诺病患者所需时间超过 20 分钟。

3）手指动脉造影：有助于确定雷诺病的诊断、显示动脉器质性病变，但它是一种损伤性的检查方法，不宜作为常规检查。

5. 治疗

（1）药物疗法

1）妥拉苏林：饭后口服每次 25～50 mg，每日 4～6 次；症状严重的每次剂量可增至 50～100 mg。肌内注射、静脉或动脉内注射剂量每次 25～50 mg，每日 2～4 次。

某些患者可引起头痛、头晕、恶心、

2）利血平：是一种治疗雷诺病历史较久、疗效较好的药物。口服剂量相差很大。口服每日 1 mg，疗程为 1～3 年，可减少症状发作次数和程度。

3）硝苯地平：是一种钙通道阻滞剂，能使血管平滑肌扩张。口服 20 mg，每日 3 次，疗程 2 周～3 个月，可明显改善中、重度雷诺病的临床症状。

4）甲基多巴：每日剂量为 1～2 g，可预防大多数雷诺病发作，用药时需注意血压。

5）硝酸甘油软膏：每日局部涂擦 4～6 次，能明显减少雷诺征发作次数，减轻麻木和疼痛症状。

（2）交感神经阻滞疗法：星状神经节阻滞可降低交感神经兴奋性，扩张血管改善症状。有出血倾向及严重心肺功能障碍者慎用星状神经节阻滞。

（3）辅助治疗：现代针灸强调用艾灸或温针之法治疗雷诺病。近年来主张针刺与艾灸结合，以引导阳气，温通经脉，或指端放血，活血行气。生物反馈疗法是将机体正常情况下难以知觉的生物信息利用设备进行放大，并通过记录和显示系统转变成信号，让患者感觉到这些功能变化，从而使其能把自己的某些感觉与躯体功能联系起来，并在某种程度上调节这些功能。

（4）外科疗法：80%～90% 雷诺病患者，经内科治疗后可使症状缓解或停止进展，仅少数患者治疗无效、病情恶化，症状严重影响工作和生活，可考虑施行交感神经节切除手术。

6. 预防：应避免寒冷刺激和情绪激动，条件许可者可移居气候温和、干燥地区，可减少症状发作；少量饮酒，保持乐观精神都是预防中的一项重要措施；禁烟、避免使用麦角胺、β 受体拮抗剂和避孕药；因职业因素所致者尽可能改换工作；因轻微损伤易引起指尖溃疡或其他营养性病变，要细心保护。

（二）肌筋膜疼痛综合征

肌筋膜疼痛综合征（myofascial pain syndrome，MPS）是指软组织的急性或慢性疼痛，以刺激肌筋膜触发点（myofascial trigger points，MTrPs）为特征引起肌肉局部疼痛、牵涉痛、运动感觉功能障碍和自主神经调节障碍为主要临床症状。

1. 临床表现

（1）肌筋膜疼痛综合征（MPS）是区域性分布的综合征。即使一个以上身体结构受累，它们在解剖上仍局限于某个区域或躯体部位。有肌激痛点的患者通常表现为患部深在肌肉骨骼持续性钝痛，定位比较模糊。疼痛经常自 MTrPs 牵涉至远隔的某一个部位。由肌筋膜痛引起的躯体功能障碍，包括局部皮肤温度增高、牵涉区域的皮肤变凉、流泪、眩晕、耳鸣、平衡失调和举物的重力感觉异常等。运动功能障碍主要是肌力减弱、肌肉协同功能丧失和工作耐力减退。这正是加强功能锻炼的指征，但如果不消除

MTrPs，仅采用肌力锻炼的方法，反而会由于其他肌肉替代使患肌进一步变弱，使症状加重。睡眠障碍会加重疼痛的敏感性。

（2）体征：有明确定位的肌肉痛点，同时可触及细绳索样硬化物或硬结，称之为紧张带或压痛结节。在每个 MTrPs 内部有许多活动性病灶，病灶越多，MTrPs 就会越敏感。在 MTrPs 的中心部位很可能就是功能障碍的运动终板附近敏感的伤害感受器。MTrPs 具有 2 个特征：① 压痛与牵涉痛；② 激发紧张束带短暂的局部颤动反应。存在活动性 MTrPs 的肌肉由于疼痛的缘故，都会表现伸直受限。试图将肌肉被动伸直时，就会剧烈疼痛。一旦活动性 MTrPs 失活及紧张带松弛后，肌肉运动就达到正常。有 MTrPs 的肌肉痉挛性疼痛，即对其予以固定阻力而强烈收缩时，患者就感觉疼痛。肌肉收缩易出现疲劳，肌力减弱的程度，在不同的肌肉或不同的部位有所区别。

2. 诊断和鉴别诊断

（1）诊断：MPS 诊断标准分为主要标准和次要标准。主要标准：① 主诉区域性疼痛；② 激痛点放射性疼痛的预期分布区域的感觉异常；③ 紧绷肌带；④ 紧绷肌带内的某一点呈剧烈点状触痛；⑤ 存在某种程度的运动受限。次要标准：① 压痛点重复出现主诉的临床疼痛或感觉异常；② 横向抓触或针刺入带状区激痛点诱发局部抽搐反应；③ 伸展肌肉或注射激痛点缓解疼痛。若满足 5 个主要和至少 1 个次要标准，才能确诊为 MPS。

David 等 2015 年在 Pain Medicine 杂志上提出对 MPS 诊断标准，当满足下列标准时，可诊断为 MPS，具体包括：① 触诊确定激痛点，表现为有或无放射性疼痛；② 触诊患者的激痛点，可表现出疼痛的临床症状。并且至少符合下列条件中的 3 个：① 肌肉僵硬或痉挛；② 相关关节活动受限；③ 按压后疼痛加剧；④ 紧绷肌带或压痛小结。注意事项：① 排除其他局部肌肉压痛的疾病，并考虑到这些疾病可能与 MPS 同时存在；② 存在局部放射性疼痛；③ MPS 的症状需至少存在 3 个月。上述诊断标准的提出为 MPS 的诊断、治疗掀开了新的篇章，新的标准更侧重于激痛点的描述，在次要标准中关注查体的重要性，在查体中不仅可以发现激痛点，还可以发现肌肉痉挛、压痛、受影响的关节活动受限、紧绷肌带及压痛小结，此外，还增加了症状持续性存在 3 个月的时间限制，较以前的诊断标准，新标准重点突出，内容精准，考虑全面。

（2）鉴别诊断

1）纤维肌痛：纤维肌痛（FMS）常与 MPS 同时存在，但治疗方法不同。所以，疼痛科医师要明确的鉴别出这两种疾病。当 MTrPs 是活动性时，两者比较容易鉴别，而当 MTrPs 变成慢性疼痛综合征时，鉴别就十分困难。以下几点可供参考：① 男女比例，MPS 为 1∶1，FMS 为 1∶4～1∶9。② MPS 为局部疼痛和压痛浅，FMS 为广泛疼痛和压痛深在。③ MPS 感觉肌肉紧张，而 FMS 感觉肌肉发软。④ MPS 关节运动范围受限，

FMS 则为高运动性。⑤ MPS 的 MTrPs 注射反应迅速，而 FMS 的 MTrPs 注射反应缓慢且较弱。

2）关节功能障碍：关节功能障碍时，异常应力产生的异常感觉输入可以激活 MTrPs，从而 MTrPs 所增加的张力和运动活动性的增加能维持关节的异位应力。关节功能障碍会有效地增加邻近肌肉的运动神经元对远隔部位 MTrPs 产生的伤害输入的反应性。所以，当两者同时存在，应鉴别关节功能障碍和肌肉痛。

3. 治疗

（1）肌肉伸展强化：Travell 发明"冷喷并牵拉"（spray and stretch）的特殊方法，即在患者肌激痛点及沿着其牵涉痛方向，用氯乙烯或氟甲烷冷剂（后者毒性较低）喷射至皮肤上，同时将该 MTrPs 所在的肌紧绷带牵拉放松，此方法已广为流传。如今将上述方法结合间歇冷敷，可以强化伸展放松肌肉，以使肌筋膜 MTrPs 失活，还能使内脏起源的牵涉痛得到缓解。其作用机制是产生了较强的中枢介导效应与自主神经系统的介导效应。如果能配合收缩—松弛技术，加以轻柔的伸展放松，再经常坚持做缓慢呼气动作，即呼吸须足够慢又深，这样可以达到肌肉筋膜放松的效果。

（2）局部推拿按摩：操作时使患部肌肉处于伸展位，施术者用手指或手掌由浅入深地在肌肉 MTrPs 处逐渐加压，手下遇到一定的阻力后，即保持该种程度压力，手指沿着已经松弛肌肉部位纵向缓缓揉动推进，此刻患者会感觉到局部不适或酸胀痛。一般每个位点要施压约 1 分钟，每次可治疗 10～12 个位点，隔 1～2 天可重复治疗。也可采取整脊疗法（chiropractic），在颈、麻、腰椎的某一个节段快速地施以牵伸、扭转或剪切应力，使椎旁的挛缩肌肉小节伸长放松。实验研究显示，足够的机械压力可破坏功能障碍运动终板能完全使其失活，并使肌纤维破坏以释放关键链环，从而取得疗效。

（3）肌肉刺激疗法：将针先插入皮下，进而再插入肌肉内 MTrPs 所在位置，找出可以导致疼痛的点，如此把针插入，再抽出至皮下，又重新插入到肌肉内，重复进出多次，一直到患者患处压痛消失，奏效迅速。有的学者借用中国传统针刺手法，应用现代解剖学和神经生理学原理施行一套治肌筋膜疼痛症的针刺刺激疗法，此疗法的特点是以针刺点为肌肉运动点，即由现代医学检查出治疗位点，针刺的方向与皮肤垂直，针刺操作时要留意针被夹住的感觉，这是针刺入肌肉紧张时阻力增加，且肌肉收缩很紧的缘故。针刺最初进入时，患者可以没有痛的感觉，当推进到挛缩区域，患者有时会感到非常疼痛。所以，进针速度要缓慢均匀，以便疼痛减至最小。留针 10 分钟，加上捻转或提插手法会增强疗效，也可以用低频率（30～100 Hz）间断直流电电极连接到针刺针上，电流慢慢增大，时间约 20 分钟，效果明显。

（4）肌激痛点注射：MTrPs 局部麻醉剂注射可使其立即失活，而且能明显减轻注射后针刺留下的疼痛，这一点优于单纯的针刺技术。局麻注射液有助于稀释和消散功能障碍终板区域的致痛物质。近年来，肉毒菌素 A（BTx）被应用于治疗 MTrPs 所致的肌筋膜疼痛。治疗剂量的 BTx 可阻断 Ach 从神经肌肉接头处运动神经末梢的释放，引起肌肉麻痹，最终导致神经肌肉接头变性。由于肉毒菌素 A 的破坏性，所以仅在其他非手术疗法未能奏效之后才能应用。

（5）康复治疗：MTrPs 经治疗后失活，为巩固疗效，促进肌肉恢复正常功能，指导患者学会怎样避免疼痛复发，应该积极地进行康复治疗。进行肌肉主动运动训练，将有助于肌肉达到正常肌力与活动范围，有助于纠正肌痉挛造成的肌纤维长度的不等。伸展活动、喷雾或注射后应采用治疗部位表面湿热敷，也有助于患者肌肉放松。物理治疗中电刺激疗法既可做基础治疗，也可用于康复治疗。

（三）骨质疏松症

骨质疏松症（osteoporosis，OP）是一种以低骨量和骨组织微结构破坏为特征，导致骨质脆性增加和易于骨折的全身性骨代谢性疾病。本病常见于老年人，但各年龄时期均可发病。在我国患骨质疏松症的人口约 9 000 万，其中女性约 7 000 万。原发性骨质疏松症包括绝经后骨质疏松症（Ⅰ型）、老年骨质疏松症（Ⅱ型）和特发性骨质疏松症（青少年型）。绝经后骨质疏松症一般发生在女性绝经后 5～10 年内；老年骨质疏松症一般指 70 岁以后发生的骨质疏松；特发性骨质疏松症主要发生在青少年，病因未明。继发性骨质疏松症指由影响骨代谢的疾病或药物或其他明确病因导致的骨质疏松。

1. 发病机制：骨质疏松症的具体病因尚未完全明确，一般认为与以下因素有关。

（1）遗传因素：是最重要的病因之一，如有家族遗传史的人群，风险较普通人高，且白种人、黄种人、黑种人的患病风险依次降低；遗传因素主要影响骨髓大小、骨量、结构、微结构和内部特性，父母骨质疏松会使子女骨质疏松发病率提高。

（2）生理因素：高龄人群骨骼健康逐渐变差，或者绝经女性的性激素水平下降后，对骨骼的保护随之减弱，骨量快速流失，而容易发生骨质疏松。

（3）其他因素：如服用糖皮质激素、抗癫痫药物、芳香化酶抑制剂、促性腺激素释放激素类似物、抗病毒药物、质子泵抑制剂和过量甲状腺激素等药物可损伤骨骼导致骨质疏松。

2. 临床表现：骨质疏松初期通常没有明显的临床表现，但随着病情进展，骨量不断丢失，骨微结构破坏，患者会出现骨痛、脊柱变形，甚至发生骨质疏松性骨折等后果，部分患者可没有临床症状，仅在发生骨质疏松性骨折等严重并发症后才被诊断为骨质疏松症。

（1）疼痛：骨质疏松患者可出现腰背疼痛或全身疼痛，通常在翻身时、起坐时及长时间行走后出现，夜间或负重活动时疼痛加重，并可能伴有肌肉痉挛，甚至活动受限。

（2）乏力：患者表现为容易乏力，简单劳动后劳累加重，负重能力明显下降。

（3）骨折：患者轻微外力和简单运动即可发生骨折，且愈合时间较常人更长、也易发生二次骨折，称为脆性骨折，好发于胸腰椎，其次为髋部、前臂远端，其他部位如肋骨、跖骨、骨盆等部位。

（4）脊柱变形：严重骨质疏松患者，因椎体压缩性骨折，可出现身高变矮或驼背等脊柱畸形。多发性胸椎压缩性骨折可导致胸廓畸形，甚至影响心肺功能。严重的腰椎压缩性骨折可能会导致腹部脏器功能异常，引起便秘、腹痛、腹胀、食欲减低等不适。

（5）其他症状：部分患者有恐惧、焦虑、抑郁、自信心丧失等，老年患者自主生活能力下降以及骨折后缺少与外界接触和交流，会给患者造成巨大的心理负担。

3. 诊断与鉴别诊断

（1）诊断：骨质疏松症的诊断基于详细的病史采集、体格检查、骨折风险评价、骨密度测量，以及影像学和实验室检查。骨质疏松症的诊断标准是基于 DXA 骨密度和／或脆性骨折。DXA 骨密度是目前通用的骨质疏松症诊断依据。对于绝经后女性、50 岁及以上男性，建议参照 WHO 推荐的诊断标准，推荐使用骨密度 DXA 测量的中轴骨（腰椎1~4、股骨颈或全髋部）骨密度或桡骨远端 1/3 骨密度的 T-值 ≤ -2.5 为骨质疏松症的诊断标准。对于儿童、绝经前女性和 50 岁以下男性，其骨密度水平的判断建议用同种族的 Z 值表示。将 Z 值 ≤ -2.0 视为"低于同年龄段预期范围"或低骨量。髋部或椎体脆性骨折，不依赖于骨密度测定，临床上即可诊断骨质疏松症；肱骨近端、骨盆或前臂远端的脆性骨折，且骨密度测定显示骨量减少（$-2.5 <$ T 值 < -1.0），就可诊断骨质疏松症。

（2）鉴别诊断：诊断骨质疏松症，首先要和其他可能引起骨密度下降、骨痛骨折的疾病鉴别，尤其注意排除以下疾病：

1）骨软化症：多见于维生素 D 严重缺乏的肾病患者。

2）成骨不全症：是一种遗传性疾病，可能在儿童期起病，也有少数患者在成年后才诊断。

3）骨髓瘤：有时因为骨痛、骨折就诊，检查血、尿及骨髓穿刺可见特征性发现。

4）骨转移癌：临床上一般有原发性癌症的表现，X 线下可见骨质有破坏。

5）如果确诊为骨质疏松症，还需进一步鉴别是原发性骨质疏松症，还是继发性骨质疏松症，注意排除有无引起骨密度降低的基础疾病。包括像甲状旁腺功能亢进症、甲状腺功能亢进症、腺皮质功能亢进等内分泌疾病，同时要注意排除能引起骨密度减少的药物，避免误诊误治。

4. 常用的治疗方法：骨质疏松的防治措施主要包括基础措施，主要是加强营养及选择合适的运动，并服用合适的骨质疏松药物，最后辅以康复治疗，可以达到良好的效果。

（1）一般治疗：首先加强营养，建议摄入富含钙、低盐和适量蛋白质的均衡膳食，推荐每日蛋白质摄入量为 0.8~1.0 g/kg 体重，并每日摄入牛奶 300 mL 或相当量的奶制品。其次规律运动，运动改善机体敏捷性、力量、姿势及平衡等，减少跌倒风险。运动还有助于增加骨密度，适合于骨质疏松患者的运动包括负重运动及抗阻运动，推荐规律的负重及肌肉力量练习，以减少跌倒和骨折。肌肉力量练习包括重量训练，其他抗阻运动及行走、慢跑、太极拳、瑜伽、舞蹈和乒乓球等。

（2）药物治疗

1）钙剂：碳酸钙，含钙量高，吸收率高，易溶于胃酸，常见不良反应为上腹部不适和便秘等；枸橼酸钙，含钙量较低，但水溶性较好，胃肠道不良反应小，有可能减少肾结石的发生，适用于胃酸缺乏和有肾结石风险的患者。

2）维生素 D：充足的维生素 D 可增加肠钙吸收、保持肌力、改善平衡能力和降低跌倒风险，维生素 D 不足可导致继发性甲状旁腺功能亢进，增加骨吸收，从而引起或加重骨质疏松。同时，补充钙剂和维生素 D 可降低骨质疏松性骨折风险。

3）抑制破骨细胞的药物：阿仑磷酸钠，增加骨质疏松患者骨密度，降低发生椎体、非椎体骨折的风险，胃及十二指肠溃疡、反流性食管炎者慎用；唑来磷酸，增加骨质疏松患者骨密度，降低发生椎体、非椎体骨折的风险，低钙血症者慎用，严重维生素 D 缺乏者需注意补充足量的维生素 D。

4）抑制骨吸收的药物：降钙素是一种钙调节激素，能抑制破骨细胞的生物活性、减少破骨细胞数量，减少骨量丢失并增加骨量。依降钙素，增加骨质疏松患者腰椎和髋部骨密度，降低椎体骨折的风险。鲑降钙素，增加骨质疏松患者腰椎和盆部骨密度，降低椎体及非椎体骨折的风险。

5）性激素补充剂：可以选择雌激素或者孕激素，常用于围绝经期和绝经后的女性，主要是用来针对绝经症状的药物。

（3）手术治疗：重度骨质疏松症伴新发椎体压缩性骨折时，可行骨水泥椎体成形术。

（4）中医药治疗：根据中医药"肾主骨，脾主肌肉"及"气血不通则痛"的理论，治疗骨质疏松以补肾益精、健脾益气、活血化瘀为基本治法。中药治疗骨质疏松多以改善症状为主，经临床证明有效的中成药可按病情选用。

（贺剑涛）

第二节　癌性疼痛的常见类型

一、癌痛定义

癌痛指由恶性肿瘤引起的疼痛，包括肿瘤治疗过程中引起的疼痛。癌痛是一种主观症状，一种不愉快的感受和情感体验，是一种躯体精神症状，原因涉及躯体、精神、心理、认知及社会功能层面。据人类发展指数（Human Development Index，HDI）保守预测至 2030 年，每年将有 2 000 万人被诊断为癌症。癌痛发生率在癌症早期为 48%，在晚期高达 64%～75%。癌痛是一种机制独特而复杂的慢性疼痛，它既具有炎性疼痛和神经病理性疼痛的特征，又与他们有所区别。癌痛是造成癌症晚期患者痛苦的主要原因之一。本章从癌痛的评估和综合治疗，并从骨转移引起的疼痛、肿瘤压迫引起的疼痛和癌性神经痛三方面介绍其相应的治疗方法。

二、癌痛的评估

（一）癌痛的临床评估

癌痛的临床评估是癌痛治疗的第一步，必然会影响治疗方案和疗效，因此，疼痛应作为一种疾病对待，病史、查体、辅助检查、诊断、治疗都应该有，评估应遵循常规、量化、全面、动态的原则。

1. 常规原则：医生应常规主动询问癌症患者有无疼痛，常规评估疼痛病情。滴定过程中，应规定时间每隔数小时进行疼痛评估，直至疼痛控制达稳定状态；即使病情稳定、疼痛控制好，也应常规评估，不少于每个月 2 次。

2. 量化原则：使用疼痛程度评估量表等量化标准来评估患者疼痛主观感受程度。在量化评估疼痛前，应该仔细全面的对患者和主要照顾者宣教疼痛评估的具体实施方法和意义。在量化评估疼痛时，应当重点评估最近 24 小时内患者最严重和最轻的疼痛程度，以及通常情况的疼痛程度。

3. 全面原则：对疼痛相关病情全面评估：

（1）疼痛病史：疼痛部位、牵涉痛的位置、疼痛有无放射；疼痛强度，包括过去 24 小时基础疼痛、当前的疼痛强度、静息时和活动时疼痛强度；疼痛对活动的影响，包括对日常活动、情绪、与他人的关系、睡眠、爱好等的影响；疼痛时间，包括疼痛发作时间、持续时间，持续性还是间歇性；疼痛性质；加重和缓解的因素；其他相关症状；目前的疼痛治疗计划，包括用药名称、剂量、间隔等；患者用药的依从性；目前疼痛缓解程度；药物不良反应；既往疼痛治疗情况；与疼痛相关的特殊问题，包括疼痛对患者和家属的影响、患者和家属对疼痛和疼痛用药的态度、对疼痛和疼痛表达的文化和信仰、有无精神困扰、患者对疼痛治疗的期望等。

（2）社会心理因素：有无抑郁表现；家属和他人的支持；药物滥用史；镇痛药物使用不当或滥用的危险因素；镇痛不足的危险因素（儿童、老年、少数民族、交流障碍、药物滥用史、神经病理性疼痛、文化因素等）。

（3）既往病史：肿瘤治疗史、其他疾病、既往有无慢性疼痛；既往体格检查、实验室和影像学检查结果。

（4）动态原则：从癌痛发生直至患者死亡过程中，应注意全程管理，为每一位患者制订个体化用药方案及评估计划，并根据需要及时调整。

（二）常用的评估方法

常用量表如下。

1. 数字评分法（Numeric Rating Scale，NRS）：此方法从 0～10 共 11 个点，表示从无痛到最痛，由患者根据自己的疼痛程度打分。评分标准：轻度疼痛（1～3），中度疼痛（4～6），重度疼痛（7～10）。

2. 口述评分法（VRS）：使用主诉词语描述疼痛分级，如无痛、轻度疼痛、中度疼痛、重度疼痛。

3. 面部表情评分法（Wong-Baker 脸）：特别适用于难以沟通的疼痛患者，如老人、小儿、文化程度较低者、表达能力丧失者及认知功能障碍者。

4. 视觉模拟评分（VAS 划线法）：一条线段的两端代表无痛和剧痛，需要被评估的患者在其上标出一点表示自己所感受到的疼痛程度。

5. 简明疼痛评估量表（Brief Pain Inventory，BPI）：简明疼痛评估量表是多维度疼痛评估工具，是一种相对简明、实用的疼痛评估工具，可以全面了解疼痛各要素及疼痛相关体验。

（三）癌痛治疗效果的评估

根据主诉疼痛的分级，疼痛缓解效果可按以下分类：① 显著有效：疼痛减轻 2 度以上；② 中度有效：疼痛减轻约 1 度；③ 微弱有效：疼痛稍有减轻，远不到 1 度；④ 无效：疼痛无缓解。

三、癌痛的综合治疗

（一）治疗原则

癌痛的治疗是姑息和缓和医疗的重要内容，贯穿于肿瘤治疗的全过程。癌痛治疗是综合性治疗，包括身（生理）、心（心理）、社（社会）、灵（灵性）4 个方面。经过全面的疼痛评估，根据患者的整体综合情况选择合适的治疗方案。如患者预计生存期较长、生活质量较高，癌痛治疗的目的是充分缓解癌痛，使患者能耐受抗肿瘤治疗必需的诊疗措施，因为抗肿瘤治疗是最直接和最有效的方法。如患者无法耐受积极抗肿瘤治疗或治疗失败，则应采用积极的支持治疗手段，如姑息性的手术、放化疗、抗骨转移治疗等。如患者已进入生命末期，则重点应在于安宁疗护（临终关怀），积极治疗疼痛等不适症状。通常是在社区和家庭由全科医生所完成。癌痛治疗主要有药物治疗、介入及手术治疗、中医中药治疗等。

（二）药物治疗

药物治疗是癌痛治疗的基础和主要治疗方法，包括以下 5 个主要原则。

1. 首选无创给药：首选口服，口服给药具有以下特点：① 简单经济，易于接受；② 血药浓度稳定；③ 与静脉注射同样有效；④ 剂量调整方便，更有自主性；⑤ 不易成瘾或产生耐药性。口服障碍时，可选择纳肛或贴剂给药途径。

2. 按阶梯给药：1986 年 WHO 正式提出癌痛三阶梯治疗原则。第一阶梯轻度疼痛：非阿片类药物，通常为非甾体类消炎药（氟比洛芬、布洛芬、美洛昔康、塞来昔布等）及对乙酰氨基酚等解热镇痛药。第二阶梯中度疼痛：弱阿片类药物（曲马多、可待因等），可同时联合非甾体类药物。低剂量强阿片类药物可替代二阶梯治疗。第三阶梯重度疼痛：首选强阿片类药物（吗啡、羟考酮、芬太尼等）。

3. 按时给药：按时给药而非按需给药，以维持有效血药浓度，保证疼痛连续缓解。

4. 个体化给药：不同患者对麻醉药品的疗效和不良反应个体差异很大。因此，阿片类药物没有标准剂量，凡是能使疼痛缓解且不良反应可以耐受的剂量就是正确剂量，强调注意具体患者的实际疗效。应根据患者疼痛强度、性质，对生活质量的影响，对药物的耐受性，使用习惯及经济承受能力，个体化的选择药物，确定剂量。

5. 注意具体细节：注意观察疗效及不良反应，及时恰当地预防和处理各种不良反应，使患者能获得最佳疗效和最好的耐受性。

（三）介入及手术治疗

在药物治疗的基础上，仍有部分患者癌痛得不到很好的控制，外科手术及微创介入治疗技术的开展为难治性癌痛的治疗提供了一种有效的解决方案，常用技术包括自控镇痛泵术、神经毁损术、经皮椎体成形术、放射性粒子植入术和鞘内药物输注系统植入术等。应根据患者的预计生存期选择适合的治疗方式。

（四）中医中药治疗

历代医家对癌痛的病机有诸多认识，概括起来可归为不通则痛和不荣则痛两大类。其中不通则痛属实痛，多由痰毒内结、寒淤阻滞经脉引起；不荣则痛属虚痛，常因正气损耗、精血亏虚、经脉失于濡养导致。临床实践中发现患者常同时存在虚实两种病机，虚实夹杂，故治疗多以扶正祛邪为主则。中医中药治疗癌痛的常用方法有中药外敷和中药内服，此外还有针灸、耳穴埋豆、穴位埋线等方法。

四、骨转移导致的疼痛

骨骼是多种恶性肿瘤常见的转移部位，常发生骨转移的恶性肿瘤包括肺癌、乳腺癌、前列腺癌、肾癌等。骨转移癌临床十分常见，发病率高，老年患者发病率更高，椎骨为最易发生骨转移的部位，此外肋骨、骨盆、股骨、胫骨等也是骨转移的常见部位。骨转移癌患者早期即可出现疼痛症状，起初常为轻度间断疼痛，但随着病情发展，疼痛逐步转化为持续性钝痛或刀割样痛，活动时疼痛加剧。产生疼痛的原因主要包括骨膜牵张、骨组织侵犯、神经侵犯、溶骨加快等。骨转移癌疼痛给晚期癌症患者的生存质量带来了严重不良影响，近年来，该病的治疗虽然在某些领域取得了一些新进展，但仍属癌症姑息治疗的难题之一。癌症骨转移的诊断相对简单，影像学检查基本可以发现，骨扫描检查可以确诊。骨转移导致的疼痛仍遵循癌痛治疗的基本原则，但有特殊治疗的药物和方法。

（一）药物治疗

药物治疗是缓解骨转移癌疼痛的最基本、最常用的方法，甚至是部分晚期癌痛患者唯一可以接受的有效治疗方法，包括三阶梯止痛药、双膦酸盐类药物，而对于一般情况较好及病理类型对内分泌药、分子靶向药及化疗药敏感的患者可给予相应药物以积极控制原发病，减轻患者疼痛。

1. 双膦酸盐类药物：双膦酸盐类药物现已是用于治疗骨转移癌的一类成熟药物，该类药物对矿化骨具有高度亲和力，可以选择性地作用于骨骼，降低破骨细胞活性，还能通过减少前列腺素及乳酸等致痛递质的产生而起到止痛作用，并具有一定抑制癌细胞生长的作用，临床可用于骨质疏松，骨转移癌所引起的骨骼损害、骨痛及高钙血症等的治疗，亦可用于骨转移癌的预防。现常用的双膦酸盐类药物包括唑来膦酸和伊班膦酸钠。

2. 放射性核素治疗：放射性核素治疗骨转移癌疼痛疗效确切，镇痛时间长，不良反应小，在骨转移癌疼痛的治疗中具有重要地位。其可广泛而持续地缓解全身多处骨转移癌疼痛，此点优于放射治疗。目前临床常用的治疗骨转移癌疼痛的放射性核素包括氯化锶（89SrCl2）和 153 钐-乙二胺四甲撑膦酸（153Sm-EDTMP）。89SrCl2 属于一种亲骨放射性核素，在骨转移灶内蓄积量明显增加，发射出 β 射线，从而杀死骨骼内肿瘤细胞，缩小骨转移灶，发挥良好的镇痛作用。常见的不良反应包括白细胞计数、血小板计数减少，但程度轻，少见的不良反应有腹泻、呕吐等胃肠道不适症状。与 89SrCl2 相似，153Sm-EDTMP 亦具有亲骨性，属于亲骨性放射性核素，除发射 β 射线外，还可发射 γ 射线，对骨转移癌疼痛具有良好的治疗效果，且不良反应小。

（二）放射治疗

放射治疗是骨转移癌疼痛的重要治疗手段，具有抑制癌细胞生长、缩小骨转移灶、减轻骨骼破坏、缓解压迫等作用，对骨转移癌疼痛具有良好的治疗效果，一般放射治疗 10 天后疼痛开始缓解，经系统放射治疗，患者疼痛缓解率可达 80%，部分患者疼痛可完全缓解，但该方法对全身多部位骨转移癌疼痛的治疗较局限。放射剂量、分割放式、放射治疗技术等目前仍存在争议，尚无统一标准。对于椎骨转移癌患者常选用调强放射治疗，因为调强放射治疗可对骨转移灶进行局部加量，止痛效果更好，并能更好地保护周边正常组织。

（三）手术治疗

骨转移提示肿瘤患者病情进入晚期，并且骨转移常多发，故选择手术治疗骨转移癌疼痛时，需综合评判患者受益性及风险性，切勿盲目手术。手术可分为常规手术和微创手术。常规手术方式包括各种固定术、骨水泥填充术、肿瘤刮除术等。对于一般情况较好，预期生存期较长，单发、少发部位的骨转移癌所致病理性骨折患者可行手术治疗，或在病理性骨折发生前行预防性固定术，如长骨骨干转移者可行髓内钉固定联合骨水泥填充术。骨水泥填充术近年研究较多，对骨转移癌所致溶骨破坏病灶进行填充，可起到缓解疼痛、增强病变骨骼强度等作用；其填充物主要为聚甲基丙烯酸甲酯，此外还有磷酸钙类新型骨水泥。骨水泥填充术可能出现骨水泥渗漏、神经损伤的情况，故需严格掌握适应证，并规范操作。

五、肿瘤压迫导致的疼痛

肿瘤压迫导致的疼痛是癌症患者常见的症状之一。这种疼痛通常与肿瘤本身的生长和扩散有关，肿瘤可能压迫周围组织、神经、血管或其他器官，从而引起疼痛。

（一）疼痛的原因

直接压迫：肿瘤生长可能直接压迫神经、血管或其他组织，导致疼痛。

间接压迫：肿瘤可能通过改变解剖结构，间接压迫周围组织，如肿瘤压迫脊柱或神经根。

炎症反应：肿瘤的存在可能引起局部炎症，炎症介质刺激神经末梢，导致疼痛。

（二）疼痛的特点

持续性：疼痛可能持续存在，随着肿瘤的增长而加剧。

定位性：疼痛通常与肿瘤的位置有关，可以相对准确地定位到受压区域。

夜间加重：患者可能在夜间感到疼痛加剧，这可能与体位变化或夜间活动减少有关。

（三）疼痛的治疗

肿瘤压迫引起的疼痛的治疗原则是治疗肿瘤本身，解除压迫的基础上，使用药物或其他方法控制患者的疼痛。

药物治疗：是癌痛控制的基础，治疗原则根据癌痛的药物治疗原则治疗。按三阶梯原则使用药物，如非甾体抗炎药（NSAIDs）、阿片类药物，以及针对神经性疼痛的特定药物。根据肿瘤类型及所在位置的不同，可以选择放射治疗，手术治疗、靶向及免疫治疗等方法治疗肿瘤本身，可以根据患者的不同，在药物治疗外，可选择包括神经阻滞、神经脉冲、鞘内泵置入等方法治疗。

六、癌性神经病变

癌性神经病理性疼痛（malignant neuropathic pain，MNP）是癌痛的重要类型，与伤害感受性疼痛相比其病因和机制更为复杂。阿片类药物最常用于癌痛患者，但其对神经病理性疼痛的疗效不理想，因此，对于 MNP 患者需联合使用辅助性镇痛措施。

（一）病因学与分类

与伤害感受性疼痛不同，MNP 的病因和形成机制复杂，常合并多种因素，如肿瘤本身的压迫牵拉和浸润转移、放疗引起的局部损伤和周围神经损伤以及化疗药物的毒性作用。同时应注意 MNP 常因患者的恐惧、焦虑、抑郁等心理因素以及衰竭、疲劳、失眠等精神因素的影响而加重。

（二）MNP 的治疗

药物治疗是 MNP 的重要手段，NCCN 公布的《成人癌痛临床指南》指出抗抑郁和抗惊厥药物是 MNP 的一线辅助用药，阿片类镇痛药物为中重度癌痛治疗基础用药，同时以神经阻滞为主的非药物治疗也在缓解 MNP 中发挥着重要作用。

1. 药物治疗

（1）抗惊厥药物：近年来，以加巴喷丁和普瑞巴林为代表的抗惊厥药物广泛地用于治疗各种 NP，如带状疱疹后神经痛、糖尿病周围神经病变、脊髓损伤后疼痛等，且获得了理想的疗效。两者镇痛机制为阻断突触前电压依赖的 N 型钙通道，镇痛作用一般在 1～2 周内产生，耐受性良好且无已知的药物相互作用，同时具有改善睡眠、提高生活质量的效果。普瑞巴林还具有较好的抗焦虑作用，因此对于焦虑症患者可作为首选药物。

（2）抗抑郁药物：抗抑郁药对各种神经性疼痛都有较为理想的疗效，对 MNP 也具有较好疗效。常用的抗抑郁药包括三环类抗抑郁药（tricyclic antidepressant，TCAs），如阿米替林和丙米嗪；5-羟色胺（5-hydroxytryptamine，5-HT）去甲肾上腺素再摄取抑制剂（serotonin/noradrenaline reuptake inhibitor，SNRIs），如度洛西汀和文拉法辛；选择性 5-HT 再摄取抑制剂（selective serotonin reuptake inhibitor，SSRIs），如帕罗西汀和西酞普兰。

（3）阿片类药物：美国临床系统改进协会（Institute for Clinical Systems Improvement，ICSI）2013 版《慢性疼痛指南》指出阿片类药物可考虑在严格筛选的 NP 患者中进行应用，美沙酮和曲马多可能比其他阿片类药物能更有效的改善神经性疼痛。欧洲神经协会联合会（European Federation of Neurological Societies，EFNS）公布的《神经痛药物治疗指南》中采纳了有关临床试验的 A 类证据，把曲马多和其他阿片类药物、三环类抗抑郁药物、普瑞巴林、加巴喷丁共同列为一线治疗药物。而在中重度癌痛治疗中，阿片类镇痛药为重要的基础用药，在使用中应考虑以下几点：① NP 常伴随伤害感受性疼痛存在，后者可能对阿片类药物高敏；② 阿片类镇痛药物可缓解癌痛患者总疼痛；③ 使用阿片类镇痛药物可能较相同效能的辅助镇痛药产生更小不良反应。

（4）局部作用药物：利多卡因贴剂、辣椒碱等可将其可作为治疗 MNP 的局部辅助用药。

2. 非药物治疗：介入治疗能有效阻断痛觉传导通路，现已广泛用于药物控制不佳的 NP 治疗，方法包括神经阻滞、电刺激、鞘内镇痛泵、神经损毁术等。

（贺剑涛）

【参 考 文 献】

［1］ 傅志俭.头面部痛的诊断与治疗［J］.中国临床医生，2000，28（11）：14-16.
［2］《中国偏头痛诊断与治疗指南（中华医学会神经病学分会第一版）》发布［J］.中华医学信息导报，2023，38（12）：8.
［3］ Steiner T J, Stovner L J, Jensen R, et al. Migraine remains second among the world's causes of disability, and first among young women: findings from GBD2019［J］. J Headache Pain, 2020, 21(1): 137.
［4］ Global, regional, and national burden of neurological disorders, 1990-2016: a systematic analysis for the Global Burden of Disease Study 2016［J］. Lancet Neurol, 2019, 18(5): 459-480.
［5］ Stovner L, Hagen K, Jensen R, et al. The global burden of headache: a documentation of headache prevalence and disability worldwide［J］. Cephalalgia, 2007, 27(3): 193-210.
［6］ Schulte L H, May A. The migraine generator revisited: continuous scanning of the migraine cycle over 30 days and three spontaneous attacks［J］. Brain, 2016, 139(Pt 7): 1987-1993.
［7］ Ashina M. Migraine［J］. N Engl J Med, 2020, 383(19: : 1866-1876.
［8］ Brennan K C, Pietrobon D. A Systems Neuroscience Approach to Migraine［J］. Neuron, 2018, 97(5): 1004-21.
［9］ Ferrari M D, Goadsby P J, Burstein R, et al. Migraine［J］. Nat Rev Dis Primers, 2022, 8(1): 2.
［10］ Pi C, Tang W, Li Z, et al. Cortical pain induced by optogenetic cortical spreading depression: from whole brain activity mapping［J］. Mol Brain, 2022, 15(1): 99.
［11］ Li F, Qiu E, Dong Z, et al. Protection of flunarizine on cerebral mitochondria injury induced by cortical spreading depression under hypoxic conditions［J］. J Headache Pain, 2011, 12(1): 47-53.
［12］ Zhang Q, Han X, Wu H, et al. Dynamic changes in CGRP, PACAP, and PACAP receptors in the trigeminovascular system of a novel repetitive electrical stimulation rat model: Relevant to migraine［J］. Mol Pain, 2019, 15: 1744806918820452.
［13］ Han X, Ran Y, Su M, et al. Chronic changes in pituitary adenylate cyclase-activating polypeptide and related receptors in response to repeated chemical dural stimulation in rats［J］. Mol Pain, 2017, 13: 1744806917720361.
［14］ Wang X, Yin Z, Lian Y, et al. Premonitory symptoms in migraine from China: A multi-clinic study of 4821 patients［J］. Cephalalgia, 2021, 41(9): 991-1003.
［15］ Ran Y, Yin Z, Lian Y, et al. Gradually shifting clinical phenomics in migraine spectrum: a cross-sectional, multicenter study of 5438 patients［J］. J Headache Pain, 2022, 23(1): 89.
［16］ Kelman L. Pain characteristics of the acute migraine attack［J］. Headache, 2006, 46(6): 942-953.

［17］ Zhang N, Chen C F. Clinical observation of the effect of prophylaxis on allodynia in patients with migraine［J］. J Pain Res, 2018, 11: 2721-2728.

［18］ Iljazi A, Ashina H, Lipton R B, et al. Dizziness and vertigo during the prodromal phase and headache phase of migraine: A systematic review and meta-analysis［J］. Cephalalgia, 2020, 40(10): 1095-1103.

［19］ Giffin N J, Lipton R B, Silberstein S D, et al. The migraine postdrome: An electronic diary study［J］. Neurology, 2016, 87(3): 309-313.

［20］ Headache Classification Committee of the International Headache Society (IHS) The International Classification of Headache Disorders, 3rd edition［J］. Cephalalgia, 2018, 38(1): 1-211.

［21］ Dodick D W, Lipton R B, Ailani J, et al. Ubrogepant for the Treatment of Migraine［J］. N Engl J Med, 2019, 381(23): 2230-2241.

［22］ Lipton R B, Dodick D W, Ailani J, et al. Effect of Ubrogepant vs Placebo on Pain and the Most Bothersome Associated Symptom in the Acute Treatment of Migraine: The ACHIEVE II Randomized Clinical Trial［J］. Jama, 2019, 322(19): 1887-1898.

［23］ Lipton R B, Croop R, Stock E G, et al. Rimegepant, an Oral Calcitonin Gene-Related Peptide Receptor Antagonist, for Migraine［J］. N Engl J Med, 2019, 381(2): 142-149.

［24］ 杨吉垒, 温晓霞, 王文丽, 等. 三叉神经痛的诊疗研究进展［J］. 中国疼痛医学杂志, 2023, 29（3）: 201-206.

［25］ 杨娟, 高翙, 罗裕辉, 等. 经圆孔射频热凝上颌神经治疗三叉神经痛的临床观察［J］. 中国疼痛医学杂志, 2019, 25（5）: 357-360.

［26］ Bendtsen L, Zakrzewska J M, Abbott J, et al. European Academy of Neurology guideline on trigeminal neuralgia［J］. Eur J Neurol, 2019, 26(6): 831-849.

［27］ Antonaci F, Sjaastad O. Cervicogenic headache: a real headache［J］. Curr Neurol Neurosci Rep, 2011, 11(2): 149-155.

［28］ 李石良, 韩峰, 张辰宇. 330 例颈源性头痛临床特征回顾性分析［J］. 中国骨伤, 2010, 23（03）: 208-211.

［29］ 路洁辉, 习亚炜, 李莉, 等. 星状神经节阻滞联合温通刮痧疗法治疗颈源性头痛的疗效观察［J］. 中国中医基础医学杂志, 2024, 30（04）: 687-690.

［30］ 中华外科杂志编辑部. 颈椎病的分型、诊断及非手术治疗专家共识（2018）［J］. 中华外科杂志, 2018, 56（6）: 401-402.

［31］ 谢兴文, 王春晓, 李宁. 颈椎病发病特征与影响因素的流行病学调查［J］. 中国中医骨伤科杂志, 2012, 20（7）: 46-47.

［32］ 世界中医药学会联合会骨质疏松专业委员会, 上海中医药大学附属龙华医院, 中日友好医院, 等. 颈椎病中西医结合诊疗专家共识［J］. 世界中医药, 2023, 18（7）: 918-922.

［33］ Kwaees T A, Charalambous C P. Rates of surgery for frozen shoulder: an experience in England［J］. Muscles Ligaments Tendons J, 2015, 5(4): 276-279.

［34］ Whelton C, Peach C A. Review of diabetic frozen shoulder［J］. Eur J Orthop Surg Traumatol, 2018, 28(3): 363-371.

［35］ Schiefer M, Teixeira P F S, Fontenelle C, et al. Prevalence of hypothyroidism in patients with frozen shoulder［J］. J Shoulder Elbow Surg, 2017, 26(1): 49-55.

［36］ 袁经阳, 黄永, 唐爱珍, 等. 壮医经筋疗法联合桂枝加黄芪汤加减对肩周炎风寒湿痹证患者表面肌电信号及预后的影响研究［J］. 中华中医药学刊: 1-9.

［37］ 梁倩倩, 张霆. 肩周炎中西医结合诊疗专家共识［J］. 世界中医药, 2023, 18（07）: 911-917.

［38］ Akhtar M, Nadeem R D A, Shah Gillani S F, et al. Comparison of intra articular NSAID (ketorolac) injection versus hyaluronic acid injection for the mean decrease of pain score (according to UCLA shoulder rating scale) in the management of adhesive capsulitis［J］. Pak J Pharm Sci, 2019, 32(3):

953-956.

［39］Itoi E, Arce G, Bain G I, et al. Shoulder Stiffness: Current Concepts and Concerns［J］. Arthroscopy, 2016, 32(7): 1402-1414.

［40］周新巧，潘寅兵，俞敏，等. 富血小板血浆治疗粘连性肩关节囊炎患者的疗效［J］. 江苏医药，2022，48（10）：1007-1014.

［41］Doiron-Cadrin P, Lafrance S, Saulnier M, et al. Shoulder Rotator Cuff Disorders: A Systematic Review of Clinical Practice Guidelines and Semantic Analyses of Recommendations［J］. Arch Phys Med Rehabil, 2020, 101(7): 1233-1242.

［42］虢洪松，牛士贞，李长征，等. 肩袖损伤的研究进展及其法医学意义［J］. 中国司法鉴定，2021，（02）：33-37.

［43］中华中医药学会. 肩袖损伤中西医结合诊疗指南（2023 年版）［J］. 中医正骨，2024，36（01）：1-9.

［44］邓炜聪，曾勤，洪钟源，等. 富血小板血浆治疗肩袖损伤术后的疗效：随机对照试验 Meta 分析［J］. 创伤外科杂志，2021，23（04）：276-284.

［45］Ryan J, Imbergamo C, Sudah S, et al. Platelet-Rich Product Supplementation in Rotator Cuff Repair Reduces Retear Rates and Improves Clinical Outcomes: A Meta-analysis of Randomized Controlled Trials［J］. Arthroscopy, 2021, 37(8): 2608-2624.

［46］Lipner J, Shen H, Cavinatto L, et al. In Vivo Evaluation of Adipose-Derived Stromal Cells Delivered with a Nanofiber Scaffold for Tendon-to-Bone Repair［J］. Tissue Eng Part A, 2015, 21(21-22): 2766-2774.

［47］糖尿病性周围神经病理性疼痛诊疗专家共识［J］. 全科医学临床与教育，2019，17（02）：100-103+107. DOI:10.13558/j.cnki.issn1672-3686.2019.02.002.

［48］糖尿病性周围神经病理性疼痛诊疗专家共识［J］. 中国疼痛医学杂志，2018，24（08）：561-567.

［49］于生元，万有，万琪，等. 带状疱疹后神经痛诊疗中国专家共识［J］. 中国疼痛医学杂志，2016，22（03）：161-167.

［50］张晓俆，贾蕾，肖红雨，等. 复杂区域疼痛综合征的诊治进展［J］. 解放军医学院学报，2020，41（10）：1033-1036.

［51］张雨田，王红，冯彬彬，等. 雷诺综合征诊断及治疗进展［J］. 血管与腔内血管外科杂志，2020，6（5）：450-456. DOI:10.19418/j.cnki.issn2096-0646.2020.05.017.

［52］吴丹，荣晓凤. 雷诺综合征的中西医诊治研究进展［J］. 现代中西医结合杂志，2021，30（30）：3415-3420. DOI:10.3969/j.issn.1008-8849.2021.30.023.

［53］高巍巍，邹德生，王伍超，等. 肌筋膜疼痛综合征的研究进展［J］. 中国疼痛医学杂志，2017，23（6）：455-458. DOI:10.3969/j.issn.1006-9852.2017.06.012.

［54］邹文静，程凌，徐杰，等. 针刺触发点治疗肌筋膜疼痛综合征的临床研究进展［J］. 按摩与康复医学，2023，14（5）：41-45. DOI:10.19787/j.issn.1008-1879.2023.05.012.

［55］中华医学会骨质疏松和骨矿盐疾病分会. 原发性骨质疏松症诊疗指南（2022）［J］. 中国全科医学，2023，26（14）：1671-1691. DOI:10.12114/j.issn.1007-9572.2023.0121.

［56］欧娜，胡小萍. 癌痛综合评估的研究进展［J］. 全科护理，2020，18（6）：664-667. DOI:10.12104/j.issn.1674-4748.2020.06.007.

［57］中国抗癌协会癌症康复与姑息治疗专业委员会难治性癌痛学组，中华医学会疼痛学分会癌痛学组. 癌性爆发痛专家共识（2019 年版）［J］. 中国肿瘤临床，2019，46（6）：267-271. DOI:10.3969/j.issn.1000-8179.2019.06.228.

［58］王骁，陈丽，刘广杰，等. 骨转移癌疼痛的治疗进展［J］. 中国全科医学，2020，23（12）：1571-1575. DOI:10.12114/j.issn.1007-9572.2019.00.740.

［59］卢帆，宋莉，刘慧.癌性神经病理性疼痛的评估和诊疗现状［J］.中国疼痛医学杂志，2015，21（9）：692-696. DOI:10.3969/j.issn.1006-9852.2015.09.012.

［60］王俊涛，王泽坤，杨明明，等.补肾类中药在转移性骨肿瘤治疗中的应用研究进展［J］.中医研究，2022，35（10）：86-90. DOI:10.3969/j.issn.1001-6910.2022.10.23.

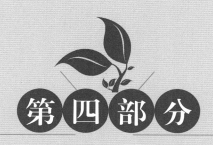

第四部分

疼痛治疗策略

第一章　药物治疗

第一节　非阿片类药物的选择与应用

一、药物种类与作用机制

非阿片类药物最常使用的是非甾体抗炎药（也叫解热镇痛抗炎药），此类药物在发挥解热作用的同时，同时具有缓解疼痛、减轻炎症和抗风湿作用，包括的药物种类较多。上述各类药物具有相似作用机制，主要通过抑制环氧化酶的活性被抑制而使局部组织的前列腺素合成减少。NSAIDs 类药物对环氧化酶药物可具有选择性，分为非选择性 COX 抑制剂和选择性 COX-抑制剂。

NSAIDs 对轻、中度的炎症性疼痛具有较为理想的镇痛作用，不仅起效快，而且可以减轻炎症的同时还可以减轻肿胀，应用范围较广，包括关节与肌肉疼痛、头痛、神经痛、术后慢性疼痛等，但是对严重创伤后急性疼痛及内脏痛效果欠佳，同时也是癌症阶梯治疗中的基石。

在 NSAIDs 类药物的长期使用中存在"天花板效应"，盲目增加剂量会引起心血管和消化道出血等潜在问题，因此使用过程中应考虑患者的全身情况，对既往有消化道溃疡、高血压、心脏功能不全、严重脱水、感染甚至败血症、血钾偏高、血钠偏高或使用利尿剂、糖皮质激素、盐皮质激素、抗生素（氨基糖苷类）等患者，应严格评估后使用 NSAIDs 类药物。需要使用时，首先选择不良反应小的药物，同时应使用小剂量，避免长期大量服用，使用一定时期后应行血常规及粪常规检查，同时可叮嘱患者联合使用胃黏膜保护剂，包括奥美拉唑、雷尼替丁等，最大限度减少对胃肠道的损害，避免不良反应的发生。

二、使用指南与患者适应证

非阿片类药物在慢性疼痛病的治疗中扮演着重要的角色。以下是非阿片类药物的使用指南和患者适应证。

（一）使用指南

1. 分类与种类：非阿片类药物包括非甾体抗炎镇痛药（如阿司匹林、布洛芬、氟比洛芬、对乙酰氨基酚等）、离子通道药物（如加巴喷丁、普瑞巴林、美洛加巴林等）、抗抑郁药、糖皮质激素、神经营养药、肌肉松弛药、α 肾上腺素能受体激动剂、调节骨代谢药物、N-甲基-D-天冬氨酸（NMDA）受体拮抗剂（如艾司氯胺酮）和中成药等。

2. 用药原则：根据疼痛分类和药物镇痛机制，尽可能做到机制性镇痛。注意联合用药，但要警惕 2 种及以上非甾体抗炎药的联合使用后血浆蛋白结合率可能会升高，影响使用效果。注意药物不良反应，如肝脏功能与肾脏功能的损害、消化道反应、血液系统中的血小板减少，还会诱发部分患者产生过敏、哮喘等。

3. 剂量与疗程：注意控制剂量，尤其对于老年患者和有基础胃肠道疾病患者，需酌情减少剂量。

（二）患者适应证

1. 慢性原发性疼痛

（1）定义：发生 3 个月以上持续或间歇性疼痛，患者同时具有明显的情绪情感方面的异常或功能障碍。

（2）适应药物种类：阿米替林、度洛西汀和文拉法辛、离子通道药物加巴喷丁、普瑞巴林和美洛加巴林等非阿片类药物。

2. 慢性神经病理性疼痛

（1）定义：躯体因多种原因造成的损伤或多种疾病的长期存在，可对感觉神经系统带来影响，从而引起的慢性疼痛。

（2）适应证：离子通道药物、抗抑郁和抗焦虑药物及外用贴剂，辅以糖皮质激素、神经营养药和肌松药物进行多模式镇痛。

3. 慢性肌肉骨骼疼痛

（1）定义：发生在肌肉、韧带、肌腱等软组织或骨骼、关节等部位的持续性或反复发作的疼痛。

（2）适应证：NSAIDs（非甾体抗炎药）对炎症引起的轻中度慢性肌肉骨骼疼痛有较好的镇痛作用。

4. 慢性内脏痛：来自躯体头颅内组织、胸腹盆腔内脏器的持续性或间歇性发作的疼痛。

三、常用离子通道类药物

（一）加巴喷丁（gabapentin）

1. 使用剂量：300 mg，每日 1 次起始，增至 300～600 mg，每日 3 次。

2. 不良反应：眩晕、嗜睡、共济失调、震颤、胃肠道。

3. 禁忌证：已知对该药中任一成分过敏的人群，急性胰腺炎患者禁用。

（二）普瑞巴林（pregabalin）：第二代钙离子通道调节剂

1. 使用剂量：50 mg，每日 3 次起始，至 100 mg，每日 3 次，若维持每日 300 mg 剂量 2～4 周后疼痛未充分缓解，可增至每日 600 mg，分次服用。

3. 不良反应：头晕，嗜睡、共济失调、意识模糊、乏力、思维异常、视物模糊、运动失调、外周水肿。

3. 禁忌证：对本品所含活性成分或任何辅料过敏者禁用。

（三）美洛加巴林（mirogabalin）：第三代钙离子通道调节剂

1. 使用剂量：初始剂量每次 5 mg、每日 2 次，间隔至少 1 周后，每次剂量增加 5 mg，直至增加至每次 15 mg、每日 2 次维持。可根据患者耐受情况，在每次 10～15 mg，每日 2 次的范围内调整。

2. 不良反应：嗜睡、头晕、外周水肿、体重增加。

3. 禁忌证：对本产品中的任何成分有过敏史的患者禁用。

四、常用 NSAIDs 类药物

（一）阿司匹林（aspirin）

1. 适应证：解热镇痛（头痛、牙痛、神经痛、骨骼肌肉痛、痛经、术后慢性疼痛）；抗炎、抗风湿（急性分湿热，风湿及类风湿性关节炎）；抑制血小板凝集及抗血栓形成（预防与治疗血管阻塞性疾病）。

2. 使用剂量：镇痛治疗时，成人每次 0.3～1.0 g，每日 3 次，每日总量小于 3.6 g；抗风湿：每次 0.5～1.0 g，每日 3～5 次；抗凝治疗：每次 0.05～0.1 g，每日 1 次。

3. 不良反应：消化道不适感，可以引起消化道溃疡；部分患者出现过敏；肝肾功能损害，一般在停药后可恢复；出现头晕，头痛，耳鸣，听力下降甚至精神错乱等水杨酸反应后应立即停药。

4. 禁忌证：包括肝功能严重损害，凝血酶原严重偏低，缺乏维生素 K 以及血友病，有溃疡出血史。

（二）吲哚美辛（indometacin）

1. 适应证：关节炎，软组织损伤，偏头痛，痛经，内脏绞痛，创伤后疼痛。

2. 口服使用剂量：抗风湿治疗时，初始剂量每次 5～50 mg，每日 1～3 次，每天总量小于 150 mg；镇痛治疗时，首次剂量 5～50 mg，后续每次 5 mg，每日 3 次，疼痛缓解后可停药。

3. 直肠给药剂量：每次 50 mg，每日 1～2 次，连续使用 10 天。

4. 外用剂量：乳膏剂型涂擦患处，每日 1～3 次。

5. 不良反应：胃肠道反应，如消化不良、胃痛、胃灼烧感、恶心、反酸，严重时可出现胃溃疡，胃出血及胃穿孔；神经系统反应：头晕、头痛、焦虑、失眠，严重时可有精神异常；肾脏损害；皮疹；造血系统异常；过敏反应等。

6. 禁忌证：活动性溃疡、溃疡性结肠炎、神经系统疾病（癫痫、帕金森等）及精神障碍，肝肾功能不全，对阿司匹林或其他 NSAIDs 类药物过敏，血管神经性水肿或支气管哮喘。

（三）布洛芬（brufen）

1. 适应证：不同原因所致的关节炎，急慢性手术后，创伤后轻、中度疼痛，痛经，牙痛，头痛，腱鞘炎，滑囊炎，原发性骨骼肌肉痛以及成人儿童的发热。

2. 使用剂量：轻中度镇痛治疗，每日 0.1～0.4 g，每日 1～3 次，每天总量小于 0.8 g，对于缓释胶囊，每次 0.3 g，每日 1 次；抗风湿治疗，每次 0.4～0.6 g，每日 3～4 次，类风湿性关节炎用量稍多于骨性关节炎。

3. 不良反应：偶出现消化道不适、皮疹、过敏、肝肾功能异常、白细胞减少等，严重可引起消化道溃疡、出血和穿孔。

4. 禁忌证：过敏体质者，孕妇，哺乳期妇女，哮喘。

5. 外用剂型：外用非甾体抗炎药的药物浓度在皮下脂肪、肌肉和关节滑液中药物浓度高于血药浓度，利于局部炎症和疼痛的治疗，全身不良反应大大减少。与口服制剂相比，外用非甾体抗炎药物可降低 36% 的心血管事件风险，同时降低胃肠道不良反应的发生率，尤其适用于合并胃肠道疾病、心血管疾病或身体虚弱的患者。

相较于其他外用剂型，乳膏剂型水包油工艺稳定性更好，药物在皮肤上的渗透速度及程度较高，透皮吸收率更高，透皮吸收量更高；药物残留量低，刺激性小；药物作用时间更长，疗效确切，而且易于储存。

6. 外用剂量：乳膏剂型按照疼痛部位大小，使用本品适量轻轻揉搓，每日 3～4 次。

7. 外用不良反应：偶见皮肤瘙痒、发红、皮疹等，一般可耐受，不影响使用。

8. 外用禁忌证：对其他非甾体抗炎药过敏者禁用。

（四）双氯芬酸（diclofenac）

1. 适应证：多种原因导致的关节炎，急慢性手术后，创伤后轻、中度疼痛，痛经，牙痛，头痛，腱鞘炎，滑囊炎，原发性骨骼肌肉痛以及成人儿童的发热。

2. 口服使用剂量：每次 50～75 mg，每日 1～2 次；青少年型类风湿关节炎，3 mg/（kg·d）。

3. 外用剂量：乳胶剂型涂擦患处，每日 3～4 次。

4. 不良反应：胃肠道不良反应；少数患者出现严重消化道病变，部分患者还会产生眩晕、嗜睡、兴奋，一般停药后可消失。

5. 禁忌证：过敏体质者，孕妇，哺乳期妇女，哮喘。

（五）洛索洛芬（loxoprofen）

1. 适应证：类风湿性关节炎、骨性关节炎、腰痛、肌肉痛、肩周炎、颈肩腕综合证、牙痛，以及手术后、外伤后及拔牙后的镇痛消炎，急性上呼吸道炎症的解热镇痛。

2. 口服使用剂量：成人每次 60 mg，每日 3 次，随年龄及症状适当增减。

3. 外用剂量：每日 1 次，贴于患处。

4. 不良反应：胃肠道不良反应、水肿、皮疹及荨麻疹等。

5. 禁忌证：活动性消化性溃疡，严重肝、肾功能损害者，严重心力衰竭患者，对本品过敏者，以往有服用非甾体抗炎药诱发过敏的患者，孕妇及哺乳期妇女。

（六）美洛昔康（meloxicam）

1. 适应证：骨性关节炎，类风湿性关节炎或风湿性关节炎，软组织损害后疼痛。

2. 使用剂量：每次 7.5～15 mg，每日 1～2 次。

3. 不良反应：偶出现消化道不适，可引起白细胞或红细胞减少、轻微头晕，瘙痒，皮疹，口炎。

4. 禁忌证：活动性消化性溃疡，肝功能不全，孕妇及哺乳期妇女，对抗炎镇痛药过敏。

（七）塞来昔布（celecoxib）

1. 适应证：骨性关节炎与类风湿性关节炎，创伤或术后疼痛，癌痛。

2. 使用剂量：每次 100～200 mg，每日 1 次。

3. 不良反应：上腹疼痛，腹泻，偶发肝肾损伤。

4. 禁忌证：阿司匹林及磺胺类药物过敏。

（八）艾瑞昔布（Imrecoxib Tablets）

1. 适应证：骨性关节炎与类风湿性关节炎，及其他轻中度疼痛的缓解。

2. 使用剂量：餐后用药。口服。每次 0.1 g，每日 2 次，疗程 8 周。多疗程累积用药，时间暂限定在 24 周内（含 24 周）。

3. 不良反应：上腹不适、腹痛、便秘、消化道溃疡等。

4. 禁忌证：已知对本品或其他昔布类药物及磺胺过敏的患者；服用阿司匹林或其他非甾体抗炎药后诱发哮喘、荨麻疹或过敏反应的患者；禁用于冠状动脉搭桥手术（CABG）围手术期疼痛的治疗；有应用非甾体抗炎药后发生胃肠道出血或穿孔病史的患者；有活动性消化道溃疡 / 出血，或者既往曾复发溃疡 / 出血的患者；重度心力衰竭患者。

（九）帕瑞昔布（parecoxib）

1. 适应证：骨性关节炎与类风湿关节炎，术后疼痛，癌痛。

2. 使用剂量：首次剂量 40 mg，静脉注射或肌内注射，每隔 6～12 小时给予 20 mg 或 40 mg，每日总剂量应小于 80 mg，持续使用应小于 3 天。

3. 不良反应：急性肝肾衰竭，心脏病变（心肌梗死，心动过速和充血性心力衰竭），消化道不良反应，呼吸出现困难和皮肤损害。

4. 禁忌证：对药品中成分有过敏史的患者；或已知对磺胺类药物超敏者；活动性消化道病变；处于妊娠或哺乳期的患者；严重肝功能损伤者，炎症性肠病患者；充血性心力衰竭患者；冠状动脉旁路移植术后；缺血性心脏疾病患者；外周动脉血管和（或）脑血管疾病患者。

（十）氟比洛芬酯（flurbiprofen axetil）

1. 适应证：术后疼痛，癌痛。

2. 使用剂量：每次 50 mg，静脉输注，每日 1～2 次。

3. 不良反应：注射部位有时发生疼痛与皮下出血；偶发恶心、呕吐、转氨酶升高、发热、头晕、倦怠、嗜睡、畏寒、血压上升、心悸、瘙痒、皮疹；罕见胃肠道出血、血小板减少及功能低下。

4. 禁忌证：严重消化道病变与血液疾病，心肝肾功能严重受损，高血压严重，阿司匹林哮喘史。

（十一）对乙酰氨基酚（paracetamol）

适应证：感冒发热、关节痛、神经痛、头痛、肌肉痛、痛经、癌痛、术后疼痛，也可用于阿司匹林过敏或不耐受患者以及不适合用阿司匹林患者。

口服使用剂量：每次 0.5～1.0 g，每日 3 次，每日用量不超过 2 g，用于退热时一般使用 3 天以内，用于镇痛时一般 10 天以内。

肌内注射剂量：每次 0.15～0.5 g。

直肠给药剂量：每次 0.3～0.6 g，每日 1～2 次。

不良反应：小剂量较少发生不良反应，偶见过敏反应，可引起恶心、呕吐、出汗、腹痛，少见胃肠道出血及血小板抑制；大剂量长期使用可引起荨麻疹、剥脱性皮炎、大疱表皮松解症、粒细胞减少、血小板减少，偶见溶血性贫血、再生障碍性贫血、肝脏损害、肾乳头坏死。

禁忌证：对乙酰氨基酚过敏者。

（十二）苯磺酸克利加巴林胶囊（Crisugabalin Besilate Capsules）

适应证：本品用于治疗成人糖尿病性周围神经病理性疼痛和带状疱疹后神经痛。

使用剂量：本品可与食物同时服用，也可单独服用。

糖尿病性周围神经病理性疼痛：本品推荐剂量为每次 20 mg，每日 2 次。

对于疼痛未得到充分缓解同时安全性可耐受的患者，特别是年龄 ≥ 65 岁或糖尿病性周围神经病理性疼痛病程＞1年的患者，可考虑谨慎增加剂量至每次40 mg，每日2次。

带状疱疹后神经痛：本品推荐剂量为每次20 mg或每次40 mg，每日2次。根据疗效及耐受性调整剂量。

不良反应：服用本品可能会出现头晕、嗜睡等不良反应，多为轻、中度，不影响继续服药，无须处理即可自行痊愈或缓解。

禁忌证：对本品所含活性成分或本品中任何辅料成分过敏者禁用。

五、常用麻醉类药物

（一）布比卡因脂质体（bupivacaine liposome）

局部麻醉药可减少阿片类药物的消耗和缓解疼痛。临床研究发现，酰胺类局部麻醉药BL的双相峰值覆盖了术后疼痛期，持续镇痛时间较长，可与手术部位浸润镇痛及各种神经阻滞联合使用，成为多种手术术后镇痛的选择。

适应证：12岁及以上的患者单剂量浸润产生术后局部镇痛；成人肌间沟臂丛神经阻滞产生术后区域镇痛。

使用剂量：成人患者局部浸润镇痛剂量最大推荐剂量为266 mg，具体剂量基于以下因素确定：手术部位的大小；覆盖该区域所需的体积；可能会影响酰胺类局部麻醉剂安全性的患者个体因素。儿童患者局部浸润镇痛剂量：12～17岁儿童患者推荐剂量为4 mg/kg（最高266 mg）。成人患者肌间沟臂丛神经阻滞区域镇痛剂量：推荐剂量为133 mg（10 mL）。

不良反应：常见不良反应为恶心、呕吐、便秘、发热，BE研究中本品不良反应发生率较低（12.5%），均为轻度不良反应，不需治疗或处置，总体安全性良好。

禁忌证及注意事项：禁用于产科宫颈旁神经阻滞镇痛。单次最大用药量为266 mg，可用0.9%氯化钠注射液或乳酸林格液（1∶14）稀释。

（二）艾司氯胺酮（Esketamine）

适应证：用于与镇静麻醉药（如丙泊酚）联合诱导和实施全身麻醉。

全身麻醉剂量：用于麻醉诱导期的给药剂量为0.5 mg/kg静脉注射，麻醉维持以0.5 mg/（kg·h）的剂量连续输注，对于多发伤和体能状态较差的患者需要减少剂量。

不良反应：通常取决于剂量和注射速率，且是自发可逆的。

禁忌证：有血压或颅内压升高严重风险的患者，控制不佳或未经治疗的高血压患者（动脉高血压，静息收缩压/舒张压超过180/100 mmHg）；先兆子痫和子痫；未经治疗或者治疗不足的甲状腺功能亢进（甲亢）患者；在需要子宫肌肉松弛的情况下使用，例如，子宫撕裂的情况，脐带脱垂；作为唯一的麻醉剂用于有明显缺血性心脏疾病的患者。对本品活性成分或所有辅料过敏的患者。

六、与其他治疗的配合

非阿片类药物在治疗疼痛时，与其他治疗方法的配合是非常重要的，可以提高治疗效果，同时减少不良反应和药物依赖。以下是一些常见的非阿片类药物与其他治疗的配合方式：

多模式疼痛管理：这种方法结合了不同作用机制的药物，以及非药物治疗方法，如物理治疗、心理治疗、康复锻炼等，以全面缓解患者的疼痛。非阿片类药物可以作为多模式疼痛管理的一部分，与其他药物（如抗抑郁药、抗焦虑药、肌肉松弛剂等）和非药物治疗方法相结合，共同提高镇痛效果。

非药物治疗：非药物治疗方法如冷冻疗法、热疗、按摩、针灸、电刺激等，可以与非阿片类药物一起使用，以减轻疼痛并改善患者的整体状况。例如，对于急性背痛的患者，可以在使用非阿片类药物的同时，结合物理治疗如热疗和按摩，以加速康复过程。

心理治疗：疼痛往往与患者的心理状态密切相关，因此心理治疗在疼痛管理中也起着重要作用。非阿片类药物可以与心理治疗相结合，如认知行为疗法、放松训练等，以减轻患者的焦虑、抑郁等情绪，提高疼痛阈值，从而增强镇痛效果。

生活方式调整：健康的生活方式对于疼痛的缓解非常重要。患者应该保持良好的生活习惯、保持规律的作息与运动等。非阿片类药物可以与生活方式调整相结合，以提高治疗效果。例如，建议患者多摄入富含欧米伽-3脂肪酸的食物，减少炎症和疼痛；同时，避免过度劳累和压力过大，以减少疼痛发作的频率和程度。

其他药物治疗：在某些情况下，非阿片类药物可能需要与其他类型的药物联合使用，以达到更好的镇痛效果。例如：对于慢性疼痛患者，可能需要联合使用非阿片类药物和抗抑郁药或抗焦虑药；对于炎症性疾病引起的疼痛，可能需要联合使用非阿片类药物和免疫抑制剂等。

总之，非阿片类药物与其他治疗的配合是非常重要的。通过合理的药物组合和非药物治疗方法的选择，可以最大限度地提高镇痛效果，减少不良反应和药物依赖。

七、选择适当的药物和剂量

选择适当的药物和剂量是针对于每个患者的疼痛类型和疼痛程度与当前所用药物的相互作用而定。

（一）选择适当给药途径

口服给药往往是首选的给药途径，因为方法简单，易于掌握，广大患者较易接受。但是当患者存在吞咽困难时，可以选择外用贴剂或经直肠给药（例如，若思本贴剂、洛索洛芬钠贴剂、吲哚美辛肠溶片栓等），患者同样接受度高。对于前两种方式效果不佳的情况，可以使用经静脉输注给药或者肌肉注射给药。少部分患者伴有剧烈癌痛或难治性神经痛，还可进行椎管内给药（例如，鞘内吗啡泵）。

相比于口服给药途径，外用制剂直接用于病变部位，经皮肤渗透直达病变组织而发挥镇痛作用，具有起效快、局部浓度高、系统暴露量少从而全身不良反应少等优势，患者具备更好的耐受性，依从性高，方便长期控制疼痛。常用的外用药物包括外用非甾体抗炎药（NSAIDs）、外用局部麻醉药和外用辣椒碱等。

外用非甾体类抗炎药（NSAIDs）是目前临床证据最充分、处方量最大的外用镇痛药，主要通过抑制前列腺素合成、脂氧合酶途径和兴奋性氨基酸等机制发挥镇痛作用。外用 NSAIDs 全身吸收量只相当于口服 NSAIDs 吸收量的 3%～5%，因此，全身不良反应罕见。对于局部轻、中度肌肉骨骼疼痛，尤其是疼痛部位局限时，外用 NSAIDs 可作为一线治疗用药。如单用外用 NSAIDs 镇痛不佳，可考虑更换其他给药途径或联合其他作用机制的药物。外用 NSAIDs 也可作为口服给药的局部增效剂联合用于控制中、重度疼痛（氟比洛芬凝胶贴膏、吲哚美辛等）。

（二）选择适当给药间期

根据不同药物的药代动力学特点，确定合适的用药时机，既可以最大程度提高药效，还能够将不良反应最小化。

（三）及时调整药物用量

在镇痛治疗的过程中，要根据疼痛评估结果及时调整药物用量，初始阶段若用药后疼痛控制不佳，可适当增加剂量，增量一般为当前使用剂量的 5%～50%，应小于100%；当同时使用其他药物辅助镇痛，镇痛药物可适当下调剂量。

（四）及时对药物不良反应对症治疗

多数 NSAIDs 类药物具有潜在的消化道不适，甚至长期使用可导致消化道溃疡、出血，早期用药阶段可联合使用胃黏膜保护剂或者胃酸抑制剂；部分镇痛药物可抑制胃肠道蠕动，导致便秘，可辅助使用促进肠道蠕动或通便药物；当出现严重并发症时，应及时停用药物并根据情况对症治疗。其中对乙酰氨基酚属于 COX 作用轻微，通过激动TRPV1 受体产生镇痛作用，镇痛效果好，并且胃肠道、血小板等不良反应少，使用安全性更高。多个国内外专家共识推荐对乙酰氨基酚作为多模式镇痛的基础药物，联合阿片类药物使用，降低阿片类药物的用量，减少不良反应。

第二节　阿片类药物的选择与应用

一、阿片类药物的种类

阿片类药物是目前镇痛作用最强的一类药，通过作用于阿片受体而产生镇痛作用，同时也可产生不良反应，甚至带来成瘾性。

　　阿片药物受体可分为 4 种类型：μ（μ_1 和 μ_2 亚型）、κ、α 和 δ。阿片受体激动剂主要激动 μ 受体（吗啡、芬太尼、富马酸泰吉利定）；阿片受体激动-拮抗剂主要激动 κ 和 α 受体，同时对 μ 受体有程度不同的拮抗作用，例如酒石酸布托啡诺、喷他佐辛、纳布啡；阿片类受体拮抗药主要拮抗 μ 受体，例如纳洛酮。

　　阿片类药物主要可以分为以下几类。

　　1. 天然阿片类药物：主要包括吗啡和可待因等，这些是从罂粟植物中直接提取出来的。主要作用：镇痛和催眠，但也可能引发依赖性和药物滥用。

　　2. 半合成阿片类药物：在天然阿片类药物的基础上进行化学改造得到，例如海洛因和氢化可待因等。主要特点：效果比天然阿片类药物更强，但不良反应也更大。

　　3. 全合成阿片类药物：通过完全化学方法合成，如芬太尼和曲马多等。主要作用：主要用于治疗中重度疼痛，同样可能导致依赖性和药物滥用。

　　4. 其他衍生物：包括盐酸哌替啶（也称为杜冷丁）和盐酸二氢埃托啡等。主要作用：镇痛和麻醉，同样需要在医生的指导下规范使用。

二、阿片类药物的作用机制

　　阿片类药物的作用机制主要可以归纳为以下几点。

　　1. 与中枢特异性受体相互作用：阿片类药物是从罂粟中提取的生物碱及其衍生物合成的阿片受体能够与中枢神经系统中的特异性受体相互作用。这种相互作用导致了阿片类药物的主要药理作用，即缓解疼痛。

　　2. 镇痛和镇静效应：阿片类药物通过激活 μ 型阿片受体，产生镇痛和镇静效应。其中，μ_1 受体主要与镇痛和镇静作用相关，而 μ_2 受体的激活可引起呼吸抑制、欣快感、心动过缓、生理依赖性和瘙痒等反应。

　　3. 调节下行性抑制径路：阿片类药物还通过调节脑干背盖和脑灰质中的下行性抑制通路，来改变上行疼痛信号的传递，从而降低疼痛感知。

　　4. 不同受体亚型的特异性作用：阿片类药物与不同类型的阿片受体（如 κ、δ、σ 等）结合后，会产生不同的药理效应。例如，κ 受体与脊髓镇痛、镇静、呼吸抑制和致幻作用相关；δ 受体与脊髓镇痛、呼吸抑制和瞳孔缩小作用相关；σ 受体激活后可引起高血压、心动过速、谵妄、躁动不安和瞳孔散大等。

　　5. 成瘾性和依赖性：阿片类药物具有高度的成瘾性和依赖性，这主要与其与 μ 型阿片受体的相互作用有关。长期使用或滥用阿片类药物可能导致耐受性增加、成瘾性增强以及一系列的戒断症状。

　　6. 其他药理作用：除了镇痛和镇静作用外，阿片类药物还可能具有其他药理作用，如抑制咳嗽、减少胃肠道蠕动等。然而，这些作用通常不是阿片类药物的主要治疗目标，且可能伴随一定的不良反应。

在使用阿片类药物时，需要充分了解其作用机制和药理特性，以便根据患者的具体病情和疼痛程度选择合适的药物和剂量。同时，需要严格遵守医生的用药指导，避免过量使用或滥用药物导致的成瘾性和依赖性问题。

三、阿片类药物的选择原则

阿片类药物的选择原则主要基于疼痛的性质、程度、持续时间以及患者的整体健康状况。

1. 疼痛的性质和程度：对于癌性疼痛、急性术后疼痛和慢性严重疼痛，阿片类药物是常用的治疗选择。根据疼痛的强度选择不同效应的药物。阿片类药物通常分为强效和弱效，如吗啡属于强效阿片类药物，适用于重度疼痛；而可待因的镇痛作用相对较弱，可用于中等程度疼痛。

2. 给药途径和方式：尽量口服，口服是最安全且有效的给药途径，因为它允许药物在体内逐渐释放和吸收。按时给药，一些患者只在疼痛时服药，这可能导致止痛效果不佳且容易发生耐药。因此，应按时服药以保持稳定的血药浓度。个体化给药，考虑患者的具体情况选择药物品种和给药剂量，例如，芬太尼贴剂是肠梗阻患者的最好选择。每个患者都应通过剂量滴定来确定给药剂量，以找到最佳的治疗效果和最小的不良反应。

3. 注意不良反应：阿片类药物可能引起一系列不良反应，如便秘、恶心呕吐、尿潴留、呼吸抑制和精神症状等。在开始治疗时，应预防性地给予止吐药和通便药。对于严重的不良反应，如呼吸抑制，应立即采取紧急措施，如使用纳洛酮进行拮抗。

4. 合法性和合规性：阿片类药物的处方、购买、领取和保存都必须严格遵守相应的法律法规。患者应严格遵循医生的建议，并避免擅自更改药物剂量或用途。

5. 避免滥用和成瘾：由于阿片类药物的成瘾性和依赖性，使用时患者应遵循医生指导。

总之，在选择阿片类药物时，应综合考虑疼痛的性质、程度、患者的整体健康状况以及药物的不良反应和成瘾性等因素。同时，患者应严格遵循医生的建议，确保用药的合法性和安全性。

四、阿片类药物的剂量调整与监控

阿片类药物的剂量调整与监控是确保患者安全、有效治疗疼痛的重要环节。以下是对此过程的详细解释。

（一）剂量调整原则

起始剂量：通常从低剂量开始，特别是对于老年患者和肾功能不全的患者。这是因为他们可能对药物的不良反应更为敏感。

缓慢增加：如果镇痛作用不足，应缓慢地增加剂量。这样可以避免突然大剂量给药可能带来的不良反应。

剂量滴定：老年患者和体弱患者可能需要进行药物剂量滴定，以找到最佳的剂量。这通常需要在治疗初期进行低剂量尝试，并观察患者的反应。

避免碾碎或嚼碎：缓释剂型的药物，如吗啡颗粒，不能碾碎或嚼碎，否则会破坏药物的缓释特性，并可能导致短期内出现大剂量药物的吸收，从而引发药物滥用的可能。

（二）监控措施

1. 不良反应监测

恶心呕吐：这是常见的不良反应，通常发生在用药初期，并在4～7天内缓解。可以使用止吐药进行预防。

便秘：几乎所有使用阿片类药物的患者都会出现便秘。建议使用缓泻剂进行防治，并鼓励患者多喝水、多吃富含纤维素的食物。

嗜睡和镇静：随着药物的使用可自行消失。为了避免药物过量，初次使用应从小剂量开始，应避免同时使用镇静催眠药。

尿潴留：避免同时使用镇静药，保持良好的排尿习惯。

中枢神经毒性：罕见，但严重，多发生于老年人和肾功能不全患者。应警惕并避免长期使用可能导致中枢神经毒性的药物。

过量和中毒监测：当合并肾功能不全时，过量用药的患者可出现中毒反应，严重时可危及生命。因此，需要密切监测患者的生命体征。

2. 技术监测：使用如脉搏血氧仪等设备可以连续测量人体血液中的血氧饱和度，监测佩戴者的呼吸情况，降低药物过量导致窒息的风险。处方监控项目（PMPs）如I-STOP可以帮助跟踪和管理处方药物的使用情况，但需注意其可能带来的负面影响，如增加药物滥用的风险。

总结：阿片类药物的剂量调整与监控是一个综合的过程，需要根据患者的具体情况和反应进行个体化处理。同时，使用先进的监测设备和技术可以提高治疗的安全性和有效性。

五、阿片类药物的不良反应管理

阿片类药物的不良反应管理是确保患者用药安全、提高治疗效果的重要环节。以下是关于阿片类药物不良反应管理的清晰分点表示和归纳。

（一）常见不良反应及表现

上瘾（成瘾性）：阿片类药物具有成瘾性，长期使用或滥用可能导致药物依赖和成瘾。

便秘：影响胃肠道蠕动，导致便秘症状。

胃肠道刺激：引起恶心、呕吐等症状。

嗜睡：部分患者用药数日后可自行消失。

眩晕：影响平衡和协调能力，特别是老年人、体质虚弱者等。

呼吸抑制：可能减慢呼吸，严重时可能危及生命。

情绪变化：如抑郁、焦虑或易怒等。

（二）不良反应管理措施

便秘：摄入充足的水分和膳食纤维；规律排便，建议在晨起或餐后尝试排便；适量运动或做腹部顺时针环状按摩；预防性给予缓泻药物，如番泻叶、麻仁丸等。对于便秘严重者，可根据便秘程度采取口服乳果糖或灌肠等措施。

恶心和呕吐：预防性使用止吐药物；评估后进行对症处理，如使用甲氧氯普胺、氯丙嗪或昂丹司琼片等；做好口腔护理，保持口腔清洁；如症状持续 1 周以上，需重新评估并排除其他因素，如放化疗、脑转移、肠梗阻等，并遵医嘱调整药物剂量或用药途径。

嗜睡和眩晕：对高危人群进行密切用药检测；及时评估患者的镇静程度、意识状态、呼吸以及瞳孔的变化；一旦出现镇静加重或嗜睡等意识改变，应立即通知医生；对于呼吸频率小于 8 次 / 分且出现针尖样瞳孔的患者，应立即停止使用阿片类药物并给予纳洛酮解救处理。

呼吸抑制：严格按照医疗保健专业人员的处方服药；避免将阿片类药物与酒精或其他会减慢呼吸的药物结合使用；监测患者的呼吸频率和深度，如有异常应立即就医。

情绪变化：监测患者的情绪状态，及时发现情绪变化；与心理健康专家或医疗保健提供者交谈，获取情绪支持或推荐不同类型的药物。

（三）总结

通过采取适当的预防措施和及时处理不良反应，可以最大限度地减少阿片类药物对患者造成的不良影响，提高治疗效果和患者的生活质量。

六、常用阿片类药物

（一）芬太尼透皮贴剂（Fentanyl Transdermal Patch）

芬太尼作为阿片受体激动剂，其镇痛效果约为吗啡的 100 倍，并因其脂溶性高，经皮给药的生物利用率可高达 90% 而被制成了透皮贴剂。芬太尼透皮贴剂，作为被国内外指南推荐的一线镇痛药，其镇痛的有效性、稳定性均与吗啡等口服阿片类药物相当。同时因其不经胃肠道给药的特点，常见的阿片类药物不良反应，如便秘、恶心、呕吐、眩晕、嗜睡、尿潴留等的发生率显著低于口服制剂。

临床目前有骨架型和储库型两种芬太尼透皮贴剂。骨架型和储库型芬太尼透皮贴剂对于癌痛的治疗是等效的，但骨架型存在一定的优势：① 骨架型的膜面积更小，粘贴的舒适度更高；② 储库型芬太尼透皮贴剂通过控释膜释放药物，控释膜的破损存在药物突释的风险；③ 储库型芬太尼透皮贴剂是将芬太尼溶解于有机溶剂中储存于储药池中，芬太尼易获得，流弊的风险更大；④ 骨架型芬太尼透皮贴剂通过剪切可得到 12.5 μg/h 的规格剂量调整更加灵活，而储库型剪切后会导致药液的渗漏，不可进行剪切。

芬太尼透皮贴剂在国内的医保报销范围由"2009 年的限口服或注射失败的患者"变更为"2017 年的限癌症疼痛或其他方法难以控制的重度疼痛患者"。2019 年芬太尼透皮贴剂被列入世界卫生组织（WHO）基本药物清单。

适应证：芬太尼透皮贴剂用于治疗中度到重度慢性疼痛以及那些只能依靠阿片样镇痛药治疗的难以消除的疼痛，具有无创给药、血药浓度平稳、长效镇痛 72 小时、不受胃肠道状态的影响、代谢产物无活性等特点。优选人群：阿片稳定需求的人群；不能或不愿经口服给药的人群；中、重度肝肾功能不全的人群；恶性肠梗阻的人群；口服阿片类药物出现不可耐受的严重恶心及呕吐的人群；顽固性便秘及慢性便秘的人群；顽固性便秘及慢性便秘的人群。

使用方法：芬太尼透皮贴剂区别于普通贴剂，并非哪痛贴哪，建议选择光滑无毛且平坦的部位进行粘贴，如：前胸、上臂，大腿内侧，腹部，后背等。部分患者应根据具体情况选择粘贴部位，长期卧床的患者不建议选择后背，大小便失禁的患者不建议选择大腿内侧，恶液质患者应避免骨隆起部位粘贴。粘贴时用清水清洗皮肤，避免使用有机溶剂，擦干后进行粘贴。粘贴后按压 30 秒，确保贴片与皮肤充分粘贴。芬太尼贴剂应存放在常温保存，置于儿童和宠物看不见和接触不到的地方。使用后贴剂应沿粘贴面对折，放回原来的包装中并遵医嘱处理。

不良反应及注意事项：便秘、恶心、呕吐、尿潴留、谵妄皮肤瘙痒、过度镇静，呼吸抑制等。常见于初期或过量用药时，多为暂时性和可以耐受的不良反应；不良反应的发生率及严重程度存在个体差异；积极预防和治疗可以避免或减轻芬太尼透皮贴剂的不良反应；除便秘外，芬太尼透皮贴剂的不良反应会随时间延长逐渐减轻。

芬太尼透皮贴剂因为热量可促进药物的释放与吸收，可能引起呼吸抑制，应指导患者避免将本品的贴用部位直接与热源接触，如加热垫、电热毯、加热水床、烤灯或日照灯、强烈的日光浴、热水瓶、长时间的热水浴等。如果使用贴剂时有发热情况，须立刻告知医生。

禁忌证：阿片类药物不耐受的患者；治疗急性或间歇性疼痛，或用于需要短期使用阿片类镇痛药的患者；治疗轻度疼痛；明显呼吸抑制的患者；未监控条件下或无复苏设备条件下的急性或重度支气管哮喘患者；已知或疑似胃肠阻塞，包括麻痹性肠梗阻；已知对芬太尼或对本贴剂中粘附剂敏感的患者。也不应用于急性痛和手术后疼痛的治疗，包括门诊或日间手术（例如扁桃体切除术）后使用，因为在这种情况下不能在短期内调整芬太尼的剂量，并且可能会导致严重的或威胁生命的通气不足。暂禁用于40岁以下非癌性慢性疼痛患者（艾滋病、截瘫患者疼痛治疗不受年龄及疼痛病史的限制）。

（二）羟考酮（oxycodone）

适应证：本品为强效镇痛药，用于治疗中度至重度急性疼痛，包括手术后引起的中度至重度疼痛，以及需要使用强阿片类药物治疗的重度疼痛。

给药途径：皮下注射或输注；静脉注射或输注。

根据患者的疼痛严重程度、患者的整体情况和曾用过及正在使用的药物情况调节给药剂量。

使用剂量：针对18岁以上成人，将药液以生理盐水、5%葡萄糖溶液或注射用水稀释至1 mg/mL，下面为推荐起始剂量，如果镇痛效果不够或疼痛加剧，应逐渐增加给药剂量。

静脉推注：在1～2分钟内缓慢推注给药1～10 mg，给药频率不应短于每次4小时。

静脉输注：推荐起始给药剂量为每小时2 mg。

静脉（PCA泵）：每次给药量为0.03 mg/kg体重，给药间隔不应短于5分钟。

皮下推注：使用浓度为10 mg/mL的溶液，推荐起始剂量为5 mg，如有必要每4小时重复给药一次。

皮下输注：对未使用过阿片类药物的患者推荐的起始给药剂量为每天7.5 mg，根据症状缓解情况逐渐滴定；以往口服羟考酮的患者若要转换使用本药，可能需要更高的剂量。

不良反应：具有阿片受体完全激动剂典型的不良反应。会产生耐受性和依赖性。可以应用适当的缓泻剂预防便秘的发生。如果出现恶心和呕吐，可以同时使用止吐药。

禁忌证：对羟考酮或药物中任何其他成分过敏者，呼吸抑制，头部受损，麻痹性肠梗阻，急腹症，慢性阻塞性气道疾患，肺源性心脏病，慢性支气管哮喘，高碳酸血症，中度至重度肝功能受损，严重的肾功能受损；慢性便秘，同时服用单胺氧化酶抑制剂或停用后的2周内，妊娠，以及其他任何禁止使用阿片类药物的情况。

（三）富马酸泰吉利定（Tegileridine Fumarate）

（弱阿片类）阿片受体激动剂。

适应证：本品适用于治疗腹部手术后中重度疼痛。

使用剂量：单次静脉给药：0.75～1 mg，缓慢泵注，10分钟内给药结束；患者静脉自控镇痛：将药液配制为0.05 mg/mL，单次按压剂量0.05 mg，锁定时间为10分钟。

不良反应：常见（≥1%）不良反应包括：恶心、呕吐、低钾血症、心电图QT间期延长、血钾降低、头晕、窦性心动过缓、血压降低、腹胀、腹部不适。所有接受泰吉利定治疗的患者均未发生重度不良反应，未发生导致停药的不良反应。

禁忌证：严重呼吸抑制如氧饱和度低于 90% 的患者，急性或严重支气管哮喘患者禁用，胃肠梗阻。对阿片类药物及本品任何成分过敏的患者禁用。

（四）酒石酸布托啡诺（Butorphanol Tartrate）

新型阿片类受体激动-拮抗剂。

适应证：用于治疗各种癌性疼痛、手术后疼痛。

使用剂量：静脉注射 1 mg，如需要，每 3～4 小时可重复给药一次。肌内注射 1～2 mg，如需要，每 3～4 小时可重复给药一次。没有充分的临床资料推荐单剂量超过 4 mg）。ICU 泵注剂量：取本品 10 mg 加入生理盐水，稀释至 50 mL，即浓度为 200 µg/mL，背景输注剂量 10～20 µg/（kg·h）；取本品 20 mg 加入生理盐水，稀释至 50 mL，即浓度为 400 µg/mL，背景输注剂量 10～20 µg/（kg·h）。

不良反应：酒石酸布托啡诺注射剂和鼻喷剂临床试验中最为常见的不良反应为嗜睡、眩晕、恶心和（或）呕吐。

禁忌证：对本品或本品中其他成分过敏者禁用。因阿片的拮抗特征，本品不宜用于依赖那可汀的患者；年龄小于 18 岁患者不推荐使用；呼吸抑制明显的患者，在未监测情况下或没有复苏设备情况下的急性重度支气管哮喘患者，已知或疑似胃肠梗阻的患者，包括麻痹性肠梗阻禁用。

第三节　辅助药物的利用

一、抗抑郁药与疼痛管理

抗抑郁药与疼痛管理之间存在密切的联系，特别是在处理与抑郁症相关的疼痛，以及某些特定类型的慢性疼痛时。以下将详细探讨抗抑郁药在疼痛管理中的应用及相关信息。

（一）抗抑郁药在疼痛管理中的作用

治疗抑郁症相关的疼痛：抑郁症患者常伴随各种躯体症状，包括疼痛。抗抑郁药在治疗抑郁症的同时，也可以缓解这些疼痛。

研究发现，有 65% 的抑郁症患者出现肢体的疼痛，这种慢性疼痛会进一步加重抑郁症。

缓解特定类型的慢性疼痛：特别是对于神经病理性疼痛（如三叉神经痛、带状疱疹疼痛等），传统的镇痛药物效果往往不佳，而抗抑郁药如三环类抗抑郁药（如阿米替林）

和选择性 5-羟色胺（5-HT）再摄取抑制剂（如文拉法辛、度洛西汀）等可以收到较好的镇痛效果。

这些抗抑郁药通过调节大脑中的神经递质（如 5-HT 和 NE），提高机体疼痛阈值，增加患者对疼痛的耐受力。

（二）抗抑郁药在疼痛管理中的应用

药物选择：在选择抗抑郁药进行疼痛管理时，应根据患者的具体病情、疼痛类型、药物不良反应等多方面因素进行综合考虑。

三环类抗抑郁药和选择性 5-羟色胺（5-HT）再摄取抑制剂是较为常用的药物。

剂量调整：起始剂量通常较低，根据患者的反应和耐受性逐渐增加剂量。剂量调整过程中应密切监测患者的症状变化和不良反应。

联合用药：在某些情况下，可能需要将抗抑郁药与其他镇痛药物或辅助药物联合使用，以达到更好的镇痛效果。

（三）注意事项

避免不良反应：抗抑郁药可能引起一系列不良反应，如头晕、恶心、便秘等。出现异常反应及时就医。

心理干预：对于疼痛患者来说，心理干预同样重要。认知行为疗法、放松训练等心理干预措施可以帮助患者缓解疼痛带来的心理压力和焦虑情绪。

综上所述，抗抑郁药在疼痛管理中具有重要的作用，特别是在处理与抑郁症相关的疼痛以及某些特定类型的慢性疼痛时。然而，在使用抗抑郁药进行疼痛管理时，需要综合考虑患者的病情、药物选择、剂量调整等多方面因素，并密切关注患者的身体状况和不良反应。

二、抗惊厥药的应用

抗惊厥药与疼痛管理之间确实存在一定的联系，特别是在处理与神经源性疼痛相关的情况时。以下是对抗惊厥药在疼痛管理中应用的清晰阐述：

（一）抗惊厥药在疼痛管理中的作用

神经源性疼痛的治疗：抗惊厥药物在癫痫模型中可以阻断钠通道，稳定细胞膜状态，调节神经元放电。

由于 PN3（一种 TTX 拮抗型钠通道亚型）在疼痛的传导中有特殊的重要功能，抗惊厥药物能够通过影响钠通道来减轻神经源性疼痛。

疼痛传导机制的调节：除了钠通道的改变，钙离子通道、GABA 受体、NMDA 系统等也参与抗惊厥药物发挥药理作用。这些机制使得抗惊厥药物在疼痛管理中具有潜在的应用价值。

（二）抗惊厥药在疼痛管理中的应用

药物选择：硫酸镁注射液中的镁离子可以抑制中枢神经系统，产生镇静、抗惊厥与全身麻醉的作用，并可用于治疗多种原因引起的惊厥。

剂量和用法：硫酸镁注射液的剂量和使用方法需根据患者的具体情况和医生的建议来确定。注射时应避免剂量过大或静脉注射过快，以免出现血压下降、呼吸中枢麻痹等不良反应。

联合用药：在某些情况下，抗惊厥药物可能需要与其他镇痛药物或辅助药物联合使用，以达到更好的镇痛效果。

（三）注意事项

不良反应监测：使用抗惊厥药物时，应密切监测患者的不良反应，如血压下降、呼吸抑制等。

患者个体差异：不同患者对药物的反应可能存在差异，因此在使用抗惊厥药物进行疼痛管理时，应根据患者的具体情况进行个体化治疗。

总结来说，抗惊厥药物在疼痛管理中具有一定的应用价值，特别是在处理神经源性疼痛时。然而，在使用抗惊厥药物进行疼痛管理时，需要综合考虑患者的病情、药物选择、剂量调整等多方面因素，并密切监测患者的不良反应。

（贾佩玉）

第二章　非药物治疗

第一节　心理、行为等替代医学疗法

一、替代医学

替代医学（alternative medicine），也叫替代疗法，是由西方国家划定的常规西医治疗以外的补充疗法。按照西方的习惯，替代医学包括了冥想疗法、催眠疗法、顺势疗法、群体疗法、音乐疗法等，传统的草药和针灸也归在其中。

二、群体疗法

心理学上，群体疗法又称团体治疗，一般是由 1～2 名治疗师主持，治疗对象可由 8～15 名具有相同或不同问题的成员组成。治疗以聚会的方式出现，可每周 1 次，每次时间 1.5～2 小时，治疗次数可视患者的具体问题和具体情况而定。在治疗期间，团体成员就大家所共同关心的问题进行讨论，观察和分析有关自己和他人的心理与行为反应、情感体验和人际关系，从而使自己的行为得以改善。

群体疗法是把患有相同疾病的人集中在一起，相互交流病情，探讨药物反应，相互鼓励的一种精神治疗方法。此种疗法在心理治疗过程中可对患者产生以下作用：

1. 帮助患者恢复自知力。自知力是健康人对其行为取舍的基础，具备什么样的条件才能争取什么样的结果，这是自知能力的外在表现。而患者由于生理障碍或心理补偿方面的需要，自知力下降了，特别是需要心理补偿的患者，如果将他们放在健康人群中，他们往往将自己的异常行为看成是某种精神或文化的升华，是自己的个性，因此对于别人的建议、劝阻置之不理，否认有病，拒绝治疗。如果将他们放在具有相同特征的患者当中，在他们看见与自己具有相同特征的患者之后，他们的内心触动是相当大的，他们往往会由被动就医慢慢转变为主动就医。

2. 缓解精神压力。患者生活在健康的人群里，他们的精神压力是很大的，他们认为：“别人都是健康的，而我呢？处处不如人。”因此，对于别人的帮助和关怀，往往会曲解成一种歧视。当他们和其他患者在一起的时候，这种压力就会缓解，甚至能充当医护人员的角色为其他患者提供帮助，以此来体现自身的价值。

3. 消除药物不良反应所形成的恐惧。任何药物都有一定的不良反应，无论治疗肿瘤还是抑郁的药物都不例外。当患者出现药物不良反应症状时，往往比较恐惧、焦虑，甚至有被迫害的感觉。对于来自医护人员和患者两方面的安慰，他们往往更愿意接受患者的安慰，特别是看到或听到相同情况的患者康复出院时，他们的心境会变得很乐观，治疗方面也会积极配合。

三、认知行为治疗

认知行为治疗（cognitive behavior therapy）由 A.T. Beck 在 20 世纪 60 年代发展出的一种有结构、短程、认知取向的心理治疗方法，主要针对抑郁症、焦虑症等心理疾病和不合理认知导致的心理问题。它的主要着眼点，放在患者不合理的认知问题上，通过改变患者对己、对人或对事的看法与态度来改变心理问题。

（一）实施认知行为治疗的具体方法

根据每次干预治疗的时间表，为免受外界的干扰，安排专门的会议室，让患者采取舒适的体位，在 2 位临床医师兼具国家二级心理咨询师指导下进行训练认知行为治疗（Cognitive behavioral therapy，CBT）以及理性情绪疗法（Rational-Emotive Therapy，RET）。具体分为以下几个步骤。

1. 渐进式肌肉放松训练，按顺序依次放松头面部、颈、肩、前臂、背、胸、腹及下肢，每次大约用时 30 分钟，余下的时间进行认知行为干预治疗。

2. 治疗早期：建立良好医患关系；识别并指明治疗目标；集中一个主要问题；指导其认知模式；活化其行为；指导对其自动思维的识别、评估及应答方式；使受治疗者社会化，指导其应对策略。了解患者的基本情况，建立治疗关系，倾听和了解患者心理问题，科普患者所患疾病的发病原因、治疗方案、药物作用、病情转归、家庭护理以及可能出现的注意事项等，提高患者对肿瘤的认知程度，建立积极健康的思想，并使其认识到复查随访的重要性。

3. 治疗中期：应用“理智的”和“情感的”技术去促进信念的修正。针对患者治疗过程中的各种负面情绪，比如“什么是癌症”“为什么我会患癌”等提供理解、共情和精神支持，帮助患者积极思考，认识自己的情绪，消除其消极思想及无谓杂念，确认情绪与健康的关系，学习驾驭情绪，达到改变歪曲认知的作用。

4. 治疗后期：建立新的认知方式，在实践中强化、巩固新的认知。通过患者与心理治疗师的分享与交流，探讨烦恼的根源，分析情况，鼓励患者建立健康积极的生活计划并实施，将新的认知行为应对技能应用于现实生活，最终学会宽恕和释放，用爱来关注自己，树立信心，建立希望。

5. 焦虑抑郁自我监测：每次团体治疗后将家庭作业"焦虑抑郁情绪监测表"发给该组所有患者，要求他们在每次完成认知行为治疗后，记录治疗的起止时间及感受、认知、情绪、思维，以了解患者的依从性，保证干预质量，下次治疗前提交。

（二）进行认知行为治疗时使用的基本技术

1. 识别负性自动思维：采用 A—B—C 序列的方法帮助患者探查负性自动想法。

2. 识别改变潜在功能失调性假设：通过认知概念化、盘问追根法、行为试验等识别和改变失调性假设。

3. 协同检验法（collaborative empiricism）：把其负性自动想法和功能失调性假设视为一种假设加以检验。三栏作业法：自动想法—认知曲解类型—合理想法。

此外，我们辅以 RET 疗法，主要步骤如下：

1. 心理诊断（psycho diagnosis）

（1）建立良好医患关系，帮助建立自信心；

（2）一起协商，制定目标（情绪和行为）；

（3）介绍 ABC 理论，使其接受理论和认识之间的关系，并对自己当前的问题予以初步分析。

2. 领悟（insight）

（1）使患者领悟到是信念引起了情绪和行为后果；

（2）他们对自己的情绪和行为问题负有责任，应自我审查和反省；

（3）只有改变不合理的信念，才能减轻或消除他们目前存在的症状。

3. 修通（working through）采用各种方法与技术，使其修正和放弃非理性观念并代之合理信念，使症状减轻或消除。

4. 再教育（re-education）巩固治疗效果，强化新的反应模式。

在认知行为治疗中运用的主要技术有：

1. 与不合理信念辩论：对患者不合理信念提出挑战和质疑。分质疑式和夸张式。

2. 合理情绪想象技术：

（1）让患者在想象中进入他困扰的情境，体验强烈情绪反应；

（2）帮助患者改变不适当的情绪反应并体会适度的情绪反应；

（3）停止想象，讲述怎么想就使自己的情绪发生了变化，要强化其新的信念和体验，巩固。

3. 认知家庭作业：让受治疗者自己与自己非理性信念进行辩论，它是正式会谈后的继续。

四、导引疗法

导引，又称功法，是修炼者以自力引动肢体所作的俯仰屈伸运动（常和行气、按摩等相配合），以锻炼形体的一种养生术，与现代的柔软体操相近似，属气功中之动功。道教根据古人所谓"流水不腐，户枢不蠹"的道理，认为人体也应适当运动，通过运动，可以帮助消化，通利关节，促进血液循环，达到祛病延年的目的。影响较大的导引术有八段锦、易筋经和五禽戏。

（一）太极拳的功效

太极拳，为国家级非物质文化遗产，是汉民族辩证的理论思维与武术、艺术、导引术、中医等的完美结合，它以中国传统道家哲学中的太极、阴阳辩证理念为核心思想，集颐养性情、强身健体、技击对抗等多种功能为一体，结合易学的阴阳五行之变化，中医经络学，古代的导引术和吐纳术形成的一种内外兼修、柔和、缓慢、轻灵、刚柔相济的汉族传统拳术，是高层次的人体文化。作为一种饱含东方包容理念的运动形式，其习练者针对意、气、形、神的锻炼，非常符合人体生理和心理的要求，对人类个体身心健康以及人类群体的和谐共处，有着极为重要的促进作用。肿瘤患者集体练习太极拳及传统养生导引术既是心理学群体疗法的具体体现，也是传统健身养生思想和方法在现代疾病治疗中的成功应用。

太极拳是练气、练身、练脑的高度和谐的身心整体运动。是在大脑的精微控制下，形体、呼吸、意识三者密切配合的全身运动，既练内、又练外，内外俱练，对人体的神经系统、循环系统、消化系统、呼吸系统、生殖系统、运动系统等全身各系统、各器官不仅有积极的保健养生作用，而且还能提高各系统的功能。太极拳的健身、养生、防病、抗衰老的效果已被练习者、科研工作者所证实。近年来国内外掀起太极拳热，对太极拳的养生机制的研究也更加深入，发表诸多文章，包括一些高影响因子的杂志也刊发了不少相关研究的文章。系统评价表明，中国传统保健疗法改善癌症患者生存质量，抑郁、焦虑、疲劳等症状，调节癌症患者的免疫功能和皮质醇水平。太极拳疗法降低健康成年人血清皮质醇含量、减轻心率，改善应激状态，是一种安全有效的改善压力应激的身心健康疗法。

（二）具体方法

练习 24 式杨氏太极拳，每周 1 次，每次 2 组，每组 60 分钟（10 分钟热身，40 分钟太极拳训练，10 分钟整理），共干预 12 个月。杨氏太极拳动作比较舒缓平和，更适合肿瘤患者锻炼，而国家体育总局规定的 24 式杨氏简化太极拳在临床使用最为普及。在练习时要注意调息养气，用缓慢柔和的动作影响呼吸，使深、匀、细、长的腹式呼吸与动作相呼应，讲求重意不重力，"含胸拔背""气沉丹田""松腰落胯"，让胸部宽静、腹部充实，以内轴引动外轴（以腰为外轴），依次带动全身上下、肌肉关节、四肢百骸都参加活动。由具有 5 年以上教学经验的中医师兼杨氏太极拳传人进行专业指导治疗。

四、音乐疗法

音乐疗法是融医学 / 心理学 / 音乐美学 / 物理学为一体的一门跨学科的新的治疗技术。它将具有生理 / 心理 / 社会效应的音乐，有目的地 / 有计划地 / 科学地应用于某些疾病的康复和功能改善方面，特别是在癌症患者的治疗及护理中，能提高其机体免疫功能和生存质量。它是一种替代疗法，可改善焦虑、紧张、恐惧的情绪，提高治疗过程中的疼痛耐受力，提高手术、电疗、化疗后的免疫功能，有助于肿瘤患者早日康复。主要是透过对患者的情绪、神经、心理影响，以达到治疗目的。音乐疗法是中医传统疗法之一。两千年前的《黄帝内经》中就提出了五音应五脏的学说。说明了音乐与人的身体健康有着十分重要的关系。

音乐疗法用于肿瘤临床是近年来新兴的治疗方法之一，具有缓解紧张或失常的心理状态、促进新陈代谢、增强免疫功能、治疗疾病的作用。现代医学研究表明，优美动听的音乐，可以使人的大脑皮质松弛，还有刺激人体内分泌酶和激素的作用，使内脏及躯体活动得到调节，从而有益于健康。

从医学上来解释，每个人的大脑都有一个特定的音乐敏感区，每当外部的音乐语言与内部的心理频谱相对应，相呼应时，就会产生巨大的谐振和深刻的共鸣，音乐声波作用于大脑，能提高神经细胞的兴奋性，通过神经及神经体液的调节，使人体分泌一些有益于健康的激素、酶和乙酰胆碱等物质，对调节血流量改善血液循环、增强肠胃蠕动、促进唾液等消化液的分泌和加强新陈代谢等都有重要作用。

通过 HAMD 测定（汉密尔顿抑郁量表）发现患者忧郁及焦虑情绪，睡眠情况，兴趣及全身症状等均有明显好转，分值下降较多。癌症患者在经过放、化疗治疗后，免疫系统受到较大的影响。未接受音乐治疗人群的 T 细胞亚群 CD3、CD4 阳性细胞及 NK 细胞都下降较低，而接受音乐治疗的则无明显下降。这些都说明了免疫功能的变化与神经及精神活动是相关的，音乐疗法提高了神经细胞的兴奋性，改变了患者抑郁及焦虑状态，通过神经及体液的调节，使免疫功能得到增强。

音乐对人体的影响分物理和化学 2 种：物理作用是音乐透过有一定规律的频率的声波振动，使人体内产生声波而共振，促进心律节奏性跳动、胃肠道蠕动、肌肉收缩等，把人体抗肿瘤能量充分发挥出来，以调节人体的抗肿瘤能力。化学作用是指音乐可以使大脑神经兴奋、舒畅，促使人体分泌有利于健康的激素，从而改善血液循环、内分泌等。

1. 对人体生理功能的影响：音乐能透过大脑边缘系统调节躯体运动及自主神经、大脑皮质功能，并刺激网状结构，提高或降低中枢神经系统的活动水准，对人体产生良好的影响。

2. 提供一种情绪宣泄方式：现代医学研究表明，人的心理因素在疾病的发生发展中起着很大的作用。例如，情绪过分压抑是许多疾病发生的主要原因。心理因素与肿瘤发生有着内在联系。保持情绪平衡的一个有效方法就是将之宣泄出来，音乐就能满足人的这一需要，为人们提供一个情绪宣泄的方法，影响人们的情绪，使之平静下来。

3. 交流情感：疾病使人与外界的交流出现障碍，而透过音乐使人产生丰富的联想及表现情感，达到改善与外界交流的目的。音乐也是现实和非现实、意识和无意识之间的一条桥梁。透过想象，平衡及满足人的情感，达到治疗作用。

4. 作为物理能量作用于细胞：音乐产生声音，声音是声波的振动，是一种物理能量。一定的声波振动，作用于体内各个系统，发生同步的和谐共振，产生类似细胞按摩的作用，使其产生兴奋和抑制，从而达到降压、镇痛的目的。

疼痛患者使用音乐疗法时应注意什么？

1. 音乐治疗应选择内容健康 / 节奏明朗 / 旋律优美 / 声音和谐的乐曲。

2. 根据患者的具体情况对症应用，不但要考虑患者的个性 / 职业 / 修养等因素，还应考虑患者的情绪状态，所选择的曲子应适应患者的情绪。

3. 患者聆听音乐时应全身心投入，从音乐中寻求感受。

4. 每次时间以 30～60 分钟为宜，音量不要过大。

5. 在治疗过程中应经常更换曲目，以集中患者的注意力和增加兴趣，以免产生疲劳和厌倦情绪。

疼痛患者音乐疗法的常见曲目：

1. 抗焦虑、制怒类：《春风杨柳》《江南好》《同舟共济》《星期六的晚上》《化蝶》。

2. 抗抑郁、振奋精神类：《祝您快乐》《春天来了》《心花怒放》《喜洋洋》《命运交响曲》《祝您幸福》《蓝色狂想曲》。

3. 治疗失眠、多梦类：《梦幻》《摇篮曲》《绿色小夜曲》《醉夜》《大海一样的深情》《春江花月夜》《二泉映月》。

4. 增强食欲类：《餐桌音乐》《欢乐舞曲》《北国之春》《花好月圆》《花谣》。

5. 解除疲劳类：《假日的沙滩》《矫健的步伐》《锦上添花》。

音乐治疗做为自然、无创伤性疗法，应用于肿瘤临床，使患者能够在接受放、化疗损伤性治疗的同时，聆听到优美、欢快愉悦的音乐声波，无疑对患者的身心具有一定的感染力。如果没有机会接触音乐或不喜好音乐的比如男性癌症患者，在体力允许的条件下去郊游或外出旅游，尽情观赏祖国的锦绣河山，置身于大自然，也是不错的选择。大自然中那些优美的音响亦会对其康复产生十分有利的影响，如风吹树叶的飒飒声，山川小溪的潺潺声，海涛拍岸的拍击声，以及虫鸣鸟语、松涛等汇成的天然交响乐可以醉人心肺，使人心旷神怡，胸襟开阔，精神放松，进而忘却病魔的苦痛。

疼痛患者能歌善舞、弹琴高歌，对增强体质，早日康复的益处更大。弹琴需要全身运动，可以疏通经络，加快体内气血的运行。唱歌讲究"气沉丹田"，要求气息下至小腹并能保持住，而气功和瑜伽术的修炼前提亦是"气沉丹田""意守丹田"，他们之间的调整方法是十分相似的，而且唱歌时要调动全身之躯，不仅用气亦要用力，同时发出的优美歌声本身也能愉悦人心，增进健康。

（一）音乐治疗的具体方法

根据每次干预治疗的时间表，为免受外界的干扰，安排专门的会议室，让患者采取舒适的体位，先进行 60 分钟被动性音乐治疗，团体训练，即收听音乐并进行逐渐放松肌肉 15 分钟，强化音乐资源 30 分钟，一般音量在 40～60 分贝即可，然后讲出感受交流 15 分钟；再进行 60 分钟逐个主动性音乐治疗，鼓励患者表达自我、交流感受。在治疗过程中需要判断患者是否融入音乐，注意观察其面部表情和身体动作变化，实时关注患者音乐反应，适时选择治疗结束时间，音乐结束后耐心等待患者心境平复，并与患者进行交流与探讨，可通过提问等方式了解患者对音乐的喜好和体验，而患者可通过语言描述表达自己的感受和情绪，以达到释放和宣泄压抑的治疗目的。

（二）音乐治疗的干预形式

1. 主动性音乐治疗：患者通过唱歌 / 跳舞 / 演奏来表达其当时的情绪和心境，逐步培养适应能力。

（1）即兴演奏：患者可根据现有乐器如风铃架、沙锤、三角铁等进行自由选择和组合，即兴演奏乐曲，鼓励患者能够接受和参与到治疗中，每轮演奏后请每位成员对刚才的表演进行感受表达。治疗目的是情绪表达和宣泄。

（2）情绪卡片：患者根据抽到的卡片上面的心情词汇进行即兴唱歌 / 跳舞 / 乐器演奏，表达出自己此刻表达的情绪是什么，并分享感受，即通过唱歌 / 跳舞 / 乐器制造出的音乐来表达自己感受和情绪，并与他人有互动。治疗目的也是情绪表达和宣泄，并提高自尊和接纳。

2. 被动性音乐治疗

让患者感受和聆听音乐。在给患者音乐治疗的过程中通过音乐的旋律、节奏、音色等因素影响其神经系统，起到治疗作用。

（1）聆听音乐：患者在聆听音乐的同时，让其进行深呼吸放松、逐渐放松肌肉，并进行音乐引导想象，比如：在聆听的过程中脑海里出现了怎样的画面，或者在聆听时会想些什么，带给自己的感受是什么。治疗目的是帮助肌肉和精神放松，通过聆听音乐降低焦虑和压力水平，减轻疼痛知觉。

（2）音乐回忆：播放耳熟能详的音乐供患者欣赏，通过讲出感受，表达自我情绪、个体动力。治疗目的还是情绪表达和宣泄，提高自尊和接纳。

（三）音乐治疗的情绪监测

每次团体治疗后将家庭作业"焦虑抑郁情绪监测表"发给该组所有患者，要求他们在每次完成音乐治疗后，记录音乐治疗的起止时间及感受、认知、情绪、思维，以了解患者的依从性，保证干预质量，下次治疗前提交。

五、冥想疗法

冥想（meditation）是一种自我控制的心理调整方法，通过调节认知、情绪、行为而达到某种生物学效应。通常用于促进平静思绪、放松身体，使人们变得幸福、平静和安详。

正念（mindfulness）：是指个体有意识地把注意力维持在当前内在或外部体验之上，并对其不做任何判断的一种自我调节方法。

正念冥想（Mindfulness meditation）：是一组以正念技术为核心的冥想方法，主要包括禅修（Zen）、内观（Vipassana）、正念减压疗法（Mindfulness-based Stress Reduction，MBSR）和正念认知疗法（Mindfulness-based Cognitive Therapy，MBCT）等。

冥想训练有助于治疗：慢性疼痛，焦虑，皮肤病，抑郁症复发，失眠症，物质滥用，酒精依赖，饮食障碍，心脏疾病和癌症等心身疾病等。

实施正念冥想疗法的具体方法：

根据每次干预治疗的时间表，为免受外界的干扰，安排专门的会议室，让患者采取舒适的坐位，对其实施正念冥想训练，包括引入、诱导等训练。由心理咨询师担任指导。

（1）引导患者闭上双眼，保持清醒状态，以不困倦及想入睡为度，先进行逐渐放松肌肉的训练，按照头、面部、手臂、上身、腹部、腿部、足部的顺序做收缩、舒张动作，然后再进行10次深呼吸。患者注意力随着放松顺序的变化转移至身体，感觉到相应的部位舒适、温暖及血液流动，亦能感受气流进入呼吸道感觉及腹部起伏情况。整个放松过程结束后，患者感觉身心轻松。此阶段时间为30分钟；

（2）让患者调节呼吸节律，默数呼吸次数，极慢地由浅快呼吸调整到深长平缓呼吸，从1数到10，再从10数到1，身体放松与呼吸调节可同时进行。此阶段时间为5分钟；

（3）以轻柔语言引导患者想象一组画面或选择一幅令人愉快的画仔细观察，尽量让患者记住多个细节。冥想治疗开始后让患者展开想象，将自身想象于美好的画面中或画中，无限畅想自己向往的景象。着重让患者了解和感受自我，引导患者感受自己的情绪、思维、记忆，接纳所有感受的产生及消失。此阶段时间为20分钟；

（4）休息 5 分钟，再重复一次放松—调节呼吸—引导冥想治疗，最后予患者 5 分钟静息时间以脱离冥想治疗。

（5）焦虑抑郁自我监测：每次团体治疗后将家庭作业"焦虑抑郁情绪监测表"发给该组所有患者，要求他们在每次完成正念冥想治疗后，记录治疗的起止时间及感受、认知、情绪、思维，以了解患者的依从性，保证干预质量，下次治疗前提交。

（杜懿杰）

第二节　物理疗法与替代疗法

一、常见的物理治疗方法

（一）红外线疗法和冷疗法

1. 红外线疗法

（1）概述：红外线是一种肉眼不可见的辐射线，其波长大于太阳光谱可见光区的红光部分。根据红外线的波长可以将其分为近红外线（亦称为短波红外线）和远红外线。近红外线的波长范围为 0.76 ~ 1.5 μm，远红外线的波长为 1.5 ~ 343 μm。由于红外线的能量小，虽不能使受照物体分子内发生任何电或化学的变化，但可通过分子的热运动使受照者的温度升高。因此，有人称它为"热射线"。红外线疗法就是利用它对机体产生的产热反应来达到治疗疾病的目的。

（2）生物学效应：红外线的发热效应是其生理作用的基础。当红外线作用于机体后，长波红外线则在皮肤表层组织被吸收，短波红外线则能透过皮肤在较深的皮肤组织被吸收。红外线作用于机体后，能迅速导致组织温度升高。在皮肤的感觉器官遭受热性刺激时，这将引发毛细血管及临近小动脉的扩张，以及周边毛细血管区域内的白细胞渗透。因此，能加强组织的淋巴循环，增进营养，改善代谢作用，并能促进病理产物吸收和浸润消散。

（3）作用机制

1）改善肌肉痉挛：红外线对机体主要产生温热效应，并借助热传递的方式使肌肉温度升高，导致肌梭中 γ 纤维的兴奋性降低，使机体的肌肉张力下降和牵张反射减弱。

2）炎症缓解作用：在红外线照射之下，局部的微血管和小动脉将扩张，从而促进血液和淋巴的流动速度上升，有效地增加了局部组织所需的营养供应。因此，能迅速促进组织内水肿和炎症性渗液的消退，同时增强机体自身的免疫功能，对于慢性炎症的消散有着积极作用。

3）镇痛作用：温热作用会促进肌肉放松，减少肌肉的紧张状态，降低神经的兴奋性。

4）促进组织再生：红外线可以加速成纤维细胞和纤维细胞的再生从而增强组织的修复能力和伤口愈合。

（4）治疗参数

1）应用红外线治疗仪器，包括、红外线灯、石英红外线灯照射疼痛部位或病变部位。治疗时应裸露患部。功率小于 300 W 的作用于小部位，功率大于 500 W 的作用于大部位。

2）红外灯与皮肤间的距离改变可以用来调节剂量的大小，照射距离为 30～100 cm，视照射灯的功率而异，以患者有舒适的温热感为宜。30 分钟。急性疼痛期间可以采取一天次，一个疗程为 1～6 次，相对慢性病选择 1～4 次为一个疗程。

（5）适应证：适用于各种亚急性、慢性损伤，例如，关节纤维性挛缩、肌肉痉挛、多发性末梢神经炎、软组织扭挫伤恢复期、肌纤维组织炎。

（6）禁忌证：有出血倾向者、急性静脉血栓及心血管功能代偿不全者和温觉迟钝者、急性化脓性炎症、恶性肿瘤、活动性结核病变。儿童应注意勿使灼伤。

（7）注意事项：强剂量红外线（不能耐受量）作用皮肤后，其产生红斑可持续几小时，有痛感，并可使皮肤结缔组织发生渗出性和增生过程的炎症，也就是灼伤改变。红外线对眼睛可致白内障，是由于波长 0.4～0.76 μm 段红外线被晶体吸收后引起。3 μm 以下的红外线可透入眼内，大量时可引起眼睛视网膜灼伤。

2. 冷疗法

（1）概述：利用高于 0℃，但低于体温和周围空气温度的治疗方式被称为冷疗法，包括有冷敷、冰水浴、冷气雾喷射。

（2）生物学效应：冷疗对受伤组织有多种生理作用。冷疗通过激活交感神经引起血管收缩来减少流向冷却组织的血液流量达到使皮肤和肌肉温度的降低。冷诱导引起的血流量减少可减少水肿，减缓炎症介质（如白细胞）的输送，减少受影响区域的炎症。降低组织温度也会降低缺氧组织的代谢需求，有可能防止损伤组织的继发性缺氧损伤。同时冷疗法通过降低组织伤害感受器的激活阈值和传递疼痛的神经信号的传导速度，从而诱导局部麻醉效应。

（3）作用机制

1）降温：冷疗会引起轴索反射从而诱发血管收缩，促使血流速度变慢，组织温度的降低。

2）镇痛：提高疼痛阈值的上限，减缓感觉神经传导速度。

3）放松肌肉的紧张程度，降低肌肉的肌张力：主要由于组织的温度下降会促使肌肉放松。

4）消肿：组织降温后同时引起组织代谢率下降，机体对耗氧量的需求减少，这有助于急性炎症的恶化且减少水肿的时间。

（4）冷疗方式及治疗作用

1）冰块按摩法：用冰轻压病灶来可摩擦，直到感到冷痛时停止。适用于因神经损伤导致肌肉的急性软组织疼痛。

2）冰袋贴敷法：将捣碎的小冰块装入塑料袋内约半袋，扎紧口置于患部，外裹干毛巾。每次 10～60 分钟，每次治疗间隔 3～4 小时。此法主要针对体温升高后不退、初期的急性肌肉拉伤或扭伤以及早期的炎症感染。局部血液循环障碍、局部皮肤知觉障碍者禁用。

3）冰毛巾冷湿敷法：准备一条毛巾将其浸入冰水或冷水中，取出后拧干，敷于患处。间隔 4 分钟需更换 1 次，共 15～30 分钟。

4）局部浸泡法：患肢淹没入冷水或冰水中。冷水一般为 13～15℃，冰水 5℃左右。如果感觉到冷痛时需及时撤出。并且需注意首次浸泡时只能数秒，在四肢干后再进行主动或被动运动。需要提醒的是等到肢体温度复温后再能进行下一次浸泡。30 分钟内最多浸入 3～5 次，反复多次重复后，可逐渐延长时间至 1 分钟。用于四肢关节治疗。

5）全身冷水浴：将全身浸泡在 0℃的水温中，水深以患者腰部或心前区为宜。浸泡时间根据患者具体情况而定，一般 3～5 分钟，或 10～15 分钟。本治疗对于兴奋神经、提高肌肉张力有明显的功效。

6）化学制冷袋：将碳酸钠和硝酸盐铵溶解于水中，使其发生化学反应，约 3 分钟后温度可降至 0℃，11 分钟后降至 -6℃。适用于旅途、行车野外作业时，使用方便、易于携带。

7）氯乙烷喷射法：利用氯乙烷蒸发吸热的原理使局部降温。将喷射嘴对准患部距离为 0～30 cm 直接喷射 5 秒，30 秒至 1 分钟。适用于急性软组织挫伤后的早期治疗，有正痛、消肿、局部麻醉的作用。

8）冷气喷射法：使用冷气机将气化的液氮吹向患部，直到患者感觉冷痛。待疼痛缓解后立即进行主动或被动训练。或用 75% 乙醇溶液涂抹患部，再以冷风吹拂，边吹边涂 1～10 分钟，用于炎性关节炎及软组织扭挫伤。

（5）适应证

1）软组织闭合性损伤。

2）疼痛和痉挛性疾病。

3）内脏出血。

4）热烧伤。

（6）禁忌证

1）血栓闭塞性脉管炎。

2）雷诺病。

3）冷变态反应者。

4）血红蛋白尿。

5）对冷过度敏感者。

6）严重心血管疾病，动脉硬化。

7）严重冻疮。

8）严重糖尿病。

（二）电刺激疗法

1. 低频电刺激疗法

（1）概述：低频电是指频率低于 1 000 Hz 的交流电，其作为一种物理因子用于临床治疗已有百年历史。低频一般属于微弱电流，它能产生微弱的电解现象，并且能显著刺激感觉和运动相关的神经系统，同时不会使人体产生任何热感。低频电按照不同的物理特性分为神经肌肉电刺激、功能性电刺激、经皮电刺激和超低频电刺激等。

（2）低频电疗的特点

1）均为低压、低频，而且可调。

2）无明显的电解作用。

3）对感觉及机体运动的神经系统具有显著的激活效果。

4）有镇痛作用，但无热作用。

（3）作用机制

1）激发效应：应用低频率的电流刺激可以激活神经和肌肉组织。该电流刺激在进行时，能够破坏细胞膜的极化平衡，引发身体中神经肌肉的活跃与兴奋。通常而言，身体的运动神经在绝对不应期的存在时间大约为 1 毫秒，因此低频电流的每一个刺激脉冲都有可能触发一次运动响应。

2）促进特定区域血液的流通：应用低频电的优势功能在于激发区域性的血液与淋巴流动，此举能够导致人体表皮温度升高，伴随着小动脉与毛细血管的舒张。其工作原理包括：① 轴突反馈：通过低频电激活皮肤的感觉器官，低频产生的神经脉冲一边传导至进入的神经细胞，一边通过同一神经轴突的不同分支逆向通达小动脉，诱发血管局部扩张；② 影响血管内活性物：低频电刺激感觉神经时，会促使其分泌少许血管内活跃物质，例如 P 物质与乙酰胆碱，从而实现血管的舒张；③ 肌肉活动代谢产物作用：肌体运动时产生的代谢物质，如乳酸、ADP、ATP 等，显著地促进血管扩张作用；④ 对自律神经系统的影响：电流刺激改善血液循环的作用，可能与其对交感神经的抑制作用有关。

3）缓解疼痛：利用低频电流脉冲进行镇痛也是其关键功能之一。① 周围神经的粗纤维可以被电流激活，以及依据闸门控制理论，同时可以抑制传导疼痛感觉神经的细纤维，进而产生镇痛作用；② 电流可以加速局部炎性因子的消除，并且同时扩张血管和促进血液循环；③ 电刺激可使人体释放具有镇痛作用的内源性阿片肽。

（4）低频电的治疗参数及治疗作用

借鉴于神经与肌肉的电生理学知识，运动神经：1～10 Hz 会诱发肌肉的逐次挛缩，而 0～30 Hz 则引发非彻底的持续性挛缩，另外 40～50 Hz 可诱导肌肉进入彻底的持续性挛缩状态。就感觉神经而言：50 Hz 会激发颤抖感受，100 Hz 具备止痛及安定效果。对于自主神经系统来说：1～10 Hz 促进交感神经活跃，10～50 Hz 激发迷走神经，上述频率均处于低频电波的范围之中。刺激时间一般为 0～30 分钟。依据患者的体验来调节刺激的程度，合适的标准是患者觉得有刺激存在且可以忍受或者觉得舒服。

（5）适应证

网球肘、肩周炎、扭伤、挫伤、坐骨神经痛、肱骨外上髁炎、狭窄性腱鞘炎、退行性骨关节病、颈椎病、腰椎间盘突出症、软组织损伤等。

（6）禁忌证

存在出血性疾病、急性的化脓发炎、痉挛型麻痹、皮肤受损、对感觉过敏的人群，以及装配有心脏起搏装置的个体，以及那些心脏功能严重衰竭的患者和正在怀孕期女性的腰尾部区域。

2.中频电疗法

（1）概述

中频电治疗技术利用的是频率介于 1 000～100 000 Hz 之间的交变电流来进行疾病治疗。这种治疗设备通常包括控制单元、连线和电极片等组件。得益于其独特的物理属性，中频电疗在医疗领域的使用效果显著，副效应极小。它在缓解肌肉和骨骼如肩膀、腰部和腿部的疼痛方面尤为有效，同时也在治疗带状疱疹引发的疼痛方面展现出确切的效果，可作为单一疗法使用。

（2）分类：中频治疗仪通常使用的是 2 000～8 000 Hz 范围内的电流频率。依据中频治疗所使用的电流生成方法、波型及其频率的不同，中频治疗可以被划分为几种不同类型。

1）干扰性电流治疗技术：涵盖了传统干扰电疗法、动态干扰电疗法和立体动态干扰电疗法等多种形式。

2）等幅中频电疗法：包括音频电疗法、音频电磁场疗法和超音频电疗法等。

3）调制中频电疗法：包括正弦调制中频电疗法和脉冲调制中频电疗法等。

4）低中频混合电疗法：包括音乐电疗法和波动电疗法等。

（3）生物学效应：中频电疗能够扩张血管，促进血液流畅，并能缓解因局部组织充血导致的肿胀；同时，还能帮助减少与炎症相关的生化物质。深入来说，该电流可通过拉开细胞间隙，帮助黏结的肌纤维及神经纤维分开，并能使硬化的结缔组织变得柔软，因而有助于减轻肌肉痉挛和组织粘连等问题。除此之外，中频电流亦有助于调节人体对疼痛的感受阈值，特别是当频率在 1～10 kHz 范围内，随着频率上升，感受到的疼痛将会减轻；然而，当频率超过 10 kHz 时，疼痛感知的灵敏度会随着频率的提高而增加。更进一步，中频电疗可刺激大脑释放具有镇痛效果的啡肽类神经化学物质。

（4）治疗作用

1）促进局部血液循环：实时的血流聚集响应：在使用中频电治疗的过程中及停止之初，观察不到患部明显的血液聚集现象，但在治疗结束后 10～15 分钟内，患处的血液聚集反应会显著加剧，这一现象很可能与轴突反射机制相关联。肌肉结构内部血流的促进与肌体活动过程中生成的生化物质之间具有联系；对于更深层组织或相对较远区域组织的血液流通促进，则可能与自律神经系统的功能密切相关。

反复接受治疗之后，血液流通状况得到了优化：这是一次次单独治疗所积累起来的功效，也是自律神经系统功能调节的成果。

2）镇痛作用：中频电有良好的镇痛作用，其机制有 2 种形式。瞬发镇痛效果：数种中频电疗在一次性使用及其停止后，均可见到不同程度的疼痛缓解。这样的疼痛减轻效应能够持续从数分钟至数小时。连续几次疗程所带来的缓解疼痛效果：这种连续治疗带来的止痛效应可能与触发瞬间止痛的多种元素的整体互动，以及促成局部血流增加的轴索反射相关的多重功效集合有关联。

3）炎症缓解效果：中频电疗能有效治疗若干慢性非特异炎症，此功效主要因中频电治疗使受影响部位的血液循环得到优化、水肿现象得以缓解以及促进炎症介质的吸收及排除而显现。

4）瘢痕软化及粘连消解效果：中频电流治疗能有效进行瘢痕软化和缓解粘连，这一效用源自中频电流刺激能够增加细胞和组织间隙，进而促使结合的结缔组织、肌肉纤维以及神经纤维等得到分散。

5）针对骨骼肌的影响：应用中频电流对肌神经和肌肉进行刺激，能引发正常及神经丧失的肌肉发生收缩，这一过程有助于加强骨骼肌肉力量、避免肌肉衰减、增进平滑肌肉的紧张度，以及调节自律神经系统的功能。

6）生物膜渗透特性的影响：在中频正弦电流刺激之下，药物的离子和分子通过有活性的生物膜的速率显著高于那些通过失活的生物膜的速率，由此推测中频电流能够增强有活性生物膜的渗透效能。

（5）中频电的治疗参数：电流强度一般以患者耐受量为宜，每次 0～30 分钟，每日 1 次，10 次为一疗程。

（6）适应证：颈椎、肩部、腰部和腿部疼痛，肌肉拉伤，肌肉纤维的炎症，滑液囊发炎，关节纤维束缩，面部神经发炎，还有慢性的盆腔炎等症状。

（7）禁忌证：患有正在恶化的肿瘤、活动性的肺结核、急性脓毒感染、血液凝固功能障碍、体内植入金属制品、装有起搏器的患者，以及罹患严重心肺疾病的人群等状况。

3. 高频电疗法

（1）概述：在医学界，对于频率超出 100 kHz 的交流电流，我们称之为高频电流。使用这种高频电流进行的医治手段被命名为高频电疗法。这项技术根据治疗时采用的波长不同，可细分为共振火花治疗、中频治疗、短波治疗、超短波治疗与微波治疗。具体来看，中频治疗所用的电流波长为 100～300 m，其频率则处在 1～3 MHz 规模；而短波治疗的波长落在 10～100 米，频率为 3～30 MHz；超短波治疗的波长定在 1～10 米区间，频率则是 30～300 MHz；至于微波治疗，其波长在 1 mm～1 m 之间，频率则高达 300 MHz～300 GHz。

在人体内部，当高频电场施加作用时，会引发离子的振动现象，此过程中电能被转换成热能。与此同时，高频振荡电流的频率若处于一定的范围内，其频率愈高，产生的热能亦就愈多。基于不同频率对应的波长，高频电治疗技术可以细分为共鸣火花治疗、中频电疗、短波疗法、超短波疗法以及微波疗法等类型。

（2）生物学效应：应用高频电流于人体将造成热效应和非热类效应（其效果超出热的范畴），且以热效应为主导。当高频电流穿透人体时，人体内的不同组织会分别表现出相异程度的发热现象。发热效应主要来源于 2 种机制：首先，高频电流施加时，组织里的导电产生的电阻性损耗引发热能；其次，同样在高频电流的作用下，由于组织内移动电流造成的电介质损耗同样会导致发热。

（3）作用机制

1）对脑神经功能的影响：热量的温暖效应能够减少感应神经终端的灵敏度，增加承受疼痛的临界点。

2）作用于附近血脉表现：中频率电流具备扩充血管功能，加速血流与淋巴系统流转，优化细胞营养状况，激发代谢活力。

肌肉组织影响：适度的温热作用能缓解骨骼肌与平滑肌的紧张状态，以此实现缓解疼痛和消除痉挛的功效。

（4）适应证

1）软组织及骨关节疾病颈椎病、腰椎间盘突出症、关节炎、扭挫伤、肌炎和肌痛等。

2）神经痛周围神经损伤、脊髓和周围神经炎、神经根炎、坐骨神经痛等。

（5）禁忌证：禁忌使用于癌症患者、急性发作的炎性病变或者化脓性感染者、体温调控出现问题的个体、触觉或感知出现异常的病患、怀孕期间的女性；高温、意识不清、流血或易流血的疾病、活跃性的肺结核患者、患有心脏或肺部机能衰竭症状的人士不宜使用。装置了人工心律调节器、体内残留金属物、怀孕妇女应慎重考虑。

（三）冲击波治疗

1. 概述：冲击波通常被理解为一类速度快、存在时段较短的音波，它也是一种无须切割皮肤的肌肉和骨骼疾病治愈手段。该手段的生物学作用涵盖了减少炎症、激发身体组织的新生、刺激血管生成、骨质重构以及加速伤口恢复。研究资料指出，体外冲击波治疗技术（extracorporeal shock wave therapy，ESWT）已经演变成为治理跟腱问题的非手术方案，它不仅能够减轻患者的疼痛并优化其功能性，而且在处理众多骨科病变上已广为应用，如肩部肌腱的钙化现象和肱骨外侧髁炎等。与皮质激素、玻尿酸、其他药物以及超声波疗法相比，采用冲击波治疗对关节炎患者来说更见安全有效，在缓解痛楚和促进功能恢复方面具有明显的疗效。

2. 物理学特性和生物学效应

（1）冲击波生物物理特征涉及：① 当冲击波穿透人体，会在不同生物组织边界引起压力增减变化，从而造成拉伸现象的机械作用；② 微小空气泡在人体组织间隙的液体中，受冲击波影响振动，并在一定强度的冲击波推动下经历增长及破裂过程，这种过程的结果即为空化现象；③ 热量变化现象，指冲击波在生物体内部传递时，转化为组织所吸收热量的现象。

（2）冲击波生物效应：① 组织修复与再造的功能；② 缓解组织粘连的效应；③ 促进血管扩充及新血管形成的作用；④ 缓解疼痛以及阻断末梢神经的效能；⑤ 高浓度组织的分解反应；⑥ 抑制炎症和感染的功效。

3. 冲击波发源的形成手法与传播途径

（1）冲击波波源有4种产生方式：① 液电式冲击波源；② 压电晶体冲击波源；③ 电磁式冲击波源；④ 气压弹道式冲击波源。

（2）冲击波波源能量的传递形式可分为聚焦式、发散式、平波式、水平聚焦式等。

4. 冲击波治疗参数及治疗方法：患者在接受治疗时的姿势应该是既舒服又有利于操作，大部分情况下会选择坐着或躺着。一般来说，反射器或治疗探头放置在四肢血管和神经较少的区域，并且应当规避金属内植物。如果患者病情特殊，可以依据病变的具体位置和医生的临床判断来确定反射器或治疗探头的具体放置位置。关键是要确保治疗能量能最大程度地作用在受损的区域。施治部位要均匀涂布导联凝胶，确保不留有空气，避免对皮肤造成伤害。治疗通常采用分次渐进的方式，针对不同的骨折部位可调节能量流强度，对于疼痛敏感的患者，可以从低能量开始，并以患者的承受力为衡量标准，在接下来的治疗中逐步提升能量。深层的骨折多使用聚焦型冲击波设备进行治疗，设定中到高档的能量参数；浅层的则可用扩散型设备，同样调节到中高能量。每个治疗阶段至少选取 4 个不同的作用点，总共冲击次数为 3 000～4 000 次，每次治疗的间隔时间为 1～7 天，总计进行 5～10 次治疗以完成一个疗程。

5. 适应证：适用情况规范包括① 骨组织疾病：包括骨裂愈合缓慢与断裂不愈合、成年人股骨头坏死、关节的膝骨性关节病；② 慢性软组织损伤性疾病：冈上肌腱发生钙化炎症、肘部外侧疼痛症、足底纤维组织炎、跟腱发炎、肱二头肌腱炎以及股骨大粗隆区疼痛综合征；③ 其他与骨肌系统功能障碍的病症：类似脑血管意外后的肌肉痉挛或皮层溃烂等问题。

6. 禁忌证及注意事项

（1）全身性：① 涉及出血，如异常的凝血功能可能会引起某些区域出血，患者若未经治疗、治疗不完全或是无法接受治疗的出血性疾病，不宜进行 ESWT 治疗；② 目标治疗区域若存在血栓，应避免使用 ESWT 治疗，以免血栓脱落引起严重后果；③ 患有严重的认知障碍或精神类疾病的人士。

（2）局部性：① 肌肉及肌腱存在断裂或遭受严重创伤的病患；② 体外冲击波治疗靶点位于脑部及脊髓，以及大血管及重要神经走行处和肺部；③ 关节液体有渗漏现象的病患，这可能会导致关节内的液体外泄问题加剧；④ 治疗部位存在骺板；⑤ 骨质疏松。

使用高能量集中式冲击波疗法应慎重考虑以下情况，因它们构成了相对禁用条件，但是低能冲击波疗法对此限制不甚严格：① 患有重度心律不齐者；② 高血压重症病患，血压未能有效控制者；③ 体内装有心脏起搏器的患者；④ 癌症已广泛扩散的病患。

（4）不良反应表现：① 接受治疗区域可能会出现小范围血肿、青紫和微小出血点；② 施治部位的疼痛程度可能会在短期内加剧；③ 施治区域可能产生局部的麻感、刺痛或感觉降低；④ 应用高能量体外冲击波疗法可能引起当地神经和血管的损害；⑤ 可能发生接触性皮炎。

（5）注意事项：① 实施治疗之前，需深入掌握病患详细资料，并全方位评判病患是否适宜接受冲击波疗法；② 治疗之初，需与病患进行深入的交流，清楚告知其可能遭遇的各种情况，并确保病患明白并愿意配合；③ 治疗过程中，要注重操作技巧，随时询问病患的感受，并紧密监测病患的状态；④ 治疗结束后，应指导病患稍作休息，确认无异样后方可让其离开；⑤ 治疗部位应避免热敷，适当进行活动，但禁止做可能引起疼痛的运动；⑥ 治疗结束后，建议病患多喝水，以助于身体毒素的排出。

（四）其他

1. 超声波疗法

（1）概述：超声波乃一类高频的振动波形，属于音波的一个种类，它特有的直行性和渗透性可以在人体内激发微妙的机械作用与热效应等现象，因而被广泛用于治疗包括神经、肌肉、骨骼的疾患及外伤。普遍应用的频段范围是 800～1 000 kHz。超声波治疗按剂量不同分为标准剂量法、综合疗法和大剂量疗法，一般而言，前两种较为常见。另外，超音波疗法也能有效缓解膝骨关节炎病患的痛感并改善其功能。

（2）生物学效应：在探讨超声波对生物产生影响的基本机制方面，普遍看法是存在3 种主要影响因子，分别是超声波引发的力学效应、热效应以及由力学效应和热效应共同触发的物理化学反应。

1）改善组织营养：能够增进生物局部血流及淋巴系统循环，增强代谢活动，提升组织的复原力与营养水平。

2）显著减缓疼痛感：它通过减少脊髓的反应强度和抑制反射的传播，以及降低神经细胞的生物电活跃性，起到了显著的止痛效果。

3）瘢痕变软：它能够让硬实的结缔组织伸长且柔软起来，用以疗效瘢痕、硬化疾病和收缩性疾患等。

4）杀菌：当应用大剂量的超声波时，其他机械作用可引起生物体破坏性改变；因此，可利用此作用杀灭细菌，常用于饮水消毒。

（3）作用机制

1）直接影响：引发局部组织的血管扩张、血液流动变快，细胞壁透性提高，新陈代谢亢进，血液中 pH 趋于碱性，酶活化作用提升，从而促进受损组织的修复以及器官功能的重建。

2）神经、体液作用：在超声波的作用下，产生局部的生物物理变化，从而影响局部的末梢神经感受器，通过神经传到中枢、放射性影响体液系统，起到治疗作用。如超声波作用于腰骶部可以使下肢皮肤的温度增高。

3）细胞分子水平的作用：强烈的超声波刺激能够引致组织液体电解并生成自由基，这种自由基因其强烈的氧化性而迅速触发一连串的链式反应，进而催化形成化学效应；其次，超声波的中度强度所产生的显著细胞质微流作用能够促使细胞内物质转移，调整细胞不同部位的相对位置；而当强度较低时，超声波对于物质的代谢流程具有显著的影响。此外，超声波也能够作用于细胞膜，改变其对钾离子（K^+）和钙离子（Ca^{2+}）的透性，进而调整细胞内外离子的浓度比，改变膜电位，发挥治病功效。

（4）治疗方法

借助超声波设备，依照各种病症的性质与影响区域，可以选择直接贴合法、间接接触方式或是通过超声波促进药物吸收的技术。目前多应用直接接触法，以小剂量，低强度治疗，其中固定法为 0～0.5 w/cm²，每次 5～10 分钟。日常或是每 2 日进行 1 次治疗，累积 6～8 次作为一个完整的治疗周期，而对于慢性疾病患者，则需进行 10～15

次治疗方可构成一个疗程。

（5）适应证：腰损伤、肩关节炎症、肌腱疼痛、黏液囊发炎、风湿性关节炎、关节退化性疾病，以及因炎症所致的结缔组织肥大或打针造成的部位硬化等；此外，还涵盖因神经方面问题所致的痛楚及发炎性疾患，诸如三叉神经痛、坐骨神经痛、带状疱疹后遗神经痛等。

（6）禁忌证：肿块、结核病活动期的出血现象、发烧过高、心脏功能减退、血栓形成于静脉体系、装配了仿生心跳调节器者不宜使用；妊娠期妇女的下腹区、小儿骨骺部均属禁忌范围。至于头部、双眼、生殖系统等敏感区域，则应特别谨慎。

（7）注意事项：在超声波治疗过程中，应确保发射器与治疗部位保持密合，避免空隙导致超声波能量降低，进而影响其深入组织的能力；同时，避免在无负载的情况下启动超声波设备，这样可能会对设备内部的晶体片造成损伤。针对骨骼表面的治疗，超声波的强度应该适中，不宜过强。

2. 经颅磁刺激中枢神经调控治疗

（1）概述：经颅磁刺激（TMS）是一项无须手术侵入大脑的激活技术。它借助变化的磁脉冲直接针对中央神经系统，从而调节神经元膜的电位差，诱导电流的产生，进而影响大脑内部的新陈代谢过程与神经电信号。因此，激发了多种生理和生化的作用。在1985年，位于英国谢菲尔德大学的 BARKER 博士在国际医学期刊《柳叶刀》上首次公布 TMS 能从外部直接激活大脑的初级运动区，引起这部分区域所控制的目标肌肉产生运动，标志着 TMS 应用研究的开端。

（2）分类：TMS 拥有 3 种广泛采用的刺激技术，TMS 主要的刺激模式有单脉冲TMS（single TMS，sTMS）、双脉冲 TMS（paired TMS，pTMS）及重复性 TMS（rTMS）3 种。单脉冲颅磁刺激每操作一次只产生一道刺激波，其主要适用于诊疗评定；双脉冲经颅磁刺激则在每次操作中释放一对连续波，该模式可调节脉冲之间的间隔，最短可达1 毫秒，主要针对大脑皮质兴奋性进行研究；重复经颅磁刺激则表示磁刺机以固定时间间隔输出连续波，频率可高达每秒 100 次（100 Hz），且每批刺激可维持 1 分钟。基于不同的频率，rTMS 分为高频（≥ 5 Hz，即快速刺激）与低频（≤ 1 Hz，即缓慢刺激）两种类型。通过 SPECT 和 PET 扫描的实验证明，rTMS 的效果不限于刺激的直接区域，还能通过突触传导对远端皮质及皮质下结构施加影响。

（3）经颅磁刺激的原理：电荷在刹那间迸发，令磁刺激仪产生了一个强烈且短暂的磁场，其强度在 1～4 特斯拉之间变化，依线圈的大小和样式而定。这样一个磁场几乎能不折不扣地穿透皮肤与头骨，直接作用于大脑的表层区域，在那里引起相应的反电流，并在邻近细胞结构中，如神经细胞、纤维和肌肉等，激活这些细胞，改变它们的活性。根据设计形状不同，磁刺激所采用的线圈有环形、扁平 8 字形和双锥体型等多种，其中大型线圈能深入介入而影响更深层次的脑区，但相对定位不如小型或 8 字形线圈精确，因而其影响范围较广；环形线圈在其周边产生最强的电流，而 8 字形线圈则在两圈交叉点产生电流峰值，这有利于更精密地针对特定脑区；双锥体型线圈设计用于接触更深处的大脑结构，如距离头表 3～4 cm 的中央脑沟。在经颅磁刺激（TMS）中，刺激强度一般按照设备最大输出能力的百分比来界定。在临床上，医生们通常根据测量得到的静息运动阈值（RMT）来确定治病所需的刺激强度。

（4）生物学效应：研究指出，多种大脑皮层结构涉及对疼痛感的管理，其中包含一级与二级感觉皮质（S1S）、岛皮质、前扣带回皮质（ACC）、运动区皮质（M1）、中脑导水管周围灰质（PAG）以及延髓前端的内侧核团（RVM）等。对正常成人施以 M1 区域 10Hz 的重复经颅磁刺激（rTMS）达 30 分钟后，其感知阈值和疼痛阈值均有显著提高。然而，当刺激发生在内侧前额叶皮质时，疼痛阈值会显著下降，但对感知阈值无显著影响。这意味着通过 rTMS 在大脑不同区域施加刺激，可以触发差异化的止痛效果。

（5）作用机制

1）改变大脑皮质的兴奋性：持续性疼痛可能引发神经系统核心区域过度活跃和脊椎性抑制途径作用衰退。研究显示，反复的经颅部磁性刺激（rTMS）提供的不同节奏产生了不同的影响，高频率的 rTMS 能增强神经外层的活力。相反，低频率则降低它。部分科研人员对健康参试者进行了超过及不及运动阈值的 rTMS 测试，并运用功能性磁共振成像技术（fMRI）发现，超越运动门限的 rTMS 可以扩散性激发多个脑区，包括一级和二级运动区，这包含了第一运动区、副运动区、脑的背侧前运动区皮层、颞上回以及纹状体和丘脑等区域。特别是丘脑，作为疼痛处理的关键中心，并作为感觉信息传至大脑层面的重要站点，其疼痛的高级中心调节机制也是依赖于丘脑内侧核及外侧核之间的相互牵制来完成的。此外，rTMS 可以通过大脑层面直接作用于丘脑的投射路径，来压制由脊柱向丘脑传达的感觉信号流。动物实验也揭示了当通过电刺激导致失去痛感的老鼠，其大脑运动层能够缓解丘脑和脊髓神经元的异常活化情况。

2）改善脑部血流和代谢：神经影像学领域的研究揭示，慢性的疼痛现象与丘脑及其他脑区血液供应不足有着密切的关联。重复经颅磁刺激（rTMS）所产生的止痛效应能够调节大脑中的血液循环。

3）调节神经递质和基因表达：经颅磁刺激能够干预人体内众多涉及痛感的神经化合物，以此缓解痛楚；

4）神经可塑性的变化：rTMS 通过作用于大脑边缘系统（情绪调控中心），调控伴随疼痛而出现的情绪困扰，并通过影响脊髓的下行抑制系统，从而间接实现缓解疼痛的效果。

（6）适应证：强迫症、抑郁症、创伤后应激障碍（PTSD）、躁狂症等精神疾病，紧张性头痛、睡眠障碍、癫痫、脑卒中后康复、外周神经康复、脊髓损伤、纤维肌痛症、偏头痛、帕金森病（PD）、神经性疼痛。

（7）禁忌证：携带金属物品于头部者、安装心脏调节装置者、处于怀孕及哺育幼儿时期的女性、倾向于出血的个体、脑溢血处于初始阶段的患者、癌性患者、使用助听设备者。

（王　博）

二、替代疗法的选择与应用

目前，约有 30.7% 的成年人会出现疼痛。疼痛的非药物替代疗法已经存在很长时间，有些已经存在了数百年。它们在历史上一直被用来处理许多问题。目前，替代医学最常用于治疗肌肉骨骼疼痛，使用替代疗法治疗慢性疼痛的患者中有 59%～90% 的声称替代疗法有效。基于这些发现，替代疗法似乎可以作为治疗慢性疼痛的有效辅助手段。

1. 针灸：这是一种古老的中医疗法，通过在某些特定的穴位插入细针以刺激机体，从而达到缓解疼痛的效果。针灸被认为可以调整身体的能量流动，促进自愈能力。多项研究表明，针灸在缓解慢性疼痛方面具有一定的效果。针灸镇痛的作用机制可能涉及神经递质平衡、细胞因子表达调控、血流动力学变化、细胞外信号调节以及基因表达调控等多方面的生理过程。如果疼痛持续或加剧，建议咨询医生以排除其他潜在的病理原因。针灸治疗慢性疼痛的主要原理有：① 神经递质平衡：通过刺激穴位，可以调节大脑中神经递质的平衡状态，如去甲肾上腺素、多巴胺等，这些递质参与疼痛的传递和感知。调节神经递质水平有助于缓解因神经传导异常引起的局部或全身性疼痛。可通过针灸治疗来改善神经递质失衡导致的疼痛症状。② 细胞因子表达调控：针灸可影响细胞因子的表达水平，如白介素-1β、肿瘤坏死因子 α 等，这些因子参与炎症反应及疼痛过程。阻断某些促炎细胞因子的过度产生可能减轻由炎症引发的组织损伤和不适感。针对特定的促炎细胞因子进行针灸干预是管理相关类型疼痛的一种策略。③ 血流动力学变化：针灸能够促进血液循环，增加局部血流量，减少组织水肿，从而缓解疼痛。对于因循环不畅而引起的肌肉酸痛等症状具有较好的效果；可通过选择足三里穴、曲池穴等穴位进行治疗。④ 细胞外信号调节：针灸可以调节细胞外信号分子如 P 物质、内啡肽等的释放，这些物质参与了疼痛的生理病理过程。提高内源性阿片类物质的浓度有助于长期缓解慢性疼痛；可以通过定期接受针灸治疗来增强机体自然止痛机制。⑤ 基因表达调控：针灸可以影响与疼痛有关的基因表达，如降钙素基因相关肽、环氧合酶等，进而影响疼痛信号的传递和感受。调节这些基因的表达可以帮助控制不同类型的疼痛反应；针对个体差异选择合适的穴位组合以优化疗效。

2. 按摩：通过专业的按摩手法，可以缓解肌肉紧张和疼痛。按摩可以促进血液循环，放松紧张的肌肉，有助于减轻疼痛感。以人体的筋膜和肌肉等软组织为诊疗主体针对慢性疼痛的一种压揉疗法，以区别于动"针"动"刀"动"骨"的刚性疗法。按摩在慢性疼痛治疗中的作用机制主要基于中医经络学说和现代医学的研究。① 中医经络学说认为，按摩能够刺激穴位，疏通经络，调和气血，从而达到缓解疼痛的目的。当身体出现气血不和时，经络阻塞，导致疼痛和其他身体不适。通过按摩手法，可以调和气血，改善身体的整体状况。② 从现代医学的角度来看，按摩可以通过多种方式缓解疼痛。首先，按摩能够刺激身体的自主神经系统，使身体进入放松状态，降低肌肉紧张和焦虑情绪，从而有助于缓解疼痛。其次，按摩能够促进血液循环，增加局部营养供应，加速炎症消退和损伤修复。此外，按摩还可以改变局部组织营养状态，增强血管壁通透性及白细胞吞噬活动，加速吸收病变部位的堆积致痛物质，从而起到消炎止痛的作用。此外，按摩还具有一定的心理疏缓作用。慢性疼痛往往伴随着心理压力和情绪问题，而按摩能够舒缓身心，减轻压力，帮助患者更好地应对疼痛。需要注意的是，按摩虽然对慢性疼痛有一定的缓解作用，但并非所有慢性疼痛都适合按摩治疗。在进行治疗前，建议患者先进行详细的医学检查，了解疼痛的具体原因和类型，以便选择合适的治疗方案。同时，在按摩治疗过程中，也需要注意按摩的力度、频率和持续时间等，避免过度按摩导致肌肉损伤或其他不良后果。

3. 整骨：整骨治疗慢性疼痛的作用机制主要基于对人体骨骼、关节和肌肉结构的调整与平衡。整骨治疗慢性疼痛的主要作用：① 调整骨骼与关节位置：整骨治疗通过手法操作，可以调整骨骼和关节的微小错位或不正常位置，使其恢复到正常的解剖结构。这种调整有助于减轻关节压力，改善关节功能，进而缓解慢性疼痛。② 改善肌肉张力：慢性疼痛往往伴随着肌肉紧张、僵硬或痉挛。整骨治疗通过调整骨骼和关节的位置，可以间接改善肌肉的张力分布，缓解肌肉紧张状态，从而减轻疼痛。③ 促进血液循环：整骨治疗可以促进局部血液循环，增加关节和肌肉的营养供应，有助于消除炎症、减轻肿胀，并促进组织修复。良好的血液循环对于缓解慢性疼痛具有重要意义。④ 调整神经系统功能：整骨治疗通过调整骨骼和关节的位置，可以间接影响神经系统的功能。有时，慢性疼痛可能与神经受压或功能异常有关。整骨治疗可以减轻神经受压，恢复神经的正常功能，从而缓解慢性疼痛。

4. 瑜伽和太极

（1）瑜伽：① 瑜伽练习可以通过舒展并放松身体肌肉，有效缓解肌肉紧张和僵硬，从而减轻慢性疼痛的程度。② 瑜伽练习中的深呼吸和冥想有助于调节神经系统功能，减轻压力和焦虑，从而缓解因情绪紧张而导致的疼痛和不适感。这种身心的调和使得瑜伽成为一种有效的疼痛管理方式。③ 瑜伽练习能够提高本体对疼痛的认知，同时培养乐观情绪，能让练习者从主观上缓解疼痛程度。科学的瑜伽体式练习，不但有助于缓解慢性疼痛，还能有利于原发病的康复。

（2）太极：① 太极拳的动作注重柔和、缓慢，通过身体的舒展和放松，可以缓解肌肉紧张和僵硬，减轻慢性疼痛的程度。② 太极拳的练习动作有助于促进气血的流通，改善局部组织的营养供应和代谢，从而有利于缓解疼痛和不适感。③ 太极拳的动作注重身体的平衡和协调，通过稳定的动作和重心转移，可以提高身体的平衡能力，减少因姿势不良而引起的疼痛。同时，太极拳的练习还有助于促进机体免疫系统的功能，从而提高身体的抵抗力，减少慢性疼痛的发生率和复发率。

这些轻度的身体锻炼方式不仅可以增强身体的柔韧性，还有助于缓解压力和焦虑，从而减轻慢性疼痛。它们通过深呼吸和姿势调整，帮助身体放松，改善疼痛。太极和瑜伽都是一种身心干预的运动，它们治疗慢性疼痛的机制可能涉及改善心理健康、增强自信、影响神经内分泌和免疫功能以及疼痛通路等方面。练习太极和瑜伽能改善以下几个方面：① 改善心理健康：太极和瑜伽都强调内心的平静和专注，通过深呼吸和冥想等练习，可以帮助患者减轻压力、焦虑和抑郁等负面情绪，从而改善心理健康。良好的心理状态对于缓解慢性疼痛具有积极的影响。② 增强自信：太极和瑜伽的练习需要患者集中注意力、控制呼吸和身体动作，通过不断的练习，患者可以逐渐提高对自己身体的控制能力，增强自信心。这种自信心有助于患者克服对疼痛的恐惧，从而更好地应对慢性疼痛。③ 影响神经内分泌和免疫功能：太极和瑜伽的练习可以调节身体的生理功能，包括神经内分泌系统和免疫系统。研究表明，这些练习可以增加血清素、多巴胺等神经递质的水平，同时提高免疫力，从而有助于缓解慢性疼痛。④ 影响疼痛通路：太极和瑜伽的练习可以影响大脑对疼痛信号的处理，从而提高疼痛临界值。通过调节神经系统的功能，患者可以更好地应对疼痛刺激，减轻疼痛的感觉。

瑜伽和太极在慢性疼痛治疗中都扮演着重要的角色，并且它们各自具有独特的作用机制。

5. 冥想和放松训练：通过深呼吸、冥想等技巧，可以帮助患者放松身心，减轻疼痛感。这些技巧可以降低身体的应激反应，减少疼痛带来的不适感。冥想与放松训练治疗慢性疼痛主要基于以下几个方面：① 冥想通过引导人们专注于呼吸或某些特定的想法，帮助人们放松身心，减轻压力。这种放松状态有助于降低大脑的应激反应，减少皮质醇等压力激素的分泌，从而缓解慢性疼痛。② 冥想强调呼吸和身体感知的重要性。通过深呼吸和专注呼吸，人们可以调整自主神经系统，降低压力，放松肌肉，进一步减轻身体疼痛。此外，冥想还能提高自我觉知和对身体的敏感度，帮助人们更好地洞察身体内部的感受和需要。③ 冥想可以帮助人们调整思维模式，学习如何控制自己的思维模式，避免过度关注疼痛。这种思维模式的转变有助于减轻疼痛感，使人们更好地应对疼痛刺激。④ 冥想还能通过影响神经生理机制来减轻慢性疼痛。研究表明，冥想可以降低脑电活动和血压，减少疼痛感。同时，冥想还能提高大脑中的内啡肽水平，丰富的内啡肽是一种天然的镇痛剂，有助于减轻疼痛感。

放松训练也是慢性疼痛治疗中的有效方法通过① 肌肉放松：通过深呼吸和肌肉松弛练习，放松训练能够降低肌肉的紧张度，减轻因肌肉紧张而引起的疼痛。这种放松还有助于改善血液循环，促进疼痛部位的康复。② 心理舒缓：放松训练有助于缓解患者的焦虑、抑郁等负面情绪，提高他们的心理健康水平。当心理状态得到改善时，患者往往能够更好地应对疼痛，减少疼痛对他们生活的影响。

6. 饮食调整：一些研究表明，某些食物和营养素可能有助于缓解疼痛。例如，富含抗氧化剂和抗炎成分的食物可能有助于减轻炎症和疼痛。饮食调整在慢性疼痛的治疗和管理中扮演着重要的角色。通过合理的饮食安排，可以为身体提供必要的营养，减轻炎症反应，控制体重，从而有助于缓解慢性疼痛。例如① 抗炎饮食对慢性疼痛患者至关重要。炎症是许多慢性疼痛症状的根本原因之一。富含抗炎性食物如水果、蔬菜、坚果和鱼类的饮食，可以减轻体内炎症反应，进而减少疼痛。例如，痛风和骨关节炎等疾病可能由炎症引发或加剧，抗炎饮食不仅有助于减轻关节疼痛，还可以减缓骨关节炎患者损伤的进展。② 体重管理也是缓解慢性疼痛的关键因素。过重或肥胖会增加关节和骨骼的负担，导致疼痛加剧。健康饮食结合适当的运动，有助于控制体重，从而减轻疼痛。特别是对于一些由肥胖引发的疼痛疾病，如骨关节炎，均衡的饮食加上体育锻炼可以成为控制慢性疼痛的有效策略。③ 肠道健康也与慢性疼痛密切相关。肠道菌群的失衡与慢性疼痛疾病的恶化有关。因此，通过饮食调整促进肠道健康，可能有助于改善慢性疼痛。④ 摄入足够的维生素和矿物质也对减轻疼痛感有积极影响。这些营养素对于神经和肌肉功能至关重要，可以通过均衡饮食来获得。⑤ 地中海饮食：对 98 名 20～78 岁的男性和女性的研究建立在越来越多的证据表明，对鱼、水果、蔬菜、坚果和豆类的饮食提供了显著的健康益处。地中海饮食能够缓解肥胖患者的慢性疼痛，其原因可能是肥胖患者通常具有较高的炎症水平，而这些食物具有抗炎性质。

7. 物理疗法：包括温热疗法、冷敷、电疗等，这些物理疗法可以通过刺激身体的神经和肌肉，缓解疼痛和肌肉紧张。① 温热疗法（如热敷和热水浸泡）和冷敷疗法，可以通过提高或降低局部组织的温度来刺激血液循环和肌肉松弛，从而缓解疼痛。例如，热敷可以扩张血管，促进血液循环，帮助缓解肌肉紧张和疼痛；而冷敷则可以降低组织代谢率，抑制炎症反应，对于急性疼痛或炎症有较好的治疗效果。② 理疗和电疗也是物理疗法中的重要手段。理疗利用物理因素（如超声波、磁疗等）对身体进行治疗，通过高频振动或磁场作用来促进血液循环、软组织修复以及缓解疼痛。电疗则通过电流刺激神经和肌肉纤维，改变疼痛传导过程，从而减轻疼痛。物理疗法治疗慢性疼痛的作用主要体现在以下几个方面：① 物理疗法通过物理因素如光、电、热等对机体的刺激，来降低神经兴奋性，调整生理功能和自主神经功能。这有助于减轻慢性疼痛患者的疼痛感知，并缓解相关的神经紧张状态。② 物理疗法能够改善局部血液循环，促进炎症因子的代谢和吸收，从而减轻炎症反应。对于由软组织损伤引起的慢性疼痛，物理疗法可以加速损伤组织的修复和再生，减少肿胀和疼痛。③ 物理疗法还包括肌肉放松技术，通过特定的运动或手法来刺激肌肉，增加血液供应和氧气供应，减少肌肉疲劳和僵硬。这有助于缓解因肌肉紧张引起的慢性疼痛，并改善患者的运动功能。④ 物理疗法还可以通过非侵入性技术如声波、光疗等对身体产生温和刺激，达到放松身心的目的。这有助于缓解压力导致的肌肉紧张状态，进一步舒缓慢性疼痛带来的不适感。

8. 认知行为疗法（CBT）：CBT 是一种通过心理治疗的方法，可以协助患者改变对疼痛的认知和行为反应。通过识别和改变负面的思维模式和行为习惯，CBT 可以帮助患者更好地应对疼痛，提高生活质量。行为认知疗法在治疗慢性疼痛中的作用主要体现在以下几个方面：① CBT 通过帮助患者识别和改变与疼痛相关的负面思维和行为模式，来减轻疼痛感知和情绪困扰。这种疗法强调患者的主动参与和自我调节，通过教育和指导，使患者学会用更积极、健康的方式来应对疼痛。② CBT 关注患者的情绪状态和心理因素在疼痛体验中的作用。通过调整患者的情绪状态，减轻抑郁、焦虑等负面情绪，有助于降低患者疼痛感知的敏感性，从而提高疼痛阈值。③ CBT 强调患者的生活方式和行为习惯对疼痛的影响。通过指导患者建立健康的生活习惯，如适度运动、规律作息、合理饮食等，有助于改善身体状况，减轻疼痛程度。④ CBT 还注重患者的社会支持和人际关系。通过与家人、朋友或治疗师的良好沟通和支持，患者能够获得情感上的支持和安慰，进一步减轻疼痛和心理压力。

9. 音乐疗法：音乐疗法利用音乐的节奏、和声、旋律等元素，帮助患者放松身心，减轻疼痛感。研究表明，音乐疗法可以有效地缓解慢性疼痛，提高患者的心理健康水平。音乐疗法在慢性疼痛治疗中的作用主要体现在以下几个方面：① 音乐疗法能够显著减轻慢性疼痛患者的疼痛感觉。当患者沉浸在音乐中时，其注意力可以从疼痛上转移，从而达到减轻疼痛感知的效果。这种转移注意力的机制有助于患者暂时忘记疼痛，提高生活质量。② 音乐疗法能够改善患者的情绪状态。慢性疼痛常常伴随着焦虑、抑郁等负面情绪，而音乐能够刺激大脑释放多巴胺等神经递质，产生愉悦感，帮助患者缓解这些负面情绪。音乐疗法通过调节患者的情绪状态，有助于患者更好地应对疼痛，提高生活质量。③ 音乐疗法还能够提高患者的自我效能感。通过参与音乐活动，如演奏乐器、唱歌等，患者能够体验到成就感，增强自信心，从而提高对疼痛的自我控制能力。这种自我效能感的提升有助于患者更好地应对疼痛，减少疼痛对日常生活的影响。④ 音乐疗法还可以促进患者的社交互动。参与音乐团体活动或与他人分享音乐体验，有助于患者建立新的社交联系，获得他人的支持和理解。这种社交支持对于慢性疼痛患者来说非常重要，能够减轻他们的孤独感，提高生活质量。

10. 芳香疗法：芳香疗法在慢性疼痛治疗中的作用机制主要依赖于其舒张血管、抗炎、抗过敏、止痛、促进新陈代谢以及改善微循环等特性。这种疗法使用气味特殊的芳香药物，如木香、丁香、藿香、麝香、薄荷、冰片、白芷等，通过不同比例调制成适当的剂型，作用于局部或全身以缓解和治疗疼痛。芳香疗法可以通过以下几种方式缓解慢性疼痛：① 降低痛阈：某些芳香物质能够直接作用于神经系统，降低对疼痛的感知阈值，从而使患者感到疼痛程度有所减轻。② 改善心理状态：芳香气味能够刺激大脑释放愉悦感相关的神经递质，如多巴胺等，从而帮助患者缓解焦虑、抑郁等负面情绪，改善心理状态。一个积极的心态有助于患者更好地应对疼痛，提高生活质量。③ 促进血液循环：部分芳香物质具有舒张血管、改善微循环的作用，这有助于减轻因血液循环不畅引起的疼痛。④ 抗炎作用：芳香疗法中的某些成分具有抗炎作用，能够减轻炎症引起的疼痛。

芳香疗法还可以与其他治疗方法相结合，如按摩、香薰等，形成综合治疗方法直接作用于皮肤和肌肉，缓解紧张和疼痛，还能通过芳香物质的作用进一步改善患者的整体状况。

11. 艺术疗法：艺术疗法包括绘画、雕塑、写作等艺术形式，可以帮助患者表达情感、释放压力，从而减轻疼痛感。艺术疗法还可以增强患者的自我认知和自我价值感。艺术疗法在治疗慢性疼痛中的作用可以分为以下几点：① 艺术疗法，包括绘画、音乐、舞蹈等多种形式，为患者提供了一个非语言的表达途径。通过创作和欣赏艺术作品，患者能够将自己的情感、体验和疼痛以艺术的形式表达出来，从而有助于减轻心理压力和疼痛感知。② 艺术疗法能够激发患者的创造力和想象力，使他们在创作过程中体验到成就感和自我满足感。这种积极的情绪体验有助于改善患者的情绪状态，缓解焦虑和抑郁等负面情绪，进而减轻疼痛带来的心理负担。③ 艺术疗法还能够帮助患者建立积极的应对机制。通过参与艺术活动，患者可以学会更好地管理自己的情绪和疼痛，培养积极的生活态度和应对疼痛的策略。④ 在慢性疼痛治疗中，艺术疗法通常与其他治疗方法相结合，形成一个综合的治疗方案。例如，绘画疗法可以帮助患者通过色彩和形状来表达自己的情感，探索内心世界；音乐疗法则可以通过音乐来舒缓情绪，减轻焦虑和抑郁症状。这些疗法共同作用于患者的身心，从而达到缓解疼痛、改善生活质量的目的。

12. 动物辅助疗法：与宠物互动可以帮助患者放松身心，减轻疼痛感。研究表明，与宠物互动可以降低血压、心率和应激激素水平，从而缓解疼痛。动物辅助疗法在慢性疼痛治疗中发挥着积极的作用。这种疗法主要以动物作为媒介，通过人与动物的互动和接触，从而帮助患者维持或改善其身体状况，同时也有助于患者强化与外部世界的互动，进而促进其康复。在治疗慢性疼痛方面，动物辅助疗法能够为患者带来心理上的安慰和情感上的支持。与动物的亲密接触可以激发人体内感觉良好的化学物质，如催产素和内啡肽，这些物质能够有助于患者感受到更加放松、平静和快乐，从而减轻疼痛带来的心理压力。此外，动物辅助疗法还可以帮助患者建立积极的生活态度和应对疼痛的策略。通过与动物的互动，患者可以学习如何更好地管理自己的情绪和疼痛，培养积极的心态和应对机制。其原理为：① 动物辅助疗法具有情绪调节的作用。通过与动物的互动，患者能够感受到动物的温暖和亲近，这种情感连接有助于缓解患者的焦虑、抑郁等负面情绪。动物的存在能够激发患者的积极情绪，提升他们的心情，从而减轻疼痛带来的心理压力。② 动物辅助疗法能够促进患者的身体放松。在与动物互动的过程中，患者往往会不自觉地放松身体，减轻肌肉的紧张感。这种身体放松有助于缓解慢性疼痛患者的肌肉疼痛和僵硬感，提高身体的舒适度。③ 动物辅助疗法还能够提升患者的社会交往能力。慢性疼痛患者往往因为疼痛而减少社交活动，导致社交能力下降。而动物辅助疗法为患者提供了一个与他人互动的机会，通过与动物和其他人的交流，患者能够逐渐恢复社交能力，增强社会支持。④ 动物辅助疗法还能够改善患者的睡眠质量。慢性疼痛患者常常因为疼痛而难以入睡或睡眠质量差。而动物的存在能够带来一种安心和舒适的感觉，有助于患者更好地入睡和保持良好的睡眠状态。

需要注意的是，上述多种替代疗法并不是万能的，它们并不能完全取代传统的医疗治疗。在尝试替代疗法之前，建议先咨询专业医生或疼痛管理专家，了解其适用性和安全性。此外，替代疗法的效果可能因个体差异而异，因此需要耐心和持续的尝试才能找到最适合自己的方法。疼痛是一种复杂心理、生理现象，需要综合治疗和管理。除了替代疗法外，良好的生活习惯、健康的生活方式和积极的心态也是缓解慢性疼痛的重要因素。

（陆大远）

第三节　中医适宜技术

中医适宜技术是指在社区安宁疗护中常用的一系列传统中医治疗方法，其独特的理论和实践应用对缓解病患疼痛及提高生活质量具有显著的效果。中医适宜技术的特点与优势包括：① 个性化治疗：中医重视个体差异，可以根据患者的具体情况量身定制治疗方案；② 综合治疗：中医治疗疼痛不局限于药物治疗，而是综合运用针灸、推拿、中药、气功等多种技术手段；③ 少不良反应：中医药物多以天然草药为主，不良反应相对较少，适合长期服用和社区管理；④ 改善生活质量：中医强调调理身体，可以提高患者的整体健康状况，改善生活质量。

本节将详细介绍针灸的临床应用、穴位埋线治疗、中药外用以及其他中医适宜技术的原理、操作技术、临床应用范围以及疗效评估。

一、针灸的临床应用

（一）针灸的原理

针灸作为一种传统中医疗法，广泛应用于临床实践中，尤其在疼痛管理领域有着重要的地位。针灸的原理基于中医经络学说和阴阳五行理论，通过在人体特定的穴位上插入针具，调节气血运行，平衡阴阳，以达到治疗疾病、缓解症状的目的。针灸可以刺激穴位，调节经络，疏通气血，促进组织修复，改善人体内环境，增强机体的自我调节和抵抗能力。

（二）针灸的操作技术

针灸的操作技术包括穴位的选取、针刺的深度和角度、刺激方法等。针灸医师需要根据患者的具体情况进行个性化的治疗方案设计。首先，针灸医师根据患者的病情和症状选择合适的穴位，然后使用针刺的方法将针具妥善插入穴位。针刺的深度和角度需要根据不同的穴位和患者的体质进行调整，以确保治疗的效果和安全性。刺激方法主要包括旋转、提插、扣压等，针灸医师根据患者的具体情况选择合适的刺激方法。在操作过程中，医师需要严格遵守无菌操作规范，确保治疗的安全性和有效性。针灸治疗通常每周1～2次，连续治疗2～4周为一个疗程，根据病情和疗效调整治疗频率。

（三）针灸的方法

1. 经典针灸：经典针灸是指通过插入针具到经络上的特定穴位，进行刺激调节的治疗方法。常用的针具包括不锈钢针、银针等，根据患者的病情和体质选择不同长度和粗细的针具。

2. 电针灸：电针灸是在经典针灸的基础上加入电刺激的治疗方法，通过将电极连接到针上，施加电流刺激穴位，增强治疗效果。电针灸可调节电流的频率和强度，根据患者的需要进行个性化调节。

3. 火针灸：火针灸是一种传统的针灸治疗方法，通过将艾条点燃，置于穴位上，产生温热刺激，调节气血运行，缓解症状。火针灸适用于寒湿痹痛、阳虚寒凝等病证。

（四）针灸的临床应用范围

针灸在社区安宁疗护中广泛应用于各种类型的疼痛管理，包括头痛、颈肩痛、腰背痛、关节痛等。此外，针灸还可以用于调节情绪、改善睡眠、增强免疫力等。针灸的疗效不仅局限于疼痛管理，还涉及身心健康的综合调节。针灸疗法温和、安全，适合各个年龄段的患者。

1. 头痛：针灸可以缓解偏头痛、紧张性头痛等类型的头痛，通过刺激特定的穴位，调节头部的气血运行，缓解头痛症状。

头痛可能由于颈椎不良、颈肩部肌肉疲劳、失眠、情绪不良等因素引起。穴位选择：① 头痛部位：百会穴、风池穴、太阳穴、迎香穴等；② 颈肩部位：天柱穴、风府穴、肩井穴等。

2. 颈肩痛：颈椎病、肩周炎等疾病常导致颈肩部疼痛，针灸可以通过调节颈部和肩部的气血运行，缓解疼痛、松解肌肉紧张。

颈肩痛可能由于颈椎退行性病变、颈肩部肌肉紧张、受凉受潮等因素引起。穴位选择：① 颈部穴位：风池穴、天柱穴、肩井穴等；② 肩部穴位：肩髃穴、天宗穴、肩贞穴等。

3. 腰背痛：针灸对于腰椎间盘突出、腰椎管狭窄症等引起的腰背痛有较好的疗效，可以改善患者的腰部活动度，减轻疼痛程度。

腰背痛可能由于腰椎间盘突出、腰肌劳损、脊柱关节炎等因素引起。穴位选择：① 腰部穴位：命门穴、悬枢穴、腰奇穴等；② 背部穴位：肺俞穴、膈俞穴、肝俞穴等。

4. 关节痛：风湿性关节炎、骨关节炎等疾病引起的关节痛，针灸可以通过调节关节周围的气血运行，减轻关节疼痛和肿胀。

关节痛可能由于关节炎、韧带劳损、风湿病变等原因引起。穴位选择：① 关节部位：曲池穴、阳陵泉穴、阴陵泉穴、风市穴等；② 相关经络穴位：阳明经、太阳经、少阳经等经络穴位。

5. 肌肉骨骼疼痛：颈椎病、腰椎间盘突出、肩周炎等肌肉骨骼疼痛，针灸可通过调节局部血液循环、缓解炎症反应、舒筋活络的作用缓解疼痛。

肌肉骨骼疼痛可能由于肌肉劳损、扭伤、韧带拉伤、关节炎等原因引起。穴位选择：① 肌肉疼痛部位：天柱穴、肩井穴、曲池穴、阳陵泉穴等；② 骨骼疼痛部位：合谷穴、太冲穴、昆仑穴、大敦穴等。

6. 神经痛：坐骨神经痛、三叉神经痛、带状疱疹后神经痛等神经痛症状，针灸可通过调节神经系统的功能、降低神经兴奋性、缓解疼痛传导来缓解症状。

神经痛可能由于神经受损、神经炎症、神经压迫等原因引起。穴位选择：① 神经痛部位：足三里穴、合谷穴、太冲穴、肾俞穴等；② 相关经络穴位：足太阴肝经、足阳明胃经、手太阴肺经等经络穴位。

7. 内脏疼痛：胃肠功能紊乱、月经不调、冠心病等内脏疼痛，针灸可通过调节脏器功能、改善气血循环、平衡阴阳来缓解症状。

内脏痛可能由于内脏器官的疾病、功能紊乱、炎症等原因引起。穴位选择：① 胃部疼痛：足三里穴、内关穴、曲池穴、中脘穴等；② 肠部疼痛：大横穴、合谷穴、太冲穴、水沟穴等；③胆部疼痛：丘墟穴、阳陵泉穴、太冲穴、肝俞穴等；④肝部疼痛：太冲穴、行间穴、太冲穴、足临泣穴等。

（五）针灸的疗效评估

针灸的疗效评估是针对接受针灸治疗的患者进行的一系列评估方法，旨在客观地评价治疗的效果和患者的整体健康状况，常见方法如下。

1. 疼痛评分：使用疼痛评分量表，如视觉模拟评分（VAS）、数字评分（NRS）或面部疼痛量表等，让患者根据他们的疼痛程度进行评分。治疗前后比较疼痛评分的变化，以确定治疗的效果。

2. 生活质量评估：通过生活质量评估问卷，如 SF-36、WHOQOL-BREF 等，评估患者的生理、心理、社会和环境方面的生活质量。治疗前后比较生活质量评分的变化，以了解治疗对患者整体生活质量的影响。

3. 功能评估：评估患者的功能状态，包括日常活动能力、运动功能、灵活性等。可以使用功能评估量表，如 ODI（奥斯特洛伊疼痛障碍问卷）、Oswestry 功能障碍指数等，评估患者的功能水平。治疗前后比较功能评分的变化，以了解治疗对患者功能恢复的影响。

4. 心理评估：评估患者的心理状态，包括焦虑、抑郁等。可以使用相应的心理评估量表，如 HADS（焦虑和抑郁量表）等，评估患者的心理健康状况。治疗前后比较心理评分的变化，以了解治疗对患者心理健康的影响。

5. 生物学指标评估：有时也会通过检测生物学指标，如血液生化指标、神经影像学等，评估患者的生理变化。这些指标可能包括血液中的炎症标志物、神经系统的影像学变化等，可以帮助评估针灸治疗对患者生理状态的影响。

综上所述，针灸作为一种安全、有效的中医治疗方法，在社区缓和医疗中发挥着重要作用，为患者提供了疼痛管理和康复的有效途径。在实践中，医务人员应根据患者的具体情况，选择合适的针灸方法和穴位，制定个性化的治疗方案，以达到最佳的治疗效果。但需要注意的是，针灸治疗是一种辅助治疗方法，患者应积极配合其他治疗方法，如药物治疗、物理疗法等，以达到更好的治疗效果。同时，对于严重疼痛的情况，建议患者及时就医，并根据医生建议选择合适的治疗方案。

二、穴位埋线治疗

（一）穴位埋线治疗的原理

穴位埋线治疗是基于中医经络学说和气血理论，通过在特定的穴位埋入特殊的线条，刺激穴位，调理气血，达到治疗疼痛和调整身体功能的目的。通过埋线刺激穴位，可以持续发挥治疗作用，延长疗效。

穴位埋线的原理包括：① 促进气血畅通：埋线可以刺激穴位，促进气血在经络中的运行，调节局部的气血循环，改善组织供血供氧情况；② 调节阴阳平衡：根据中医理论，穴位埋线可以调节阴阳平衡，调整身体的生理功能，促进身体的自我调节和康复。

（二）穴位埋线治疗的操作技术

穴位埋线治疗的操作包括穴位选择、线条埋入深度和角度、线条材料的选择等。医师需要根据患者的病情和身体状况进行个性化治疗。在操作过程中，需要严格控制埋线的深度和位置，确保治疗效果。

1. 穴位的选择：根据患者的病情和症状，选择适合的穴位进行埋线治疗。常用的穴位包括经络上的主穴位和配穴位，根据具体情况确定。

2. 线条的埋入：使用特殊的线条，根据穴位的深浅和位置，确定线条的埋入深度和角度。埋线的深度一般为 1～2 cm，角度要求与穴位的方向一致。

3. 线条的选择：线条的选择根据患者的病情和身体特点确定，常用的线条有可吸收的生物降解性线条和不可吸收的金属线条等，医师根据具体情况选择合适的线条。

（三）穴位埋线治疗的临床应用范围

穴位埋线治疗适用于慢性疼痛的管理，如颈椎病、腰椎间盘突出等。其疗效持久，操作简便，适合于社区安宁疗护环境下的长期护理。在治疗过程中，需要定期检查埋线的情况，及时调整治疗方案。

1. 颈椎病：颈椎病是一种常见的慢性疼痛疾病，穴位埋线治疗可以通过调节颈部的气血运行，缓解颈椎病引起的疼痛和不适。

2. 腰椎间盘突出：腰椎间盘突出是腰背部常见的慢性疼痛疾病，穴位埋线治疗可以通过调节腰部的气血运行，减轻腰椎间盘突出引起的疼痛和压迫症状。

3. 关节痛：风湿性关节炎、骨关节炎等关节痛疾病，穴位埋线治疗可以通过调节关节周围的气血运行，缓解关节疼痛和肿胀。

（四）穴位埋线治疗的疗效评估

穴位埋线治疗的疗效评估主要包括疼痛评分、功能评估、生活质量评估等。通过定期评估患者的疼痛程度、关节活动度和生活功能恢复情况，可以及时调整治疗方案，提高治疗效果。

（五）注意事项

1. 穴位选择：穴位选择应根据患者的病情和具体症状确定，应避免选择有风险的部位，如血管、神经等敏感部位。

2. 线条选择：线条的选择应注意材质和长度，避免选择过粗或过长的线条，以免刺激过度或引起不适。

3. 术后护理：患者在埋线后需要注意保持休息，避免剧烈运动，同时保持伤口的清洁，避免感染。

综上所述，穴位埋线治疗作为一种安全有效的中医疗法，在社区缓和医疗中发挥着重要作用，为患者提供了疼痛管理和康复的有效途径。在实践中，医务人员应根据患者的具体情况，选择合适的穴位和线条，制定个性化的治疗方案，以达到最佳的治疗效果。

三、中药外用

（一）中药外用的原理

中药外用的治疗原理是利用中药的活性成分，通过局部渗透和吸收，改善局部组织的血液循环，缓解炎症、肿胀，减轻疼痛，促进组织修复，从而达到治疗和缓解症状的目的。中药外用可以直接作用于患处，减少药物经消化系统代谢损失，提高药效，同时减少内服药物可能引起的不良反应。在社区安宁疗护中，常用于关节疼痛、肌肉疼痛等症状的管理。中药外用的理论基础包括经络学说、中药药理学说等。

（二）中药外用的常用剂型

中药外用是指将中药制剂直接涂抹于患处皮肤表面，达到舒筋活络、祛风散寒、活血化瘀、消肿止痛等治疗目的。中药外用的制剂包括膏剂、贴剂、药酒等，具有各自的特点和应用方法。医师需要根据患者的具体情况选择合适的制剂和配方进行应用。在应用过程中，需要注意药物的质量和用量，避免不良反应的发生。

1. 膏剂：中药膏剂是将中药研磨成粉末，与蜂蜜、植物油等混合而成的糊状药物，适用于皮肤病变较广泛的部位。患者将膏剂涂抹于患处，轻柔按摩至吸收。

2. 贴剂：中药贴剂是将中药研磨成粉末，加入适量的胶黏剂，制成贴剂贴于患处，常用于局部疼痛、肿胀等症状。患者将贴剂贴于患处，固定后保持一段时间。

3. 药酒：中药药酒是将中药浸泡于白酒或米酒中制成的酒剂，适用于局部疼痛、湿疹等症状。患者将药酒涂抹于患处，轻柔按摩至吸收。

（三）中药外用的常用方法

1. 贴敷法：将制成药膏或药水的中药贴敷于患处，用纱布或胶布固定。贴敷可以增加药物在局部的接触时间，提高疗效。

2. 湿敷法：将煎煮好的中药药液用温水浸湿纱布，敷于患处，持续一定时间。湿敷可以通过局部渗透，促进药物吸收和作用。

3. 熏洗法：将药物煎煮成药液，用于患处熏洗或浸泡。熏洗可以通过气味刺激和药物渗透作用，改善局部症状。

（四）中药外用的适应证

中药外用适用于各种类型的疼痛管理，包括但不限于：① 创伤及外伤引起的疼痛：

如扭伤、挫伤、骨折等，通过外用中药可以减轻炎症反应、促进组织修复，加速康复；② 关节疼痛和炎症：如风湿性关节炎、骨关节炎等，外用中药可以温通经络、活血化瘀，减轻关节疼痛和肿胀；③ 皮肤病引起的疼痛：如湿疹、痤疮等，外用中药可以抑制病变、清热解毒，缓解疼痛和瘙痒。

（五）中药外用的临床应用范围

中药外用适用于各种类型的疼痛管理，包括关节疼痛、肌肉疼痛、皮肤疼痛等。其疗效温和，无毒不良反应，适合于长期使用。在应用过程中，需要密切观察患者的皮肤情况，及时调整治疗方案。

1. 头面部疼痛：头痛、偏头痛、三叉神经痛等头面部疼痛症状，适用于药膏、贴剂等外用药物，通过局部作用缓解疼痛。

2. 颈肩部疼痛：颈椎病、肩周炎等颈肩部疼痛症状，适用于药酒、贴剂等外用药物，通过活血化瘀、舒筋活络的作用缓解疼痛。

3. 腰背部疼痛：腰椎间盘突出、腰椎管狭窄症等腰背部疼痛症状，适用于药膏、贴剂等外用药物，通过温经活络、祛风散寒的作用缓解疼痛。

4. 下肢疼痛：关节炎、神经痛等下肢疼痛症状，适用于药酒、贴剂等外用药物，通过消肿止痛、活血化瘀的作用缓解疼痛。

（六）常用中药外用药物

1. 活血化瘀类：如当归、川芎、桃仁等，具有活血祛瘀、舒筋活络的作用，常用于创伤及骨伤后的局部治疗。

2. 清热解毒类：如黄连、板蓝根、地榆等，具有清热解毒、消肿止痛的作用，常用于皮肤炎症和感染引起的疼痛。

3. 温通经络类：如姜黄、生姜、细辛等，具有温通经络、驱寒止痛的作用，常用于关节疼痛和风湿性疾病的治疗。

（七）注意事项

1. 过敏反应：使用中药外用时应注意患者对药物的过敏反应，如出现皮肤红肿、瘙痒等不良反应应立即停止使用。

2. 皮肤损伤：患者如有皮肤破损或溃烂的情况，应避免使用外用药物，以免引起感染或加重症状。

3. 用药频率：在使用外用药物时，应根据患者的具体情况和症状，确定合适的用药频率和剂量，避免过度使用或长期使用。

（八）中药外用的疗效评估

中药外用的疗效评估主要包括疼痛评分、皮肤状况评估、生活质量评估等。通过定期评估患者的疼痛程度和皮肤情况，可以及时调整治疗方案，提高治疗效果。

综上所述，中药外用作为一种安全有效的治疗方法，在社区缓和医疗中发挥着重要作用，为患者提供了疼痛管理和康复的有效途径。在实践中，医务人员应根据患者的具体情况，选择合适的药物和治疗方法，制定个性化的治疗方案，以达到最佳的治疗效果。

四、其他中医适宜技术

除了上述介绍的针灸、穴位埋线治疗和中药外用之外，社区安宁疗护中还可以运用其他中医适宜技术来管理疼痛。例如，中药熏蒸疗法、拔罐疗法、艾灸疗法、推拿按摩等，都是常见的中医治疗方法，在缓解疼痛、改善生活质量方面发挥着重要作用。

（一）中药熏蒸疗法

中药熏蒸疗法是通过将药物制剂熏蒸到患者体表或穴位上，使药物成分渗透到皮肤和经络，达到调整气血、舒筋活络和缓解疼痛的目的。

1. 药物选择：选择适当的中药药材，常用的包括薰衣草、艾叶、川芎、当归、白芷、丁香等。药物应根据患者的病情和体质特点进行配方，以达到最佳的治疗效果。

2. 准备药材：将选定的中药药材按比例配制好，制成药包或药汤。药包可以用布袋包裹，也可以直接将药材散放在容器中。

3. 熏蒸过程：确定治疗部位：根据患者的病情确定需要治疗的部位，可以是全身、局部某个部位或特定的穴位。

（1）设备准备：准备好熏蒸设备，如熏蒸器、药炉等。确保设备安全可靠，避免发生意外。

（2）调节温度：控制好熏蒸设备的温度，通常保持在适宜的温度范围，不宜过高以免烫伤皮肤。

（3）熏蒸时间：根据患者的耐受能力和病情需要，控制好熏蒸的时间，一般10～30分钟为宜。

4. 治疗方法：全身熏蒸：患者躺在熏蒸设备上，全身被药气包裹，整个过程中保持放松状态，促进药物成分通过皮肤渗透到全身经络。

局部熏蒸：将患者需要治疗的部位暴露出来，用药包或药汤进行局部熏蒸，可针对特定的疼痛部位进行治疗。

5. 注意事项

（1）控制好温度：熏蒸过程中要注意控制好温度，避免烫伤皮肤。

（2）确保通风：熏蒸室内应保持良好的通风，以免患者吸入过多药气导致不适。

（3）观察患者反应：治疗过程中要密切观察患者的反应，如出现不适应立即停止治疗。

（4）防止感染：使用药包或药汤时要保持清洁卫生，避免感染。

中药熏蒸疗法能够通过药物成分的渗透和经络的调理，有效缓解疼痛症状，促进血液循环，增强免疫力，达到治疗和保健的目的。然而，对于一些特殊的疼痛病症，如肿瘤、严重的神经损伤等，熏蒸疗法可能并不适用，应根据具体情况选择其他治疗方法。在接受中药熏蒸疗法之前，建议患者先咨询专业中医医师的意见，以确保治疗的安全和有效。

（二）推拿按摩疗法

推拿按摩疗法是利用手法在人体表面施加压力，直接作用于穴位、经络和组织，调理气血，促进经络畅通，达到治疗疼痛和改善症状的目的。推拿按摩可以通过推、拿、捏、按、揉等手法，调整人体的生理功能，缓解肌肉紧张、增加关节活动度，促进血液循环、淋巴循环，从而达到舒缓疼痛、促进康复的效果。中医按摩疗法在社区缓和医疗中可用于各种疼痛管理，如颈椎病、肩周炎、腰肌劳损等。

1. 诊断与评估：在进行推拿按摩治疗之前，医师会对患者进行病情询问、望、闻、问、切等诊断，了解患者的病情、体质、疼痛部位及程度等信息，评估治疗的方案和手法选择。

2. 准备工作：准备好治疗所需的推拿按摩用具，如按摩油、按摩膏、推拿粉等，确保治疗环境舒适、安全。

3. 按摩手法：揉捏：用手掌或手指对患者的皮肤、肌肉进行揉捏，可以促进局部血液循环，缓解肌肉紧张。

（1）推拿：用手掌、指腹或拇指等部位对患者的经络、穴位进行推拿，调理气血，舒筋活络。

（2）摩擦：用手掌或指腹对患者的皮肤进行轻轻地摩擦，有助于促进局部温热，放松肌肉。

（3）捏踩：用手指对患者的特定部位进行捏、踩，帮助调节气血，缓解疼痛。

4. 治疗部位：根据患者的病情和疼痛部位，选择合适的治疗部位，可以是全身、局部某个部位或特定的经络穴位。

5. 治疗频率：根据患者的病情和身体状况，安排合适的治疗频率和持续时间，一般每周1～2次，连续治疗数周为一个疗程，必要时可根据情况调整。

6. 注意事项

（1）避免用力过猛：在进行按摩时，应注意力度和手法的掌握，避免用力过猛，以免造成伤害。

（2）避免疼痛部位：在按摩过程中，应避开疼痛部位的直接按摩，可以选择周围穴位或相关经络进行治疗。

（3）注意体位：患者在接受按摩治疗时，应选择舒适的体位，保持放松状态，有助于治疗效果的提高。

（4）观察患者反应：治疗过程中要密切观察患者的反应，如出现不适应立即停止治疗。

推拿按摩疗法能够通过调节气血、舒筋活络、促进血液循环等途径，有效缓解疼痛症状，改善身体健康。然而，对于一些特殊的疼痛病症，如骨折、严重的神经损伤等，按摩治疗可能并不适用，应根据具体情况选择其他治疗方法。在接受推拿按摩治疗之前，建议患者先咨询专业按摩师或中医医师的意见，以确保治疗的安全和有效。

（三）拔罐疗法

拔罐疗法是一种通过在患处皮肤表面创造负压，促进局部血液循环、舒缓肌肉紧张的中医治疗方法。其原理是通过负压刺激，促进经络气血畅通，缓解局部疼痛和肌肉僵硬。

1. 准备工作：准备拔罐器具，拔罐器可以是玻璃罐、竹罐或塑料罐等，选择合适大小的罐具。

（2）准备火源：采用棉花、酒精棉球、酒精灯等作为火源，用于在罐内产生负压。

（3）准备拔罐油：在皮肤表面涂抹一层拔罐油，以减少摩擦和提高罐具的滑动性。

2. 穴位选择：根据患者的疼痛部位和病情，选择合适的穴位进行拔罐。通常选择在经络、经络交会处或局部疼痛部位附近的穴位。

3. 拔罐操作：在选择的穴位上涂抹拔罐油。

将火源放入罐具中，将火源点燃，然后迅速将罐具置于患者的皮肤表面。

随着罐具内部温度升高，罐具内产生负压，罐具会吸附在皮肤表面，形成拔罐效应。

罐具吸附在皮肤表面一段时间后，可以进行移动操作，或者保持静置，根据需要调整罐具的位置和负压力度。

4. 治疗时间：根据患者的病情和耐受能力，通常拔罐时间为 5～15 分钟，根据需要适当延长或缩短。

5. 注意事项

（1）控制好火源：在使用火源时，要注意安全，避免烫伤皮肤或引发火灾。

（2）观察患者反应：在进行拔罐治疗时，要密切观察患者的反应，如出现不适应立即停止治疗。

（3）防止感染：拔罐前后要保持皮肤清洁，避免感染。

（4）控制力度：在进行拔罐操作时，要控制好罐具的负压力度，避免过度吸力导致皮肤损伤。

拔罐疗法能够通过负压刺激局部血液循环，促进淤血排出，舒筋活络，缓解疼痛症状。然而，对于一些特殊的疼痛病症，如骨折、皮肤损伤等，拔罐治疗可能并不适用，应根据具体情况选择其他治疗方法。在接受拔罐治疗之前，建议患者先咨询专业医师的意见，以确保治疗的安全和有效。

（四）艾灸疗法

艾灸疗法是利用艾叶等药材进行灸烧，将其放置于特定的穴位上，用火热熏蒸刺激穴位，通过热力和药性的作用，温热经络、活血化瘀和舒筋活络，有助于缓解肌肉和关节疼痛，调整人体的阴阳平衡，增强机体的抵抗力。

1. 准备工作

（1）艾条或艾绒：选择质量好、无杂质的艾条或艾绒。

（2）艾灸器具：如艾灸盒、艾灸笼等，用于固定和支撑艾条或艾绒。

（3）安全工具：如灭火器、湿毛巾等，用于处理灼伤或火灾等突发情况。

2. 穴位选择：根据患者的病情和疼痛部位，选择合适的穴位进行艾灸。常用的穴位包括经络穴位和局部疼痛部位。

3. 艾灸操作

（1）准备艾条或艾绒，点燃艾条或将艾绒燃烧至产生烟雾。

（2）将燃烧的艾条或艾绒置于选择的穴位或疼痛部位上，保持一定距离，避免直接接触皮肤。

（3）观察患者的反应和耐受能力，根据需要调整艾灸的时间和温度。

（4）艾灸时间一般为 15～30 分钟，根据患者的耐受能力和病情需要适当延长或缩短。

4. 注意事项

（1）控制好距离：在进行艾灸操作时，要控制好艾条或艾绒与皮肤的距离，避免烫伤皮肤。

（2）观察患者反应：在进行艾灸治疗时，要密切观察患者的反应，如出现不适应立即停止治疗。

（3）防止感染：艾灸前后要保持皮肤清洁，避免感染。

（4）处理艾灸后的灰烬：艾灸结束后，要妥善处理艾条或艾绒产生的灰烬，避免引发火灾。

5. 疗程安排：根据患者的病情和疼痛程度，安排合适的艾灸频率和持续时间，一般每周 1～2 次，连续治疗 2～4 周为一个疗程，必要时可根据情况调整。

艾灸疗法能够通过热量传导和药物成分的渗透，促进局部血液循环，舒筋活络，缓解疼痛症状。然而，对于一些特殊的疼痛病症，如皮肤损伤、感染等，艾灸治疗可能并不适用，应根据具体情况选择其他治疗方法。在接受艾灸治疗之前，建议患者先咨询专业医师的意见，以确保治疗的安全和有效。

（五）草药浴疗法

草药浴疗法是将中药煎煮成药液，加入温水中，让患者全身或特定部位浸泡，以达到治疗疼痛和改善症状的目的。草药浴疗法可以通过皮肤吸收药物成分，促进血液循环，舒筋活络，有助于缓解疼痛、减轻肿胀，调整机体的生理功能，增强免疫力。

1. 药材选择：选择具有活血化瘀、温经散寒、舒筋活络等功效的草药，常用的有红花、川芎、当归、木香、丁香、桂枝等。根据患者的病情和体质特点进行配方，以达到最佳的治疗效果。

2. 煎煮药汤：将选定的草药加入适量的水中，煎煮成浓缩的药汤。药物的煎煮时间和火候要掌握好，以充分释放药物成分。

3. 准备浴池：准备一个容器作为草药浴池，一般可以是浴盆、木桶等，根据患者的需要调整浸泡液的温度和量。

4. 浸泡疗法：将煎煮好的草药汤倒入浴池中，调节好浸泡液的温度，一般保持在舒适的温度范围。

患者裸体浸泡在草药浴池中，全身或特定部位皆可，根据患者的病情选择。

浸泡时间一般为20～30分钟，根据需要适当延长或缩短。

5. 注意事项

（1）控制浸泡时间：不宜过长，以免出现头晕、虚脱等不适症状。

（2）观察患者反应：在浸泡过程中要密切观察患者的反应，如出现不适应立即停止浸泡。

（3）清洁皮肤：浸泡结束后，用清水清洗皮肤，保持清洁卫生。

（4）控制浸泡液温度：避免浸泡液过热或过冷，以免烫伤或感冒。

草药浴疗法能够通过药物成分的渗透和皮肤的吸收，调节气血、舒筋活络，缓解疼痛症状，促进身体健康。然而，对于一些特殊的疼痛病症，如皮肤损伤、感染等，草药浴治疗可能并不适用，应根据具体情况选择其他治疗方法。在接受草药浴疗法之前，建议患者先咨询专业医师的意见，以确保治疗的安全和有效。

（六）中医运动疗法

中医运动疗法是指通过特定的运动方式，调节人体的气血运行，舒筋活络，达到治疗疼痛和改善症状的目的。中医运动疗法可以增加肌肉柔韧性，提高关节灵活性，促进血液循环，增强体质，有助于缓解疼痛、减轻症状，改善生活质量。

1. 评估与诊断：在进行中医运动疗法治疗之前，医师会对患者进行详细的身体评估和病情诊断，了解患者的疼痛部位、程度、病史、体质等信息，为制定合适的运动方案提供依据。

2. 制定运动方案：根据患者的病情和身体状况，制定适合的运动方案，包括运动类型、运动强度、运动频率、运动时间等。常见的中医运动疗法包括太极拳、气功、五禽戏等。

3. 运动练习

（1）太极拳：太极拳是一种以缓慢、流畅的动作为主的传统拳法，通过练习太极拳可以调节气血、舒筋活络，有助于缓解疼痛。太极拳的练习注重呼吸调节和身体协调，可以增强身体柔韧性和稳定性。

（2）气功：气功练习注重气的调节和运动，通过各种气功功法的练习，可以调节气血、舒筋活络，有助于缓解疼痛。常见的气功功法包括八段锦、五禽戏、六字诀等。

（3）五禽戏：五禽戏是一种模仿五种动物的动作，包括虎、鹿、熊、猿、鸟五种动物的动作，通过模仿这些动物的动作，可以增强身体的柔韧性和灵活性，有助于缓解疼痛。

4. 注意事项

（1）适度为宜：运动时要注意适度，不要过度劳累，以免造成身体损伤。

（2）坚持持之以恒：运动是一个长期的过程，需要坚持不懈，持之以恒才能见效。

（3）注重呼吸：在进行运动练习时要注意呼吸调节，保持呼吸均匀、自然。

（4）避免受凉：运动结束后要及时擦干汗水，注意保暖，避免受凉。

中医运动疗法通过锻炼身体、调节气血、舒筋活络，有助于缓解疼痛、改善身体健康。然而，对于一些特殊的疼痛病症，如严重的骨折、严重的神经损伤等，中医运动疗法可能并不适用，应根据具体情况选择其他治疗方法。在接受中医运动疗法之前，建议患者先咨询专业医师的意见，以确保治疗的安全和有效。

（七）中医足疗疗法

中医足疗疗法是通过按摩、推拿和刺激足部的特定穴位和反射区，调节全身的气血循环，缓解各种疼痛和不适。

1. 评估与诊断：在进行中医足疗治疗之前，医师会对患者进行足部的详细检查和病情诊断，了解患者的足部状况、疼痛部位、病史等信息，为制定合适的足疗方案提供依据。

2. 足浴：足浴是中医足疗治疗的第一步，通过用温水泡脚或药水泡脚，可以促进足部血液循环，舒筋活络，有助于缓解疼痛。在足浴过程中，可以添加一些具有活血化瘀、舒筋活络的中药材，如川芎、红花、当归等。

3. 按摩推拿：在足部浸泡后，进行足部按摩和推拿。按摩和推拿可以通过刺激足部的特定穴位和反射区，调理全身经络，促进血液循环，缓解疼痛。常见的足部穴位包括太冲穴、风池穴、足三里穴等。

4. 刮痧：刮痧是一种通过用刮板刮拭皮肤表面，促进局部血液循环、排除淤血、舒筋活络的疗法。在中医足疗中，常用刮痧治疗足部疼痛。刮痧时要注意力度和频率，避免过度刮拭导致皮肤损伤。

5. 穴位贴敷：在足部特定穴位贴敷一些具有舒筋活络、缓解疼痛的中药贴膏或艾条，如太冲穴、足三里穴等。通过贴敷可以刺激穴位，促进局部血液循环，缓解疼痛。

6. 注意事项

（1）控制足浴温度：足浴时要控制好水温，避免烫伤皮肤。

（2）控制按摩力度：按摩和推拿时要注意力度，避免过度按摩导致皮肤损伤。

（3）避免感染：足部皮肤有伤口或溃烂的患者要避免足浴和刮痧，以免感染加重。

（4）注意卫生：足部治疗过程中要保持足部清洁，避免感染。

中医足疗疗法通过刺激足部穴位、调理经络、促进血液循环，有助于缓解疼痛、促进身体健康。然而，对于一些特殊的足部疾病，如足部骨折、严重的足部感染等，中医足疗可能并不适用，应根据具体情况选择其他治疗方法。在接受中医足疗治疗之前，建议患者先咨询专业医师的意见，以确保治疗的安全和有效。

（八）中医药膳调理

中医药膳调理是指通过食疗的方式，选用具有特定药理作用的食材，配制成药膳，达到调节身体气血、改善症状的目的。中医药膳调理适用于各种类型的慢性疼痛管理，如风湿性关节炎、消化系统疾病等。药膳调理可以根据患者的体质和病情，选择适合的食材和配方，制作具有疗效的药膳。

1. 食材选择：选择具有活血化瘀、温经散寒、舒筋活络等功效的食材，根据患者的病情和体质特点进行搭配。以下几类为常用的食材。

（1）活血化瘀类：红糖、红枣、黑豆、桂圆、黑芝麻等。

（2）温经散寒类：姜、葱、大蒜、桂皮、肉类等。

（3）舒筋活络类：桂圆、桑椹、杏仁、黑木耳等。

2. 配方制作：根据患者的病情和身体状况，制定适合的药膳配方。将选定的食材按照一定的比例和方法进行搭配，烹制成药膳。

3. 食疗烹饪：将药膳食材进行烹饪，可以煮汤、炖煮、蒸煮等多种方式，根据患者的口味和饮食习惯进行调整。

4. 食用方法：患者在医师指导下按时食用药膳，一般每日 1~2 次，持续一段时间。药膳食用的时间和量要根据患者的实际情况和医师的建议进行调整。

5. 注意事项

（1）食材新鲜：选择新鲜、无农药残留的食材。

（2）烹饪方法：避免过度加工和油炸，尽量选择清淡的烹饪方法，以充分保留食材的营养成分。

（3）避免过热辛辣：对于有热性体质或火热症状的患者，要避免过度食用辛辣刺激性食物，以免加重症状。

（4）个体差异：每个人的体质和病情不同，对药膳的适应性也会有所不同，因此要根据个体情况进行调整。

（5）注意调理：药膳调理是一个长期的过程，要坚持食用一段时间才能见效，不能急功近利。

中医药膳调理通过食疗方式调理气血、舒筋活络，有助于缓解疼痛、促进身体健康。然而，对于一些特殊的疼痛病症，如消化道疾病、严重的感染等，中医药膳治疗可能并不适用，应根据具体情况选择其他治疗方法。在接受中医药膳调理治疗之前，建议患者先咨询专业医师的意见，以确保治疗的安全和有效。

以上这些中医适宜技术在社区缓和医疗中起着重要作用，可以作为综合治疗方案的一部分，为患者提供更全面、更个性化的疼痛管理服务。在实践中，医务人员应根据患者的具体情况，选择合适的技术和方法进行治疗，并定期评估疗效，及时调整治疗方案，为病患提供有效的疼痛缓解和舒适护理，提高患者生活质量，以达到最佳的治疗效果。

（韩　吉）

第四节　针刺触发点治疗

一、肌肉触发点的简介

在医学实践中，肌肉触发点常常与骨骼肌疼痛、关节功能受限、肌筋膜炎、肌损伤或疲劳等问题相关联。这种综合征的发生是由于骨骼肌内部存在活跃的肌筋膜疼痛触发点。肌筋膜疼痛触发点是骨骼肌内一些局部化的高敏感性活化小点，可分为活化肌筋膜疼痛触发点或隐性肌筋膜疼痛触发点，针刺或深度按压这些触发点可产生肌肉自发性抽搐反应或远处牵涉性疼痛当前，肌筋膜疼痛触发点的治疗方式包括干针、湿针（以利多卡因等一些局部麻醉剂注射为主）、缺血性按压、推拿、肌肉牵张、红外线、激光、悬吊训练、口服药物等多种。在众多治疗方式中，针刺疗法作为肌筋膜疼痛触发点的主要治疗方式，在临床实践中已经普遍得到广泛性应用。2001 年，Cumming 等通过纳入 23 篇随机对照试验进行系统评价表明，直接针刺肌筋膜疼痛触发点似乎是一种有效的疼痛治疗方式。此后，Kietrys 等人的系统评价表明，与空白对照相比，干针在治疗后即刻和治疗后 4 周均可以显著降低肌筋膜疼痛综合征患者的颈肩部疼痛。目前通过干针针刺股四头肌等触发点可以在中长期（6 个月以内）取得显著的临床治疗效果。然而，迄今全球对于慢性肌筋膜疼痛的机制尚未进行全面深入的研究。期初，欧美对触发点性疼痛研究多集中在通过视觉模拟评分法（也称为 VAS）和关节活动度（range of motion）来评估各种治疗方式对触发点的效果。指标主观性较大，研究质量相对较低。近年来增加了对触发点的自发电活动（spontaneous electrical activity）和表面肌电图的研究，因指标相对客观和新颖，在影响因子（SCI）较高的杂志得到了发表。我们前期的在自发电活动和组织形态学的研究也得到了国外学者的认同。从针刺治疗触发点性疾病的临床研究（利用表面肌电图、等速肌力、针极肌电图、压痛阈值、疼痛评分、关节活动度、超声影像等技术）、基础研究（依托电生理学、组织形态学、分子生物学及动物行为学等方法）多视角、综合剖析针刺肌筋膜触发点镇痛的临床机理，为临床预防、诊断和治疗该疾病提供最前沿的理论依据和科学的指导思路。

二、肌筋膜疼痛触发点临床流行病学研究

大量研究表明，肌筋膜疼痛触发点普遍存在于各种慢性疼痛中，如头痛、颈肩痛、腰腿痛、足底痛等。在美国和德国的流行病学调查表明因肌筋膜疼痛触发点造成的慢性疼痛人群分别为 30%～85% 和 18.7%～85.1%。最近一项调查表明，72 名肩部疼痛患者中均被检测出肌筋膜疼痛触发点，如果肌筋膜疼痛触发点在颈肩部持续存在并得不到有效治疗，最终将导致头痛、颈肩痛、眩晕、关节活动受限、感觉异常、自主神经紊乱和残疾等一系列症状发生。

三、肌筋膜疼痛触发点的临床针刺研究

在临床研究方面，大量研究已表明，针刺慢性肌筋膜疼痛触发点可以治疗神经肌肉骨骼疼痛和运动障碍。Simons 等发现，LTR 的产生与自发性电活动或运动终板噪声有关，针刺可以减少持续性外周伤害感受器输入，减少或恢复身体结构和功能障碍并能减少许多伤害感受，炎症和免疫系统相关化学物质的浓度，使紧绷带的松弛。反复在触发点不同的方向上穿刺来破坏或刺激触发点和张力带，从而灭活感觉神经元的疼痛感觉，可取得很好的临床治疗效果。局部抽搐反应 LTR 是一种脊髓反射，其可以通过触诊或用针刺引发。深部针刺可通过诱发局部抽搐反应，使触发点被中枢神经系统调制而失活。局部抽搐反应，当与拉伸结合时，有助于放松肌肉肌球蛋白键，限制肌肉的紧绷状态。此外，MTrPs 的针刺将有助于正常化肌肉紧张和神经界面，并改善乙酰胆碱酯酶的流动，从而纠正缓激肽，降钙素基因相关肽和 P 物质水平。临床研究发现肉毒毒素治疗也可改善触发点疾病的疼痛状态，推测肉毒毒素可以阻断乙酰胆碱在神经肌间隙的释放，使活动过度的肌肉放松，从而也使局部缺血状况得以缓解，对触发点疼痛的治疗产生良好的疗效。

四、肌筋膜疼痛触发点电生理研究

肌电信号是神经肌肉系统活动时产生的一种可测的生物电活动，通过表面肌电图

（sEMG）记录的实时肌电信号不仅可以反映治疗前患者患侧肌肉功能的状况及与健侧的差异，也可定量作为针刺治疗后患侧肌肉功能改善的客观指标。Weekes 和 Travell 早在1957 年就预言了肌筋膜触发点的电诊断方法，据他们报告，静息的斜方肌内的触发点处表现出一系列高频尖峰状放电现象，而与此同时肌肉内相邻部位却未出现任何肌电活动。近年，Wytrazek 等通过对 30 位非特异性颈背痛患者的肌筋膜触发点处骨骼肌和非肌筋膜触发点处骨骼肌进行表面肌电图和针极肌电图（eEMG）记录发现，触发点处骨骼肌静息时 sEMG 振幅增强，骨骼肌收缩时 sEMG 振幅减弱；而记录到的 eEMG 客观反映了肌筋膜触发点异常的自发性放电特征。随后，Barbero 等通过对颈部分别存在活化肌筋膜触发点和隐性触发点的患者进行 sEMG 监测发现，上斜方肌的肌筋膜触发点解剖位置靠近该肌神经支配区域，但并不与神经支配区域重合（图 4-2-1）。然而，迄今国内外研究中尚未进行开展针刺治疗肌筋膜触发点前后的 sEMG 和 eEMG 的信号变化，以致为针刺治疗肌筋膜触发点类疾病的生物学机制带来了很多临床疑惑。

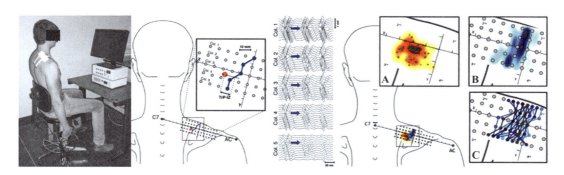

图 4-2-1　表面肌电图信号的采集及肌筋膜触发点和神经支配区域的解剖定位
（ Barbero et al. BMC Musculoskelet Disord. 2013 ）

五、肌筋膜疼痛触发点组织形态学研究

　　大量的研究表明，收缩结节是其特有的病理组织学特点。Simons 和 Stolov 的研究发现，触发点的病理组织切片在光镜下表现为收缩结节呈现一些孤立的、若干组深染、增大的、圆形肌纤维。在此基础上，Hong 等假设出了触发点处肌肉纵切片的模拟图像，显示触发点处为一组收缩结节，挛缩部分肌纤维直径增加，除挛缩肌纤维增厚外，两端肌纤维明显变细。我们通过病理组织学实验发现，光镜下与可以观察到与模拟图像类似的触发点纵切图（图 4-2-2D）。此外，还发现肌纤维的平均直径增大，形状变得更大且圆形，深染（图 4-2-2B）；电镜下，触发点肌肉组织的肌小节显著缩短，并存在线粒体明显减少的供能障碍现象（图 4-2-2b）。但是针刺之后挛缩结节是否消失，目前还没有报道所以本研究提出假设一：肌筋膜疼痛触发点通过针刺之后可以消除挛缩结节。

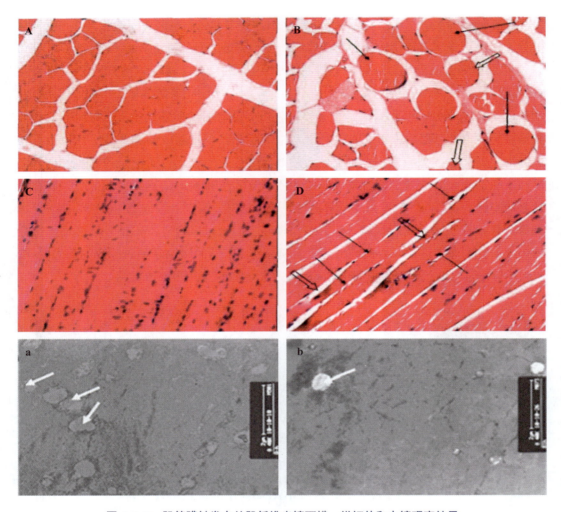

图 4-2-2　肌筋膜触发点处肌纤维光镜下横、纵切片和电镜观察结果

六、肌筋膜疼痛触发点生化物质研究

　　MTrPs 的自发电活动与运动终板有关，它是一种异常肌电波形模式，与来自运动终板的自发释放的乙酰胆碱 ACh 的速率增加相关。运动终板理论认为过量的 ACh 导致触发点产生的特征性的自发电活动。注射肉毒杆菌毒素到 MTrPs 可以通过阻止 ACh 释放到突触间隙减少终板电位，从而支持运动终板理论。通常，在运动终板处产生的电流取决于 ACh-AChR 结合的速率常数，而 AChR 增加，会使 AChR 与 ACh 结合作用加强，其引起肌肉动作电位和持续的肌肉收缩。当胆碱酯酶的功能受到阻碍时，乙酰胆碱会过量积累并聚集，导致胆碱能神经过度激活。样引起肌肉持续收缩。我们推测触发点三者存在异常释放的情况，针刺疗法通过减少 ACh 和 AChR 的过量释放；并通过增加 MTrP

终板中的 AChE 来减轻自发电活动。

综上所述，以上研究临床研究和基础研究比较独立，没有把临床上的自发电活动和抽搐现象通过基础研究进行很好的解释。在临床研究方面，针刺触发点评估指标太单一，针刺效果可信的一系列的病理组织学、电生理学和分子生物学研究，并在国内外首次明确了肌筋膜触发点在骨骼肌内的组织形态，验证了肌筋膜触发点处运动终板的解剖位置，同时也证实了肌梭参与肌筋膜触发点的形成，为揭示肌筋膜疼痛触发点的发病机理提供了科学严谨的理论依据。但对于针刺治疗肌筋膜触发点前后的组织形态学变化、电生理学信号的改变及分子生物学指标的影响尚未进行深入开展，从而为全面揭示针刺肌筋膜触发点的镇痛机理造成了一定的局限。

因此，为了更深入的探索肌筋膜疼痛综合征的发病机制，必须建立一个符合临床发病特点且容易操作实现的动物模型，对该疾病进行各种基础研究。为此，我们利用创伤和过劳拉伸骨骼肌容易引起肌筋膜触发点的特点，通过离心运动结合局部打击的双重因素刺激骨骼肌，建立了大鼠股内侧肌群的肌筋膜触发点模型。通过反复实验，我们证明了该模型符合肌筋膜疼痛触发点的发病特点（病变组织存在紧张带、收缩结节、自发性放电和特殊的病理组织学变化）且长时间存在。本项目以慢性肌筋膜触发点临床开展研究，拟就针刺治疗慢性肌筋膜疼痛综合征中的疼痛变化、电生理变化及肌肉功能状态进行评估。再以大鼠模型为基础，利用生化、病理组织学等技术，重点是确定自发性放电与乙酰胆碱、乙酰胆碱受体、乙酰胆碱酯酶变化之间的关系，对针刺机理展开研究，既能对自发电活动解释清楚，亦能为临床针刺治疗触发点疗效提供理论依据。并能探索自发电活动与组织学、生物化学之间的关系，及进一步完善肌筋膜疼痛综合征的发病机制，为临床治疗该疾病提供一定的指导和思路。

七、触发点在不同部位的损伤特点

颈部疼痛是一种常见的肌肉骨骼疾病，15% 的男性和 23% 的女性会出现症状。据报道，在 5 年的随访中，多达 50%～80% 的颈部疼痛患者出现慢性症状，许多受试者在最初发病后的 10 年内仍将继续存在症状。机械性颈部疼痛被定义为颈部和肩部疼痛，症状可由颈部姿势、颈部运动或颈部肌肉触诊 MPS 所引起。肩和肩胛区，包括上斜方肌，是上肢躯干运动中最常见的发展为肌筋膜疼痛综合征的区域。研究报告，在慢性颈部疼痛个体中，TRP DN 比假针刺更有效地减轻颈部疼痛。最近的一项荟萃分析 Kietrys 等人的分析报告，TRP-DN 对治疗后立即减轻疼痛和对颈部疼痛患者进行 4 周随访是有益的（A 级）。Ballyns 等人进行的研究证实了与 MTrP 相关的上斜方肌更高的僵硬和较低的压痛阈值。Kamali 等人也承认慢性肌肉骨骼性颈痛与 MTrP 之间的关系，尤其是在上斜方肌。

　　肩痛是一种常见的肌肉骨骼问题，年发病率为 20%～50%，是非创伤性上肢疼痛的主要原因。慢性且复发率高，40%～50% 的患者症状持续 6～12 个月。对于肩痛的临床定义尚无标准。临床试验往往使用"非特异性肩痛"一词，因为诊断标准缺乏一致性，临床证据缺乏特异性，多发性肩关节病变常并存，缺乏被认为是"黄金标准"的诊断测试。最常见的体征和症状集中在三角肌、前臂和肩部区域的 MTrP，表现为肩膀僵硬，运动范围有限，限制了日常生活活动。

　　软组织与 90% 以上的肩痛病例有关。骨骼肌源性肩痛是非创伤性上肢疼痛的主要原因。已有研究表明，肩肌上存在肌筋膜触发点是与肩痛患者相关的一种常见疾病。Leong 及其同事检测了有或无肩袖肌腱病变的上肢运动员的上斜方肌僵硬。上斜方肌僵硬的监测和维持是预防肩袖肌腱病变的关键，僵硬程度显著提高，增加了关节活动范围的限制。

　　据了解，多达 17 块肌肉会产生与其他肩痛综合征类似的症状，包括休息时的疼痛、运动时的疼痛和睡眠障碍。因此，MTrP 的存在被认为是肩膀疼痛的另一种解释，不管是否存在亚临床疾病。肩痛的治疗通常从保守治疗开始，如休息、物理治疗、抗炎药（NSAIDs）和皮质类固醇注射。然而，目前的研究已经显示了多模式治疗肩痛的好处，包括干针刺、拉伸、手法治疗、能量技术、家庭运动、MTRP 缺血性按压。Kietrys 等人最近的荟萃分析建议与安慰剂相比，肌筋膜疼痛综合征患者的治疗后和 4 周随访时，使用干针法针刺触发点可以显著减轻疼痛。建议在单一疗程中，将干针刺纳入针对肩痛患者的多模式物理治疗方案，可提高运动强度和范围。

　　慢性下腰痛通常是指十二肋和臀下褶皱之间的后腰椎区域持续超过 3 个月疼痛，是一般人群中最常见的疼痛综合征之一，超过 85% 的 LBP 患者没有明确的病因，如肿瘤、感染、椎间盘突出、椎管狭窄等，且 X 线、CT、MR 等影像学检查多无阳性，称之为"慢性非特异性下背痛（chronicnon-specific low back pain，CNLBP）"。在一般人群中的慢性非特异性下背痛（CNLBP）的终身患病率为 51%～84%，CNLBP 是竞技运动员失去上场时间和缺席比赛的重要和常见原因。青少年运动员受到运动项目、运动训练强度，技术水平等多方面影响，下腰部的运动和负荷强度要远远高于非运动人群，更容易出现下腰痛的症状，研究显示，优秀运动员下背痛的终身患病率为 88.5%。同时受到各种训练项目及强度的影响，病程容易反复，造成训练和比赛时间减少，每年可能错过高达 28% 的训练日，威胁运动生涯，导致过早退役甚至是退役后的残疾。目前 CNLBP 的治疗方法主要包括口服药物、运动疗法、物理疗法、行为疗法、针灸、干针和微创手术等。近年来，触发点理论指导下的干针疗法，被越来越多的用于缓解和改善 CNLBP 疼痛以及相关的功能障碍的非手术治疗方法。

　　髌股疼痛综合征（PFPS）是 40 岁以下成人中最常见的膝关节疼痛的原因之一，是指在下蹲、跑步、上下楼梯、坐位站起时伴随的弥漫性前膝疼痛。占临床所见所有膝关节问题的 25%～40%。根据 2016 年第四届国际髌股疼痛综合征研讨会所达成的共识可知：髌股疼痛综合征患者并不表现为韧带、关节等结构的损伤，需要与髌腱病、髌骨软化症、半月板的损伤和髌股关节脱位相鉴别，目前主要的治疗方法有肌力训练、拉伸、肌贴、支具等。有学者报道，针刺肌筋膜疼痛触发点应用于治疗慢性软组织疼痛的效果显著。

目前，全科医生约 8% 的肌肉骨骼疼痛咨询与脚和脚踝问题有关。事实上，疼痛的下肢疾病包括肌筋膜触发点（MTrP）的高患病率。踝关节扭伤是美国职业足球中最常见的损伤，占所有记录损伤的 29%。虽然大多数踝关节损伤涉及外侧韧带结构，但踝关节"结缔组织"扭伤仅占 26.4%，往往踝关节扭伤的患者，存在踝关节周围肌肉触发点的活化。踝关节损伤的发病率和发生慢性踝关节功能障碍的风险很高。Moreno 等人发现，与本体感觉 / 强化运动相比仅在 1 个月时，在活动性踝关节不稳定继发于损伤的患者中加入干针刺，可获得更好的疼痛和功能结果。

机械性颈痛关联触发点：斜方肌、肩胛提肌、冈下肌、菱形肌（图 4-2-3）。

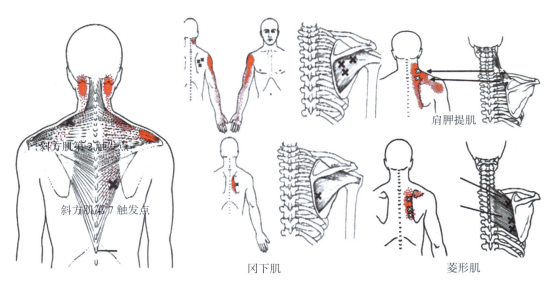

图 4-2-3 斜方肌、冈下肌和肩胛下肌、菱形肌常见触发点位置和各点多发的特定牵涉痛范围。叉为触发点位置，红点为牵涉痛的范围，密集点示疼痛较重的部位

非特异性肩痛：三角肌、喙肱肌、大圆肌、冈下肌、冈上肌、小圆肌、肩胛下肌、肱二头肌（图 4-2-4，图 4-2-5）。

非特异性下背痛：腰部多裂肌、下胸段 T_{10}～L_1 竖脊肌、腰方肌、臀中肌触发点（图 4-2-6～图 4-2-8）。

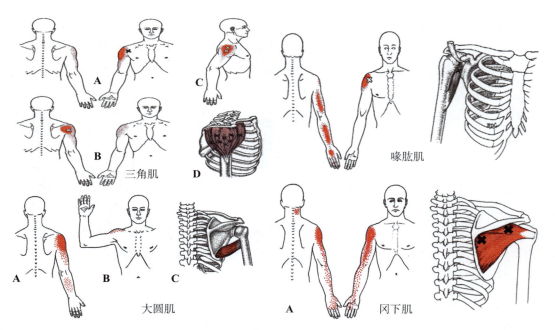

图 4-2-4　三角肌、喙肱肌、大圆肌、冈下肌常见触发点位置和各点多发的特定牵涉痛范围又为触发点位置，红点为牵涉痛的范围，密集点示疼痛较重的部位

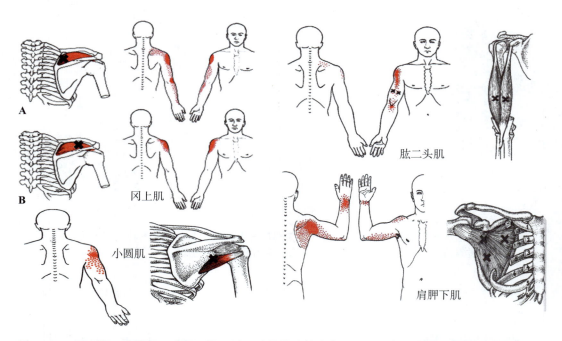

图 4-2-5　冈上肌、小圆肌、肩胛下肌、肱二头肌常见触发点位置和各点多发的特定牵涉痛范围又为触发点位置，红点为牵涉痛的范围，密集点示疼痛较重的部位

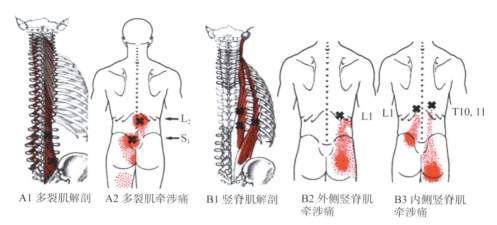

A1 多裂肌解剖　　A2 多裂肌牵涉痛　　B1 竖脊肌解剖　　B2 外侧竖脊肌　　B3 内侧竖脊肌
　　　　　　　　　　　　　　　　　　　　　　　　　　　　　　　　牵涉痛　　　　　牵涉痛

图 4-2-6　多裂肌和竖脊肌常见触发点位置和各点多发的特定牵涉痛范围。叉为触发点位置，红点为
　　　　　牵涉痛的范围，密集点示疼痛较重的部位

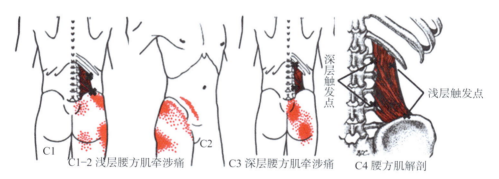

C1-2 浅层腰方肌牵涉痛　　C3 深层腰方肌牵涉痛　　C4 腰方肌解剖

图 4-2-7　深层和浅层腰方肌常见触发点位置和各点多发的特定牵涉痛范围叉为触发点位置，红点为
　　　　　牵涉痛的范围，密集点示疼痛较重的部位

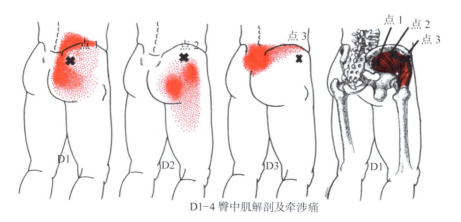

D1-4 臀中肌解剖及牵涉痛

图 4-2-8　臀中肌常见触发点位置和各点多发的特定牵涉痛范围叉为触发点位置，红点为牵涉痛的范
围，密集点示疼痛较重的部位

髌股关节痛：股直肌、股内侧肌、股外侧肌（图4-2-9）。

外踝痛关联触发点：腓骨长短肌、腓骨第三肌（图4-2-10）。

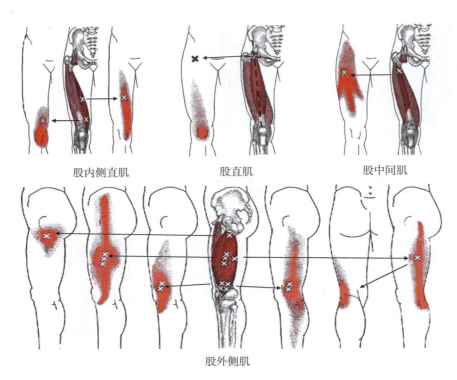

图 4-2-9　股四头肌的触发点位置以及牵扯痛区域，叉为触发点位置，红点为牵涉痛的范围，密集点示疼痛较重的部位

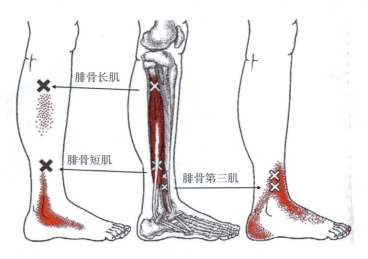

图 4-2-10　腓骨长短肌、腓骨第三肌的触发点位置以及牵扯痛区域，叉为触发点位置，红点为牵涉痛的范围，密集点示疼痛较重的部位

八、针刺触发点的作用

MTrP 针刺的效果可以通过数种机制来解释，尽管这些机制主要来自涉及传统针灸的研究。有人提出，干针可以通过影响 MTrP 周围的生化环境和局部血流以及最终的神经系统来减轻疼痛。Shah 等人报道了 P 物质的浓度。干针刺干预后，MTrP 周围的降钙素基因相关肽明显减少。在一个动物模型中，Hsieh 等发现，股二头肌中的单次干针刺手术显著降低了 P 物质的水平并且增加了局部组织和血清中的 β-内啡肽水平，表明干针的短期镇痛作用。Cagnie 等发现，在上斜方肌的单次干针刺介入后，MTrPs 附近的血流量和血氧饱和度增加了 15 分钟。血液流量增加可能会消除引起疼痛的物质。

除局部效应外，还提出干针刺通过影响神经机制产生镇痛作用。在最近一项关于针刺针插入相关大脑活动变化的荟萃分析中，Chae 等发现针刺针的插入被激活和停用大脑中涉及疼痛的感觉，认知和情感维度的区域。在控制触觉刺激（包括使用类似于我们试验中使用的非穿透假针）之后，与这些区域相关的结构的活性水平的变化显著低于针插入产生的结构。可能是由于大脑疼痛基质受影响程度的差异所致。

（马彦韬）

【参 考 文 献】

［1］岳寿伟.物理治疗进展［J］.中国康复医学杂志，2020，35（10）：1153-1157.
［2］邢更彦，张浩冲，刘水涛，等.中国骨肌疾病体外冲击波疗法指南（2019 年版）［J］.中国医学前沿杂志（电子版），2019，11（04）：1-10+6.
［3］刘晓东，凌雪唯，林娟.超激光治疗慢性疼痛的研究进展［J］.中国疗养医学，2017，26（07）：694-697.
［4］王骁，王彤，王颖颖，等.中频电疗法临床应用［J］.中国老年学杂志，2020，40（19）：4241-4245.
［5］郭友池.红外线疗法［J］.人民军医，1964，（03）：24-26.
［6］贺灵慧，张新斐，林昀，等.低频电疗法的新进展［J］.世界最新医学信息文摘，2017，17（93）：44.
［7］周万松.超声波疗法的应用与研究进展［J］.当代医学，2000（06）：40-42.
［8］郭凤红，范鹏，张逊，等.蜡疗临床应用新进展［J］.中华全科医学，2018，16（03）：465-469+483.
［9］吴毅.经颅磁刺激技术在脑卒中康复中的应用［J］.康复学报，2020，30（06）：414-420.
［10］许惊飞，郭铁成.重复经颅磁刺激在慢性疼痛治疗中的应用［J］.中国康复，2010，25（02）：147-149.
［11］邱义，马炜玮，涂毅恒，等.经颅电刺激镇痛研究的现状及展望［J/OL］.生物化学与生物物理进展：1-26［2024-05-17］.
［12］刘保延，赵吉平，姚愉芳，等.针灸治疗慢性疼痛临床随机对照试验报告质量评价［J］.中国针灸，2007，27（5）：3-8.
［13］韩济生.针刺镇痛的神经化学原理［J］.中国科学（B辑化学生命科学地学），1983（3）：

254-264.

［14］王华，杜元灏 . 针灸学［M］. 北京：中国中医药出版社，2012.

［15］梁繁荣 . 针灸推拿学［M］. 北京：中国中医药出版社，2016.

［16］WHO. Acupuncture: Review and Analysis of Reports on Controlled Clinical Trials［R］. Geneva: World Health Organization, 2002.

［17］NIH. Acupuncture: In Depth［R］. Bethesda: National Institutes of Health, 2016.

［18］MacPherson H, Thomas KJ, Walters SJ, et al. Acupuncture for chronic pain and depression in primary care: a programme of research［J］. BMJ, 2006, 332(7555): 1181-1185.

［19］Vickers AJ, Cronin AM, Maschino AC, et al. Acupuncture for chronic pain: individual patient data meta-analysis［J］. Archives of internal medicine, 2012, 172(19): 1444-1453.

［20］Zhao ZQ. Neural mechanism underlying acupuncture analgesia［J］. Neuroscience bulletin, 2013, 29(1): 131-142.

［21］王德强，王德龙，王德广 . 按摩在慢性疼痛治疗中的作用机制探讨［J］. 中国中医骨伤科杂志，2022，30（6）：525-528.

［22］张晓红，李明 . 推拿按摩治疗慢性疼痛的临床观察与机制分析［J］. 中医临床研究，2021，13（21）：128-130.

［23］刘佳，刘晓瑞 . 按摩疗法在慢性疼痛管理中的应用与效果评价［J］. 中国康复医学杂志，2020，35（5）：604-607.

［24］杨立群，王晓梅 . 推拿按摩对慢性疼痛患者生活质量的影响及作用机制分析［J］. 中华中医药杂志，2019，34（8）：3567-3570.

［25］李强，王刚 . 整骨疗法在慢性疼痛治疗中的临床应用与机制探讨［J］. 中国中医骨伤科杂志，2023，31（4）：321-325.

［26］张晓梅，刘明 . 手法整骨治疗慢性疼痛的效果观察及机理研究［J］. 中医正骨，2022，24（7）：45-48.

［27］王伟，李丽 . 整骨疗法对慢性疼痛患者生活质量的影响及其作用机制分析［J］. 中国康复医学杂志，2021，36（3）：301-305.

［28］赵明，刘晓云 . 整骨治疗慢性疼痛的作用机制研究进展［J］. 中华中医药杂志，2020，35（10）：4967-4970.

［29］张明，李华 . 太极拳对慢性疼痛患者生活质量的影响及其作用机制探讨［J］. 中国康复医学杂志，2022，37（6）：352-356.

［30］王丽，刘晓梅 . 瑜伽在慢性疼痛管理中的应用及其作用机制分析［J］. 中华物理医学与康复杂志，2021，43（10）：785-789.

［31］陈静，张涛 . 太极与瑜伽对慢性疼痛患者身心健康影响的比较研究［J］. 中国体育科技，2023，60（2）：137-143.

［32］张晓燕，刘涛 . 冥想训练对慢性疼痛患者疼痛感知及情绪状态的影响［J］. 中国疼痛医学杂志，2023，19（3）：203-207.

［33］王伟，李梅 . 放松训练在慢性疼痛患者疼痛管理中的应用效果观察［J］. 中华护理杂志，2021，46（6）：621-625.

［34］李娜，陈伟 . 冥想与放松训练对慢性疼痛患者神经内分泌系统的影响研究［J］. 中国康复医学杂志，2022，37（2）：138-142.

［35］Dietary Modifications in Chronic Pain Management: A Review of the Evidence. Nutrition Journal, 2022, 21(3): 259-272.

［36］The Role of Diet in Modulating Chronic Pain: A Narrative Review. Pain Research and Management, 2021, 16(6): 375-383.

［37］Impact of a Mediterranean-Style Diet on Chronic Pain and Inflammation in Obese Patients: A

Randomized Controlled Trial. Journal of Nutrition and Metabolism, 2020, 17(4): 289–297.

［38］The Association between Dietary Patterns and Chronic Pain: A Cross-Sectional Study. Journal of Pain Research, 2019, 12: 2345–2354.

［39］Nutrition and Chronic Pain: Exploring the Connections. Nutrition in Clinical Practice, 2018, 33(4): 482–493.

［40］李晓红，张华.物理疗法在慢性疼痛治疗中的临床应用及效果观察.中国疼痛医学杂志，2020，26（5）：352–356.

［41］王明远，刘涛.物理疗法治疗慢性疼痛的作用机制研究进展.中华物理医学与康复杂志，2021，43（8）：607–611.

［42］张丽梅，赵志刚.非侵入性物理疗法在慢性疼痛管理中的效果评价.中国康复医学杂志，2022，37（3）：189–193.

［43］杨帆，陈晓萍.物理疗法联合药物治疗慢性疼痛患者的疗效分析.实用疼痛学杂志，2021，17（2）：121–124.

［44］赵丽娟，刘晓红.物理疗法在慢性疼痛管理中的综合应用.中国疼痛控制杂志，2023，19（1）：67–71.

［45］陈曦，张宁.认知行为疗法在慢性疼痛管理中的应用及效果评价.中国疼痛医学杂志，2019，25（7）：495–499.

［46］王伟，刘芳.慢性疼痛患者的认知行为特点与干预策略.中国康复医学杂志，2021，36（3）：182–186.

［47］李娟，赵志刚.认知行为疗法对慢性疼痛患者生活质量的影响.中华物理医学与康复杂志，2020，42（10）：765–769.

［48］张华，杨帆.认知行为疗法联合药物治疗慢性疼痛患者的疗效观察.实用疼痛学杂志，2022，18（4）：257–261.

［49］刘晓红，赵丽娟.行为认知疗法在慢性疼痛治疗中的心理机制分析.中国疼痛控制杂志，2023，20（2）：123–127.

［50］李晓燕，张伟.音乐疗法在慢性疼痛治疗中的应用及其神经机制研究进展［J］.中国疼痛医学杂志，2022，18（6）：425–429.

［51］王芳，刘梅.音乐疗法对慢性疼痛患者心理状态的干预效果分析［J］.中华物理医学与康复杂志，2021，33（11）：859–863.

［52］张华，陈洁.音乐激活脑内边缘系统在慢性疼痛调节中的实验研究［J］.中国康复医学杂志，2020，35（5）：570–574.

［53］李晓红，王明飞.芳香疗法对慢性疼痛患者疼痛缓解及生活质量影响的研究［J］.中华护理杂志，2022，57（5）：562–568.

［54］张伟，刘梅.芳香化合物对慢性疼痛患者神经内分泌及免疫系统调节的研究进展［J］.中国疼痛医学杂志，2021，17（10）：785–790.

［55］陈洁，李娜.芳香疗法结合放松训练对慢性疼痛患者心理及生理指标的影响［J］.中国康复医学杂志，2023，38（3）：201–206.

［56］张华，李梅.艺术疗法在慢性疼痛患者心理康复中的应用效果研究［J］.中国疼痛医学杂志，2023，19（6）：412–416.

［57］李晓红，王志强.艺术疗法对慢性疼痛患者生活质量的影响研究［J］.中华行为医学与脑科学杂志，2022，21（10）：937–940.

［58］王明飞，刘梅.慢性疼痛患者的艺术疗法实践与效果评估［J］.中国康复医学杂志，2021，36（5）：302–306.

［59］李明，张慧.动物辅助疗法在慢性疼痛患者康复中的应用效果观察［J］.中国康复医学杂志，2022，37（5）：289–292.

［60］ 王晓红，刘军 . 动物辅助疗法对慢性疼痛患者心理状态的影响研究［J］. 中华行为医学与脑科学杂志，2021，30（11）：1021-1024.

［61］ 张丽，陈萍 . 动物辅助疗法在慢性疼痛管理中的实践与思考［J］. 中国疼痛医学杂志，2020，26（8）：589-592.

［62］ 刘琳，黄强民，汤莉 . 肌筋膜疼痛触发点［J］. 中国组织工程研究，2014，18（46）：7520-7527.

［63］ Ah A, S A, B S, et al. Effect of 6-week retro or forward walking program on pain, functional disability, quadriceps muscle strength, and performance in individuals with knee osteoarthritis: a randomized controlled trial (retro-walking trial)［J］. BMC musculoskeletal disorders, 2019, 20(1): 159.

［64］ Alshami A M. Knee osteoarthritis related pain: a narrative review of diagnosis and treatment［J］. International Journal of Health Sciences, 2014, 8(1): 85-104.

［65］ Nú?Ez-Cortés R, Cruz-Montecinos C, Vásquez-Rosel á, et al. Dry Needling Combined With Physical Therapy in Patients With Chronic Postsurgical Pain Following Total Knee Arthroplasty: A Case Series［J］. Journal of Orthopaedic & Sports Physical Therapy, 47(3): 209-216.

［66］ García V D, Palsson T S, Herrero P, et al. Pressure-induced referred pain is expanded by persistent soreness［J］. Pain, 2016, 157(5): 1164.

［67］ A D, L K. A myofascial component of pain in knee osteoarthritis［J］. Journal of bodywork and movement therapies, 2017, 21(3): 642-647.

［68］ Huang Q M, Ye G, Zhao Z Y, et al. Myoelectrical activity and muscle morphology in a rat model of myofascial trigger points induced by blunt trauma to the vastus medialis［J］. Acupuncture in Medicine Journal of the British Medical Acupuncture Society, 2013, 31(1): 65-73.

［69］ 马彦韬，赵佳敏，黄强民，等 . 针刺肌筋膜疼痛激痛点治疗髌股疼痛综合征的疗效：随机对照试验［J］. 中国疼痛医学杂志，2019，25（12）：919-923.

［70］ 马彦韬，李丽辉，赵佳敏，等 . 黄强民 . 髌股疼痛综合征的病因学和治疗现状［J］. 重庆医学，2019，48（23）：4084-4089.

［71］ Ma YT, Li LH, Han Q,et al, Huang QM, Zheng YJ. Effects of Trigger Point Dry Needling on Neuromuscular Performance and Pain of Individuals Affected by Patellofemoral Pain: A Randomized Controlled Trial. J Pain Res. 2020 Jul 7; 13: 1677-1686.

［72］ 刘琳，刘庆广，薄成志，等 . 基于 H 反射通路探究大鼠慢性肌筋膜疼痛触发点的发病机制［J］. 中国疼痛医学杂志，2017，23（11）：818-823.

［73］ 黄强民，张亚丹，马彦韬，等 . 肌筋膜触发点的理解——针灸与干针之争［J］. 中国针灸，2018，38（7）：779-784.

［74］ Liu QG, Liu L, Huang QM et al. Decreased spontaneous electrical activity and acetylcholine at myofascial trigger spots after dry needling treatment: a pilot study［J］. Evid Based Complement Alternat Med, 2017, 10: 1155-1162.

第三章　疼痛微创治疗概述

第一节　微创治疗的定义与优势

一、微创治疗的基本概念

微创，是人类对医学发展的美好愿景，是医学永远追求的方向与目标；它又是科学技术与人文艺术的完美结合，是医疗技术与传媒技术、数字技术、影像技术等多学科交叉融合创新的成果。"微创"的表面意思是"微小创伤"，微创治疗是指用微小的创伤完成手术及其相关治疗的过程。微小创伤不能简单的理解为手术切口微小，因为治疗对人体的创伤刺激不仅仅来源于皮肤创伤，还来自手术及相关治疗对内脏组织器官的创伤以及治疗对患者心理带来的创伤。但是从临床工作和研究的结果来看，微创治疗可显著减少患者痛苦，加快恢复和缩短术后住院时间。但需要注意的是，要全面正确的理解微创治疗这一概念，仍需进一步了解微创治疗技术与微创医学理念、理清何为微创治疗、微创治疗的实施者等相关内容。

（一）微创治疗技术与微创医学理念的关系

微创治疗首先属于一种医学理念，其次才是具体的临床医疗技术，这是两个密切相关而又不同层次的概念，不能混为一谈。作为一种医学理念，微创治疗追求的方向与目标是永恒的、不变的；而作为临床医疗技术，它是不断发展、进步、提高、完善的一个动态过程，永无穷尽，永远不会停留。"微创"的程度也是处在不断提升或深化过程中，直至"无创"（如"射波刀"治疗肿瘤已基本达到"无创"境界）。它的发展进步既有赖于医疗技术本身的进步，更有赖于其他学科技术的发展进步并与之交叉融合。微创医学理念是阳光，微创治疗技术是禾苗。治疗技术需要医学理念的照耀和推动，而医学理念需要医疗技术的支撑和滋润，两者相辅相成、相互为用、互相促进、相得益彰。

作为一种医学理念，微创的思想早已有之，只是在以往由于社会历史条件、特别是科技发展水平（包括医学本身和其他相关科学技术）的限制，微创的医学理念缺乏足够的微创医疗技术的支撑（处于比较原始、简陋状态），因而从来没有达到像今天这样的强化、普及，成为医学界和社会的普遍共识和追求。从技术层面而言，微创治疗技术的发展无疑具有相对性意义，是一个过程，永无穷尽，永远不会终结在某一种具体操作技术上。微创治疗技术实际上也有广义与狭义之分。

广义而言，目前临床上几乎所有（各科）的手术操作或技术方式都在"微创"方面有所进步，即与以往相比，现在的"开放手术"可以说都是"微创"的或者说有"微创"的趋向或元素。而狭义的微创技术则以介入方式的手术为代表。

总体而言，在微创医学理念的照耀与指引下，无论是侠义的微创手术还是广义的微创手术，都在"微创化"道路上，方兴未艾、波澜壮阔，同时也雄关漫道、任重道远。

（二）理清何为微创治疗

狭义的微创手术是相对于传统的开放手术而发展起来的。也就是说，它们所针对的疾病同样地都是必须通过手术途径才能解决的，而手术，首先必须讲究"手术指征"。因此，一些本来就不属于"手术"范畴的操作，就不属于"微创治疗"的范畴，不能冠之以"微创治疗"的头衔。如果不进行"正名"、规范基本概念，听任概念混乱，无疑就会有意无意误导社会和患者。例如，"局部封闭""小针刀"等疗法，只是用于软组织慢性劳损引起的"附着点病"的治疗方法之一，对于"颈椎病""腰椎病""关节病"等只不过是辅助治疗和对症治疗方法之一而已，不属于手术范畴。许多广告却故意歪曲和混淆基本概念，把它冠以"微创手术"之名，临床上无限扩大化，吹嘘成治疗"颈椎病""腰椎病""关节病"等的万能良法；并且暗示比大医院的开放手术"微创"，根本混淆了大医院的开放手术治疗的是"重症""难症"，而且是消除病因、改变病理的根本性治疗（"治本"），而"局封""小针刀"所治疗的是轻症或只是对症治疗或辅助治疗，只是减轻疼痛、缓解症状而已（"治标"），是根本不同的治疗层次和具有根本不同的"适应证"。

（三）微创治疗的实施者

"微创"手术是从传统的开放手术进一步"精准"化进步而来的，那么微创手术者就必须是医生而不仅是"操作工"或"技师"，要求在通晓疾病的发生发展演变规律与病因病理的基础上进行微创手术，才能全面系统地评估和把握疾病治疗与术后康复的全过程及其规律，才能达到预期的治疗效果。只知其一、不知其二，"瞎子摸象"，只见树木、不见森林，势必难以取得好疗效。

综合来看，笔者认为能较好地保持机体内环境稳定、减少组织损伤、有利于机体较快地恢复并有良好预后的治疗手术均可归属于微创治疗。为推动微创治疗发展，仍需探索并逐步建立微创治疗技术规范化培训制度。在发达国家，"微创手术"者有资格"准入"制度（比如在美国，脊柱微创手术每年获得"准入"限20位医生），前提是必须具备同种或同类的开放手术的临床经历或经验。这样的规定是有道理的，因为只有这样的医生才充分了解和理解手术部位的病因病理及其病灶与周围组织的相互关系，操作中才能得心应手、有的放矢、精准化，做到"手动心会"的效果。目前，微创手术正在我国"全面开花"，疗效不佳、医疗纠纷较多（特别是脊柱的微创手术）。分析原因，其中的许多手术人员并未有开放手术经历或经验，有些缺乏相关科室医生临床背景，又未经过规范化微创手术培训，是原因之一。根据我国国情，可以试行建立微创治疗技术规范化培训制度。

二、与传统治疗相比的优势

（一）微创治疗与传统治疗的优势与缺陷

总体而言，微创治疗的优势主要体现在伤口小、疼痛轻、恢复快、住院时间短、出血少等方面，缺点则主要有治疗费用高、敏感性差。传统手术的优点一般为费用低，缺点则主要有创口大、疼痛大、恢复慢、住院时间长、出血多等。

微创治疗的优点主要表现为以下几个方面：① 伤口小：伤口微小，为 0.5～1 cm，基本不留瘢痕。② 疼痛轻：患者疼痛感小，手术可以采取静脉麻醉。患者在睡眠状态下即可完成手术。③ 恢复快：患者手术以后，大大减少了对脏器的损伤和对脏器功能的干扰，使手术以后恢复时间缩短。④ 住院时间短：一般情况下手术以后，6～8 小时就可以下床。12～24 小时，肛门排气后就可以进食。3～5 天就可以出院。1 周以后，基本恢复健康。⑤ 出血少：手术当中几乎不发生出血，微创手术视野比较清楚，再加上超声刀等先进的止血器械，有助于减少出血量。缺陷则包括以下方面：① 治疗费用高：手术器械昂贵，手术治疗费用高，患者的住院治疗费用经济负担重。② 敏感性差：手术探查时，没有医生应用手指探查的敏感性高。

传统手术的优点主要表现为手术费用相对较低，缺陷则主要包括以下几个方面：① 创口较大：通常为长切口，伤口较大，瘢痕呈长线状，影响美观；② 疼痛程度重：术后切口部位常伴有疼痛、酸胀、麻木感。③ 术后恢复较慢：由于切口大，且会造成切口附近肌肉、血管和相应神经的损伤，有可能伴随某些组织感染并发症，因此患者恢复速度慢。④ 住院时间长：传统手术通常术后 24 小时下床，7～15 天出院。⑤ 术中出血较多：传统手术分离组织广泛，出血量比较大。传统开刀的切口感染或脂肪液化、切口裂开，一直是无法避免的问题。

（二）微创治疗的优势及其效果验证

1. 在乳腺多发肿瘤患者中的应用：乳腺多发肿瘤为年轻女性患者较为常见的疾病，病灶较大者一般为患者自身无意中发现，病灶较小者可能在乳腺疾病筛查过程中被发现，其中多发纤维腺瘤的比例较高。尽管乳腺纤维腺瘤为乳腺良性病变，但也存在一定恶变风险，因此在临床确诊后，一般会建议患者将肿瘤彻底切除。临床常用的手术方式主要包括传统开放手术和乳腺微创旋切术。传统开放手术时间长，创伤大，手术切口较多，术后瘢痕明显。乳腺微创旋切术手术则具有精确、创伤小、手术切口愈合时间短等优势。既往有学者对比了真空辅助微创旋切手术治疗、传统开放手术治疗对乳腺多发肿瘤且存在较大病灶患者的疗效，结果显示乳腺微创旋切术联合传统开放手术对乳腺多发肿瘤且存在较大病灶患者疗效较好，手术切口少，患者满意率高，适合在特定人群中推广应用。

2. 在基底节区高血压脑出血患者中的应用：高血压脑出血是高血压常见的并发症，由于持续的高血压状态，患者的小动脉血管壁发生纤维素样或者玻璃样变、点状出血和缺血性坏死，在患者情绪激动或者疲劳过度时血压骤然升高，导致血管突然破裂，出现脑实质出血。高血压脑出血具有起病急、病情进展快、死亡率高等特点，对人们的生命健康安全造成极大威胁。高血压脑出血患者临床上以头痛、呕吐为主要症状，若治疗不及时，随着病情进展，可对多系统功能造成损害，严重者甚至诱发肺部感染、颅内感染等并发症，危及患者生命。临床研究发现，高血压脑出血以基底节为主要出血部位，患者发病突然，病情急重，死亡率高。在高血压脑出血治疗中，手术为主要手段，传统开颅手术为常用方法，但对患者造成的创伤大，且术后并发症多，不利于患者早日康复。微创手术治疗具有创伤性小、并发症少等优势，在临床治疗中疗效显著。有研究对比了微创手术与传统开颅术在基底节区高血压脑出血患者中的应用效果，结果显示应用微创手术治疗基底节区高血压脑出血的临床疗效优于传统开颅手术，且神经功能改善明显，创伤性小。其原因在于：传统开颅手术主要采用全麻方式，手术风险高，手术时间长，高颅压状态下血肿对脑组织压迫时间长，术后并发症高，危害性大。微创治疗具有创伤小、恢复快等特点，预后较为理想。基底节区脑出血患者应用微创手术治疗，可以在短时间内将血肿解除，对脑组织损伤小，能减轻血凝块释放的有害物质对脑组织造成的伤害，对患者伤害性小。有学者进一步指出，基底节脑出血微创手术治疗的应用，不需要对颅骨进行修补，可降低术后脑膨出、脑软化等并发症发生，预后改善理想。基底节区高血压脑出血微创手术是以 CT 为引导，对穿刺点进行定位，手术难度不大，且手术采用局部麻醉方式，可降低手术风险。

3. 在脊柱创伤患者中的应用：脊柱创伤在临床上十分常见，致病因素多为直接或间接暴力，当患者脊柱的骨结构及软组织受到损伤时，会出现局部疼痛、活动受限、四肢功能障碍等临床症状，若未及时治疗，极易导致不可逆的损伤，给患者身体健康带来不利影响。外科手术为治疗首选，传统手术中多通过剥离椎旁肌，可在一定程度上修复受损的椎体结构、脊髓神经等；但该手术对患者的创伤较大，手术后还会出现较多的并发症，影响预后。微创手术切口较小，对于脊柱结构及椎旁肌肉软组织破坏更小，可减轻对机体的创伤，有助于减少术中出血量，促进患者手术后切口更快愈合，缩短住院时间。既往有研究发现，对于脊柱创伤患者，与传统开放手术相比，微创手术所用的时间更短、术中出血量更少，可减轻疼痛程度，改善腰椎功能，提高日常生活能力，还可改善受损椎体的前缘高度、SI、Cobb角，且术后并发症少，安全性高，临床应用价值显著，其原因子在于：微创手术切口较小，且借助手术器械及装置于C臂机下操作，可避免传统手术的大切口，减轻疼痛程度，还可保证操作的准确性；手术期间，患者内环境相对更稳定，可减少对周围组织的损伤，减轻疼痛感。

4. 在骨盆骨折患者中的应用：骨盆骨折多数是被高能外伤所引起，属于较为严重的外伤，在骨科创伤性疾病中比较常见。骨盆骨折不仅容易引发患者出现失血性休克和内脏器损伤，还具有极高的致死率，若未能及时得到较好的治疗能够引起患者死亡和身体残疾，对患者日常工作和生活造成了严重影响。骨盆是将人体下肢和躯干进行连接的重要桥梁，由于该部位属于极其繁杂的解剖学位置，因此，增加了骨盆骨折的治疗难度。部分患者骨盆骨折属于损伤较为严重的不稳定性骨折，不稳定性骨盆骨折在后续治疗过程中复位和固定具有较高难度，同时，患者的预后效果较差，这种类型的骨盆骨折患者术后残疾的概率极高，占50%～60%，对患者身体健康和生命安全造成了严重威胁。传统外固定支架是临床常用的治疗骨盆骨折的手段，虽然该治疗方法具有一定疗效，但传统外固定支架具有固定稳定性较低、对患者机体造成的创伤较大等缺点，不利于患者术后恢复。微创经皮桥固定支架是一种微创治疗骨盆骨折固定的新技术，该治疗方法对患者机体造成的创伤较小，固定效果更好，患者机体术后恢复更加迅速，对各种复杂手术的复位和固定均有较好的疗效，可以使不稳定的骨盆骨折得到稳定的内固定。既往有研究发现，微创经皮桥式内固定手术与常规手术相比具有更好的治疗效果，有效减少患者术中出血量，缩短患者痉愈时间，有效减轻患者疼痛程度，促进患者术后各项骨骼功能恢复，降低术后并发症发生率。其原因可能在于：微创经皮桥式内固定对患者造成的创口较小，出血少，所以患者产生的疼痛值更低，骨盆功能也恢复的更好。微创经皮桥式内固定手术将支架全部安置在患者体内，因手术造成的创口能够完全缝合，体内与体外无任何连接通道，极大降低了术后感染事件发生，因此利于术后恢复。

三、疼痛微创治疗方法

（一）疼痛微创治疗的定义及其优势

疼痛是感觉神经损伤引起大脑的不愉快情绪反应，治疗疼痛需针对病变感觉神经的原因和位置。通过准确应用穿刺性器械的物理作用或注射药物的化学作甲，使选损选觉神经快速消炎，松解粘连，缩小、去除卡压物，减少或阻断其异常信号传导，达到去除致痛原因、帮助恢复或调整神经功能、阻断神经异常信号发放或传导之镇痛目的。现有大部分疼痛与缺血缺氧的酸性物质或炎症物质刺激神经有关，包括神经被直接卡压致血流不足，或软组织孢痕卡压其微循环而产生的局部炎症介质刺激了局部神经。为此可解释疼痛经常在深夜更为剧烈的原西可能与入睡后血压降低或心率减慢明显降低了疼痛局部本已缓慢的血流有关。微创介入引导疼痛治疗技术能实现松解神经卡压，增加局部曲流而减少终痛介质的释放，这是帮助神经恢复营养并恢复正常传导功能的最理想镇痛方法。

疼痛的微创介入治疗是将穿刺针或窥镜等微小创伤的浴疗器械，借助各种影像学检查手段如 B 超、X 线或 CT 等引导下进入人体内病变的感觉神经周围操作，消除或缓解疼痛。治疗疼痛的首先原则是去除感觉神经损伤的原因或调控或阻断其异常传导，大部分感觉神经位于躯体深部，伴随着运动神经、交感神经和血管，人体的解剖生理也会有所差异，治疗过程中需要避免造成周围的组织或脏器损伤。B 超能鉴别骨面以上的血管、肌筋膜、脏器、神经，X 线能显示二维的骨骼组织，CT 能显示平面上的骨与其周围软组织。在微创治疗时，医师可根据不同部位的穿刺治疗采用不同的影像学引导，将需要的器械准确穿刺进入神经或其旁边的病变组织中，尽量保障针尖到达靶区的准确性并避免操作过程中损伤其他组织。

疼痛微创治疗技术具有通过穿刺即可停止或减少镇痛药物使用量等优点。

大部分神经位于人体深部，疼痛科使用的穿刺式微小创伤工具结合影像介导下操作，能帮助医师很好地进行准确和安全的治疗。一旦疼痛原因无法去除时，微创介入技术也能帮助医师施行神经调控或直接神经阻断，避免了许多传统手术创伤镇痛的缺点。

（二）疼痛微创治疗方法

疼痛微创治疗方法较多，主要包括神经阻滞疗法、臭氧疗法、射频疗法、脊髓刺激术、鞘内药物输注系统等。

1. 神经阻滞疗法：常用的药物有局部麻醉药（简称局麻药）、糖皮质激素、维生素和神经破坏药。局麻药具有诊断和治疗作用，注射神经破坏药之前，先给少量局麻药可判断穿刺针的位置是否正确。治疗性神经阻滞则以长时效的丁哌卡因或罗派卡因为好。糖皮质激素对炎症反应有明显的抑制作用，可改善病变组织的渗出和水肿，从而使疼痛症状减轻。对于局部麻醉药中是否加入糖皮质激素的问题，一般认为在有慢性炎症的情况下适量应用有好处，但要注意规范应用，严格注射剂量和疗程，避免严重并发症的发生，尤其对于有糖尿病史的患者更应谨慎。此类药物中，利美达松、得宝松、甲泼尼龙都是较好的选择，局部注射用，每周 1 次，每疗程不超过 4 次。周围神经炎局部注射常加用维生素 B_6 和（或）维生素 B_{12}，因其过敏反应和局部刺激不建议。神经破坏药多用 80%～100% 乙醇和 5%～10% 酚甘油溶液，可使神经产生退行性变，感觉消失有时运动神经也受累，隔一定时间神经再生，疼痛恢复。常用的阻滞方法为：痛点阻滞、周围神经阻滞和交感神经阻滞。

2. 臭氧疗法：臭氧疗法是指将一定浓度的医用臭氧注射到炎性变的软组织或突出的椎间盘等病变部位，通过抗感染镇痛或氧化髓核内蛋白多糖使髓核体积缩小，治疗多种慢性疼痛性疾病的一种治疗方法。其适应证为：① 颈、腰椎间盘突出症；② 腰椎手术失败综合征；③ 关节及软组织痛等。禁忌证为：① 臭氧过敏；② 穿刺部位感染；③ 体温升高；④ 严重心理障碍；⑤ 月经期、哺乳期女性；⑥ 颈椎间盘突出压迫脊髓致脊髓水肿变性；⑦ 游离型腰椎间盘突出；⑧ 马尾神经综合征等。常见并发症有：① 过敏反应；② 神经损伤；③ 感染；④ 出血；⑤ 头痛；⑥ 头晕；⑦ 腹胀；⑧ 硬膜囊损伤等。

3. 射频疗法：该疗法是指将频率在 100 MHz 以下的高频电磁波应用于人体，电场内的各种离子和带电胶体颗粒发生振动，产生热效应和非热效应以治疗某些疾病的方法，依据射频发生器电流产生方式的不同可分为两类：脉冲射频和连续射频。其适应证为：① 神经病理性疼痛，如三叉神经痛、带状疱疹后神经痛等；② 脊柱源性疼痛，如颈椎病、腰椎向盘突出症、间盘源性疼痛；③ 其他如肌筋膜疼痛综合征、脊神经后内侧支卡压综合征等。禁忌证为：① 活动性肺结核；② 凝血功能障碍；③ 心力衰竭；④ 急性化脓性炎症；⑤ 安装有心脏起搏器者。常见并发症有：① 咬肌瘫痪；② 角膜炎；③ 出血；④ 复视；⑤ 听力减退等，经对症处理后多在 2 周至 1 年内恢复。颈腰椎间盘射频消融术常见的并发症有间盘炎、脊柱炎、椎间隙感染、神经损伤、血管损伤等。

4. 脊髓刺激术：脊髓刺激术是通过手术植入或经皮穿刺的方法，将电极置入与疼痛部位相对应的脊髓节段的硬膜外腔，进行电刺激治疗，以使疼痛缓解的一种治疗方法。其适应证为：① 脊髓损伤；② 末梢神经病变；③ 幻肢痛；④ 各类疼痛，如灼痛、带状疱疹后神经痛、丘脑性疼痛、癌性疼痛；⑤ 背部手术失败综合征（FBSS）等。禁忌证为：① 装有心脏起搏器；② 急性传染病；③ 感染性疾病；④ 出血倾向；⑤ 穿刺部位皮肤感染；⑥ 癫痫患者及意识不清者；⑦ 不愿意接受脊髓刺激术治疗的患者；⑧ 诊断不明确者。并发症则主要有脑脊液漏、感染、器件失灵或移位、植入部位疼痛及其他与器械操作相关并发症等。

5. IDDS 系统：对于慢性顽固性疼痛，特别是癌性疼痛等可以采用鞘内药物输注系统进行长期的疼痛治疗。IDDS 系统包括：植入腹壁皮下的储药囊，通过皮下隧道连接储药囊和鞘内间隙的导管，以及皮下注药泵。外部计算机程序遥控皮下注药泵的输入速率，记录药物浓度、容量和剂量。通过皮下的接口定期注入药物补充储药囊内的药量，并可根据病情变化调整药物种类、浓度和输入量，使患者的疼痛至少减轻 50% 以上，并能够耐受药物不良反应。目前 IDDS 最常用的药物是无防腐剂的硫酸吗啡。对于疼痛控制不佳或不良反应过大而无法继续使用吗啡者，也联合使用可乐定、丁哌卡因、咪达唑仑、氢吗啡酮和苏芬太尼等。其适应证为：① 顽固性癌痛；神经病理性疼痛；② 顽固性心绞痛等非疼痛性疾病。禁忌证为：① 输注药物过敏或禁忌；② 全身状态不良；③ 凝血机制障碍；④ 神经系统病变、穿刺部位病变以及精神异常或不能配合治疗的小儿及精神病患者。常见并发症包括药物性不良反应和操作及管理引发的并发症。其中药物不良反应包括恶心、呕吐、嗜睡、尿潴留、瘙痒、呼吸抑制、性功能障碍、便秘、痛觉过敏、精神异常。操作及管理引起的并发症包括创口感染、脑膜炎、脑脊液漏、泵位置改变、导管移位导管堵塞。

第二节　适应证与患者筛选

一、适合微创治疗的疼痛类型

（一）神经病理性疼痛

神经病理性疼痛是指由躯体感觉神经系统病变或疾病引起的疼痛．是一种常见的慢性疼痛，严重影响患者生活质量，据统计，全球约 8% 的人口饱受其折磨。依据最初受累部位分为中枢性（脑卒中后疼痛、帕金森病相关性疼痛、脊髓损伤后性疼痛等）和外周性（三叉神经痛、舌咽神经痛、带状疱疹后神经痛等）神经病理性疼痛。当前临床上对神经病理性疼痛的治疗主要包括药物治疗和微创介入治疗。其中药物治疗包括三环类抗抑郁药、血清素-去甲肾上腺素再摄取抑制剂、加巴喷丁类药物等，微创介入治疗包括神经阻滞、神经电刺激等。

1. 神经阻滞：大量疼痛学的基础与临床研究已证实，神经阻滞疗法用于慢性神经病理性疼痛，不仅仅是临时止痛，其作用机制的内涵远远超出主观推测。研究发现舒芬太尼对神经病理性疼痛大鼠的坐骨神经阻滞作用与 Nrf-2/HO-1 信号通路相关，CCI 大鼠坐骨神经细胞核内的 Nrf-2 及 HO-1 蛋白表达呈现代偿性增高状态，而舒芬太尼治疗后可进一步促进坐骨神经细胞核内 Nrf-2、HO-1 蛋白的表达，从而激活 Nrf2/HO-1 信号通路，发挥抗氧化应激作用，进而缓解神经病理性疼痛。临床上更多的作用机制集中在寻找感觉神经损伤位置，降低炎症或异常冲动的发放，从而达到从源头上治疗神经病理性疼痛。如对于不能使用药物治疗的三叉神经痛急性发作期患者，外周三叉神经阻滞是一种有效的治疗选择。

2. 神经电刺激：临床上使用的神经电刺激方法主要包括脊髓电刺激、外周神经刺激、经皮电刺激、深部脑刺激等。最近发表的研究表明，脊髓电刺激（spinal cord stimulation，SCS）调节外周和中枢感觉系统的痛觉主要有以下几种机制：① 在脊髓背角释放镇痛性神经递质，如 GABA 和内源性脑啡肽等，抑制痛觉的上行传递；② 通过释放去甲肾上腺素、多巴胺和 5-羟色胺作用于其相应的脊髓受体来促进下行抑制；

③ 激活与疼痛感知和情绪相关的各种脑区。这些机制的深入研究已经导致 SCS 在复杂区域疼痛综合征（complex regional pain syndrome，CRPS）和背部手术失败综合征（failed back surgery syndrome，FBSS）等周围神经性疼痛的临床应用获得批准。外周神经刺激（peripheral nerve stimulation，PNS）是对中枢神经轴外命名的神经直接进行电刺激，以减轻靶向外周神经分布中的疼痛。该治疗方法在治疗各种神经病理性、肌肉骨骼和内脏难治性疼痛方面显示出疗效，虽然不是一线治疗，但这些疗法仍是治疗慢性疼痛的一个重要组成部分。电刺激治疗外周神经损伤的机制包括抑制突触剥离，降低背根神经节的过度兴奋性，减轻神经痛，改善神经功能障碍，加速神经再生。PNS 的不良事件一般较小，与脊髓电刺激相比，PNS 的主要优势是没有任何中央脊髓损伤的风险。经皮神经电刺激（transcutaneous electrical nerve stimulation，TENS）作为一种非侵入性的治疗方法，已被用于治疗各种神经病理性疼痛。经证实，TENS 的镇痛作用是通过影响外周和中枢神经系统的不同神经生物学机制实现的。通过在皮肤表面施加电脉冲激活神经纤维，进而诱导外周和中枢神经系统中不同类型的内源性神经递质释放（如血清素、阿片类物质和去甲肾上腺素）和受体的结合（如血清素受体、阿片类受体和肾上腺素能受体），以及电传递的改变和血管的扩张，最终来缓解神经性疼痛。由于不同刺激参数（频率、强度和电极放置）的 TENS 可以激活不同的神经纤维群体，因此该技术可以分为常规 TENS（低强度高频率）、针刺样 TENS（高强度低频率）和高强度高频率 TENS 3 种类型。不同类型的 TENS 具有不同的镇痛机制。常规 TENS（10～200 pps）主要与节段机制有关，它能够选择性地刺激大直径、低阈值的非伤害性 Aβ 传入神经纤维，从而抑制二级伤害性传递神经元的活性。针刺样 TENS（1～5 次放电 /100 pps）与节段外机制有很大关系，可以刺激小直径有髓鞘 Aδ 纤维和无髓鞘 C 纤维，进而激活节段外下行疼痛抑制通路，产生镇痛作用。高强度高频率（50～200 pps）TENS 与外周机制有关，通过激活 Aδ 纤维，来阻断外周痛觉信息的传递。深部脑刺激（deep brain stimulation，DBS）在 20 世纪七八十年代被广泛用于治疗慢性难治性疼痛。其作用的主要靶点包括丘脑和中脑导水管周围灰质（periaqueductal gray matter in the midbrain，PAG）及室周灰质（periventricular gray matter，PVG）。对丘脑的刺激（频率 30～40 Hz，振幅 2～5 V）会覆盖疼痛区域的感觉异常。丘脑 DBS 可能是通过调节慢性疼痛患者丘脑中的放电模式（如爆发性放电）来发挥作用。而 PAG 及 PVG 刺激（频率 1～5 V，振幅 10～25 Hz）的镇痛作用可被纳洛酮逆转。猜测这可能与内源性阿片系统的激活有关。DBS 的手术并发症包括：颅内出血、微电极功能障碍、感染等。出于手术并发症的考虑，目前使用 DBS 治疗神经病理性疼痛的患者数量逐渐下降。然而，对于临床上难治性神经病理性疼痛的患者，DBS 仍可作为一种治疗选择。

　　综合来看，神经性病理性痛的治疗与管理具有挑战性，通常需要多方面的联合治疗。当前临床上对神经病理性疼痛的治疗方式主要包括药物治疗和微创介入治疗，并辅以心理疗法。相信随着基础与临床研究的进一步深入，必将为神经病理性疼痛的治疗提供新方法新途径。

（二）头面部神经痛

头面部神经痛是临床上的一个常见疼痛类型，其病因可以分为原发性和继发性两种。其原发病因目前尚不完全清楚，可能与神经本身的炎症、缺血、免疫功能障碍等有关。而继发性神经痛则常常由于邻近组织的病变，如肿瘤、炎症、外伤、狭窄的骨孔压迫等引起。头面部神经痛的特点包括疼痛沿单一神经或其分支放射，界限较为明确；疼痛部位较表浅，多为锐角，如电击、针刺痛等；疼痛常呈发作性，持续时间较短或为持续而又发作性增剧；疼痛发作常有诱因，如情绪波动、劳累等；发作时常常伴有血管神经症状，如面色潮红、瞳孔缩小等。沿神经行程有时可以触及压痛点。头面部神经痛包括多种类型，如三叉神经痛、枕神经痛、带状疱疹后神经痛等。不同类型的神经痛有其不同的表现和特点，治疗方案也存在一定差异。

1. 头面部神经痛的类型

（1）三叉神经痛（trigeminal neuralgia）是较为常见的疼痛疾病，因疼痛剧烈，可严重影响患者生活质量，当药物疗效不佳或药物不良反应不能耐受时，微创介入治疗成为主要治疗手段之一。国际头痛协会（International Classification of Headache Disorders-3，ICHD-3）和国际疾病分类第11版（International Classification of Diseases-11，ICD-11），将三叉神经痛定义为"一种以短暂电击样疼痛为特征，起病和发作突然且疼痛发作部位仅限于三叉神经的一支或多支支配区域的单侧疾病"。流行病学调查显示，每年有（12～29）/100 000人罹患三叉神经痛。女性发病率（5.9/100 000）略高于男性（3.4/100 000）。三叉神经痛可在任何年龄首次出现，但90%以上的病例发病年龄在40岁以后，高峰年龄为50～60岁，右侧面部比左侧更容易受累。根据病因和发病机制可以分为原发性和继发性三叉神经痛，原发性又分为经典型和特发性三叉神经痛。原发性三叉神经痛机制不明，其中经典型主要假说是由于三叉神经根受到异常血管压迫导致三叉神经形态改变而引起，这可能与三叉神经受压后脱髓鞘病变和髓鞘再生引起异位冲动有关。特发性三叉神经痛是指病因不明的三叉神经痛。继发性三叉神经痛是由于可被确认的疾病引起三叉神经病变而引起，如外伤、肿瘤、病毒、感染等。准确区分原发性与继发性三叉神经痛是临床选择正确治疗方法的重要前提。

（2）枕神经痛（occipital neuralgia，ON）是指枕大神经、枕小神经、枕下神经、第三枕神经痛的总称。广义的枕部是指四对枕神经的分布区，即顶结节以下，两侧耳根后，下倾角水平向后的连线间。该类型疼痛临床上一般以枕大神经痛最为常见，其发病率高，发患者群广，可因头颈部的运动、喷嚏、咳嗽等诱发或加重，表现为持续性或发作性钝痛、跳痛，也可呈切割痛或烧灼痛，严重影响患者的正常生活和工作。枕神经的纤维来自 $C_1 \sim C_4$ 皮支，其中枕小神经和耳大神经来自颈丛，枕大神经为第 2 颈神经的后支。枕小神经（C_2）沿胸锁乳突肌后缘上升，分布于枕部及耳廓背面上部的皮肤。耳大神经（$C_{2、3}$）沿胸锁乳突肌表面行向前上，至耳廓及其附近的皮肤。枕神经离开骨性结构后还要在肌肉、肌腱及血管中走行，所以任何一个邻近结构的病变均可造成枕神经病变产生感觉异常，因此枕神经痛在头面神经痛中发病率较高。

（3）头面部带状疱疹是由潜伏在颈脊神经节、三叉神经半月神经节及面神经膝状神经节等感觉神经节中的水痘-带状疱疹病毒再激活而诱发，发病率仅次于胸背部带状疱疹（55%）。带状疱疹后神经痛（postherpetic neuralgia，PHN）是其最常见的并发症，在带状疱疹患者中发病率高达 10%～20% 并呈逐年上升趋势，疼痛性质千变万化且迁延不愈，多表现为持续性、自发性刀割样和烧灼样疼痛，并伴有痛觉过敏及痛觉超敏等感觉异常，严重影响患者的生活质量并增加家庭及社会经济负担。目前头面部 PHN 无统一的治疗方法，常用的方法为口服抗惊厥药、抗抑郁药及阿片类药物，有一定效果但容易产生药物耐受和依赖，在规范化药物治疗的基础上辅以有创疗法可有效缓解疼痛并减少镇痛药物用量。局部麻醉药和糖皮质激素为主的神经注射一般仅有临时效果，神经损毁可能有较长时间的镇痛效果，但会引起感觉障碍等并发症，甚至出现痛性麻木。既往有报道鞘内注射、脊髓电刺激及外周神经电刺激均取得一定疗效，但因用于头面部有一定难度而鲜有报道。三氧是强氧化剂，具有较好的抗炎、杀菌和镇痛等作用，前期研究表明三氧治疗（ozone therapy，OT）难治性三叉神经痛安全有效。鞘内注射治疗 PHN 的疗效已被多项随机对照研究证实，甲泼尼龙缓解疼痛的机制可能是其抗炎作用介导的，也可能是通过抑制水肿和细胞毒性反应促进神经组织修复，糖皮质激素可稳定神经细胞膜并抑制 C 纤维的异位放电。

（三）颈腰椎疼痛

颈腰椎疼痛是日常生活中最为常见的疼痛类型之一，近年来，随着生活节奏不断加快，颈、腰椎疼痛已成为临床常见性疾病，且发患者群逐渐趋向年轻化，严重影响人们身体健康及生活质量。颈腰椎疼痛疾病主要包括腰椎间盘突出症、颈椎间盘突出症、腰背痛、坐骨神经痛等。

颈腰椎疼痛发病可能与劳损、受凉或某些疾病（强直性脊柱炎是诱发颈腰椎疼痛的重要病因）诱发有关，其中长期劳损会形成无菌性炎症病灶，刺激周围末梢神经，从而出现脊柱周围的疼痛感，引发颈腰椎疼痛。受凉后会使整个后背出现血液循环减慢，而后背正中线位置是人体的阳脉之海。若该部位受凉，就会出现经络不畅，久之可导致后背、颈部、腰部或者整个脊柱疼痛。目前可用于颈腰椎疼痛的微创治疗方法主要有椎间盘突出靶点射频术、椎间盘髓核臭氧消融术、椎间盘突出物化学溶解术、经皮激光椎间盘减压术、经皮低温等离子消融术等。

（四）肌肉疼痛

目前认为，肌肉受到刺激后通过肌肉感受器经神经纤维将信号传递至神经中枢是肌肉疼痛的发病过程。肌肉疼痛主要包括肩部和臂部筋膜疼痛、胸背部肌筋膜疼痛、肩背部肌筋膜疼痛等，该类型疼痛可因急性传染病、腰肌劳损等诱发，通常以腰背、颈肩、肢体的肌肉疼痛多发，明确其性质及部位有助于确诊及治疗，其中部分行为导致的肌肉疼痛可自行康复。部分患者则需通过药物、针灸推拿、物理疗法、心理疗法、微创治疗等手段进行干预治疗，以缓解或消除疼痛。

肌肉疼痛可按性质分为锐痛、钝痛 2 种类型，按疼痛部位则可分为腰背痛、颈肩痛、肢体痛、腹痛、多处疼痛等。

二、筛选标准与流程

（一）神经病理性疼痛患者

1. 脊髓丘脑前外侧束切断术

（1）筛选标准

1）适应证：① 各种原因所致的躯体及内脏疼痛患者；② 上肢、上腹部和胸部的疼痛患者；③ 下腹部、会阴部、下肢的疼痛患者。

2）禁忌证：① 一般状况较差者；② 存在严重的呼吸、循环功能障碍者；③ 有肝脏、肾脏或凝血功能衰竭而不能耐受手术者；④ 手术部位或其附近存在感染灶、血管畸形及其他性质难以明确的病变者；⑤ 疼痛的范围、性质和程度等经常变化不定者；⑥ 急性疼痛一般不首选外科手术治疗者。

（2）手术方法：术前准备。所有患者术前常规行正侧位 X 线片和 CT 扫描，必要时行 MRI 检查。检查凝血常规、血常规。手术一般在局部麻醉下进行，有利于术中随时观察镇痛平面的变化和肢体的运动功能，避免损伤脊髓的皮质脊髓束。患者一般取侧卧位或俯卧位，后正中切口，切除颈段 $C_{2\sim3}$，或胸段 $T_{1\sim2}$ 的棘突和椎板，纵行切开硬脊膜。在脊髓的上下 2 个神经根之间找到齿状韧带，其基底部应位于脊神经前根和后根之间的中点。齿状韧带前方为脊髓前外侧束，后方为锥体束。在齿状韧带前方，用锋利的尖刀片将脊髓切开至前根的内侧，切开深度不能超过 4.5 mm，可以重复切割 2～3 次。

2. 神经毁损术：该术式主要用于肿瘤广泛转移与扩散患者的疼痛治疗，尤其对乳腺癌和前列腺癌所致疼痛，特别是经其他方法无法解除疼痛之患者。

（1）筛选标准

1）适应证：癌性疼痛；全身性难治性疼痛；激素依赖性肿瘤患者；骨转移肿瘤者；疼痛复发可再次手术者；手术后疼痛综合征患者；顽固性内脏痛者；神经源性疼痛患

者；全身性关节痛、类风湿关节炎性疼痛患者；中枢性疼痛患者；幻肢痛；帕金森病性疼痛；脊髓空洞症性疼痛。复发性区域疼痛综合征。

2）禁忌证：近期可能死亡者；蝶窦出血者；鼻腔或蝶窦存在感染者；蝶鞍有骨性化者。

（2）手术方法：术前准备。所有患者术前常规行颅脑 CT 扫描，必要时行 MRI 检查。检查凝血常规。取仰卧位。全身麻醉。选择右或左侧鼻腔进行穿刺，患者平卧在 C 形臂 X 射线机台上，进行全身麻醉后，在 C 形臂 X 射线机监视介入下，用 NALP 专用双重套针进行穿刺，经下鼻甲、中鼻甲、筛窦、蝶窦，到达鞍底，用锤子轻轻叩打，穿入鞍底，此时取出外套针的针芯，经外套针再插入内套针，此针卡在 3 mm 以内时针尖恰好到达脑垂体前缘，取出内套针的针芯，若无脑脊液、血液向外流出，则注射碘海醇造影剂，确认其阴影正确后，注入 99.5% 无水乙醇或 5%～10% 酚甘油 1.8～2.0 mL 于脑下垂体，操作完毕。患者可能出现一过性头痛、食欲亢进、兴奋等症状，大约半数患者出现限的症状，一般持续大约 2 周后消失。术前给予氢化可的松并在术局长期应用生理维持量可避免。术后使用呵噪美辛栓剂，限制饮水，使尿盛碳少，可控制尿感染。晚期肿瘤患者体质较差，阻滞前后又需要应用糖皮质激素，一旦操作中带入细菌，极易发生感染，故应严格无菌操作。

3. 脊髓电刺激疗法：脊髓电刺激（SCS）是将电极植入椎管内，以脉冲电流刺激脊髓后柱以减轻或缓解症状的方法。脊髓刺激器的整套神经刺激系统包括刺激电极、延长导线和电脉冲发生器。刺激电极植入硬膜外腔后，由电脉冲发生器发生电流，经延长导线到达电极，刺激脊髓神经达到治疗效果。电极有单极、双极及多极阵列等多种，多电极可增加电场的刺激范围和部位，从而提高了操作的成果和疗效。电脉冲发生器的参数设定、开启、关闭均由体外监测控制器调控。电极插入后的定位，以受刺激节段支配的肌肉发生颤搐为标准。如果电极尖端恰在正中，双侧均有颤搐。操作时应借助射 X 线透视或 CT 扫描。充分确认镇痛效果后，把发生器埋入上腹部皮下并与插入导线相连。近来上南的内置式微处理器，皮下埋置发生器部分的体积更小，带有患者自控按钮，可根据患者经常选择的参数自动制定刺激方案。治疗中多采用 1 ms 以下矩形波，但频率可不同。硬膜外电刺激为低频电刺激，100 Hz 以上高频虽有镇痛效果，但有肌张力亢进症状，难以应用。用 50 Hz 以下的低频率刺激，受刺激节段支配部位有推拿感、感觉缺失，减退区有从受刺激节段向颈部扩展趋势。关于脊前电刺激的作用机制有许多理论，包括门控机制的激活、脊髓丘脑过路的传导阻断、脊髓以上机制的激活、交感传出神经的中枢抑制性机制及神经递质的激活或释放等。

（1）筛选标准

1）适应证：背部手术失败综合征患者；复杂性区域性疼痛综合征患者；带状疱疹后遗神经痛患者；幻肢痛患者；末梢血运循环障碍性病变患者；周围神经损伤后疼痛患

者；多发性硬化症、亚急性视神经脊髓病变患者；脊髓损伤患者；心绞痛患者。

2）禁忌证：具有感染、菌血症或败血症者。对刺激电极所含的某种材料产生过敏反应者。患者刺激电极导入所选部位体组织不宜此类操作，或者患者所选部位曾经做过放疗处理。有静脉血栓病史者。肝素诱发血小板缺乏症者。

（2）手术治疗

1）筛选测试。患者取俯卧位，局部麻醉下进行操作。用硬膜外穿刺针或 Touhy 套管针穿刺至硬膜外腔，在 X 射线透视下将临时试验电极经套管针送入硬膜外腔，直至临时试验电极到达需要的部位。可用 X 射线透视、躯体诱发电位、计算机控制系统准确定位。一般上肢疼痛时，临时试验电极的末端在 L_4 椎体水平，下肢在 T_{12} 椎体水平，并根据患者的症状调整电极的位置。将电极的连接导线与体外发射器相连，给予刺激后产生异感，同时设置刺激的振幅、脉宽、频率、电极，使异感尽可能覆盖整个或大部分疼痛区域，然后将导线电极留在该位固定，拔出套管针观察。应用肌电诱发电位仪确定电极的部位，可以使电极的置入定位更加精确可靠。这些临时置入的电极在硬膜外腔内的保留，一般不应超过 10 天。疼痛评估采用视觉模拟评分法（VAS），若疼痛缓解达 50% 以上、生活质量显著改善、镇痛药物用量明显减少，则表明测试成功，可进行永久性埋植神经刺激系统。

2）治疗步骤：通过健康教育使患者一定要认识到疼痛的多样性，疼痛的本质是由感觉和情绪组成的。术前检查除一般外科术前检查外，要着重了解患者的椎管内情况，特别是拟定穿刺间隙及刺激电极走行方向是否通畅，相应脊髓节段有无病变等。患者一般采取俯卧位、开放静脉、进行循环呼吸监测，常规消毒、铺巾。用 C 形臂 X 射线机 X 线透视法确定适合的穿刺椎间隙，并在皮肤上做相应进针穿刺点标记。1% 利多卡因局部麻醉手术区域。从标记的椎间隙穿刺 Tuohy 针，向头部进针，倾斜角度小于 45°。在透视下确认进针位置。如果患者疼痛范围较大，可选择使用 2 个电极，这时需要穿刺两根 Tuohy 针，两根穿刺针可以平行或者相差一个阶段。应用阻力消失法及 X 射线确认穿刺针进入硬膜外腔。导入临时测试电极，并在透视下确认位置。若临时刺激电极置入困难，可小心使用硬膜外导丝，在 X 射线引导下按预定方向探路，然后撤出导丝，再行电极植入。电极植入的位置为与疼痛范围相对应的脊髓节段，如下肢疼痛的电极置于 $T_{11} \sim L_1$，心绞痛的电极置于 $T_1 \sim T_2$ 脊髓中线或左侧，上肢疼痛的电极置于 $C_4 \sim C_5$，头颈部疼痛的电极置于 $C_1 \sim C_2$。单侧疼痛者，电极置于同侧；双侧疼痛者，可将 2 根电极并列置于两侧。电极置入成功后，将电极末端与体外临时延伸导线、体外刺激器连接。进行测试，寻找患者主诉整个疼痛区都出现异常感觉的电极位置，即刺激所产生的麻刺感能完全或基本覆盖患者主诉疼痛范围。

测试成功后，固定临时电极，为了防止电极移位，可将电极下端固定在腰背肌筋膜上。准备 4～7 天的连续体外测试。永久植入：经过 4～7 天的连续体外测试，疼痛程度明显缓解（VAS 评分降低 50% 以上），生活质量明显提高，可考虑进行永久电极植入。刺激器一般埋于右前腹壁、肋缘下、髂后上棘下方或锁骨下方的皮下，通过导线经皮下隧道与电极相连。具体步骤：取出临时置入物，安放完整的 SCS 系统。患者俯卧位，用前述方法置入永久电极，背部切口并固定。之后再呈侧卧，在左或右下腹做一 5 cm 长的切口，形成皮下囊，此处安放电脉冲发生器。将导线经皮下隧道与背部切口的电极导线相连，要预留一部分导线置于刺激器下方，以免活动时牵拉电极导致移位，缝合两处切口。开通脉冲发生器发送刺激。电极的准确置入对 SCS 治疗成功至关重要，但刺激参数设置及随访更不可忽视。识别阈是指患者开始感觉到刺激反应的电压；耐受阈是指患者感觉到刺激反应过强而产生不愉快感觉或诱发运动收缩时的电压；欲设置电压的范围即是耐受阈与识别阈之间的差值。当满意的电极位置及最佳刺激电压被选定后，下一步应选择刺激频率，尽管大多数患者选用 20～100 Hz，但不同个体之间有时存在相当大的差异。波宽会对电压有一定程度的影响，有时需耗时 4～5 个月才能找到适合特定患者的最佳刺激参数。对慢性顽固性疼痛患者频率 80～100 Hz，波宽 100～210 μs，电压 2～6 V。在以后的 6～8 周内，刺激参数仍须不断调整及仔细随访。

（二）头面部神经痛患者

1. 三叉神经痛射频治疗

（1）筛选标准：筛选原发性三叉神经痛和继发性三叉神经痛患者。此类人群疼痛部位右侧多于左侧，以第 2、3 支发病最为常见，第 1 支者发病少见。其疼痛范围不超越面部中线，亦不超过三叉神经分布区域。偶尔有双侧三叉神经痛者，占 5%；双侧三叉神经痛患者多有家族史，且双侧疼痛不会同步发作。疼痛性质短暂、剧烈，如刀割、针刺、撕裂、烧灼或电击样剧烈难忍的疼痛。每次疼痛发作仅持续数秒或 1～2 分钟便骤然停止。初期起病时发作次数较少，间歇期亦长，为数分钟至数小时，随病情发展，发作逐渐频繁，间歇期逐渐缩短，疼痛亦逐渐加重而剧烈。夜晚疼痛发作减少。间歇期无任何不适。年龄多在 40 岁以上，以中、老年人为多。女性多于男性，两者比例约为 3 : 2。说话、吃饭、洗脸、剃须、刷牙、吹风等均可诱发疼痛发作。神经系统检查显示无异常体征，少数患者有面部感觉减退。

（2）治疗方法：原发性三叉神经痛主要采用药物治疗、去除病因治疗和神经阻断。其中神经阻断包括非破坏性阻断、化学破坏性阻断机械性切断术、物理学阻断、放射科治疗和三叉神经痛电刺激治疗等。

2. 三叉神经节射频治疗

（1）筛选标准

1）诊断明确者。① 面部癫痫样神经痛：局部的剧烈疼痛，表现为阵发性放射状痛、阵发性针刺样痛、闪电样痛、刀割样痛、烧灼样痛，有扳机点，严重影响生活，包括颌面部恶性肿瘤的疼痛。② 抗癫痫药效果欠佳：卡马西平有镇痛作用，但效果逐渐减弱。或长期服用较大剂量的卡马西平或和苯妥英钠，疼痛控制不满意或不良反应不能耐受的患者。③ 不适合外科手术：年老体弱，或不愿接受手术治疗的三叉神经痛患者，尤其是具有开颅手术禁忌证的老弱及慢性病患者。④ 术后复发者：射频温控热凝治疗后复发，或外科手术后复发者。⑤ 头部 MRI 检查排除继发性因素：明确排除穿刺途中颅内或颅底的占位性病变。⑥ 体格检查有或没有阳性体征：在疼痛发作的间歇期无阳性体征，发作期可在皮肤、黏膜上有超敏痛样的扳机点。患者身体状态可安全接受治疗。⑦ 诊断性阻滞试验呈阳性：行疼痛相关的三叉神经外周支神经上诊断性局部麻醉药阻滞，疼痛区的皮肤麻木期间疼痛缓解大于 50%。

2）患者与家属理解并同意。① 理解及接受该治疗仅为达到镇痛的目的。良好的镇痛效果有利于改善患者的生活质量，但并不能根治其病因，故会复发并需定期反复地补充神经射频毁损治疗。② 理解并愿意承担微创治疗的风险。

（2）禁忌证

1）有以下病情不适宜微创治疗：① 血液检查明显不正常：血常规中白细胞总数及中性粒细胞占比升高明显，红细胞沉降率及 C 反应蛋白升高，凝血功能严重异常，有出血倾向或正行长效抗凝药物治疗未替换者。② 全身状况不稳定：严重心、脑、肺功能疾病，急性衰竭者或不稳定者。③ 严重代谢紊乱：尤其是低血钾者或高血糖酮中毒者。④ 治疗部位不安全：穿刺部位或路径上有感染或肿瘤病灶者。

2）患者或家属不配合，不能沟通，坚决抵触治疗者或精神状况不稳定者。如果语言不通无法交流但愿意合作，为相对禁忌证，需患者与家属理解射频治疗中需测试肢体动作反应来评估射频效果。

（三）颈腰椎疼痛患者

1. 椎间盘突出靶点射频术

（1）筛选标准

1）腰椎间盘突出症患者：影像资料示腰椎间盘突出，无髓核钙化和游离，且与临床表现相符，神经根性疼痛明显，保守治疗 3 个月无效的慢性下腰痛和（或）有下肢根性症状的患者：椎间盘造影可以诱发疼痛；麻药注入椎间盘有较满意的镇痛效果；手术后残余症状、手术后症状体征改善不明显或病情复发者。

2）颈椎间盘突出症患者：头、颈、肩背、上肢疼痛，伴明显的上肢根性酸胀、灼痛、麻木等症状，并经影像资料 MRI 或 CT 证实相应间隙椎间盘突出的患者；与临床体征相符，伴有持续头痛、头晕、耳鸣、眩晕，并已排除内科相关疾病者；持续 3 个月，保守治疗无效者；椎间盘造影可以诱发疼痛者；诊断性神经阻滞有效者；手术后残余症状、手术后症状体征改善不明显或病情复发者；交感神经型颈椎病者。

（2）禁忌证：严重骨性椎管狭窄；突出物明显钙化；后纵韧带骨化及椎管骨性狭窄；X线检查显示椎间盘退变明显，低于正常高度 1/3 或椎间隙在 3 mm 以下；椎间盘脱出伴游离；有明显进行性神经症状或马尾神经症状且麻木严重；合并精神疾患或严重心理障碍；严重脊髓受压合并截瘫者；颈椎或腰椎不稳，症状迅速进展，出血倾向、严重心脑血管疾病及精神障碍者。

（3）治疗方法：完善术前准备后对于腰椎间盘突出症患者手术步骤如下：患者取俯卧位，行定位、穿刺及治疗，穿刺点皮肤及皮下注射局部麻醉药，将穿刺针经患侧椎间孔安全三角或小关节内缘刺入间盘并调整至正确位置。穿刺针刺到神经根产生放射痛时，应略退针，稍微调整进针方向再缓慢刺入。不可向椎管内注射局部麻醉药，以免因失去保护反应而损伤神经根。针尖在椎间盘内的正确位置是 X 射线显示正位穿刺针尖近中线，侧位在椎体后 1/5 处，上下居于椎间隙中点。拔出针芯，置入电极，阻抗测定：硬膜外组织的阻抗值为 400～600 Ω，靠近骨质时阻抗值可增大至 800 Ω 以上，进入脑脊液时可降至 100 Ω，到达脊髓本身时又可升至 500 Ω，间盘组织阻抗为 100～300 Ω。感觉及运动刺激无异常后靶点射频热凝：75℃、60 秒，90℃、60 秒各 1 个周期。然后略退针 0.2～0.3 cm，85℃、60 秒再治疗 1～2 个周期。术毕拔出穿刺针，清洁消毒术野，粘贴敷料，腰围固定 3 周。卧床休息 3 天，常规给予抗生素、脱水剂及神经营养药物等。对于颈椎间盘突出患者手术步骤如下：患者取仰卧位，躺在 X 线透视床上。颈部垫一薄枕，使颈椎轻度后仰，患者下颌中点与甲状软骨的最高点平行，颈前区尽量舒展，双侧肩部下沉内收，双上肢置于身体两侧，用束带固定。颈椎间盘治疗采取椎间隙前外侧方入路，对侧椎间隙前外侧方为进针点；透视下体外克氏针定位病变间隙，并在该点的皮肤上做一标记。皮肤常规消毒，铺无菌洞巾。穿刺点皮肤及皮下注射 0.5% 利多卡因局部麻醉。C 形臂动态引导下于颈部健侧用手指在皮外推移，分开气管和颈血管鞘，直至手指感觉触及颈椎椎体侧前缘，将穿刺导针经皮肤刺入突出间盘。调整针尖位置至 X 射线显示正位穿刺针尖达患侧小关节内缘，侧位在椎间隙中后 1/3 交界处，上下居于椎间隙中点。拔出针芯，置入电极，行感觉及运动刺激，如果感觉刺痛能复制出原有症状，视为穿刺正确。无异常后靶点射频热凝：70℃、60 秒，80℃、60 秒，85℃、60 秒各 1 个周期。撤出电极，拔掉穿刺针，创可贴覆盖针眼，颈托固定 1 周。

2. 椎间盘髓核臭氧消融术

（1）筛选标准：临床表现为持续的腰背痛和（或）坐骨神经痛，神经根受压体征明显，轻度神经功能缺失，保守治疗至少 6 周以上无效者。支配区的麻木或感觉迟钝，轻度的肌肉萎缩及明确的根性刺激体征。影像学（CT、MRI 或椎间盘造影）检查证实为椎间盘轻度或中等度突出（不大于 1 cm），与临床定位症状一致，且临床症状与腰椎退行性改变关系不大者。相对适应证为退化性脊椎关节病、腰椎手术失败综合征。

（2）禁忌证：合并椎管狭窄、黄韧带重度肥厚、腰椎滑脱者。合并精神疾病者。合并肝肾疾病、血液病、肿瘤、呼吸系统疾病、心脑血管疾病、自身免疫病者，或极度衰弱者。合并甲亢、葡萄糖-6-磷酸脱氢酶缺乏症、出血倾向者。有腰痛或典型坐骨神经痛，但 CT 和 MRI 检查未发现有腰椎间盘突出者。

（3）手术方法：定位后穿刺并治疗，步骤如下：常规消毒铺单，0.5%～1% 利多卡因局部麻醉。后外侧入路，通常取脊柱中线旁开 7～8 cm 处为穿刺点，专用 21G、22G 穿刺针行侧后方入路穿刺，正侧位透视定位针尖位于椎体间隙中央及后 1/3 区域。L_5～S_1 椎间盘突出症臭氧消融可采用小关节内侧缘入路，距脊柱中线约 1 cm 患侧相应椎体间隙作为穿刺点。透视下沿该 6 点垂直进针，紧贴小关节内侧缘进入突出处的髓核部。穿刺成功后取出针芯，密切观察有无脑脊液流出。若有脑脊液滴出应停止进针，放弃此穿刺路径。部分患者在穿刺中感觉下肢放射痛，应考虑针尖刺入马尾神经，也应停止穿刺。侧位透视下进针至病变椎体间隙后 1/5 区域。影像学证实针尖到达目标位置（突出物内）后，将用 5 mL 或 10 mL 注射器获取的 O_2—O_3 混合气体 5～10 mL，缓慢分次注入椎间盘内。注意观察推注臭氧时阻力大小、患者的反应，及时询问患者有无头晕、腰痛及下肢感觉异常。透视下注意观察气体弥散分布情况。包容性椎间盘突出者推注时阻力较高，切忌将气体完全推入，以免导致纤维环破裂，透视下可见气体在盘内呈不规则线带状弥散，此时宜采用低压循环注射法，即反复来回推动注射器柄，使臭氧与髓核充分氧化，然后将余下的气体弃去。而纤维环破裂者气体易进入硬将膜外腔，透视下显示为椎体后缘线状透光影。退针至椎间孔后缘平面，在确认针尖不在蛛网膜下隙的安全情况下，注入混合臭氧 10～15 mL，可见气体在腰大肌间隙弥散。通常颈椎间盘为 3～5 mL，腰椎间盘为 10～15 mL。再注入消炎镇痛液 3～5 mL 后即可拔针。

（四）肌肉疼痛患者

肌肉疼痛患者的主要治疗方法有肩胛提肌疼痛综合征射频治疗、斜角肌疼痛综合征射频治疗、三角肌滑囊炎射频治疗等。

接受肩胛提肌疼痛综合征射频治疗的患者多有外伤史及劳损病史。局部疼痛，肩胛骨内侧明显，可向同侧胸部前上方放射，呈隐痛、酸痛、胀痛，夜间疼痛加重，可有肌肉紧张、痉挛和触及压痛点。压痛多在肩胛骨内上角区，同侧颈后区及斜方肌的侧缘也可出现压痛。影像学检查无明显异常。患者可出现间歇性肩部疼痛，但是上肢活动正常。筛选标准：局部疼痛，肩胛骨内侧明显，可向同侧胸部前上方放射。肩胛骨内上角区，同侧颈后区及斜方肌的侧缘有压痛点。常与斜方肌疼痛合并出现。有外伤史，或长期肩膀不良姿势的劳损病史。试验性神经阻滞呈阳性。治疗方法：于 B 超引导下穿刺并实施射频治疗。

接受斜角肌疼痛综合征射频治疗的患者临床表现多放射性疼痛，常在肩、臂尺侧，伴麻木、蚁行感和局部压痛、胀痛。颈肩臂部疼痛无力，伤侧上肢上举时，疼痛减轻。严重病例或病程久者，疼痛可向耳后及上肢扩散，手部小鱼际部肌肉萎缩，产生感觉异常、伤侧上肢发凉、肿胀等神经、血管症状。手的握力降低，或持物功能丧失。筛选标准：出现各种颈部相关的神经刺激或卡压症状，如肩臂疼痛无力、顽固性呃逆等。在第3～7颈椎的颈前横突上可有固定压痛，可在锁骨上窝处触及该肌钝厚、变硬、压痛并向上肢放射。亦有在第5～6颈椎横突处压痛并向耳后放散的病例。臂丛神经牵拉试验呈阳性。有颈部外伤或颈椎病史。

X线可见第7颈椎横突较长，B超或MRI可见斜角肌肥大或萎缩，肌电图可见脊神经干性损伤。在横突前压痛点注射局部麻醉药，可使疼痛缓解程度超过50%。治疗方法：实施射频治疗。

接受三角肌滑囊炎射频治疗的患者均主诉肩部酸痛不适。三角肌滑膜囊外伤和劳损均可致病，肩周炎也可累及三角肌滑膜囊，临床也常将三角肌滑囊炎误诊为肩周炎。因该滑膜囊位于三角肌深面，痛点较深，患者主诉含糊，触诊不清楚，所以也有误诊为肩峰下滑囊炎的。上肢上举、外展困难、患病日久者，自觉在活动上肢时，肩部有摩擦音或弹响声。三角肌滑囊炎，过去多数由于误诊而被忽视，即使诊断明确，也缺乏有效治疗措施。用泼尼龙局部注射，虽可取得临时效果，但几天后病情容易反复。筛选标准：有肩部外伤史和劳损史。在肩峰下滑囊下缘，肩关节下缘有摩擦音或弹响声。肩关节下缘三角肌中上部位有轻度隆起，皮肤发亮。让患侧上肢主动外展上举，肩部疼痛加重，或患者拒绝做此动作。治疗方法：实施射频治疗。

第三节 预期效果与风险评估

一、治疗效果的合理预期

（一）对于神经病理性疼痛微创治疗疗效的预期

神经病理性疼痛所采用的方法有脊髓丘脑前外侧束切断术、脑垂体神经损毁术、脊髓电刺激疗法等，其中脊髓前外侧束主要为脊髓丘脑侧束，位于脊髓的前外侧1/4象限，是痛觉和温度觉的主要传入通路。切断脊髓前外侧束可以阻断痛觉的二级传导通路，也可以阻断非特异性痛觉传导通路，疗效较为肯定。

脑垂体神经损毁术是在乳腺癌行脑垂体摘除术后，无论肿瘤是否消失均能消除疼痛这一事实的启发下提出来的，现有大量研究证实其适用于肿瘤广泛转移者或扩散患者的疼痛治疗，有确切的解除疼痛效果，因此预期疗效理想。

SCS 可通过将导线置于脊髓背侧硬膜外间隙进行电刺激，现已成为治疗神经性疼痛的有效手段。大部分学者认为 SCS 发挥作用的主要理论是闸门学说，受到刺激的低阈值非伤害性感受纤维通过激活脊髓中的抑制性神经元，关闭了伤害性感受信号输入的大门，从而抑制疼痛，因此采用该微创治疗手段治疗神经病理性疼痛预期可取得理想效果。

（二）对于头面部神经痛微创治疗疗效的预期

头面部神经痛微创治疗方法有三叉神经痛射频治疗、三叉神经节射频治疗、三叉神经外周支射频治疗、舌咽神经痛射频治疗等多种方法，射频热凝术是三叉神经痛治疗的一种有效的微创方案，通过射频高温的作用破坏神经传导过程，减少患者三叉神经处的痛觉传递，并且阿霉素局部穿刺注射，破坏痛觉感觉神经，阻断患者疼痛感觉，因此采用射频疗法治疗预期可取理想效果。

（三）对于颈腰椎疼痛微创治疗疗效的预期

颈腰椎疼痛微创治疗方法主要有椎间盘突出靶点射频术、椎间盘髓核消融术、经皮激光椎间盘减压术、经皮低温等离子消融术等，其中椎间盘突出靶点射频术是在影像系统的精确引导下，通过射频仪发出高频率电流，使靶点组织内离子运动摩擦生热，热凝毁损靶点区域组织、神经，并使责任病变部位的髓核变性、凝固，局部压力及张力降低，从而减轻对区域内神经组织的压迫，同时可以修补破裂的纤维环，灭活盘内新生肉芽组织及超敏的神经末梢，阻断疼痛信号向上位神经传导，使大脑不能产生疼痛感觉和体验，从而达到控制疼痛的目的。射频的温热效应对损伤的纤维环、水肿的神经根、椎管内的炎性反应可起到良好的治疗作用。射频仪一般配有监控功能，如自检、神经刺激、电流、电压、功率、温度、阻抗、毁损模式，甚至加热曲线图等。医生通过调节发出电流量的大小与持续时间的长短，控制针尖加热的温度、时间，起到控制毁损面积大小的作用。因此采用该术式治疗颈腰椎疼痛预期可取得较理想效果。

（四）对于肌肉疼痛微创治疗疗效的预期

肌肉疼痛微创治疗方法主要有肩臂部肌筋膜疼痛射频治疗、胸背部肌筋膜疼痛射频治疗、肩背部肌筋膜疼痛射频治疗等，预期效果较理想。

二、常见风险与应对策略

（一）常见风险

1. 心理因素对治疗可能产生负面影响受自身疾病及疼痛状况影响，患者极易出现焦虑、抑郁、消极等负性情绪，导致其精神心理状况不佳，而心理因素在慢性疼痛中有很重要的作用。

2. 部分患者术后疼痛可能复发，这会影响患者的治疗依从性，甚至导致其抗拒治疗。

3. 部分疼痛患者术后可能出现多种并发症，例如三叉神经痛患者术后可能出现面部感觉障碍、消化道反应、头痛、咀嚼困难等多种并发症，这会在一定程度上影响治疗及镇痛效果。

（二）应对策略

1. 加强健康宣教，使患者能够更加客观、理智的看待自身疾病，了解微创治疗疼痛的优势、预期效果及可能出现疼痛复发等情况，使其做好心理准备，进而积极配合治疗，提高治疗依从性乃至治疗效果。

2. 鼓励家属提供心理支持。鼓励家属多多关心和安慰患者，为其提供必要的心理支持。

3. 加强并发症防治，强化术后护理，努力降低并发症发生风险，提高手术治疗效果。

（丁晓燕）

第四章　常用的微创治疗技术

第一节　超声引导下神经阻滞技术

一、概述

神经阻滞（nerve block）源自麻醉学区域神经阻滞技术，是指将局麻药注入神经周围，使其传导功能被暂时阻断，便于完成手术治疗。现代"神经阻滞治疗"的含义除用于区域神经阻滞，也包括采用化学或物理手段，暂时或长期解除患者的急、慢性疼痛。

神经阻滞技术是在疼痛患者的脑、脊髓神经或内脏神经的节、根、干、丛或末梢等处的神经内或神经附近注入局部麻醉药或以物理方法阻滞神经传导功能，阻断"疼痛-肌肉痉挛-缺血-疼痛"路径，以达到镇痛、治痛效果的治疗技术。其适应证广泛，可用于全身各部位，各种性质的急、慢性疼痛及非疼痛性疾病的治疗。基本原理包括以下几点。

1. 阻断躯体和内脏血管性疼痛的神经传导通路，达到缓解疼痛的目的。

2. 阻断疼痛的恶性循环，改善疼痛症状。

3. 阻断交感神经，使其支配区的血管扩张、血流增加、水肿减轻，同时可缓解内脏和血管性疼痛，缓解交感紧张状态。

4. 抗炎作用。

神经阻滞技术常用于疼痛的治疗，包括急性创伤、急性炎症性疼痛和非炎症性疼痛、各种慢性疼痛、各种神经源性疼痛，癌性痛需在诊断明确的前提下，将合理配伍的治疗药液注射到病变部位或相应神经节，达到治疗效果，同时避免神经阻滞并发症的发生，如局麻药毒性反应、椎管内广泛阻滞、出血或血肿、气胸和神经损伤等。

影像学引导下进行神经阻滞可增加精确度以及避免并发症，常用的方法包括超声引导、C臂机X线引导、CT引导、磁共振引导等，其中超声引导因其更加轻便、便宜、无辐射等优点成为目前最常用的方法，同时超声图像是实时动态的图像，更加有利于穿刺引导。本章节将介绍急慢性疼痛常用的超声引导下神经阻滞方法。

二、超声影像学基础及超声引导下神经阻滞技术

超声波应用于人体成像已有半个多世纪。奥地利神经生物学家 Karl Theo Dussik 博士应用超声波进行脑部成像，首次将超声波应用于临床诊断。现如今超声已成为应用最为广泛的医学影像学技术。它轻便、没有辐射风险，与其他影像方法（如磁共振成像、CT）相比价格便宜。

现代医学中的 US 最初使用光亮显示脉冲回声方法进行成像。近年来 B 型超声图像的基本原理与数十年前相比并未改变，即由探头向人体发送脉冲超声回声。当超声波沿发射路径穿过不同声阻抗的人体组织时，一部分反射回探头（回声信号）另一部分继续穿入更深层组织。来自连续共面的回声信号共同形成超声图像，故超声探头同时充当了发声器（生成声波）和麦克风（回收声波）的角色。事实上，超声脉冲很短，但当它沿垂直通路传播时，可形成超声声束。束线的超声传播方向称为轴向，同平面垂直于轴向的方向称为横向。通常只有一小部分超声脉冲到达人体组织后可以反射回探头，其余大部分脉冲继续沿轴向线进入更深部组织。由于超声波在不同人体组织中声阻抗不同，在超声显像中表现出不同"亮度"的图像，在声阻抗差异较大的不同组织界面时，产生高强度回声，超声图像显示更白（高回声区或强回声区），在声阻抗差异较小的阻滞中，不产生回声或低强度回声，超声图像显示未更黑（低回声区），根据不同组织的声阻抗不同，超声波显示出不同的图像，帮助识别不同的组织结构、及判断病变。超声引导下的神经阻滞，就是根据看到的动态的超声图像，及其中显示的穿刺针的位置，帮助我们进行更精准的治疗，及避免穿刺损伤重要的组织结构，如血管、神经等。

（一）超声仪器的理解和调节

超声引导下神经阻滞的安全性和有效性主要依赖于对仪器的理解和调节，所有操作者应熟悉频率、探头的选择、深度、增益、时间增益补偿（TGC）焦点、预先设置、彩色多普勒、能量多普勒、复合成像、组织谐波成像（THI）（一些模型下）冻结影像及获取影像等基本功能。一旦临床医生了解了超声的物理原理，常常能触类旁通制作出"最好的"影像图。

1. 超声仪器常用的参数调节

（1）图像深度的调节：选择适宜的深度可更好地显示目标结构从而使图像显示更清晰。适宜的深度是指将目标结构置于超声图像的正中。

（2）增益的调节：超声在穿过组织时会发生衰减，调节增益补偿衰减，能够使不同组织之间结构回声有明显的区分。增益越强，图像整体越"亮"，但细节会有所丢失；增益越弱，图像整体越"暗"但细节会显示越清晰。

（3）焦点的调节：焦点位置为图像显示最清晰的位置，合理的调节焦点位置有利于

目标显示。

（4）合理使用多普勒功能，利用多普勒效应，帮助鉴别血管及药物扩散方向。

2. 探头选择：超声波发出与接收的装置即为超声探头。超声探头一般分为线阵高频探头与凸阵低频探头，高频分辨率高，但穿透性差，适合进行较浅目标的扫查，如颈椎注射治疗等，低频探头分辨率低，但穿透率强适合进行较深目标的扫查，如胸椎、腰椎、骶椎等。

3. 扫描技术

（1）探头下压：向皮肤按压探头，可缩短目标和超声探头之间的距离，改善超声成像质量。

（2）探头滑动：保持探头角度与方向不变，沿皮肤表面滑动探头，可用于追踪某结构的走行。

（3）探头旋转：探头垂直于皮肤转动探头，从而获取不同角度的目标呈像或对目标结构图像的横断面与纵切面进行切换。

（4）探头倾斜：改变探头与皮肤的夹角，可获得不同角度的图像，如使超声束与目标结构呈 90° 入射，此时图像最清晰。

4. 进针方式：穿刺部位常规消毒铺单。注意探头及其缆线均应保持无菌，尤其在进行椎管内阻滞和连续外周神经阻滞置管时，更应严格无菌。可选择无菌贴膜和无菌保护套。根据穿刺方向与探头长轴关系分为平面内与平面外技术，前者的优势在于超声影像中可观察到针身及针尖，后者可在超声图像中表现为一个高回声亮点，缺点在于无法区分针尖与针身。所有神经阻滞治疗，优先使用平面内进针方法，避免并发症。

5. 禁忌证

（1）绝对禁忌证：① 不合作者，包括不配合治疗或精神疾病患者。② 全身感染或穿刺部位感染者。③ 有出血倾向或正在进行抗凝治疗者。④ 局麻药过敏者或糖皮质激素过敏者。⑤ 严重低血容量者。⑥ 诊断不明确者，避免因神经阻滞贻误病情。

（2）相对禁忌证：① 严重器质性心脏病、全身情况差者。② 注射治疗后可能掩盖其他疾病者。③ 严重高血压、糖尿病及活动性溃疡等慎用糖皮质激素者。

（二）一次性神经阻滞穿刺套件

1. 配置（图 4-4-1）：增强显影穿刺针＋连接管；增强显影穿刺针＋连接管＋超声探头套；增强显影穿刺针＋连接管＋超声探头套＋洞巾＋消毒刷；增强显影穿刺针＋超声探头套＋洞巾＋消毒刷＋超声穿刺架。

2. 一次性使用神经阻滞超声显影针（图 4-4-2）：斜面标识清楚，穿刺针 20 mm，双螺旋 360° 凹槽，全面增加超声反射，有效增强超声显影，针尖钝角防损伤并可定制角度，适用于麻醉科、疼痛科、康复科等区域神经阻滞或注射治疗。

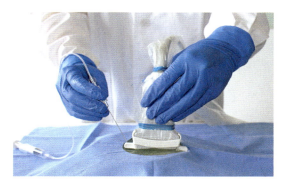
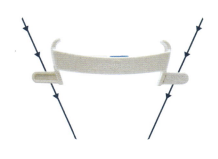

图 4-4-1　一次性神经阻滞穿刺套件配置

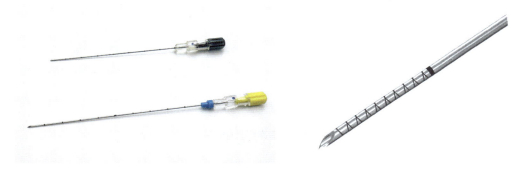

图 4-4-2　一次性使用神经阻滞超声显影针

3. 一次性使用超声探头穿刺支架（图 4-4-3）。优点：① 穿刺架双侧进针，引导针尖实时显示；② 架体 + 针槽全一次性设计，减少交叉感染；③ 广泛适配各品牌超声探头，可定制；④ 有效降低年轻医生学习时间，增加安全性；⑤ 使用穿刺架引导进针时间从 30 秒缩短至 16 秒，且针的可见度从 31.8% 提高至 86.2%，使用穿刺架术后并发症的相对风险比徒手穿刺低 3.04 倍。

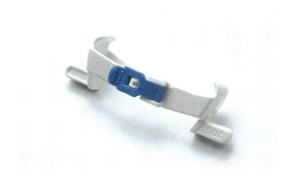
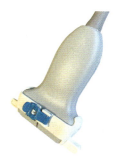

图 4-4-3　一次性使用超声探头穿刺支架

4. 超声探头套（图 4-4-4）。优点：PU 材质，可用于腹部探头；无菌包装，一次性使用，符合超声诊疗感控原则；60 cm、90 cm、120 cm 3 种长度可选，满足不同临床需求；图像显影清晰，提高精准治疗；可搭配无菌耦合剂，一人一包，拒绝交叉感染风险。

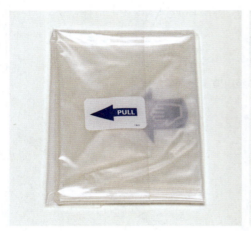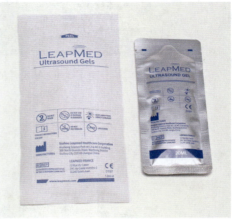

图 4-4-4　超声探头套

5. 洞巾和消毒刷（图 4-4-5）。优点：① 洞巾：透气性好、舒适贴合、防漏设计、一次性使用，防止交叉感染；② 消毒刷：海绵材料制成，细腻柔软，不会刮伤人体表面。

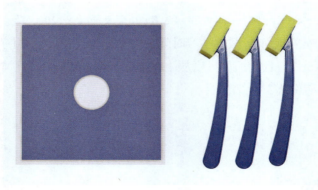

图 4-4-5　洞巾和消毒刷

三、超声引导下颈源性疼痛的神经阻滞治疗

（一）超声引导下星状神经节阻滞

1. 定义：在超声引导下，将穿刺针的针尖抵达椎前筋膜深面，通过药物注射来阻滞

星状神经节，以达到治疗其支配区域疼痛的目的。

2. 解剖：颈交感干有 3 个神经节，分别为颈上、颈中、颈下神经节，其中颈下神经节由 $C_{7、8}$ 神经纤维组成，位于 C_7 横突基底部和第 1 肋肋间，肋颈动脉内侧。星状神经节是由颈下神经节和第 1 胸神经节融合而成，位于第一肋骨小头与 C_7 横突下缘之间，颈长肌表面，椎动脉内侧，颈总动脉的后方，紧邻胸膜顶部。

3. 适应证：广泛，包括：头、颈及上胸部带状疱疹引起的神经痛；偏头痛、三叉神经痛、周围性面瘫、突发性耳聋、头晕及眩晕、失眠、头面颈及上肢引起的颈椎源性疼痛、雷诺综合征等。

4. 操作技术：患者取仰卧位，颈部稍后仰，高频线阵探头置于颈前环状软骨。水平向外侧平移寻找 C_6 横突前结节进行初始定位，C_6 横突前结节高大，结节间沟最宽，特异性强。在确认 C_6 前结节后，探头向尾侧滑动寻找"椅背"状的声影——C_7 横突后结节。C_7 水平椎前筋膜深面，颈长肌表面，即为星状神经节阻滞的理想靶向位置。消毒铺巾，无菌套包裹超声探头，短轴扫描，平面内穿刺，穿刺针通过颈内静脉和前斜角肌之间穿刺，避开路径上可能出现的膈神经和甲状腺下动脉，抵达椎前筋膜深面。局部注射 5 mL 消炎镇痛液（内含 0.5%～1% 利多卡因及糖皮质激素）。实时扫描可见药物扩散，提示药物没有误入血管。高回声的颈部交感干通常位于颈长肌前方，颈内静脉后方、C_6 横突前结节内侧。

C_6 切面——颈中交感神经节或者颈交感神经干阻滞的难点：C_6 横突前结节的阻挡。靠内（角度过平）易阻滞迷走神经，过深易达颈长肌肌腹内。过外会损伤到臂丛神经（C_7 切面常见），见图 4-4-6。

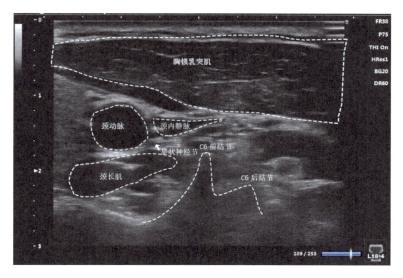

图 4-4-6　C_6 平面星状神经节阻滞

　　C_7 切面——星状神经节辨别技巧：头偏向对侧，使交感干和迷走神经位于颈总动脉和颈长肌外侧。完全平面内穿刺，可见针全长及针尖斜面。前外侧入路短轴扫描＋平面内穿刺前斜角肌与颈内静脉之间入路到达椎前筋膜深面，浓度 0.5%～1% Lidocaine 2～3 mL（图 4-4-7）。

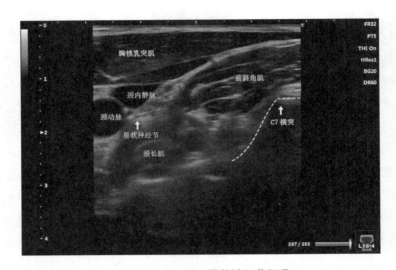

图 4-4-7　C_7 平面星状神经节阻滞

　　5. 不良反应：气胸、局部麻醉药中毒、局麻药入血、血管损伤、神经损伤。

（二）超声引导选择性颈神经根阻滞

　　1. 定义：在超声引导下，穿刺针针尖至颈神经根周围，通过药物注射来阻滞相应节段的颈神经根，以达到治疗其支配区域疼痛的目的。

　　2. 解剖：颈脊神经根走行于颈椎横突前后结节之间，颈脊神经根受到机械性压迫和炎症因子的化学性刺激被认为是诱发神经根型颈椎病的重要机制。

　　3. 适应证：保守治疗无效的颈神经根性疼痛，包括颈椎间盘突出、颈神经带状疱疹性神经痛等。

　　4. 穿刺技术：患者取侧卧位，头偏向健侧，选用高频线阵探头经颈椎关节突关节行短轴扫描。首先识别第 6 和第 7 颈椎（C_6 和 C_7），第 7 颈椎有一个退化的前结节和一个巨大的后结节，退化的前结节和巨大的后结节组成"椅背"样声影，声影内侧类圆形低回声影即为 C_7 神经根，像是躺在椅背内，神经根前方可见圆形搏动低回声影是椎动脉。探头继续向头侧移动，可见特征性前后各有一凸起的声影，即为 C_6 横突，其前结节高大，C_6 神经根是一类圆形低回声影，位于前结节和后结节之间。继续向头侧平移，可观察到 C_6 以上的颈椎前结节逐渐变小，与后结节之间夹角也逐渐变小。随着探头向头侧移动，通过一一计数确定各个颈椎节段。确定目标节段后，消毒铺巾，无菌套包裹超声探头，完全平面内穿刺，使得目标颈椎的前、后结节、目标神经、穿刺针位于同一个平面内。穿刺针从后向前贴后结节穿刺，向相应神经根穿刺（$C_3 \sim C_8$），到达目标神经根的基底部。此时，可注入 $1 \sim 2$ mL 药物（图 4-4-8）。短轴扫描，前外侧入路，平面内穿刺，贴后结节进针，到达神经根基底部。注意：避免误伤内侧的椎血管。

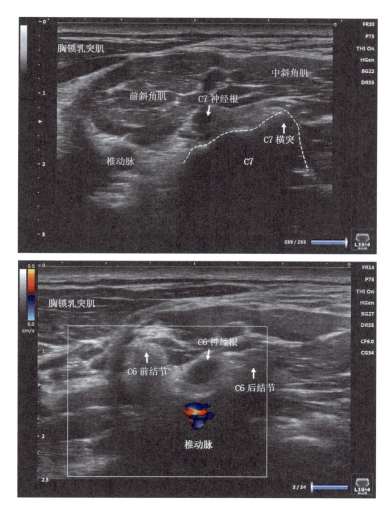

图 4-4-8　超声引导下 C_6、C_7 神经根阻滞

5. 不良反应：气胸、局麻药中毒、局部麻醉药入血、血管损伤、神经损伤。

（三）超声引导颈神经后内侧支阻滞

1. 定义：在超声引导下，穿刺针缓慢进至颈神经后内侧支附近，通过药物注射来阻滞颈神经后内侧支，以治疗相应区域疼痛。

2. 解剖：颈脊神经后支经相邻椎骨横突之间向后走行，绕上关节突外侧向后行至相邻横突之间再分为内侧支和外侧支，颈神经后内侧支走行在颈椎关节柱位置，高位颈神经后支痛可引起颈源性头痛，下位颈神经后支痛可引起颈部及肩背部疼痛。

3. 适应证：诊断和治疗颈椎小关节综合征；颈椎小关节紊乱引起的后支神经痛；颈神经后支源性的颈部疼痛、头痛、肩背部疼痛。

4. 穿刺技术：嘱患者取侧卧位，患侧朝上，头枕薄枕，颈椎处于中立位。消毒铺巾，无菌套包裹探头，用高频线阵探头经颈椎关节突关节行侧方长轴扫描，依次显示出 $C_{3、4}$、$C_{4、5}$、$C_{5、6}$ 关节突关节及关节柱，扫查到"山峰-山谷"声影征象，其中"山峰"即为颈椎关节突关节，"山谷"为关节柱，其间有后内侧支走行。继续向颈前方缓慢平移探头，可见不连续高耸的无回声信号图像，开启彩色多普勒模式，可见沿长轴方向间断的血流信号，平面为经横突侧方长轴扫描图像，该扫描位置为后内侧支阻滞的危险线，要绝对避免在此平面内进行阻滞，以免使阻滞药物误入椎动脉而引发危险。穿刺针从探头的头侧向波束方向缓慢进针，直至看到针尖到达"波谷"的神经旁边。在这个位置，注入局部麻醉药，每次推注 0.1 mL，直到它充分接触到神经（图 4-4-9）。

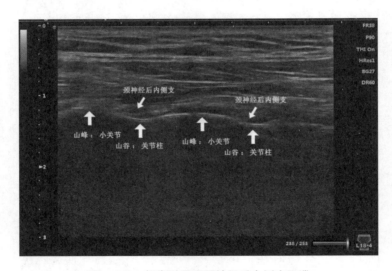

图 4-4-9　超声引导下颈神经后内侧支阻滞

5. 不良反应：局部麻醉药中毒、局部麻醉药入血、血管损伤、神经损伤。

（四）超声引导颈椎关节突关节阻滞

1. 定义：在超声引导下，将穿刺针的针尖抵达颈椎关节突关节周围，通过药物注射来阻滞颈椎关节突关节，以达到治疗其支配区域疼痛的目的。

2. 解剖：颈椎关节突关节，除寰枕、寰枢关节外，其余均由相邻椎体的上、下关节突构成，且关节表面分布有滑膜，关节囊内分布着丰富的感觉神经末梢。颈神经后支走行于颈后部肌肉、韧带、筋膜之间。一个关节突关节受到来自相应椎体及上一椎体两个节段的神经后支支配，它们共同构成一个疼痛单位。

3.适应证：小关节源性疼痛的诊断和治疗，包括颈肩综合征、颈型颈椎病、落枕、颈椎小关节紊乱等。

4.穿刺技术

（1）后侧入路法：嘱患者俯卧位，枕头垫于胸壁下，前额贴于床面，以便患者颈部处于舒适状态下完成操作。选用低频凸阵探头进行长轴扫描。消毒铺巾，无菌套包裹探头，首先在中线上进行颈椎后方长轴扫描，正确识别椎体节段，C_1颈椎没有或只有退化的棘突基部，C_2棘突分叉，所以首先看到的分叉的棘突声影属于C_2。然后，可以继续向尾侧计数。探头自中线向外侧移动，可以很容易地看到椎板，继续向外侧移动，通过颈椎小关节后方进行长轴扫描，显示出关节突关节呈"叠瓦状"连续排列的声影。若不确定是否为小关节，可以继续向外侧扫描，直至小关节在画面中消失，然后返回内侧寻找小关节。从探头尾侧进针，自尾侧向头侧穿刺，可见针尖接近相应关节突关节（图4-4-10）。

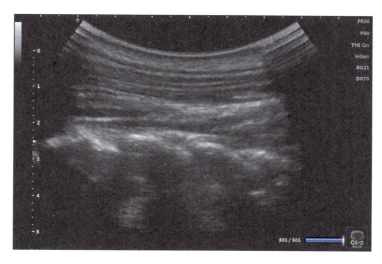

图4-4-10　超声引导颈椎关节阻滞（后侧入路）

（2）外侧入路法：嘱患者侧卧位，选用高频线阵探头进行长轴扫描，可见上关节突和下关节突构成的小关节呈高回声信号，两者之间的关节腔呈现为无回声间隙，类似波浪样的声影结构。因患者肩部阻挡，常从头侧进针，在平面内由头侧向尾侧穿刺，在实时的超声引导下到达靶点（关节间隙）。"波峰"即小关节，为穿刺靶点；"波谷"为颈神经后内侧支。外侧入路行超声引导下颈椎关节突关节阻滞的同时，常完成后内侧支阻滞。后侧入路较外侧入路的优点在于：双侧注射不需要改变体位。若患者只有单纯的关节突关节疼痛，而没有后支神经痛体征，后侧入路为首选，更易将药物注入关节面内；

若患者有明显的后支神经痛体征，而没有关节突关节的疼痛，外侧入路为首选，可同时阻滞关节突关节与神经后支（图 4-4-11）。

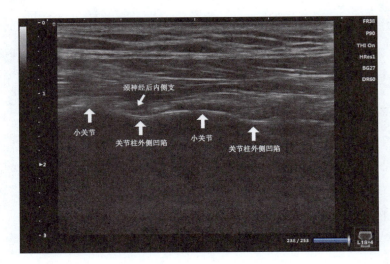

图 4-4-11　超声引导颈椎关节突关节阻滞（外侧入路）

3. 不良反应：局部麻醉药中毒、局部麻醉药入血、血管损伤、神经损伤、脊髓损伤。

四、超声引导下胸背疼痛的注射

（一）超声引导下胸椎旁间隙阻滞

1. 定义：胸椎旁神经阻滞（thoracic paravertebalblockede，TPVB）是指将局部麻醉药物注射到胸椎旁间隙内，以达到对同侧躯体和交感神经阻滞的目的。

2. 解剖：椎旁间隙是临近椎体的三角形解剖结构，该间隙的前壁是壁层胸膜，后壁是肋横突上位韧带，内侧壁是椎骨，椎间盘和椎间孔，上下壁是肋骨头。胸脊神经在此发出肋间神经、脊膜返支和后支等。此处脊神经没有筋膜包被，所以只需少量的局麻药即可产生良好的麻醉和镇痛效果。

3. 适应证：胸段带状疱疹性神经痛、胸椎间盘突出、肋间神经痛、肋骨骨折疼痛、胸部术后疼痛综合征等。

4. 穿刺技术

（1）横断面超声引导胸椎旁阻滞技术：患者的体位和确定目标横突的位置同前。消毒铺巾，无菌套包裹探头，将探头和脊柱垂直放置在目标横突上。在胸膜、横突和最内肋间膜之间。可采用平面内和平面外进针，针尖到达神经根表面时，注射 3～5 mL 药物，可看到胸膜下陷（图 4-4-12）。

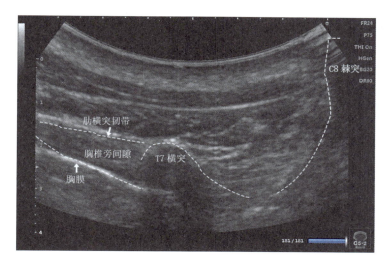

图 4-4-12　超声引导下胸椎旁间隙阻滞（横断面）

（2）矢状面超声引导胸椎旁阻滞技术：患者的体位和确定目标横突的位置同前。消毒铺巾，无菌套包裹探头，将探头和脊柱平行放置在目标横突上。在胸膜、横突和最内肋间膜之间。可采用平面内和平面外进针，针尖到达神经根表面时，注射 3～5 mL 药物，可看到胸膜下陷（图 4-4-13）。

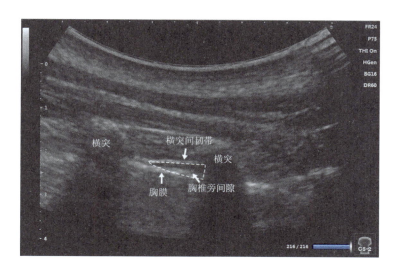

图 4-4-13　超声引导下胸椎旁间隙阻滞（矢状面）

5. 不良反应：气胸、血管损伤、出血、高位硬膜外麻醉、全脊麻。

（二）超声引导下肋间神经阻滞

1. 定义：肋间神经前皮支阻滞是指把局麻药注射到胸骨旁肌间隙内，阻滞穿行于此的肋间神经前皮支，以获得胸前壁镇痛的目的。肋间神经前支的前皮支是肋间神经的终末支，在任何部位阻滞肋间神经都可以阻滞其前皮支。单独阻滞肋间神经前支的前皮支时，常在胸骨旁阻滞。

2. 解剖：肋间神经是 12 对胸神经的前支，主要分布于胸壁和腹壁。上 2 对胸神经除分布胸壁外还分布到上肢，3～6 对肋间神经仅分布于胸壁，7～11 对肋间神经分布于胸壁和腹壁，肋下神经分布于腹壁和臀部皮肤。肋间神经由椎旁发出后走行于相应的肋沟内，并与肋间血管相伴行，在整个行程中，肋间神经大部分位于肋间内肌和肋间最内肌之间。肋间神经在临近肋角之前发出一条外侧皮支，近胸骨或腹直肌部移行为前皮支。肋间神经的外侧皮支在腋中线处已穿出肋间肌和前锯肌，在此部位远端阻滞肋间神经只能阻滞前皮支。

3. 适应证：肋间神经痛、带状疱疹性神经痛、肋软骨炎。

4. 穿刺技术：首先定位出所需阻滞的肋间神经。可采用体表定位也可采用超声定位，先定位出 12 肋，从下往上计数到所需阻滞的阶段。把探头垂直于肋骨置于目标肋骨水平上，棘突外侧 4～6 cm。调整探头，至超声下可清晰显示出肋骨、肋间肌、胸膜等结构。目标肋骨骨质的下缘即为肋间神经位置。采用平面内进针技术，使用 22G 穿刺，调整进针角度，针尖穿过肌肉至目标肋骨的下缘，回抽无血，注射药物 3～5 mL，超声下可见药物在肋骨下缘肋间内肌与肋间最内肌见扩散，或胸膜呈不同程度的下陷。不推荐平面外进针技术，以免针尖、过深引起气胸（图 4-4-14）。

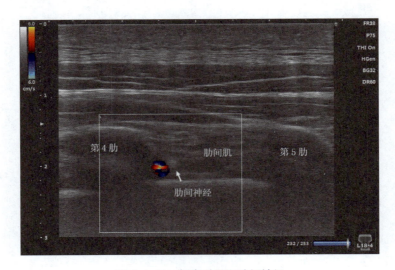

图 4-4-14　超声引导下肋间神经

5. 不良反应：气胸、血管损伤、出血、神经损伤。

五、超声引导下腰源性疼痛的神经阻滞治疗

（一）超声引导下腰段硬膜外阻滞

1. 定义：在超声引导下，将穿刺针的针尖抵达硬膜外腔，通过药物注射来阻滞硬膜外腔神经根，以达到治疗其支配区域疼痛的目的。

2. 适应证：腰椎间盘突出症、腰椎管狭窄导致的腰腿疼痛。

3. 穿刺技术

（1）旁正中长轴斜扫描技术：采用凸阵低频超声探头进行扫查引导。患者处于侧卧位或俯卧位，超声探头脊柱长轴方向置于上侧腰骶段棘突外侧 2 cm 左右处，超声图像上可见曲面光滑的高回声线，即为骶骨，向头侧移动探头，从足端至头端依次看到波浪线一样结构，为 L_5/S_1 小关节、$L_{4/5}$ 小关节和 $L_{3/4}$ 小关节。确认穿刺靶点间隙的小关节后，将超声探头向中央移动少许后，内倾探头，适当头尾侧移动探头，注意在超声图像上分辨椎板间隙，此时超声图像的椎板显示为强回声的"马头"征，上下两椎板不相连。椎板间显示椎管内部分结构，即"等号征"，等号的背侧为后联合，即为黄韧带与硬膜囊背侧，等号的腹侧为前联合，即为后纵韧带与硬膜囊腹侧，等号中间结构为椎管内。消毒铺巾，平面内穿刺，采用硬膜外 Tuohy 针平面内穿刺，针尖指向相应的椎板间隙等号征背侧，当针尖抵达黄韧带时，接上无阻力注射器继续推进，直至有落空感，注入空气无阻力，同时超声图像上显示在硬膜外间隙出现异常增强的"注空气征"（图 4-4-15）。

（2）旁正中短轴扫描技术：超声探头脊柱长轴方向置于上侧腰骶段棘突外侧 2 cm 左右处，超声图像上可见曲面光滑的高回声线，即为骶骨，向头侧移动探头，从足端至

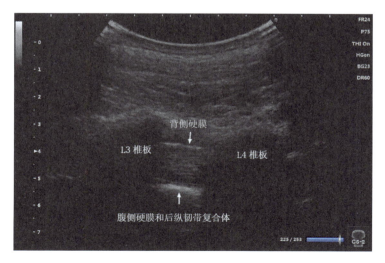

图 4-4-15　超声引导下腰段硬膜外阻滞（矢状位）

头端依次看到波浪线一样结构，为 L_5/S_1 小关节、$L_{4/5}$ 小关节和 $L_{3/4}$ 小关节。确认穿刺靶点间隙的小关节后，将探头旋转至脊柱短轴，超上下移动探头见正中间的棘突下方出现高回声信号，即"等号征"，等号的背侧为后联合，即为黄韧带与硬膜囊背侧，等号的腹侧为前联合，即为后纵韧带与硬膜囊腹侧，等号中间结构为椎管内。消毒铺巾，平面内穿刺，采用硬膜外 Tuohy 针平面内穿刺，针尖指向相应的椎板间隙等号征背侧，当针尖抵达黄韧带时，接上无阻力注射器继续推进，直至有落空感，注入空气无阻力，同时超声图像上显示在硬膜外间隙出现异常增强的"注空气征"（图 4-4-16）。

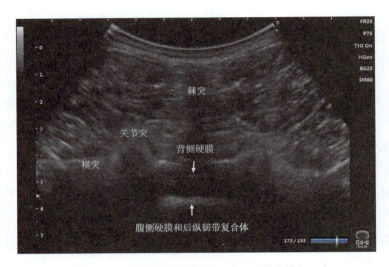

图 4-4-16　超声引导下腰段硬膜外阻滞（横断位）

4. 不良反应：全脊麻、穿破硬膜囊后脑脊液漏。

（二）超声引导下骶管硬膜外阻滞

1. 定义：在超声引导下，将穿刺针的针尖抵达骶管硬膜外腔，通过药物注射来阻滞骶神经，药物直接作用于神经根，促使由于局部无菌性炎症和神经根水肿引起的疼痛症状得到缓解。

2. 解剖：骶尾骨由 9 个椎体融合形成（5 个骶椎和 4 个尾椎）。S_4 和 S_5 后正中的不完全融合导致了骶骨出现一个自然裂孔，成为骶管裂孔，其表面由骶尾韧带覆盖，底部为骶椎后侧面，两侧有骶岬。成年人骶管裂孔变异较大，有报道可达 10%，给穿刺操作带来难度。骶管阻滞已广泛应用于临床麻醉和慢性疼痛治疗中。超声的使用可以有力地提高骶管阻滞的成功率。由于骶管裂孔比较表浅，需要采用高频线型探头来显示骶管结构。可采用短轴、长轴两种方法来扫描骶管结构。

3. 适应证：腰椎间盘突出症、轻中度腰椎管狭窄、梨状肌综合征、坐骨神经痛、马尾丛神经痛、腰骶神经根炎、阴部神经痛。

4.穿刺技术

（1）长轴扫描技术：采用高频线阵超声探头。患者处于侧卧位或俯卧位。将耦合剂涂于患者骶尾交 40 界区。超声探头放置于骶骨正中纵轴上，当超声探头移动至骶管裂孔处时，探头在骶骨表面滑动至骶管裂孔处时超声图像可见骶骨骨面出现特征性的高回声"台阶"征，骶尾韧带清晰可见。预扫描确定穿刺路径后，用标记笔在患者皮肤上标记好超声探头扫描的位置。消毒铺巾，将线阵超声探头套上无菌塑料套，在上述方法下进行超声扫描。穿刺针从探头尾侧进针行平面内穿刺，针尖突破骶尾韧带时，有明显落空感。回抽无血和脑脊液后，给予消炎镇痛液，动态超声图像上可见液体在骶管硬膜外腔间隙扩散，骶尾韧带向外侧膨隆，停止给药后，骶尾韧带又弹回（图 4-4-17）。

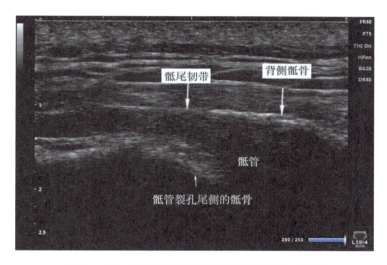

图 4-4-17　超声引导下骶管硬膜外阻滞（矢状位）

（2）短轴扫查技术：采用高频线阵超声探头。患者处于侧卧位或俯卧位。将耦合剂涂于患者骶尾交界区。超声探头与骶骨纵轴垂直放置，当超声探头移动至骶管裂孔处时，超声图像呈现特征性的"蛙脸"征，骶角、骶尾韧带下方的骶骨骨面显示为高回声，骶尾韧带显示为中高回声。预扫描确定穿刺路径后，用标记笔在患者皮肤上标记好超声探头扫描的位置。消毒铺巾，将线阵超声探头套上无菌塑料套，在上述方法下进行超声扫描。操作超声机器，超声图像上显示中线，使中线与穿刺路径重合，采用细穿刺针于探头的中点标记外侧处行平面外穿刺，针尖突破骶尾韧带时，有明显落空感。回抽无血和脑脊液后，给予消炎镇痛液，动态超声图像上可见液体在骶管硬膜外腔间隙扩散，骶尾韧带向外侧膨隆，停止给药后，骶尾韧带又弹回（图 4-4-18）。

5.不良反应：药物误入血管、穿刺针刺破硬膜、直肠损伤、硬膜外脓肿或血肿。

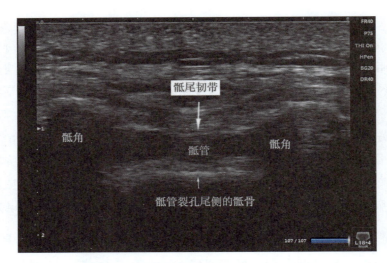

图 4-4-18　超声引导下骶管硬膜外阻滞（横断位）

（三）超声引导下选择性腰神经根阻滞

1. 定义：选择性神经根阻滞是在影像设备引导下，对可能引起神经根痛的病变神经根进行穿刺阻滞的微创技术，同时具有诊断和治疗的双重作用。对于 X 线和 CT 引导，超声引导下选择性腰神经根阻滞成功率可达 90% 以上。

2. 适应证：引起脊柱相关性疼痛的原因很多，部分患者影像学检查结果与临床症状、体征不相吻合，在这种情况下，诊断性选择性神经根阻滞是寻找病变神经根的可靠手段。

3. 诊断性选择性神经根阻滞的适应证

（1）不典型腰腿痛。

（2）影像学表现和临床表现不符。

（3）肌电图和 MRI 检查结果不确定或模棱两可。

（4）神经分布异常，如神经根联合或分叉变异。

（5）腰椎术后不典型腰腿痛。

（6）移行椎患者。

当上述临床或影像学检查不能明确腰腿痛的确切来源以及需要进行外科术前效果评估时，选择性神经根阻滞可用来明确疼痛是否来自该神经根并预测手术治疗的效果。

以治疗为目的腰神经根阻滞的适应证很多，神经根痛患者是其主要适应证，并且近期 MRI 或 CT 检查结果排除椎间盘脱出或肿瘤所致的根性疼痛。考虑行选择性神经根阻滞的根性疼痛患者包括：

（1）影像学检查不明确或仅有轻微异常者；

（2）影像学检查有多节段椎间盘病变，但还不需要手术治疗者；

（3）手术后患者重新出现难以解释的复杂疼痛；

（4）神经系统体检不确定者；

（5）以及要求短时间缓解疼痛的根性疼痛患者，如椎间盘脱出患者术前镇痛。

4. 穿刺技术：采用低频凸阵超声探头。患者取俯卧位，声探头脊柱长轴方向置于上侧腰骶段棘突外侧 2 cm 左右处，超声图像上可见曲面光滑的高回声线，即为骶骨，向头侧移动探头，从足端至头端依次看到波浪线一样结构，为 L_5/S_1 小关节、$L_{4/5}$ 小关节和 $L_{3/4}$ 小关节。确定靶点节段后，旋转探头至脊柱短轴，上下稍移动探头，可从中央至外侧、从浅至深依次见棘突、关节突、横突，三处骨质强回声如阶梯状出现。向尾端移动探头至横突强回声消失，其位置可见高回声横突间韧带，横突间韧带内侧深面即为腰神经根位置。消毒铺巾后，穿刺针旁开探头 1 cm 进针，行平面内穿刺，针尖先抵达横突根部体会骨质感，然后针尖稍向尾端调整方向，向下穿刺 1 cm。回抽无血和脑脊液后，给予消炎镇痛液，动态超声图像上可见液体在椎间孔外区域扩散。部分患者在给药后可清晰显示无回声液体围绕着高回声的圆形神经根（图 4-4-19）。

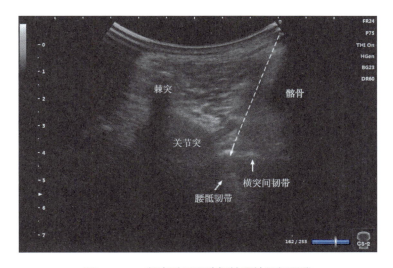

图 4-4-19　超声引导下选择性腰神经根阻滞

5. 不良反应：感染、硬膜外血肿、神经根损伤以及血管内注射引起暂时性下肢瘫痪、脊髓梗死等。

（四）超声引导腰椎关节突关节和后内侧支阻滞

1. 定义：腰椎小关节退行性变和小关节囊内炎性刺激是引起腰痛常见病因，这一腰痛综合征称为腰椎小关节综合征。有 25%～45% 的腰痛源于此病，是引起腰痛的最常见原因。腰椎小关节综合征的常用治疗方式主要包括 3 种，包括腰椎小关节内注射、腰脊神经内侧支阻滞和腰脊神经内侧支射频。目前普遍认为腰椎小关节内注射缺乏高级别有效性证据，而内侧支阻滞作为一种较低花费的介入镇痛技术，不但可作为诊断性治疗，多次阻滞还可使腰痛获得长期缓解。而腰脊神经内侧支射频在诊断明确的情况下疗效更持久，可作为内侧支阻滞后腰痛复发的后续治疗。

2. 解剖：每个小关节由下位椎体朝向后内侧凹陷的上关节突以及上位椎体朝向前外侧的下关节突组成。上位小关节（T_{12}～L_2）的趋向更接近椎体的正中矢状面（平均角度 26°～34°），而低位腰椎小关节的趋向远离正中矢状面（40°～56°）。每个后内侧支至少要支配同一平面和下一平面的 2 个椎间关节，同时每个椎间关节至少要接受 2 个后内侧支发出的关节支，这个节段分布特点在疼痛定位上有着重要的临床意义。

3. 适应证：非特异性下腰痛、腰肌劳损、腰椎小关节紊乱、腰背肌筋膜炎、臀肌筋膜炎。

4. 穿刺技术

（1）超声引导腰椎关节突关节注射：采用低频凸阵超声探头。患者处于俯卧位。将耦合剂涂于患者腰背部，超声探头长轴置于一侧腰骶段旁正中 2 cm 左右处，探头标记点朝向头侧，扫描深度调至 6～8 cm，在超声图像上呈曲面光滑的高回声线即为骶骨，进一步向头侧分辨波浪线一样的 L_5/S_1 小关节、$L_{4/5}$ 小关节和 $L_{3/4}$ 小关节等。确认目标间隙的小关节后，在目标小关节调至超声图像的中央。预扫描确定穿刺路径后，用标记笔在患者皮肤上标记好超声探头扫描的位置。消毒铺巾，将低频凸阵超声探头套上无菌塑料套，在上述方法下进行超声扫描。穿刺针从尾侧向头侧行平面内穿刺，针尖进入小关节腔后有突破感，给予适量消炎镇痛液。在老年肥胖患者超声图像上很难清楚显示腰椎关节突关节。对此类患者进行治疗时，可不追求将药物注射入腰椎小关节腔内。将消炎镇痛液注射在腰椎小关节囊外临床上也可获得明显疗效。对于部分患者，超声旁正中短轴扫查时更能清晰显示腰椎小关节腔，也可在短轴扫查引导下进行穿刺注射治疗（图 4-4-20）。

（2）超声引导腰椎后内侧支阻滞：采用低频凸阵超声探头。患者处于俯卧位。将耦合剂涂于患者腰背部，超声探头长轴置于一侧腰骶段旁正中 2 cm 左右处，扫描深度调至 6～8 cm，在超声图像上呈曲面光滑的高回声线即为骶骨，进一步向头侧分辨波浪线一样的 L_5/S_1 小关节、$L_{4/5}$ 小关节和 $L_{3/4}$ 小关节等。确认目标间隙的小关节后，在目标间隙处将超声探头垂直于脊柱放置，超声探头的非标记侧位于脊柱中线，超声探头标记侧朝向外侧，超声波束由背侧向腹侧扫描。稍向头侧或者尾侧滑动超声探头至超声图像上刚好看到横突上缘、上关节突。腰脊神经后内侧支即走行于横突和上关节突的夹角处。

预扫描确定穿刺路径后，用标记笔在患者皮肤上标记好超声探头扫描的位置。消毒铺巾，将低频凸阵超声探头套上无菌塑料套，在上述方法下进行超声扫描。穿刺针从外侧向内侧行平面内穿刺，针尖进入目标椎体的横突和上关节突的夹角处，给予适量消炎镇痛液或行射频治疗。每个腰椎小关节的感觉均有同节段腰脊神经后内侧支及上一节段腰脊神经后内侧支支配。因此，一个腰椎小关节的病变需行同节段腰脊神经后内侧支及上一节段腰脊神经后内侧支阻滞或射频治疗（图 4-4-21）。

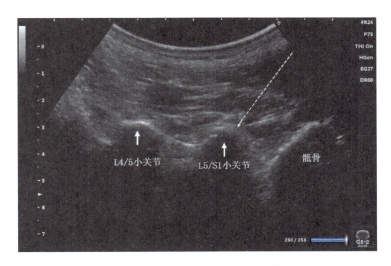

图 4-4-20　超声引导腰椎关节突关节注射

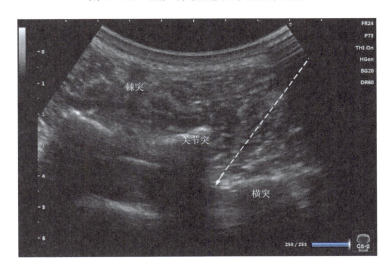

图 4-4-21　超声引导腰椎后侧支阻滞

5.不良反应：神经根损伤；穿破硬膜。

（张金源）

第二节 射频消融技术

一、射频消融的基本原理

射频消融治疗疼痛的基本原理主要分为以下几点。

1. 射频电流的应用：射频消融术通过特定穿刺针输出仪器，发出类似无线电波发射的超高频电流。这种电流能够在局部产生热量，实现精确的加热效果。

2. 局部升温技术：利用局部升温技术，射频电流使得病变组织的温度达到一定的水平（如在治疗肿瘤时，局部温度可达 90～100℃），从而使这些组织发生变性、凝固甚至坏死。

3. 精确切割或凝固：射频电流产生的热量能够精确地切割或凝固患者的病变组织，同时避免对其他正常组织造成损伤。

4. 神经镇痛效果：在疼痛科的应用中，射频电流对突出的髓核进行射频热凝处理，使其变性、凝固、收缩，减少体积，从而解除对椎间盘周围组织的压迫，如神经根、动脉、马尾神经等。这种减压效果能够立即减轻或消除疼痛症状。

5. 微创手术特点：射频消融术作为一种微创手术方式，损伤小、效果确切，受到广大患者的欢迎。在手术过程中，患者通常不会感到明显疼痛，因为医生会在手术前使用麻醉类药物。但手术后随着药物作用的减弱和手术对局部组织的损伤，患者可能会感到一定的疼痛。

脉冲射频与射频消融的基本原理在某种程度上有相似之处，但也存在显著的差异。以下是两种技术的基本原理。

脉冲射频（PRF）的基本原理是通过射频机器发出一个高频的电流，但与传统射频不同，它是间断性地发出电流。脉冲射频间断发出 2 Hz 的电流，持续时间是 20 毫秒，有 480 毫秒的间歇期和静止期。通过这种方式，脉冲射频可以在局部产生磁场，对神经进行调理，而不会产生高温损伤。其特点是控制电极的最高温度 ≤ 42℃，低于导致神经损伤和蛋白质变性的温度。镇痛机理不完全明确，但可能通过调节神经功能达到治疗目的。适用于慢性神经性疼痛、手术后疼痛和晚期肿瘤疼痛等。

脉冲射频和射频消融的不同点在于脉冲射频注重通过间断性电流在局部产生磁场调理神经，温度控制严格，避免高温损伤。射频消融则主要利用高频电流产生的高热来破坏细胞，达到治疗目的。这 2 种技术各有其独特的优势和适用场景，在实际应用中需根据患者的具体情况和医生的判断进行选择。

总结来说，射频消融治疗疼痛的基本原理是通过特定穿刺针输出超高频电流，利用局部升温技术精确地切割或凝固病变组织，实现神经镇痛效果。该手术具有微创、损伤小、效果确切的特点，在疼痛治疗中有着广泛的应用。

二、临床应用与操作步骤

射频消融在疼痛治疗中的临床应用广泛而有效，以下是具体的应用情况。

1. 颈椎、腰椎间盘突出症的治疗

（1）原理：射频靶点热凝术通过电阻抗测定和电生理刺激，精确分辨出针尖位置，并利用温度的可控性对突出的髓核进行射频热凝处理，使其变性、凝固、收缩，减少体积，解除对神经根、动脉、马尾神经等的压迫。

（2）优点：治疗后疼痛症状可立即消失或减轻，且手术创伤小，恢复快。

2. 神经病理性疼痛的治疗

（1）脉冲射频技术：应用间断射频电流，在神经组织附近形成高电压，但不破坏神经结构，通过镇痛机制（如可能的长时间脊髓抑制作用）实现治疗效果。

（2）适用范围：对带状疱疹后神经痛、腰椎手术失败综合征（failed back surgery syndrome，FBSS）、幻肢痛等各种复杂的神经病理性疼痛均具有良好的治疗效果。

3. 膝关节疼痛的治疗

（1）微创射频技术：针对膝关节疼痛人群，通过射频消融术减轻或消除疼痛，提高患者生活质量。

（2）病例效果：已有成功治疗双膝关节疼痛的案例，术后疼痛消失，患者满意度高。

4. 骨转移瘤疼痛的治疗

射频消融作为局部放射治疗的有效方法之一，可以在保护神经和血管的前提下对骨转移瘤进行充分消融，缓解疼痛，控制肿瘤发展。

（1）优势：与传统肿瘤切除手术相比，射频消融微创介入技术能够减轻患者身体负担，缩短恢复时间。

（2）不良反应与注意事项：射频消融术虽然具有诸多优点，但也可能引起一些不良反应，如局部疼痛、肿胀、血肿、感染等。因此，术后护理和随访至关重要。对于操作不当或患者身体状况较差的情况，可能出现并发症，需要在正规医院接受专业治疗。

射频消融在疼痛治疗中具有广泛的应用前景和显著的治疗效果，但在临床应用中需要注意操作规范和患者个体差异，以确保治疗的安全性和有效性。

射频消融在疼痛治疗中的操作步骤：

1. 术前准备

（1）评估：医生会对患者进行全面的评估，包括病史、体格检查和必要的实验室检查，如凝血功能检查，以判断患者是否适合接受射频消融治疗。

（2）知情同意：患者需要签署知情同意书，了解手术的相关信息。

（3）影像学检查：确定穿刺靶点，为手术提供指导。

2. 局部麻醉

（1）根据手术部位选择适当的麻醉方式，如局部浸润麻醉。

（2）在手术开始前，医生会使用局部麻醉药物进行麻醉。

3. 穿刺定位：在影像学引导下，医生通过穿刺将射频针精确放置在治疗靶点。

4. 射频消融：当射频针穿刺到位后，医生会通过控制射频发生器，产生高频电流。这些电流会在射频探头或射频针周围产生热量，对病变组织进行热凝、切割或凝固。医生会不断监控影像学显示，确保病变组织得到充分的消融。

5. 术后处理：对穿刺部位进行加压包扎，以防止出血。根据患者的状态选择是否进入重症观察病情。患者需要休息，避免剧烈运动，并注意伤口的护理，防止感染。医生会根据患者的具体情况，制定术后的用药和随访计划。

6. 特定情况下的操作：在某些特定情况下，如三叉神经痛的治疗中，射频穿刺方法需要特别精确。医生会在透视引导下以专用射频针经预定穿刺点穿刺至卵圆孔外口，并根据神经分支的不同调整进针方向和深度。

（贾佩玉）

第三节　椎间盘治疗技术

椎间盘治疗技术主要包括非手术治疗和手术治疗两大类。本节重点介绍椎间盘的手术治疗技术。

椎间盘的手术治疗技术有许多种，主要包括椎间盘减压技术，椎间盘射频消融技术以及椎间孔镜技术。

椎间盘减压技术：椎间盘减压技术是一种用于治疗腰椎间盘突出症等腰椎相关疾病的手术方式。其中，经皮激光椎间盘减压术是一种被广泛应用的"微创"手术方法。

椎间盘射频消融术：此技术可应用射频能量直接作用于突出间盘的组织，汽化部分突出的椎间盘组织，并利用热凝功能使髓核的体积缩小，降低椎间盘内的压力，从而减轻椎间盘突出对神经根的压迫而达到治疗目的。

椎间孔镜技术：椎间孔镜技术是通过椎间孔安全三角区向椎管内置入内镜，彻底摘除突出的髓核和增生的骨质，解除对神经根的挤压，消除由于神经压迫造成的疼痛。

此外，还有脊柱融合术、椎弓根螺钉内固定术、椎管减压术等多种手术方式。

请注意，以上治疗方法并非适用于所有椎间盘问题，具体选择应根据个人病情和医生建议进行。在接受任何治疗前，建议咨询专业医生并进行全面的检查和评估。

一、椎间盘减压技术

椎间盘减压技术是一种用于治疗腰椎间盘突出症等腰椎相关疾病的手术方式。其中，经皮激光椎间盘减压术应用较广泛。

（一）手术原理

经皮激光椎间盘减压术利用激光的能量，通过细针穿刺进入病变的椎间盘，然后导入光导纤维。激光在椎间盘内部产生汽化作用，将部分髓核组织汽化，进而减小椎间盘内部的压力。随着髓核组织的减少，椎间盘对于神经根或脊髓的压迫得到了减轻或消除，可缓解患者的下肢疼痛、麻木等症状。

（二）手术方法

在手术过程中，患者通常侧卧于手术床上，患侧在上。医生通过 C 形臂 X 线机观察腰椎正侧位，确定穿刺点。穿刺点消毒后，医生使用穿刺针进行穿刺，将光导纤维置入椎间盘。在 X 线机的透视下，医生调整光导纤维的位置，确保激光能够准确作用于病变的髓核组织。激光以预定的能量向椎间盘发射，每次发射后医生会适当退针，以确保激光能够均匀地作用到整个病变区域。

（三）治疗效果及优势

1. 减轻或消除对神经根的压迫：通过激光将突出的椎间盘部分髓核汽化，从而减小椎间内压力，使髓核回缩，减轻或消除对神经根的压迫。

2. 缓解临床症状：通过减轻对神经根的压迫，经皮激光椎间盘减压术能够缓解由于椎间盘突出引起的腰腿疼痛、麻木感觉和运动功能障碍等症状。

3. 恢复人体正常生理功能：随着压迫的减轻和临床症状的缓解，患者的身体功能逐渐恢复，生活质量得到提高。

（四）适应证

1. 椎间盘突出导致的各种症状：包括头痛、头晕、耳鸣、颈痛以及上、下肢麻、胀、痛、无力等。这些症状可能由于椎间盘突出压迫周围神经组织而产生。当这些症状经过保守治疗无效，且患者又惧怕手术时，经皮激光椎间盘减压术可能是一个合适的治疗选择。

2. 颈椎病和腰椎病：经皮激光椎间盘减压术特别适用于颈椎间盘突出和腰椎间盘突出的患者。这些患者可能表现为颈后痛、双肩痛、双肩麻木、头晕等症状。或者在 CT 或 MRI 上表现为椎间盘突出的患者。椎间盘钙化、游离、脱出等情况，或者直腿抬高实验阳性的患者，在治疗前需谨慎评估。

3. 纤维环完整的包含型椎间盘突出：对于纤维环完整的包含型椎间盘突出，如果伴有与椎间盘病变节段相符的根性症状，经皮激光椎间盘减压术也是一个有效的治疗选择。

（五）禁忌证

经皮激光椎间盘减压术的禁忌证主要包括以下几种情况。

1. 椎间盘突出严重：如果纤维环破裂，椎间盘突出严重，已经完全脱出或游离至椎管内，则不适合接受经皮激光椎间盘减压术。

2. 骨性椎管狭窄：如果存在骨性椎管狭窄，椎间盘已经钙化，或者有骨赘或后纵韧带骨化压迫等情况，也不适合进行此项手术。

3. 患者的脊髓受压情况严重：脊髓受压严重的患者，由于病情复杂，手术风险较大，因此不适合进行经皮激光椎间盘减压术。

4. 精神异常或心理障碍者：如果患者存在精神异常或心理障碍等情况，可能无法配合手术，因此不适合进行经皮激光椎间盘减压术。

5. 出血倾向或严重心脑血管疾病者：如果患者存在出血倾向或严重心脑血管疾病，手术风险较大，因此不能接受经皮激光椎间盘减压术。

6. 合并严重颈椎管狭窄或局限性狭窄者：这类患者由于椎管结构异常，手术难度和风险较大，不适合进行经皮激光椎间盘减压术。

7. 突出的颈椎间盘出现钙化、骨化、或后纵韧带钙化者：这类患者由于病变组织质地坚硬，激光难以穿透，手术效果不佳，因此不适合进行经皮激光椎间盘减压术。

需要注意的是，在选择手术前，医生会对患者的病情和身体状况进行充分评估，以确定是否适合接受经皮激光椎间盘减压术。

经皮激光椎间盘减压术是一种安全、有效、微创的治疗椎间盘突出症的方法。通过减轻椎间盘内部压力，可以显著缓解患者的症状，提高生活质量。

二、椎间盘射频消融术

椎间盘射频消融术是一种微创治疗椎间盘突出的技术，该技术通过特定穿刺导针在影像引导下精确穿刺后，输出超高频电波，使得局部组织产生高温，从而实现热凝或者使椎间盘髓核消融萎缩，进而缓解椎间盘突出引起的症状。

（一）手术原理

椎间盘射频消融术的核心原理是利用高频电波产生的热能，在病变的椎间盘内部形成高温区。这种高温可以促使椎间盘内的髓核组织发生变性、凝固甚至汽化，从而减小椎间盘的体积，降低内部压力。随着压力的降低，突出的椎间盘组织会回缩，减轻对神经根的压迫，进而缓解患者的疼痛、麻木等症状。

（二）手术过程

1. 定位与准备：患者取俯卧位，通过 C 型臂 X 线机或其他影像设备精确定位病变的椎间盘。根据定位结果，确定穿刺点并进行消毒、麻醉。

2. 穿刺与置针：使用特定穿刺导针在确定的穿刺点进行穿刺，直达病变的椎间盘。退出针芯后，将射频电极置入椎间盘内。

3. 射频治疗：连接射频仪并设置相关参数（如频率、电压等）。通过射频电极向椎间盘内部发射高频电波，产生高温。根据治疗需要，调整射频仪的参数和电极的位置，确保高温区域覆盖病变组织。

4. 结束与恢复：治疗结束后，拔出射频电极和穿刺针。患者需卧床休息一段时间，并遵循医生的康复指导进行恢复。

（三）治疗效果

1. 缓解压迫症状：椎间盘射频消融术通过射频的高温去除椎间盘水分，使椎间盘产生皱缩，进而改善压迫症状。这对于早期椎间盘疾病以及轻度包容型椎间盘突出效果较好。

2. 直接作用病变：手术可以精确定位病变位置，直接作用在病变靶点间盘并使其萎缩，解除对邻近神经根或椎管的压迫，从而有效缓解症状。

3. 神经根性症状解除：随着间盘髓核的萎缩，神经根性症状也会逐渐解除，为患者带来显著的疗效。

（四）优势

1. 微创无出血：相比传统开刀手术，椎间盘射频消融术属于微创手术，具有切口小、无出血的优点。这降低了手术风险，减少了患者的痛苦和恢复时间。

2. 安全性高：手术操作时间短，且射频的温度可控，不会造成热损伤。同时，所用的穿刺导针较细，不会伤及周围正常组织、器官和神经，因此，安全性高，不易出现术后感染等情况。

3. 起效快疗效好：椎间盘射频消融术可以直接作用在病变靶点间盘并使其萎缩，从而快速缓解症状。比起传统药物治疗或理疗等方法，其作用更为直接准确，起效更为迅速。

4. 恢复快：由于手术创伤小，恢复时间也相应缩短。患者在术后可以较快地恢复正常生活和工作。

（五）适应证

1. 轻中度椎间盘突出患者：对于轻中度椎间盘突出患者，如果椎间盘造影阳性，则可选择进行经皮射频消融腰椎髓核成形术。

2. 长期腿痛、伴或不伴腰痛的患者：如果这类患者保守治疗无效，且不满足开放手术的指征，那么经皮射频消融腰椎髓核成形术可以减轻他们的疼痛症状。

3. 根性症状腿痛大于腰痛的患者：如果患者的根性症状腿痛大于腰痛，且直腿抬高试验阴性，也可进行经皮射频消融腰椎髓核成形术，以解除神经根受压，缓解疼痛症状。

4. MRI 检查证实包含型椎间盘突出患者：如果 MRI 检查已经证实患者包含型椎间盘突出（后纵韧带下或外层纤维环下），其突出物小（<6 mm），只有 1～2 个节段突出，CT 显示纤维环和后纵韧带没有破裂，那么该手术也是一种合适的治疗选择。

5. 椎间盘源性下腰痛患者：如果椎间盘高度和邻近正常椎间盘相比 > 50%，且椎间盘造影阳性，则经皮射频消融腰椎髓核成形术可以作为一种有效的治疗手段。

（六）禁忌证

1. 腰椎发育异常或畸形：如果腰椎存在畸形或以往有腰椎的骨折畸形，那么进行椎间盘射频消融术时可能会引起定位错误、定位困难，容易损伤到神经、血管和脊髓。

2. 出血性疾病：如血友病等出血性疾病患者，进行穿刺时容易引起椎管内的出血，可能会引起脊髓的受压，血肿压迫脊髓可能会导致瘫痪。

3. 近期服用抗凝药物：如阿司匹林、华法林等抗凝药物也会引起椎管内出血，造成脊髓的压迫，因此这类患者也不适合进行手术。

4. 非脊柱病变导致的腰痛：非脊柱病变导致的腰痛并非该手术的适应证。

在接受椎间盘射频消融术前，患者应充分了解手术的风险和限制，并在专业医生的指导下进行决策。同时，术后应严格遵循医生的康复指导，以确保治疗效果和患者的安全。

三、椎间孔镜技术

椎间孔镜技术通过椎间孔镜和相应的配套脊柱微创手术器械、成像和图像处理系统等共同组成的脊柱微创手术系统，完成椎间孔镜下椎间盘髓核摘除手术的微创手术技术。该技术主要应用于治疗腰椎间盘突出症。

（一）治疗原理

椎间孔镜技术通过椎间孔安全三角区向椎管内置入内镜，彻底摘除突出的髓核和增生的骨质，解除对神经根的挤压，消除由于神经压迫造成的疼痛。

（二）手术步骤

位与进入：首先，医生通过患者椎间孔进入，利用特殊的椎间孔镜技术，找到病变的椎间盘位置。椎间孔镜是一种配备有冷光源的管子，可以清晰地看到椎间孔内的结构。手术在椎间孔的安全三角区进行，这是一个相对安全且易于操作的空间。在安全三角区内，医生可以避免对神经根和脊髓等重要结构的损伤。在椎间孔镜下，医生可以清晰地找到突出的髓核、神经根、硬膜囊等组织。并使用各类抓钳等工具，将突出的髓核组织精确地摘除。除了摘除突出的髓核外，医生还会处理增生的骨质，以进一步解除对神经根的压力。为了加强手术效果并减少复发的可能性，医生可能会使用射频电极技术来修补破损的纤维环。射频电极可以产生热能，促进纤维环组织的愈合和再生。通过摘除突出的髓核和去除增生的骨质，椎间孔镜手术可以有效地解除椎间盘、韧带、骨质等组织对神经根的压力，从而缓解由于神经压迫引起的疼痛和不适。

（三）优势

1. 微创性：手术通过椎间孔的自然通道进行，对腰椎的稳定结构没有损伤和破坏，皮肤上只有一个 7 mm 的微小切口，出血极少。

2. 安全性高：手术在椎间孔安全三角区进行，避免了传统手术对神经根的干扰和损伤。

3. 精准度高：通过内窥镜可以清楚地看到发生病变的组织，实现精准治疗。

4. 恢复快：由于创伤小，患者手术后恢复快，一般情况下，手术后 2 小时就可以下床活动。

（四）适应证

1. 各种类型的腰椎间盘突出症：包括但不限于极外侧形突出、脱出型、游离型、巨大型以及骨化形成等。这些类型的突出可能导致神经根受到压迫，进而引发腰痛、下肢放射痛、麻木、无力等症状。

2. 保守治疗无效的患者：当经过一定时间的保守治疗（如药物治疗、物理治疗等）后，患者的症状并未得到缓解或反复发作，此时椎间孔镜下椎间盘髓核摘除术可以作为一种有效的治疗方法。

3. 椎间盘突出开放术后复发的患者：对于已经接受过开放手术治疗但症状复发的患者，如果身体条件允许，椎间孔镜手术可以作为再次治疗的选择。

4. 椎间孔狭窄的患者：包括小关节突增生内聚、外侧黄韧带肥厚下陷等情况，导致椎间孔狭窄并压迫神经根，进而引发相关症状。这类患者也可以考虑进行椎间孔镜手术。

需要注意的是，虽然椎间孔镜下椎间盘髓核摘除术具有诸多优点，但并非所有腰椎间盘突出症患者都适合进行该手术。在决定手术前，医生会对患者的具体病情进行全面评估，并考虑患者的年龄、身体状况、病史等因素，以确保手术的安全性和有效性。

（五）禁忌证

1. 全身感染或局部感染：如果患者存在全身或局部感染，如败血症、皮肤感染等，手术可能导致感染扩散，影响手术效果和患者恢复。

2. 凝血功能障碍：对于存在凝血功能障碍的患者，如血友病、使用抗凝药物等，手术过程中可能出现大量出血，增加手术风险。

3. 脊柱不稳：如患者有腰椎滑脱、脊柱骨折等导致的脊柱不稳，手术可能加重脊柱不稳，影响手术效果。

4. 椎管狭窄：对于椎管狭窄严重的患者，椎间孔镜手术可能无法完全解除对神经根的压迫，手术效果不佳。

5. 中央型腰椎管狭窄症：这种情况下，椎间孔镜手术难以完全解决中央椎管内的压迫问题，手术效果不佳。

6. 腰椎畸形：如患者有脊柱侧弯、脊柱后凸等畸形，手术难度增加，且可能无法完全解除对神经根的压迫。

7. 腰椎肿瘤患者：腰椎肿瘤患者需要先进行肿瘤治疗，再考虑手术治疗腰椎间盘突出症。

8. 精神疾病：患者如存在严重的精神疾病，如精神分裂症、躁狂症等，可能无法配合手术和术后康复，影响手术效果。

9. 此外，对于年龄过大、身体虚弱、无法耐受手术的患者，以及孕妇等特殊人群，也需要谨慎评估手术风险，决定是否进行手术。

（六）椎间盘髓核摘除术后，患者需要注意以下方面以促进恢复和避免并发症

1. 卧床休息：术后需要卧床休息一段时间，具体时间需遵医嘱。在卧床期间，应当避免过度活动，尤其是弯腰、扭转等动作，以免加重腰部负担。

2. 伤口护理：保持伤口清洁干燥，避免感染。术后需定期进行消毒并更换敷料。如果伤口出现红肿、疼痛、渗液等异常情况，应及时就医。

3. 饮食调理：术后饮食应以清淡、易消化的食物为主，可以适当多摄入富含蛋白质、维生素和矿物质的食物，如瘦肉、鸡蛋、牛奶、新鲜蔬菜和水果等。避免食用辛辣、油腻、刺激性食物。

4. 康复训练：在医生指导下，进行康复训练，如腰部肌肉锻炼、核心稳定性训练等，以增强腰部力量和稳定性，预防复发。训练过程中要循序渐进，避免过度训练导致损伤。

5. 注意姿势：在日常生活中，应注意保持正确的姿势，避免弯腰以及长时间久坐、久站等动作，以减轻腰部负担。同时，避免搬运重物，避免腰部受伤。

6. 定期复查：术后需要遵医嘱定期复查，了解恢复情况。如果出现疼痛、麻木、无力等症状加重或复发的情况，应及时就医检查。

7. 心理调适：手术可能会给患者带来一定的心理压力和焦虑情绪，应积极调整心态，保持积极乐观的态度，有助于促进恢复。

总之，椎间盘髓核摘除术后患者需要注意休息、饮食、康复训练等方面，并在医生指导下进行康复治疗和复查。通过合理的康复治疗和注意事项的遵守，可以加快恢复速度并降低复发风险。

（韩　奇）

第四节　脊髓电刺激

一、设备和技术介绍

脊髓电刺激（spinal cord stimulation，SCS）是目前临床疼痛管理中的一项重要镇痛技术。人类用电来治疗疼痛可以追溯到很早，1559 年 Dioscorides 就报道了电鳐鱼缓解头痛。1965 年，Wall 和 Melzack 提出了著名的"闸门控制"理论，为 SCS 技术提供了理论基础：电刺激脊髓时优先激活传递触摸和震动感觉的粗纤维（Aβ 纤维）传递通道，从而关闭传递痛觉的细纤维（Aδ 纤维和 C 纤维）向上传递的"闸门"，阻断疼痛信号向大脑的传递。Shealy 等人在动物实验上验证了这一理论，发现猫的脊髓后索接受电刺激后疼痛被抑制，并在 1967 年首次将脊髓电刺激用于临床治疗慢性疼痛患者，且疗效良好，但当时是在全麻下切除椎板，将电极植入蛛网膜下隙。Dooley 在 1975 年提出经皮穿刺将电极植入脊髓背侧硬膜外腔的新方法，创伤更小且操作也更简便。

随着对 SCS 的治疗机制进一步认识、适应证的不断探索了解、设备的更新迭代以及永久性植入硬膜外脊髓电刺激系统的研发，SCS 技术得到了持续的发展，刺激电极由起初的单极发展为双极，再到可经皮植入的四极电极，实现了外置传感器无创遥控调节已植入的刺激器的刺激参数。近 30 多年来技术革新突飞猛进，多通道电极、高频（变频）刺激、爆发式刺激疗法、自适应电刺激等技术日新月异，同时背根神经节电刺激、外周神经电刺激等新疗法的应用和研究也日益广泛。

脊髓电刺激产品竞争激烈，技术更新迭代也较快。第一代 SCS 设备由两个主要组件组成：电极和脉冲发生器。随着永久性植入硬膜外脊髓电刺激系统的研发，延伸导线及电极固定锚等组件也相应出现。

（一）脉冲发生器

现有脉冲发生器产品根据功能不同种类较多，包括可充电型和非充电型，单通道 4 电极触点和双通道 16 电极触点，是否可支持磁共振扫描等。脉冲发生器有多种刺激模式，包括变频刺激、高频刺激、高密度刺激、爆发式刺激、自适应刺激、循环刺激等。远程通信电刺激系统已经在研发中，未来可实现医师远距离调节患者体内的脉冲发生器，方便患者同时减轻医护工作量。

（二）电极

电极根据植入固定的方式不同可以分为外科电极和经皮电极。不同于外科板状电极，经皮穿刺 SCS 电极多为圆柱形电极，主要参数为电极直径、触点数、触点长度、间隔长度和电极线长度等，不同生产商、不同型号参数略有不同。经皮电极多为 1×4

触点或 1×8 触点。

（三）延伸导线与电极固定锚

延伸导线主要用于隧道测试或脉冲发生器与电极距离较远时通过延伸导线进行延伸转接。电极固定锚主要用于固定电极于身体组织防止移位，包括金属固定锚和硅胶固定锚，前者需用力矩螺丝刀拧紧，电极固定效果更好，硅胶固定锚尺寸小巧，操作简单。

二、脊髓电刺激的类型

目前 SCS 治疗慢性疼痛治疗，除了采用改良的电极、先进的远程脉冲发生器，还依赖于各种不同的刺激参数 / 程序。

（一）传统（强直）刺激

目前应用最广泛研究最多的刺激模式，频率为 $40 \sim 60\,Hz$，脉冲宽度为 $200 \sim 600\,\mu s$，并且幅度高于感觉阈值，受试者可以通过感受刺激来确认是否映射覆盖痛区，产生异常感觉（通常为麻酥感）来替代疼痛。

（二）高频刺激

高频刺激，频率为 $1 \sim 10\,kHz$，脉冲宽度约为 $30\,\mu s$。$10\,kHz$ 的高频刺激，可以在控制疼痛的同时，不伴有电刺激的异样感，患者更易耐受，也简化手术时寻找痛区映射的异样感过程，但该模式的缺点是耗电较严重，需要更频繁地充电。

（三）Burst 刺激

高频爆发式刺激，一组连续几个较大脉宽和较高频率的脉冲组合，间歇输出刺激，比如，在 $40\,Hz$ 的频率，每次突发 $500\,Hz$ 的 5 个紧密间隔的脉冲，可以提高部分腰背部疼痛的治疗效果，该模式也可以通过传统刺激器的间歇模式实现。

（四）变频刺激

针对神经适应导致电刺激疗效逐渐减弱的报道，变频刺激应运而生。刺激频率可以根据设定程序比如高频低频组合而自动变化刺激，为个体化的刺激模式治疗提供了可能。

（五）自适应刺激

通过检测患者体位，脉冲发生器自动调整刺激强度，以减少不同体位下电极与脊髓相对位置变化的不良影响，提高疗效。

三、技术原理与作用机制

脊髓电刺激已发展 50 余年，随着对该技术的发展、患者的筛选以及神经调控装置的不断改善，SCS 用于治疗难治性的慢性疼痛取得了良好的疗效，对于外周肢体、脑和心脏的缺血状态的改善也展现出应用前景。然而，SCS 的镇痛机制研究还远远不足。现有的资料依据大多源于动物实验基础研究，SCS 镇痛的相关研究主要在脊髓水平，脊髓以上水平的镇痛机制近年来也不断被揭示。

（一）神经生理机制

SCS 的技术原理以 Wall 和 Melzack 的"闸门控制"理论为基础，即刺激大直径的 Aβ 纤维能够激活脊髓背角的抑制性中间神经元，从而减细小纤维和无髓纤维（Aδ 纤维和 C 纤维）介导的伤害性信息向脊髓上中枢的传递。传统的 SCS 直接刺激背柱中的非伤害性大直径 Aβ 纤维，然后逆向抑制传入脊髓背角的伤害性信号，从而抑制疼痛。动物实验中发现了存在"闸门控制"的形态学基础；电生理实验也验证了 SCS 能够抑制背角神经元过度兴奋的证据；但也有一些矛盾的结果存在。

（二）神经化学机制

节段性抑制是通过激活脊髓中 GABA 能抑制性中间神经元来实现的。动物实验结果显示，SCS 增加脊髓水平抑制性递质 GABA 的释放，减少兴奋性递质谷氨酸的释放；增加的 GABA 激活突触前神经元上的 GABA 受体，抑制谷氨酸能伤害性 C 纤维和脊髓背角宽动态范围（WDR）神经元之间的兴奋性神经传递。另外，SCS 可能改变脊髓中释放的神经递质，包括内源性大麻素、内源性阿片类物质、乙酰胆碱、5-羟色胺等缓解疼痛的内源性神经递质，同时还可能逆转背根神经节中的疼痛相关基因促炎细胞因子的表达；SCS 还可顺行性诱导中央导水管周围灰质释放 GABA，通过中间神经元调节下行投射纤维的活性，从而抑制疼痛信号传递。

（三）中枢敏化调节机制

SCS 停止后表现出延长的镇痛效果，且多次重复 SCS 治疗后镇痛时间也会相应延长，表明 SCS 能够逆转中枢敏化。有研究报道了脊髓后角 GABA 延迟释放，即 GABA 浓度峰值在电刺激之后才出现，可能是背后潜在的机制。

（四）脊髓上机制

研究发现 SCS 能够激活脊髓上疼痛处理系统（例如丘脑中枢和顶盖前核）来调节疼痛感知。SCS 能够影响抑制性神经递质（包括 GABA、血清素、乙酰胆碱、阿片类物质和内源性大麻素），表明 SCS 可能参与调节"脊髓-延髓-脊髓"环路；SCS 可诱导丘脑皮质系统介导的上行抑制，并激活脑干参与的下行抑制系统。

（五）交感神经机制及其他机制

根据现有的少数研究提示，低强度的刺激能够降低交感神经的过度兴奋；高强度的刺激诱导使外周释放降钙素基因相关肽，从而诱导血管扩张。SCS 还可能具有改善肢体、心脏、脑血管的功能等，但其确切的作用机制仍不十分清楚。

影响电刺激镇痛作用的因素较多，包括刺激的强度、电极放置的节段、脊髓背柱是否完整、病理性疼痛的程度、给予电刺激的时间等。总之，目前 SCS 的镇痛机制尚不明确，尚需要进一步的深入研究将来提升和扩大 SCS 的临床应用。

四、适应证和患者筛选

脊髓电刺激的典型适应证主要为疼痛病因诊断明确，常规治疗疗效不佳或不能耐受药物不良反应的慢性中重度疼痛患者，且无严重的心理精神疾病。但随着脊髓电刺激技术和理念的不断更新，适应证也在不断拓宽，包括刺激靶点从传统脊髓扩展至背根神经节、周围神经等神经通路，治疗时机从慢性疼痛拓宽到急性或亚急性疼痛，治疗方案由永久植入延伸到短时程神经调控等。

传统 SCS 采用低频率的刺激电流产生异常感觉（多为麻酥感）来替代疼痛。新型脊髓电刺激（高频电刺激、爆发式电刺激和 DRG 电刺激等）使得适应证不断拓宽，疗效不断改善。美国 FDA 批准脊髓电刺激用于治疗慢性疼痛，主要包括复杂性区域疼痛综合征（complex regional pain syndrome，CRPS），腰椎术后疼痛综合征（failed back surgery syndrome，FBSS），慢性痛性周围神经病变、带状疱疹后神经痛、幻肢痛、多发性硬化等。欧洲批准脊髓电刺激用于治疗顽固性心绞痛和周围肢体缺血症。

（一）腰椎术后疼痛综合征（FBSS）

FBSS 主要是指腰背部经过脊柱手术后仍存在的持续性或者复发性的腰腿部疼痛。药物或者其他保守效果不佳的 FBSS 患者，可行 SCS 手术控制疼痛、改善生活质量。多中心随机对照研究证实 SCS 对 FBSS 具有良好的治疗效果。FBSS 是目前美国 SCS 使用最多的指征。神经刺激治疗委员会（Neurostimulation Appropriateness Consensus Committee，NACC）推荐的证据强度 I 级，推荐强度 A 级。

（二）复杂性区域疼痛综合征（CRPS）

CRPS 指继发于意外损伤、医源性损伤或全身性疾病之后出现的以严重顽固性、多变性疼痛、营养不良和功能障碍为特征的临床综合征。它包括两种类型，即反射性交感神经萎缩症（I 型）和灼性神经痛（II 型）。临床研究证实 SCS 治疗 CRPS 长期疗效较好，患者疼痛、生活质量及身体功能可以得到改善。NACC 推荐 SCS 治疗证据强度 I 级，推荐强度 A 级。

（三）缺血性疼痛

SCS 适用于顽固性外周血管疾病患者，尤其是经过药物等保守治疗无效，且不适宜动脉重建术，以及重建术后仍有中重度疼痛的患者，包括糖尿病足、雷诺病、血栓性脉管炎等。外周血管疾病患者即使行腰交感神经调制治疗无效也可以行 SCS 治疗。SCS 可消除或减轻疼痛、改善跛行、促使缺血性溃疡愈合或面积缩小，并进一步降低截肢率。SCS 可抑制过度兴奋的心脏交感神经活动、抑制疼痛信号感知、降低心肌收缩力并减少心肌耗氧量、利于血流重建，因此也可用于顽固性心绞痛、心力衰竭、心律失常等心脏疾病。临床研究发现 SCS 可显著减少患者的心绞痛发作次数、心绞痛每次的持续时间及再次发作时间，患者的生活质量及运动耐量均有明显提高，且可显著降低入院率，减少住院天数和治疗费用。

缺血性疼痛疾病是欧洲目前使用最多的指征。美国心脏学会的心绞痛诊治指南也将 SCS 列为顽固性心绞痛的推荐治疗方法。NACC 专家共识推荐证据强度Ⅱ-3 级，推荐强度 C 级。

（四）神经病理性疼痛

1. 带状疱疹性神经痛和带状疱疹后神经痛：SCS 治疗可显著改善带状疱疹性神经痛患者的疼痛和睡眠质量，且疗效优于背根神经节脉冲射频治疗。SCS 不仅能缓解早期带状疱疹相关疼痛，也可能预防和治疗 PHN，后者疗效因病程有所差异。

2. 痛性糖尿病性周围神经病：SCS 治疗可改善痛性糖尿病性周围神经病患者的疼痛和睡眠质量，且优于传统药物治疗，且部分患者长期疗效良好。

3. 其他的神经病理性疼痛，包括幻肢痛、残肢痛、会阴痛、根性神经痛、脊髓损伤后疼痛、脑卒中后中枢痛、多发性硬化症、脊髓空洞症等。

（五）其他

其他保守治疗无效的疾病如慢性盆腔痛、顽固性慢性腰背痛、慢性内脏痛等，谨慎评估后也可考虑行 SCS 测试治疗。

SCS 的疗效影响因素较多，如患者的筛选、疼痛类型、疼痛程度、病程、一期试验的疗效及疼痛相关心理障碍等。选择合适患者是经皮神经电刺激术取得良好疗效的关键之一。术前需全面详细评估患者，包括是否诊断明确、是否合并严重系统性疾病和心理疾病、患者及其家属对治疗的期望等。

SCS 治疗的禁忌证主要包括严重的椎管狭窄、脊柱不稳、脊柱畸形、脊柱手术后继发瘢痕粘连、严重的脊柱关节强直或者侧弯、穿刺部位和（或）全身感染者、有严重出血倾向或不能纠正的凝血功能障碍、心脏起搏器植入患者、妊娠妇女；严重精神心理疾病患者、严重认知障碍、合并其他疾病而不能耐受手术者等。

五、经皮 SCS 手术过程及测试管理

（一）体位、消毒与麻醉

患者的体位摆放对手术的成功实施相当重要，应确保患者的舒适性，从而避免因患者反复调整体位影响手术时间和疗效。患者取俯卧位，胸腹下垫枕减少胸部压迫不适感，颈胸段穿刺时颈部伸展并略向前曲，胸腰段穿刺腹下放置薄枕以减少腰椎前凸。医护人员立于患者左侧，C 形臂机位于对面。颈胸段消毒范围从颅底到肩胛下角连线，胸

腰段消毒范围为肩胛骨到臀部。手术多在局部麻醉下进行，便于术中患者配合测试，必要时可酌情给予镇静药物辅助。

（二）手术操作

1. 电极置入穿刺：临时电极的置入过程与放置硬膜外导管相似，多采用旁正中穿刺入路。

术中 C 臂机透视确保置入电极位于患侧硬膜外腔背侧。

电极触点位于 $C_2 \sim C_8$ 时，故电极应从 $T_{1/2}$ 到 $T_{4/5}$ 之间进入硬膜外腔，胸椎管全程容纳脊髓，穿刺针损伤脊髓的风险显著大于腰椎；电触点位于胸腰段时，穿刺针自 T_{12}/L_1 到 $L_{2/3}$ 之间进入硬膜外腔。多数成年人脊髓圆锥在 $L_2 \sim L_3$ 节段以上，$L_{2/3}$ 进入硬膜外腔较为安全；电极进入硬膜外腔的椎体水平应至少低于电极最下方触点 2 个椎体，足够的距离可确保电极相对稳定不易移位。

2. 电极触点放置靶位：肩部和（或）上肢刺激，电极应置于 $C_2 \sim C_8$。腰背部和下肢刺激，电极应置于 $T_7 \sim T_{12}$。电极置于 T_8 中线可获得腰背部刺激，$T_9 \sim T_{11}$ 之间可获得单侧下肢刺激，在 $T_8 \sim T_{10}$ 之间放置两根电极可获得腰背部和下肢刺激，$T_{12} \sim L_1$ 偏离中线可以获得足部刺激。

3. 术中测试：电极触点到达靶位后，电极尾端通过连接盒连接刺激器，同步程控仪后进行术中测试。反复调整电极工作靶点正负极组合、电压及电流强度、脉宽和频率，直至异感刺激（酥麻感）映射覆盖患者痛区。

4. 电极锚定：术中测试成功后，拔除穿刺针，将电极导线锚定在导线穿出皮肤后部位，无菌敷料覆盖，外露电极导线可用敷贴或胶带进一步固定于皮肤。

六、测试治疗管理

国内的测试周期一般为 1 周，多在病房开展，既可降低感染风险、加强电极移位管理，也可以充分评估疗效，便于及时程控调节。测试期间，可能需要反复调整参数有助于患者异感耐受及设置更优疗效测试参数。测试术后 5 ~ 7 天进行测试效果的评价。疼痛评分（VAS 评分、NRS 评分等）降低 50% 镇痛代表测试治疗有效，但因患者疼痛类型及症状复杂性，活动度变化、功能恢复、睡眠、情绪障碍、镇痛药物使用情况、日常生活质量变化等多个维度的综合评价也是必要的。

目前，SCS 治疗慢性疼痛的疗法不断完善，临床效果逐渐得到肯定，临床应用日益广泛。未来将有更多 SCS 的新型设备和理论为其临床应用提供更加广阔的前景，但也更多大规模、多中心的临床研究来探索机制、优化产品、开发更有效的程控模式等。

（王晓雷）

第五节　蛛网膜下隙吗啡泵

一、设备和技术介绍

蛛网膜下隙吗啡泵，也叫鞘内吗啡泵，是指通过植入患者体内药物泵，将吗啡等镇痛药物直接输送到蛛网膜下隙，随着脑脊液循环直接作用于脊髓和脑，从而达到镇痛效果。

鞘内镇痛所需药物剂量更低、起效快、疗效更佳，适用于慢性癌痛与顽固性非癌痛患者。因此，鞘内吗啡泵镇痛优势明显，提升患者生活质量，增加独立生活能力，一定程度延长癌症患者生存期，长期使用效价比也更高。

1979 年，梅奥诊所 JK. Wang 等首次采用蛛网膜下隙注射吗啡为癌痛患者提供了长时间镇痛。从此，鞘内阿片类药物的使用被迅速推广，用于治疗各种慢性顽固性疼痛。1982 年，Harbaugh & Coombs 等报道了植入式硬膜外吗啡输注系统治疗癌痛，旨在解决既往反复穿刺的弊端，降低长期置管感染的风险，这为鞘内药物输注系统开辟了道路。

2000 年，首次多学科鞘内镇痛专家小组会议（the polyanalgesic consensus conference，PACC）召开，制定了第一个关于鞘内镇痛管理的专家共识，并在 2017 年初发表《鞘内药物输注系统最佳实践和推荐指南》确立了鞘内药物输注系统（intrathecal drug delivery systems，IDDS）在癌痛治疗领域中的地位（Ⅰ级证据，A 类推荐），IDDS 不再是大剂量全身阿片类药物无效后的补救措施，应作为难治性癌痛的首选治疗方案之一。

二、吗啡泵的种类与功能

鞘内药物输注装置主要包括全植入式和半植入式 2 种。

全植入式装置由可编程的植入泵（pump）、泵导管连接管、植入式导管及植入相关附件和工具组成，目前储药器的容量分为 20 mL 和 40 mL 两种型号；全植入式费用较高，但使用便利，感染风险低。半植入式装置由植入式输注港（port）和导管以及附件工具组成；半植入式费用较低，但术后装置维护、日常护理及药物管理较烦琐，感染的风险也较高。

对于预计生存期≤ 3 个月的患者，根据患者及家属意愿、经济能力、肿瘤病情进展和疼痛控制需求等情况选择装置类型；而对于预计生存期＞ 3 个月的患者，推荐使用全植入式装置。

三、临床应用与程序

（一）术前检查评估及患者（家属）准备

所有计划进行鞘内药物输注装置植入术的患者均应做好必要的术前检查及患者（家属）准备，评估植入术的风险及患者获益预期。

实验室检查包括三大常规、红细胞沉降率、C 反应蛋白、降钙素原、出凝血功能及血生化等，以便排除感染状态，明确出凝血功能以及肝肾功能情况等；胸腰椎 MR 等影像学检查，以便评估椎管内是否肿瘤侵犯或转移，明确穿刺路径。

为降低 IDDS 植入术的出血风险及不良后果，对于因合并心脑血管及外周血管疾病长期使用抗血小板和抗凝药物患者，需要同时评估确定抗血小板和抗凝药物术前停药时间。比如服用阿司匹林患者，建议术前停药 5～7 天；氯吡格雷建议术前停药 7 天；普拉格雷建议术前停药 7～10 天；噻氯匹定建议术前停药 14 天；华法林建议术前停药 5 天，且国际标准化比值（INR）需恢复至正常值范围；对于心脑血管意外的高危患者，建议使用低分子量肝素"桥接治疗"，低分子量肝素术前 24 小时停用。非维生素 K 拮抗剂口服抗凝药利伐沙班建议术前停药 3 天、阿哌沙班建议术前停药 3～5 天、达比加群酯建议术前停药 4～5 天；抗肿瘤靶向药物如贝伐单抗和阿帕替尼增加出血风险，建议术前至少停药 4 周。

患者的营养状态也是评估的重要部分，尤其是对于计划实施全植入式 IDDS 的患者，要谨慎选择。皮下脂肪厚度可以作为直观简便的评估指标，严重的营养不良可能影响手术耐受、术后伤口愈合以及植入泵大小的选择等。

对于具有 IDDS 植入术指征的患者，需要全面评估患者身体情况、肿瘤进展、患者预期寿命、家属和患者的预期效果，告知患者及家属 IDDS 术中风险、术后并发症或不良反应、替代方案和成本效益比等，患者及家属应得到足够的知情并签署同意书。

（二）手术操作

1. 体位、消毒与麻醉：多采用侧卧位，术前与患者确定习惯侧，同时避免骨转移侵犯侧受压。预先设计植入泵 / 输注港囊袋位置和大小，应避开既往手术腹部疤痕或造口、上髂嵴、胸廓、腰带线等部位，尽量置于肋弓下腋前线内侧。消毒范围从背部到腹侧，全植入式消毒范围至肚脐对侧。可选择局部麻醉、区域阻滞、静脉或全身麻醉，目前大部分手术可在前者条件下完成。

2. 穿刺、置管与固定：多选择 $L_{3/4}$ 或 $L_{2/3}$ 水平穿刺进入椎管，套管针穿过皮肤、皮下组织、棘上及棘间韧带、黄韧带和硬脊膜后进入蛛网膜下隙，退出针芯见脑脊液确定。

C 臂机透视下将鞘内导管顶端置入至靶位节段（痛区相应神经分布节段）。疼痛范围广泛甚至全身疼痛，建议置于疼痛最剧烈部位或 T_{10} 水平。鞘内导管顶端位置是影响镇痛效果的关键因素。

以穿刺针为中心沿脊柱长轴在囊袋定位位置纵行皮肤、皮下组织，暴露棘上韧带和椎旁肌肉筋膜，做好隧道后退出穿刺针，将鞘内导管固定于筋膜上。

半植入式装置植入术时，囊袋完成后通过隧道针将导管引导到皮下囊袋。将输注港置入囊袋，隔膜面朝上固定于筋膜上，盘起多余的导管，逐层缝合。

全植入式装置置入术时，标记植入泵位置（如下腹部）做横行切口，逐层切割分离软组织暴露筋膜区域，钝性分离制作皮下囊袋，应用皮下隧道工具从椎旁切口穿刺到囊袋位置，引导泵段从囊袋到椎旁切口，并用连接器将两段导管连接后固定于筋膜下。将已注入药物的植入泵放入囊袋，导管与植入泵连接，盘起多余导管盘于植入泵深部，并逐层缝合。

四、鞘内镇痛药物

（一）鞘内镇痛药物的选择

鞘内药物的选择基于患者既往阿片类药物使用情况、疼痛类型、疼痛范围、疼痛控制情况等，同时需考虑年龄、肿瘤类型、诊断和预期生存时间、患者的心理状态等。多学科镇痛共识会议（PACC）指南和国内外临床应用的鞘内镇痛药物包括吗啡、齐考诺肽、巴氯芬、氢吗啡酮、芬太尼、舒芬太尼、可乐定、及罗哌卡因、布比卡因等。

水溶性阿片类药物如吗啡、氢吗啡酮，鞘内起效相对慢，但维持时间长，是 PACC 指南推荐的鞘内镇痛一线药物。鞘内吗啡的镇痛强度是静脉给药的 100 倍，口服给药的 300 倍左右。如达到最大剂量疼痛缓解仍不理想，可替换其它阿片类药物或加用其他药物，氢吗啡酮是吗啡不耐受或不良反应大时良好的替代药物。高脂溶性阿片类药物如芬太尼、舒芬太尼，鞘内起效迅速，但易扩散到硬膜外腔吸收入血，更适应于区域性癌痛。

齐考诺肽可高选择性、可逆性地作用于脊髓背角，减少脊髓痛觉信号向脊髓上的传导，同时通过抑制背角神经元的兴奋性，缓解神经病理性疼痛。长期鞘内应用齐考诺肽不会产生耐药，突然停药也不会出现戒断反应。鞘内齐考诺肽是癌痛 IDDS 治疗的一线药物。

有研究表明，相较于单纯鞘内吗啡，鞘内吗啡联合局麻药如布比卡因、罗哌卡因的镇痛作用可能更显著。推荐罗哌卡因 / 布比卡因初始浓度为 0.075%～0.100%。文献报道鞘内吗啡联合右美托咪定，表现出更佳的镇痛效果，可减少鞘内阿片类药物用量和药物不良反应。部分顽固性癌痛病例在联合应用小剂量氯胺酮（ketamine）后，癌痛得到进一步控制。

（二）鞘内镇痛药物的滴定

应从小剂量开始并根据患者疼痛程度及潜在的不良反应进行滴定。鞘内阿片类药物的初始日剂量为既往 24 小时口服吗啡毫克当量（opioid oral morphine milligram equivalent，MME）的 1/100～1/300 比例换算。需要动态评估、动态调整日剂量和单次 bolus 给药量，逐步滴定调整至最佳剂量。既往大剂量阿片类药物患者（≥ 50MME），全身阿片类药物用量建议逐渐减量。

（三）鞘内药物的不良反应

不良反应多发生在早期，可随时间耐受而减少。鞘内途径与全身应用阿片类药物的不良反应类似，其中恶心、呕吐和尿潴留较常见，其他包括瘙痒、痛觉过敏等。局部麻醉药的常见不良反应主要为感觉异常、运动阻滞、血压下降、腹泻、尿潴留等。鞘内导管位于颈段或上胸段时，局部麻醉药浓度过高、容量过大可能导致呼吸抑制，甚至心跳呼吸骤停。右美托咪定的不良反应主要为心动过缓、低血压、口干和镇静等。氯胺酮常见不良反应包括感觉分离、幻觉、嗜睡、眩晕、眼球震颤等。

五、IDDS 植入术后并发症及其防治

（一）体位性头痛和脑脊液漏

低颅压头痛较为常见，建议常规术后绝对卧床不少于 6 小时，术中脑脊液丢失较多出现低颅压头痛者，平卧 3 日并予以补液和对症治疗。严重者必要时行硬膜外血补丁治疗，即少量自血硬膜外注射。

（二）出血和血肿

局部出血可采用压迫止血，形成血肿可加用腹带，必要时穿刺引流。术后出现新发的肌力改变等神经功能障碍，需要考虑椎管内血肿可能，必要时手术治疗。

（三）感染

围术期应用抗生素以预防感染。术后注意检查植入部位及伤口是否有红肿热痛，监测体温，复查炎症指标，加强伤口换药。如有疑似感染应留取微生物检验及药敏试验，积极给予抗生素控制感染，必要时取出 IDDS 装置。

（四）植入装置故障

导管打折、渗漏或移位、脱开、脱落，泵故障和输注港隔膜渗漏等，是 IDDS 二次修复手术最常见原因。导管顶端炎性肉芽肿多见于吗啡和氢吗啡酮，一旦发生应及时手术更换。

六、适应证和患者筛选

（一）适应证

1. 应用阿片类药物或 / 和其他镇痛药物等规范化治疗后 1～2 周的肿瘤患者，疼痛数字分级评分（numerical rating scale，NRS）≥ 4 分和（或）爆发痛次数≥ 3 次 / 天。

2. 应用阿片类药物或（和）其他镇痛药物等规范化治疗后 1～2 周的肿瘤患者，疼痛有缓解但无法耐受其不良反应。

（二）禁忌证

全身感染或手术部位局部感染者；有严重出血倾向或不能纠正的凝血功能障碍者；患者不愿意接受植入式或对所植入的泵或导管以及所用药物过敏；患者身体不能耐受配合手术；严重的心理障碍和精神疾病患者；椎管内肿瘤转移等可能导致脑脊液循环不通畅者。

癌痛患者植入前可以不测试，若患者及家属期望值过高，有心理障碍或精神疾病史以及有药物滥用史的患者，建议植入前测试。推荐单次鞘内测试，测试药物剂量的选择原则为有效镇痛同时不良反应少的最低剂量。疼痛程度下降 ≥ 50% 者为测试成功和患者入选的标准。

筛选合适的患者，合理选择植入式鞘内药物输注系统装置和药物方案是保证患者镇痛疗效和受益最大化的关键，而积极防治其潜在并发症是确保患者安全的保障。未来更有效的鞘内药物方案、更新型更完善的鞘内输注系统需要不断研发，同时希望随着医保政策的优化，让更多的癌痛以及顽固性慢性疼痛患者享受这一应用前景广阔的镇痛疗法。

（王晓雷）

第六节　骨水泥注射

一、经皮椎体成型术设备和技术介绍

经皮椎体成形术（percutaneous kyphoplasty，PKP）一般可在 C 型臂、DSA 或者 CT 下进行。在介入放射科的 DSA 设备应优先于移动 C 臂，因为图像质量更高，操作者的辐射暴露更少。在大多数情况下，C 型臂透视设备就足够了，但手术过程中，需要切换多个投射位，如前后位、侧位和斜位等，以确保手术的安全进行。G 臂透视设备，能够同时进行前后位和侧位的透照，使用更为方便和快捷。

椎体成型，也可在 CT 引导下进行。CT 引导的优势在于，能够显示出立体的影像，能够及时清晰的反应骨水泥的渗漏，在某些疑难病例中，有较强的优势。

对患者是否需要行椎体成型，需要通过脊柱外科、疼痛科、放射科医生、神经科医生和社区医生组成的多学科团队进行评估和筛选。

二、适应证和患者筛选

在临床上，椎体成型手术主要用于骨质疏松导致的椎体压缩性骨折和肿瘤椎体转移，两大类疾病。对于此类患者，是否要接受椎体成形术，需要综合考虑患者的身体情

况，疼痛对生活的影像，病情有可能转归，生存时间，患者经济条件等。权衡手术可能带来的获益和风险。例如，由于椎体压缩性骨折，导致的持续性剧烈疼痛，需要立即行椎体成型术。再例如，对于 3 个月以上的陈旧性椎体压缩性骨折，除非有明确的证据证明存在骨折愈合不良，否则没有椎体成型的指征。

体格检查方面：患者疼痛和脊柱叩击痛的区域和椎体骨折的区域必须吻合。

辅助检查：X 线平片、CT 和 MRI 均可用于诊断椎体压缩性骨折。但是在条件允许的情况下，应该对所有的患者检查 MRI。因为 MRI 有助于排除新鲜骨折和陈旧骨折，以及发现压缩轻微的椎体压缩性骨折。新鲜骨折，在 T_1 加权像下，显示为低信号，而在 T_2 加权和压脂像显示为高信号（图 4-4-22）。

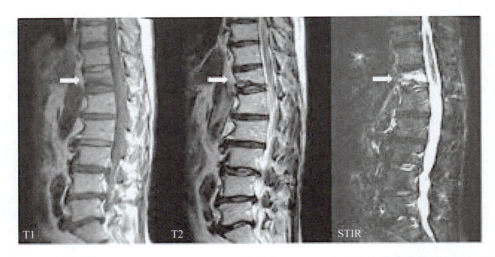

图 4-4-22 图为新鲜骨折，在 T_1 加权像下，显示为低信号，而在 T_2 加权和压脂像显示为高信号

当怀疑患者存在椎体压缩性骨折，但 MRI 无法施行的情况下，可以采用骨扫描（NM）加以替代。但是相对于 MRI，骨扫描的解剖清晰度较 MRI 低，因其无法显示椎管、椎间盘、神经受压等。其次，即使椎体已经开始愈合，但是 NM 有可能依然显示异常。所以，NM 有可能误导临床医生。CT 可以详细显示椎体形态，但是无法鉴别骨折属于急性还是陈旧性。CT 可以清晰地显示压缩的程度，可以评估手术的难度。当椎体明显压缩，尤其压缩超过 70%，手术的成功率明显减低。

根据欧洲心血管介入放射学会（Cardiovascular and Interventional Radiological Society of Europe，CIRSE）标准，椎体成型的适应证包括：① 有症状的骨质疏松导致的椎体压缩性骨折，且保守治疗无效。保守治疗无效的标准是，经过为期 3 周的镇痛药物治疗，疼痛未能得到缓解，或者镇痛药物的不良反应无法耐受。另外，是否需要经过为期 3 周的保守镇痛治疗，也视具体情况而定。如若患者无法承受长期卧床所导致的可能危害，则需缩短保守镇痛治疗的时间。② 椎体良性肿瘤，并导致疼痛。例如侵袭性血管瘤、骨巨细胞瘤等。③ 多发性骨髓瘤、淋巴瘤，以及其他一些恶性肿瘤侵犯椎体。由于椎体成型，仅仅有镇痛和稳固椎体的作用。因此椎体成型，必须和原发病的治疗方法联合应用。④ 椎体愈合不良所导致的疼痛，如 Kum-mell's disease 等。

绝对禁忌证：① 无症状的椎体压缩骨折，或者患者在药物治疗中病情好转且椎体塌陷没有恶化的情况。② 不稳定的脊柱骨折。③ 骨髓炎、椎间盘炎或活动性全身性感染。④ 严重的凝血功能障碍。⑤ 对骨水泥或造影剂过敏。⑥ 对于严重骨质疏松症患者，经皮增强技术不应用作预防治疗。

相对禁忌证：① 存在根性疼痛。② 肿瘤侵犯椎管或存在脊髓压迫。③ 脊柱后柱骨折，因存在骨水泥泄漏和松动骨片后移的风险。④ 硬化性转移灶，因骨水泥泄漏的风险较高。⑤ 超过 5 个以上的椎体受到侵犯。

三、椎体成型的技术步骤

体位和麻醉：椎体成型手术，可以在局部麻醉、硬膜外脊髓或全身麻醉下进行。免疫缺陷患者必须在手术过程中预防性使用抗生素（例如，头孢唑林 1 g）。对于其他患者群体，目前尚无关于预防性应用抗生素的明确共识。手术过程中需要监测脉率、血氧饱和度和血压。严格保持无菌操作。

颈椎椎体成型手术：对于颈椎椎体成形术，推荐结合 CT 和透视。对于 C_1 和 C_2，应使用直接经口途径；这是最直接的路径，避开了神经和血管结构。在 C_2 以下的水平，可以使用前外侧和后路经椎弓根途径。对于前外侧途径，患者处于仰卧位，针刺轨迹位于颈动脉鞘（由操作者的手指推向侧面）、甲状腺和食管之间。在使用后路经椎弓根途径时，操作医师应始终确保椎弓根足够大。特别注意不要刺穿椎动脉。考虑到颈椎操作风险性较大，临床上颈椎椎体成型的应用需权衡风险和收益。一般临床上颈椎椎体成型开展较少。

胸椎椎体成型手术：对于上胸椎水平，可选择 CT 和 X 线引导。由于相对于腰椎，胸椎的椎体较小，且胸椎的椎弓也相对较小，穿刺伤及神经根和脊髓的概率相对较高。因此，对于胸椎尤其是上端胸椎，推荐在双源 CT 引导下操作。一般采用经椎弓根入路穿刺。

腰椎椎体成型手术：腰椎最常用的方法是经椎弓根途径，包括双侧经椎弓根途径和单侧经椎弓根途径。针刺轨迹通过椎弓根，理想情况下，针尖在前后位图和侧位图中分别位于椎体的中线和前 1/3 处。如果要使用双侧经椎弓根途径，则针刺轨迹较少倾斜，因此，皮肤上的入口点更靠近中线。后外侧椎旁途径是腰椎的另一种选择，但很少使用并且不推荐（椎旁血肿和神经损伤的风险较高）。

骶椎椎体成型手术：对于骶骨稳定的非位移性骨折，采用后路途径穿刺。如果骨折涉及骶骨体（S_1、S_2 水平），则需要通过骶髂关节的斜位穿刺。由于骶骨解剖结构复杂，穿刺和骨水泥注射都应在 CT 引导下进行。

骨水泥的注射：骨水泥注射手术可以分为两个步骤。首先是置管。将骨水泥注射管道，植入到骨折所在的位置，并采用 X 线或者 CT 予以确认。第二个步骤是，骨水泥的注射。一般要求骨水泥注射，在连续的侧位透照下进行，以便第一时间发现骨水泥的硬膜外渗漏。骨水泥注射过程中，还应间隔给与正位透照，以排除骨水泥的侧方渗漏。

骨水泥泄漏的风险在骨水泥注射起始阶段特别高，因为注射的起始阶段，骨水泥处于较液态阶段时。操作者应该非常警惕。如果检测到泄漏，应立即停止注射，等待 30～60 秒，使骨水泥硬化并封闭泄漏点。如果骨水泥渗漏持续，则需要调整穿刺针的位置和方向。当椎体的前 2/3 被填充，并且骨水泥均匀分布在椎体的侧边界和椎板之间时，说明骨水泥注射的量足够，应停止骨水泥注射。

注射的骨水泥用量取决于椎体的大小和其一致性。对于血管瘤患者，需要进行最佳填充以完全栓塞血管瘤，以避免复发。在肿瘤性疾病中，PVP 的目的是缓解剧痛，通常只需使用较小量的骨水泥。如果条件允许，应在手术结束时进行 CT 检查，以检查骨水泥的分布情况并发现任何骨水泥泄漏。

术后处理：在将患者移出手术台之前，操作者应等待骨水泥变硬；混合碗中的硬化骨水泥可以作为良好的指标。在第一个小时内，每隔 15 分钟监测一次生命体征和神经评估（重点放在四肢上），然后在接下来的 2 小时内每半小时监测一次，注意观察是否有疼痛加剧、生命体征变化或神经功能受损的迹象。如果出现上述任何情况，应进行详细的神经检查，并进行 CT 扫描以排查是否有骨水泥泄漏所引起的脊髓或神经根压迫。术后立即出现的疼痛通常是轻度的，可以用非阿片类药物（扑热息痛、非甾体抗炎药）缓解。在极少数情况下，如果疼痛中等至剧烈，可能需要使用弱阿片类药物（可待因、曲马多等）到强效阿片类药物（如吗啡）。

通常不需要进行进一步的术后影像检查，仅在术后立即或术后长时间出现持续性或新出现的疼痛时建议进行 MRI 检查。

四、并发症以及处理

1. 骨水泥渗漏：骨水泥渗漏通常是无症状的。往往只有术后的 CT 扫描才能发现骨水泥的渗漏。骨水泥渗漏的途径：首先椎管内和椎间孔渗漏。这可能导致神经根和脊髓受压迫，分别引起神经根损伤和截瘫症状。神经根损伤可能是由于水泥与神经根接触，并在水泥聚合过程中所产生的热量，带来的损伤所致。为了减轻这种并发症，应该在怀疑有骨水泥渗漏，有可能损伤神经的时候，立即用冷生理盐水和类固醇椎间孔注射，以减少局部炎症反应和神经的损伤。术后，患者可以服用一段时间的非甾体抗炎药和（或）类固醇。脊髓受压是一种严重的并发症，需要紧急进行椎管减压手术以避免截瘫等并发症。其次为椎间盘间隙和椎旁组织：通常没有临床症状，也没有临床意义。然而，在严重骨质疏松症中，大的椎间盘渗漏可能导致相邻椎体的塌陷。再次为椎旁静脉丛和肺栓塞：通常是无症状的。水泥渗漏到椎旁静脉丛可导致肺部远端栓塞。文献中报道的肺栓塞率范围很广，为 3.5% ～ 23%。栓塞通常位于非外周栓塞且无症状，不需要治疗。很少情况下，可能出现中央肺栓塞导致肺梗死。目前关于水泥肺栓塞的管理尚无共识，尽管 Krueger 等人建议对于无症状的中央或有症状的外周栓塞，应进行 6 个月的抗凝治疗。

如何避免骨水泥泄露：① 不在其液态阶段注射骨水泥，因为存在更大的静脉内渗透和骨水泥外渗的风险。② 将治疗的椎体数量限制在不超过 5 个以上。研究表明，椎体成型过程中氧饱和度往往会下降，而 Uemura 等人报道了治疗的椎体数量与氧饱和度下降的正相关性。其病因可能是多因素的（例如，镇静剂、俯卧位、脂肪栓子、长时间的操作时间等）。尽管已经证明多节段是安全的（3 个或更多节段），但不建议在单个手术中处理超过 5 个级别。操作时间不应超过 2.5 小时。③ 正确定位针尖位置（例如，避免将其定位在基椎静脉或靠近椎体后壁）。④ 在治疗高血管病变时要格外谨慎（例如，甲状腺和肾癌的转移），因为它们容易发生骨水泥泄漏。

2. 感染：椎体成形手术有发生的概率，其发生感染的概率小于 1%。一般遵守无菌原则的情况下，不会发生椎体感染。

3. 骨折：肋骨和椎弓根骨折，则其发生概率小于 1%。往往由手术过程中，敲击骨水泥穿刺套件产生的压力和震动所致。

4. 相邻椎体的继发骨折：相邻椎体继发性骨折的风险仍然是一个有争议的话题，尽管已有大量的临床和生物力学方面的研究。一些生物力学研究表明，椎体骨折增强可能会提高应力水平并导致新的相邻椎体的压缩性骨折，也有学者提出了不同意见，是否真的存在相邻椎体继发压缩性骨折风险，尚有争议。综合考虑，椎体成型带来的益处，远大于术后相邻椎体骨折可能的风险。

5. 过敏反应。

6. 出血：出血往往表现为局部的疼痛压痛。一般来讲，出血都在 72 小时之内缓解。

五、关于经皮椎体后凸成形术（percutaneous kyphoplasty，PKP）

PKP 和 PVP 其适应证、禁忌证、手术方法均类似。仅仅是操作上，增加了球囊扩张一个步骤。PKP 相对于 PVP，优越性在于可以增加椎体的高度，矫正脊柱后凸畸形。

适应证：最佳适应证是创伤性急性（少于 7 ～ 10 天）的椎体压缩性骨折，伴有局部后凸角度。其余适应证与 PVP 相似（骨质疏松症、转移性疾病和多发性骨髓瘤等）。

禁忌证：爆裂性骨折。一般而言，绝对和相对禁忌证与 PVP 相似。

疗效：椎体成型是一个非常成熟，且疗效优异的临床技术。有非常多的 RCT 研究，证实经皮椎体成型术治疗骨质疏松所引起的椎体压缩性骨折，尤其是病程小于 6 周的急性期椎体压缩性骨折，疗效优异。一项随机对照研究，对比了 PVP 和保守治疗的疗效，发现 1 个月后随访，针对病程小于 6 周的骨质疏松椎体压缩性骨折患者，PVP 组 VAS 下降幅度达到−5.2，而保守治疗组 VAS 下降幅度仅有 2.7。而对于肿瘤椎体转移，PVP 同样能够减轻疼痛并改善功能，疗效与治疗骨质疏松所导致的椎体压缩性骨折疗效类似。

关于 PKP、PVP 和脊柱内固定的推荐：目前尚无确切临床证据，证明 PKP 相对于 PVP 的优越性。PKP 可能更适合，某些椎体压缩性骨折后凸畸形严重的患者。此外，对于脊柱内固定手术推荐用于，脊柱后凸畸形大于 15°，病史小于 7 天的年轻患者的椎体压缩性骨折。

六、其他部位的骨水泥注射（percutaneous cementoplasty，PC）

经皮骨水泥成形术主要用于治疗，疼痛性溶骨性骨盆骨转移的患者，以减轻疼痛和残疾，改善功能。Park 等人进行的一项研究评估了 178 例患有骨盆骨病变的患者接受经皮骨水泥注射治疗，结果显示疼痛评分从 6.1 降至 2.4（$P < 0.01$），并且有 68% 的患者保持了步态功能。

正如前面所述，尽管经皮骨成形术广泛用于椎体骨折的治疗，但其在转移性长骨的应用仍存在争议。Cazzato 等人在对 13 篇文献进行的文献综述中发现，在患有骨转移的患者中，经皮长骨水泥成形术（PLBC）显著改善了疼痛，但在 196 例中有 16 例出现了继发性骨折（8%，$\sigma = 2.5$）。在 17% 的病例中，PLBC 与经皮骨固定术结合使用，没有发生任何后续骨折。在这方面，对于位于近端股骨的转移病灶的 PC 的使用仍存在不确定性，因为该解剖部位与骨固化不足相关。Deschamps 等人对 21 例接受股骨近端转移病灶 PC 治疗的患者进行了回顾性分析。一年内发生的病理性骨折率为 40.6%（7/21），且骨折风险与皮质侵犯程度大于 30 mm（7/11 vs. 0/10；$P = 0.000\,5$）和髂骨小粗隆先前骨折史（3/3 vs. 4/18；$P = 0.000\,9$）显著相关。Kitridis 等人对 12 项研究进行了文献综述，比较了增强型 PC（APC）与固定装置以及 PC 在预防转移性恶性肿瘤引起的近端股骨病理性骨折方面的疗效。在疼痛缓解方面，结果显示 PC 的 VAS 评分平均差异为 -4.6 ± 1.7，APC 为 -4.3 ± 2.5（$P = 0.41$）。术后近端股骨骨折在 PC 组中发生率为 7%，在 APC 组中为 5%（$P = 0.4$）。这两种技术在统计学上没有显示出显著差异，而且在缓解症状、预防病理性骨折和恢复负重方面都表现出良好的效果，但 PC 在手术后没有发现重大并发症，因此更为安全。

第七节　其他微创技术

一、内脏神经毁损治疗

癌性内脏疼痛的神经毁损治疗，是包括腹腔神经节、内脏大小神经、上腹下丛、下腹下丛、奇神经节毁损等。根据更新版的 WTO 癌痛阶梯治疗原则，将微创介入治疗定义为第四阶梯。

关于神经毁损治疗，临床研究表明，内脏神经毁损治疗，是顽固性癌痛的重要治疗方法。而腹腔神经丛是目前疗效相对最为确切的内脏肿瘤的神经毁损治疗之一。一项荟萃分析表明，腹腔神经丛毁损的有效率达到 90%，且镇痛效果可维持 3 个月，有高达 70%～90% 的患者镇痛效果维持至去世。此外毁损方法的联合应用，在肿瘤内脏痛的治疗中，较为常见。例如，腹腔神经丛联合上腹下神经丛毁损、上腹下神经丛联合奇神经节毁损等。

临床上内脏神经毁损治疗，非常多，且每个神经毁损方法，含有多个入路（表 4-4-1）。本章节选取临床上广泛采用的腹腔神经丛毁损和内脏大小神经毁损做介绍。具体操作方法介绍如下。

（一）腹腔神经丛毁损

1. 适应证：任何有腹腔神经丛支配的内脏来源的疼痛，均可采用腹腔神经丛毁损。一般包括胰腺癌、胃癌、食管癌、肝癌、胆囊癌、胆管癌等上腹部肿瘤疼痛。

2. 禁忌证：凝血功能障碍；腹腔内感染；肠机械性梗阻；其他不适合行腹腔神经丛毁损的情况。

3. 后侧入路腹腔神经丛毁损

（1）体位和标记穿刺点：定位：患者取俯卧位，腹部垫一软枕，使脊柱轻度前凸，以便更容易接近腹腔神经丛。在使用 CT 进行定位，靶点选择在 L1 椎体水平，主动脉两侧前方。CT 下定位穿刺路径和穿刺点。穿刺：消毒和局部麻醉后，选择合适的穿刺针（通常使用 20–22 号针），在 CT 引导下从两侧穿刺。针的角度通常为略向内倾斜，以避开肋骨和椎体，同时避免损伤肾脏。在影像引导下，逐步推进穿刺针，确保针尖到达腹主动脉前方区域。针尖到达靶点后，通过注射少量造影剂，确认穿刺针的位置是否在腹腔神经丛附近。观察造影剂的扩散情况，确保其分布在腹主动脉两侧的腹腔神经丛区域。

（2）注入药物：一旦确认针尖位置正确，开始缓慢注入局麻药物。典型药物包括利多卡因、布比卡因等。如果进行神经丛毁损，则注射破坏神经的药物，如 95% 的乙醇或 50% 的苯酚。剂量一般为双侧各 10～15 mL。此过程需要极为缓慢和小心，以确保药物精确分布在目标区域。

（3）重要注意事项

避免损伤：穿刺过程中需要特别注意避免损伤大血管、神经和其他重要结构。特别是腹主动脉和邻近的肾动脉，必须严格在影像引导下进行操作。

疼痛管理：在穿刺和药物注射过程中，密切观察患者的疼痛反应。任何剧烈疼痛或不适都需要立即评估并调整操作。

术中沟通：保持与患者的沟通，解释每一步骤以减少患者的紧张和焦虑，同时有助于监测患者的即时反应。

（二）经椎间盘入路内脏大小神经毁损

1. 影像定位：患者取俯卧位，双臂放置于身体两侧，头部转向一侧。可在腹部下方垫一个软枕，以使腰椎区前凸，方便穿刺。使用 CT 或透视进行术前定位，确定 T_{12}～L_1 椎间盘间隙的准确位置。在 T_{12}～L_1 椎间盘间隙的两侧，选择合适的穿刺点进行标记。通常，穿刺点位于椎间盘水平线稍旁开的位置。如若为 CT 引导，可在 CT 下定位穿刺点和穿刺路径。如若为 X 线引导，可采用同轴技术，确定穿刺点和穿刺角度。

2. 穿刺：选择合适长度和直径的穿刺针（通常为 18-22 号），在影像引导下，缓慢将穿刺针插入标记点。穿刺针应以稍斜向内的角度插入，穿过皮肤、肌肉、椎间盘，直至达到 T_1～L_1 椎间盘前缘。采用阻力消失法确定针尖到达椎间盘前缘。在穿刺过程中，实时使用 CT 或透视影像确认穿刺针的位置，确保针尖到达目标区域，避开血管和神经结构。

3. 注射药物：确认穿刺针位置正确后，缓慢注入造影剂，确定位于椎体前缘间隙。缓慢注入局麻药物（如利多卡因）进行试验性阻滞，评估患者疼痛缓解情况。

若确认有效，则注入毁损神经的药物，如 95% 乙醇或 50% 苯酚，进行内脏大小神经毁损。一般给予剂量为双侧各 10～20 mL。

4. 注意事项

严格无菌操作：避免术中感染。

精确定位：穿刺过程需在影像引导下进行，确保针尖位置准确，避免误伤重要血管和神经。

缓慢注药：注射药物时应缓慢进行，防止药物快速扩散导致不良反应。

术中和术后监测：术中和术后应严密监测患者的生命体征和疼痛缓解情况，及时处理可能出现的并发症，尤其是低血压的并发症。

5. 其他常用的内脏神经毁损术，可参考表 4-4-2。

表 4-4-2　常用的内脏神经毁损治疗

治疗方法	适 应 证	入 路	可能并发症
腹腔神经丛毁损	胰腺癌、胃癌、食管癌、肝癌、胆囊癌、胆管癌等上腹部肿瘤疼痛	后侧入路主动脉旁、前侧入路主动脉旁、经主动脉入路	腹泻、低血压、肝脾缺血性梗死、胃和小肠的缺血坏死、气胸等
内脏大小神经毁损	和腹腔神经丛毁损适应证相同，一般作为腹腔神经丛毁损的替代	后侧椎旁入路，后侧经椎间盘入路	和腹腔神经丛毁损相同
上腹下丛神经毁损	用于妇产科、泌尿生殖系统、结肠直肠部位肿瘤，例如宫颈癌、子宫内膜癌、前列腺癌、直肠癌、膀胱癌等。上腹下丛常和奇神经节毁损联合应用于骨盆和会阴部肿瘤	经椎间盘入路、椎旁入路、前侧入路	膀胱、直肠损伤、髂动脉损伤、椎间盘炎等
奇神经节毁损	会阴部肿瘤如，其他包括宫颈、子宫、直肠、结肠肿瘤也有报道	经骶尾关节入路、肛尾韧带入路	直肠穿孔、感染、性功能损害、膀胱和直肠功能损害、下肢神经受损等
下腹下丛毁损	主要用于盆腔和会阴部的肿瘤疼痛。包括膀胱、直肠、阴茎、阴道、肛门等	下腹下丛位于 $S_{2\sim4}$ 前方，操作较难。一般选择经骶孔入路，一般选择 S_2	膀胱、直肠损伤、髂动脉损伤、椎间盘炎、下肢功能受损等

二、肿瘤动脉栓塞术（arterial embolization，AE）

　　动脉栓塞（AE）是一种血管造影技术，旨在通过选择性闭塞供血动脉来减少肿瘤病变的血管供应。注射栓塞材料的目的是仅闭塞病变的供血血管，避免损伤邻近结构。动脉栓塞技术也非常适用于化疗无法获益以及无法手术的肿瘤椎体转移患者。

　　Facchini 等人对 164 名接受姑息性动脉栓塞治疗的脊柱转移瘤患者进行的研究显示，在 97% 的患者中，疼痛评分和镇痛药物消耗均减少了 50% 以上，平均疼痛缓解持续时间为 9.2 个月。Rossi 等人此前在 243 名骨转移患者的研究中报告了类似的结果，其中 97% 的患者疼痛评分减少，平均疼痛缓解持续时间为 8.1 个月。

　　此外，肿瘤动脉栓塞术，还可在外科手术之前使用。目的在于减少术中的出血，改善术野的清晰度和减少手术时间。Kato 等人对 58 名患有肾脏和甲状腺癌骨转移的患者进行了一项研究，这些患者接受了术前栓塞治疗，以比较完全脱血与不完全脱血时的术中出血量。完全栓塞组与部分栓塞组相比，术中出血量较低（均值 ± 标准差，809 ± 835 vs. $1\,210 \pm 904$ mL，$P = 0.03$）；在完全栓塞的患者中，如果手术在栓塞当天进行，则术中出血量较低。另一项包括 41 名患有脊柱和额外脊柱肾细胞癌转移的患者的最近研究表明，在手术安排在栓塞当天进行时，术前栓塞治疗在减少术中出血方面更为有效。

最常报告的不良事件包括局部皮肤变色或坏死、栓塞后疼痛、与栓塞相关的出血以及感觉异常。Rossi 等记录了 309 例接受治疗的患者中 86 例次栓塞相关并发症，主要是栓塞后疼痛和感觉异常，以及一例皮肤和皮下组织坏死的重大并发症。

三、电化学疗法

电化疗（electrochemotherapy，ECT）的作用原理基于可逆电穿孔的原理：当将电流施加到细胞膜上时，细胞膜对分子，特别是化疗药物的渗透性暂时增加。在骨肿瘤中，治疗是通过在计算机断层扫描（CT）或透视引导下将 15 号针形电极放置在骨病变内部进行的。然后，在博来霉素静脉注射后，在电极之间施加脉冲电流，导致化疗药物转移进入肿瘤细胞内。

1991 年，Mir 等人首次将电化疗用于肿瘤治疗，将电穿孔与化疗药物静脉注射结合使用。此后，该技术得到了完善，2006 年发布了欧洲电化疗标准操作规程（ESOPE），首次为浅表肿瘤治疗定义了一套标准化程序，并于 2018 年进行了更新，将可能的适应证扩展到更大和更深的肿瘤。临床前研究已经选择博来霉素和顺铂作为最适合的电化疗药物，博来霉素的细胞毒性增加了近 8 000 倍，顺铂增加了 80 倍。首次针对骨骼中使用 ECT 的临床前体内实验是由 Fini 等人于 2013 年进行的，他们在没有对骨稳定性、矿化或成骨活性产生负面影响的情况下，实现了良好的细胞膜通透性，而且对神经血管相邻结构没有造成改变。

在一项对 29 名接受 ECT 治疗的疼痛性骨转移患者进行的临床试验中，84% 的患者在 7 个月的随访中达到了 50% 以上的疼痛缓解。另一项针对 102 名接受 ECT 治疗的骨转移患者的多中心临床研究表明，根据 RECIST 标准，有 40.4% 的患者实现了对治疗的客观反应，50.6% 的患者病情稳定，9% 的患者病情进展，随访平均持续时间为 5.9 ± 5.1 个月。在 102 名接受治疗的患者中，发生了 2 例重大并发症和 11 例轻微并发症：一名晚期鳞状细胞癌患者出现了局部坏死，一名患者在治疗期间发生了病理性骨折；轻微并发症包括在程序后持续疼痛，数周后自行缓解。

四、冷冻消融术

冷冻消融术（cryoablation，CA）的原理是一种经皮冷冻消融技术。其原理是通过一个或多个充满压缩气体（通常是氩气）的探针将肿瘤组织冷却至极低温度，并置于病变内部。利用焦耳-汤姆逊效应，一旦气体由于快速减压而在探针尖端周围的空间中膨胀，就会达到低于-20℃的温度。引起的冷却损伤包括细胞内冰晶的形成，导致细胞破坏以及基于内皮损伤的血管性损伤，这会损害血液供应，诱发局部缺血和血管脱落。

与其他热消融技术相比，在冷冻消融过程中可以监测到探针尖端的"冰球"，该冰球可以通过 CT 成像直接可视化；由于冰球的边缘表示 0℃，为了确保完全消融肿瘤，冰球的边界应该延伸到病变本身之外（至少 5～8 mm）（图 4-4-23）。

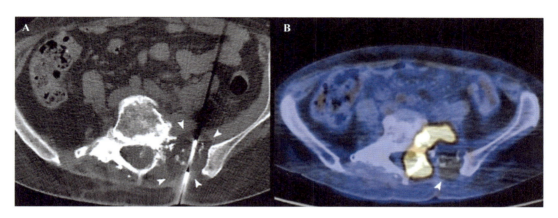

图 4-4-23　（A）一名 54 岁女性，患有子宫内膜肉瘤的骶骨转移，接受了冷冻消融治疗以缓解症状。冰球在针尖周围显示为低密度圆圈（箭头所示）。（B）18F-FDG PET/CT 扫描在治疗 3 个月后进行，显示在消融区域内没有病理性放射性示踪剂摄取（箭头所示）。
（Nicolas Papalexis et al, Minimally Invasive Interventional Procedures for Metastatic Bone Disease: A Comprehensive Review, Curr. Oncol. 2022, 29, 4155-4177）

此外，冷冻消融在疼痛复发的情况下可重复进行，并提供同时使用多个冷冻探针（最多 25 个）的机会，通过不同的探针放置几何形状精确定义消融区域，以匹配目标病变的形状并创建大型冰球（直径＞ 8 cm），从而降低可能残留疾病的风险。与其他消融技术不同，冷冻消融已被证明具有固有的镇痛作用，这意味着患者在治疗过程中和治疗后立即感受到的疼痛较少。然而，与其他微创经皮治疗方法相比，冷冻消融的费用更高。

通常通过疼痛数字评分表在操作前后进行评估疼痛缓解程度，通过自我评估问卷评估感知生活质量，或评估术前和术后镇痛需求来评估长期治疗效果，而长期控制肿瘤则通过随访肿瘤影像学检查，包括 CT、磁共振成像（MRI）或电子发射断层扫描（PET）/CT。

冷冻消融术引起的骨坏死的后果之一是骨结构的脆化，这使患者易于延迟出现术后骨折。因此，在骨溶解性转移性疾病患者中，特别是在以腰骶部区域或椎体为轴向负载部位的患者中，冷冻消融术已成功与骨水泥成形术结合使用，这种结合治疗已经证明具有持久的疼痛缓解和稳定作用。Ferrer-Mileo 等人进行了一项关于使用冷冻消融控制癌症疼痛的 22 项研究的系统性回顾，报告称，术后 24 小时的平均疼痛评分降低了 62.5%，3 个月时降低了 70%，6 个月时降低了 80.9%。此外，24 小时阿片类药物的需求量降低了 75%，3 个月时降低了 61.7%。在 4 周后，冷冻消融还与生活质量的 44.2% 改善相关联，8 周后为 59.6%。这些结果已被文献中的许多研究证实，证明了对疼痛性骨转移的冷冻消融术，可以在患者的疼痛水平和感知生活质量上显著改善，并且能够在少量转移病变中实现满意的局部肿瘤控制。

五、微波消融

经皮微波消融（percutaneous microwave ablation，MWA）是通过放置在肿瘤内部的天线，及其释放的电磁波，来实现的热消融技术。电磁波引起水分子的激发，产生热量并导致肿瘤凝固性坏死。经皮消融技术相比，MWA 受组织阻抗变异性的影响较小，包括骨骼或肺等高阻抗组织，也不太受"散热"效应的影响，即当病变位于靠近高流动血管时，也观察到的热量传导。这使得内部温度更高，减少了消融区域变形的可能性，并缩短了消融时间。

关于 MWA 的文献目前较少，已有文献报道了 MWA 在骨转移的姑息治疗以及其在长期病情控制方面的有效性，证明了 MWA 是一种可行且有效的治疗方法，可缓解疼痛并改善生活质量。在一项系统文献回顾中，Sagoo 等人评估了 MWA 在治疗患有疼痛性脊柱转移瘤的 8 项研究中的应用，结果表明 MWA 能够在长达 6 个月的时间内有效缓解疼痛，并实现局部肿瘤控制（成功率为 80%～100%）。

同样，Cazzato 等人对 MWA 的安全性和临床疗效进行了系统回顾，根据分析的 7 项研究，MWA 在治疗疼痛性骨肿瘤后可在短期（1 个月）和中期（4～6 个月）内缓解疼痛。恶性病变的 VAS 评分预计在 1 个月时为 5.3/10（95% CI 4.6～6.1），在治疗后 20～24 周时为 5.3/10（95% CI 4.3～6.3）。Aubry 等人评估了 CT 引导下 MWA 治疗 6 例溶骨转移瘤、5 例成骨性转移瘤和 5 例软组织肉瘤的可行性和疗效。在 1 个月时，通过随访影像估计的坏死百分比为 85 ± 30.4%，成功率为 80%。在 3、6 和 12 个月时，成功率分别为 80%、76.9% 和 63.6%。在 12 个月时，4 个病变（36.3%）仍然没有复发。最近，Yang 等人评估了 MWA 在 18 例骨转移瘤疼痛姑息治疗中的有效性和安全性，结果显示在手术后 3 天和 14 天疼痛明显减轻（6.83 ± 0.92 vs. 1.67 ± 0.97，$P < 0.05$ 和 6.83 ± 0.92 vs. 0.94 ± 0.87，$P < 0.05$），吗啡需求减少（85.56 ± 17.23 vs. 32.78 ± 4.61，$P < 0.05$；和 85.56 ± 17.23 vs. 10.56 ± 8.73，$P < 0.05$）。

六、磁共振引导聚焦超声手术

磁共振引导聚焦超声手术（magnetic resonance-guided focused ultrasound surgery，MRgFUS）骨病变治疗包括使用高强度聚焦超声（HIFU）相控阵系统结合 MRI 系统。与前述技术不同，MRgFUS 是一种微创热基方法，其中通过放置在患者皮肤上的换能器产生的聚焦超声波束穿过上覆组织并达到目标病变。操作原理是双重的，基于热消融和机械损伤：超声波束能量转化为热能，高温暴露（65～85℃，最大声能 2 000 J）通过凝固坏死诱导肿瘤细胞死亡。大约持续 30 秒，每次超声治疗之间的冷却时间为 90 秒。机械损伤发生在高强度声波脉冲下，产生高压和剪切应力，潜在导致细胞壁溶解。

MRI 在治疗前阶段至关重要，以便识别骨病变，同时确保超声治疗束的轨迹不会击中相邻的器官或血管神经结构。此外，MRI 在手术过程中和术后的实时成像监测中至关重要，以评估肿瘤的反应。

疼痛缓解效果可能是由于局部骨麻醉，基于骨表面感受器和初级传入感觉神经纤维的退化而产生。关于 MRgFUS 作为转移性骨疼痛的微创治疗选择的有效性，一些文献综述进行了讨论。有报告称约 70% 以上的放疗难治性转移性骨疼痛患者在治疗后经历了症状改善，并减少了阿片类药物的使用。此外，疼痛缓解在手术后几天内迅速实现，并持续超过 3 个月。特别是，Baal 等人的一项系统综述和荟萃分析调查了 2007～2019 年间发表的 33 项关于 MRgFUS 治疗疼痛性骨转移的研究，共涉及 1 082 名患者。完全缓解或部分缓解率为 79%（95% CI 73%～83%）。基线和 1 个月 /3 个月疼痛评分之间的平均差异分别为 −3.8（95% CI：4.3；−3.3）和 −4.4（95% CI：5.0；−3.7）。同样，韩等人对 15 项研究进行的荟萃分析涉及 MRgFUS 治疗骨转移患者的有效性，取得了类似的结果，在 0～1 周时与基线相比，疼痛改善为 2.54（95% CI：1.92～3.16，$P<0.01$），1～5 周为 3.56（95% CI：3.11～4.02，$P<0.01$），5～14 周为 4.22（95% CI：3.68～4.76，$P < 0.01$）。一项由 Bongiovanni 等人进行的前瞻性研究评估了接受 MR-HIFU 治疗的 12 名有症状的骨转移患者的疼痛减轻情况。术后 30 天，结果显示有 6 例（50.0%）完全缓解了持续性疼痛，6 例（50.0%）部分缓解，分别对于突破性癌痛（BTCP），完全缓解和部分缓解的比例为 5 例（41.7%）和 7 例（58.3%）。治疗前的吗啡等效日剂量为 37.5 mg（范围 0～270），而治疗后分别为 14.3 mg（范围 0～270）和 7.3 mg（范围 0～180）在 7 天和 30 天时。

尽管 MRgFUS 具有可重复、无辐射的明显优势，但也存在一些局限性。病变必须可通过超声波束访问，且不能与器官、血管和神经结构、非靶向骨骼或空气相邻，且骨骼和肿瘤之间的界面应深于皮肤表面 10 mm 以上。此外，位于颅骨或脊柱的转移灶无法进行治疗，唯一的例外是脊髓水平以下的后部结构。MRgFUS 治疗具有良好的安全性，最常见的并发症包括皮肤烧伤、疼痛、呕吐和延迟性骨折。严重和轻度的 MRgFUS 相关不良事件率分别为 0.9% 和 5.9%。此外，与仅药物治疗相比，MRgFUS 已被证明是一种收益成本比较高技术，用于缓解有医学上难以治疗的转移性骨疼痛的患者。

迄今为止，MRgFUS 作为治疗疼痛性骨转移的一线治疗手段的作用，尚未得到询证医学的证实。在这方面，李等人进行了一项配对研究，涉及 63 名骨转移患者，其中 21 名接受了 MRgFUS 治疗，42 名接受了放疗。结果显示，两者在总体治疗反应率方面相似，但 MRgFUS 在疼痛缓解速度和反应持续时间方面比放疗更有效（治疗后 1 周的反应率分别为 71% 和 26%，$P = 0.0009$）。与放疗相比，MRgFUS 不仅无电离辐射，而且通常只需单次治疗即可见效。

总之，随着现代科技的发展，越来越多的新技术应用于临床实践。作为社区临床医务人员，应当了解各项临床技术，以便针对各种病情的患者，推荐恰当的治疗方法。同时，了解各项临床技术，对科学的术后管理亦非常关重要。

（袁宏杰）

【参 考 文 献】

［1］ 郭政，王国年.疼痛诊疗学［M］.北京：人民卫生出版社，2016.

［2］ Friedly J, Chan L , Deyo R . Increases in lumbosacral injections in the Medicare population: 1994 to 2001.［J］. Spine, 2007, 32(16): 1754−1760.

［3］ Manchikanti L, Boswell M V, Datta S, et al. Comprehensive review of therapeutic interventions in managing chronic spinal pain［J］. Pain Physician, 2009, 12(4): E123−E198.

［4］ Wang D. Image Guidance Technologies for Interventional Pain Procedures: Ultrasound, Fluoroscopy, and CT［J］. Curr Pain Headache Rep, 2018, 22(1): 6.

［5］ Perrine D C, Votta-Velis G, Borgeat A. Ultrasound indications for chronic pain management: an update on the most recent evidence［J］. CurrOpinAnaesthesiol, 2016, 29(5): 600−605.

［6］ Kim H, Song S O, Jung G. A lateral paracarotid approach for ultrasound-guided stellate ganglion block with a linear probe［J］. J Anesth, 2017, 31(3): 458−462.

［7］ Persson L C, Carlsson J Y, Anderberg L. Headache in patients with cervical radiculopathy: a prospective study with selective nerve root blocks in 275 patients［J］. Eur Spine J, 2007, 16(7): 953−959.

［8］ Baxter, C.S. and B.M. Fitzgerald, Nerve Block, Intercostal. 2018.

［9］ Karmakar MK, Li JW, Kwok WH, Hadzic A. Ultrasound-guided lumbar plexus block using a transverse scan through the lumbar intertransverse space: a prospective case series. RegAnesth Pain Med. 2015, 40(1): 75−81.

［10］ Perlas A, Chaparro LE, Chin KJ. Lumbar Neuraxial Ultrasound for Spinal and Epidural Anesthesia: A Systematic Review and Meta-Analysis .RegAnesth Pain Med. 2016, 41(2): 251−260.

［11］ 刘延青，崔健君.实用疼痛学［M］.北京：人民卫生出版社，2013.

［12］ Hosseini B, Allameh F. Laser Therapy in Lumbar Disc Surgery—A Narrative Review. J Lasers Med Sci, 2020, 11(4): 390−394.

［13］ Roberto Gazzeri, Susanna Tribuzi, Marcelo Galarza, Felice Occhigrossi. Percutaneous Laser Disc Decompression (PLDD) for the Treatment of Contained Lumbar Disc Herniation. Surg Technol Int, 2022, 21: 41: sti41/1639.

［14］ Wei WB, Dang SJ, Wei L,et al. Transforaminal epidural steroid injection combined with radio frequency for the treatment of lumbar disc herniation: a 2-year follow-up. BMC Musculoskelet Disord, 2021, 22(1): 347.

［15］ Pan M, Li Q, Li S, et al. Percutaneous Endoscopic Lumbar Discectomy: Indications and Complications. Pain Physician, 2020, 23(1): 49−56.

［16］ Gadjradj PS, Harhangi BS, Amelink J, et al. Vleggeert-Lankamp C, Rubinstein SM. Percutaneous Transforaminal Endoscopic Discectomy Versus Open Microdiscectomy for Lumbar Disc Herniation: A Systematic Review and Meta-analysis. Spine (Phila Pa 1976), 2021, 46(8): 538−549.

［17］ 肖礼祖，金毅 . 经皮神经电刺激植入术［M］. 北京：清华大学出版社，2019.

［18］ Melzack RA, Wall PD. Pain mechanisms: A new theory. Science, 1965, 150: 971−979.

［19］ Torresani J, Arnoux M, Jobin A, et al. Cardiac slowing by electric stimulation.Archives des Maladies du Coeur et des Vaisseaux, 1965, 58(12): 1669−1679.

［20］ Shealy CN, Mortimer JT, Reswick JB. Electrical inhibition of pain by stimulation of the dorsal columns: preliminary clinical report. Anesthesia and Analgesia, 1967, 46(4): 489−491.

［21］ Geurts JW, Joosten EA, van Kleef M. Current status and future perspectives of spinal cord stimulation in treatment of chronic pain. Pain, 2017, 158(5): 771−774.

［22］ Joosten EA, Franken G. Spinal cord stimulation in chronic neuropathic pain: mechanisms of action, new locations, new paradigms. Pain, 2020, 161(Supplement 1): S104−S113.

［23］ Deer TR, Skaribas IM, Haider N, et al. Effectiveness of cervical spinal cord stimulation for the management of chronic pain. Neuromodulation, 2014, 17(3): 265−271.

［24］ Stiller CO, Linderoth B, OConnor TW, et al. Repeated spinal cord stimulation decreases the extracellular level of γ -aminobutyric acid in the periaqueductal gray matter of freely moving rats. Brain Research, 1995, 699(2): 231−241.

［25］ Cui JG, O'Connor WT, Ungerstedt U. et al. Spinal cord stimulation attenuates augmented dorsal horn release of excitatory amino acids in mononeuropathy via a GABAergic mechanism. Pain, 1997, 73(1): 87−95.

［26］ Janssen SP, Gerard S, Raijmakers ME, et al. Decreased intracellular GABA levels contribute to spinal cord stimulation- induced analgesia in rats suffering from painful peripheral neuropathy: The role of KCC2 and GABAA receptor-mediated inhibition. Neurochemistry International, 2012, 60(1): 21−30.

［27］ Sun L,Tai L, Qiu Q, et al. Endocannabinoid activation of CB1receptors contributes to long-lasting reversal of neuropathic pain by repetitive spinal cord stimulation. European Journal of Pain, 2017, 21(5): 804−814.

［28］ Kumar K, Taylor RS, Jacques L, et al.The effects of spinal cord stimulation in neuropathic pain are sustained: a 24-month follow-up of the prospective randomized controlled multicenter trial of the effectiveness of spinal cord stimulation. Neurosurgery, 2008, 63: 762−770.

［29］ Wu M, Linderoth B, Foreman RD. Putative mechanisms behind effects of spinal cord stimulation on vascular diseases: a review of experimental studies. Auton Neurosci, 2008, 138(1−2): 9−23.

［30］ Dominic H. Spinal cord stimulation: The clinical application of new technology. Anesthesiol respract, 2012, 20(12): 375−691.

［31］ 冯智英，王昆，金毅，等，鞘内药物输注技术用于癌痛管理的中国专家共识（2022 版）. 中华疼痛学杂志，2022，18（5）：579−589.

［32］ Matthew A Spiegel, Grant H Chen, Antonio C Solla, et al. Evaluation of an Intrathecal Drug Delivery Protocol Leads to Rapid Reduction of Systemic Opioids in the Oncological Population. Journal of palliative medicine, 2021, 24(3): 418−422.

［33］ Ma Ke, Jin Yi, Wang Lin, et al.Intrathecal delivery of hydromorphone vs morphine for refractory cancer pain: a multicenter randomized single-blind controlled noninferiority trial.Pain, 2020, 161(11).2502−2510.

［34］ RE Harbaugh, DW Coombs, RL Saunders, et al.Implanted continuous epidural morphine infusion system. Preliminary report.Journal of neurosurgery, 1982, 56(6).803−6.

［35］ Aprili D, Bandschapp O, Rochlitz.Serious complications associated with external intrathecal catheters used in cancer pain patients: a systematic review and meta-analysis.Anesthesiology, 2009, 111(6).

［36］ Sindt Jill E, Odell Daniel W, Dalley Andrew P, et al.Initiation of Intrathecal Drug Delivery Dramatically Reduces Systemic Opioid Use in Patients With Advanced Cancer.Neuromodulation: journal of the

International Neuromodulation Society, 2020, 23(7).978–983.

[37] 李志华，王春晓，赵梅竹，等 . 比较鞘内输注氢吗啡酮与吗啡治疗晚期难治性癌痛患者的疗效及安全性 . 中华疼痛学杂志，2023，19（4）.

[38] Tsoumakidou G, Too CW, Koch G, et al. CIRSE Guidelines on Percutaneous Vertebral Augmentation. *Cardiovasc Intervent Radiol*, 2017, 40(3): 331–342. doi:10.1007/s00270-017-1574-8

[39] McGraw JK, Lippert JA, Minkus KD, et al. Prospective evaluation of pain relief in 100 patients undergoing percutaneous vertebroplasty: results and follow-up. *J Vasc Interv Radiol*, 2002, 13(9 Pt 1): 883–886. doi:10.1016/s1051-0443(07)61770-9

[40] Krueger A, Bliemel C, Zettl R, et al. Management of pulmonary cement embolism after percutaneous vertebroplasty and kyphoplasty: a systematic review of the literature. *Eur Spine J*, 2009, 18(9): 1257–65. doi:10.1007/s00586-009-1073-y

[41] Clark W, Bird P, Gonski P, et al. Safety and efficacy of vertebroplasty for acute painful osteoporotic fractures (VAPOUR): a multicentre, randomised, double-blind, placebo-controlled trial. *Lancet*, 2016, 388(10052): 1408–1416. doi:10.1016/S0140-6736(16)31341-1

[42] Kallmes DF, Comstock BA, Heagerty PJ, et al. A randomized trial of vertebroplasty for osteoporotic spinal fractures. *N Engl J Med*, 2009, 361(6): 569–579. doi:10.1056/NEJMoa0900563

[43] Chew C, Craig L, Edwards R, et al. Safety and efficacy of percutaneous vertebroplasty in malignancy: a systematic review. *Clin Radiol*. Jan 2011; 66(1): 63–72. doi:10.1016/j.crad.2010.09.011

[44] Park JW, Lim HJ, Kang HG, Kim JH, Kim HS. Percutaneous Cementoplasty for the Pelvis in Bone Metastasis: 12-Year Experience. *Ann Surg Oncol*, 2022, 29(2): 1413–1422. doi:10.1245/s10434-021-10640-8

[45] Kim WS, Kim KH. Percutaneous osteoplasty for painful bony lesions: a technical survey. *Korean J Pain*. Oct 1 2021; 34(4): 375–393. doi:10.3344/kjp.2021.34.4.375

[46] Eisenberg E, Carr DB, Chalmers TC. Neurolytic celiac plexus block for treatment of cancer pain: a meta-analysis. *Anesth Analg*. Feb 1995; 80(2): 290–5. doi:10.1097/00000539-199502000-00015

[47] Wirbel RJ, Roth R, Schulte M, Kramann B, Mutschler W. Preoperative embolization in spinal and pelvic metastases. *J Orthop Sci*. May 2005; 10(3): 253–7. doi:10.1007/s00776-005-0900-1

[48] Tsitskari M, Spiliopoulos S, Konstantos C, Palialexis K, Reppas L, Brountzos E. Long-term results of super-selective trans-catheter embolization of the vesical arteries for the treatment of intractable bladder haematuria. *CVIR Endovasc*. Dec 11 2020; 3(1): 97. doi:10.1186/s42155-020-00188-1

[49] Facchini G, Di Tullio P, Battaglia M, et al. Palliative embolization for metastases of the spine. *Eur J Orthop Surg Traumatol*. Apr 2016; 26(3): 247–52. doi:10.1007/s00590-015-1726-y

[50] Rossi G, Mavrogenis AF, Rimondi E, Braccaioli L, Calabro T, Ruggieri P. Selective embolization with N-butyl cyanoacrylate for metastatic bone disease. *J Vasc Interv Radiol*. Apr 2011; 22(4): 462–70. doi:10.1016/j.jvir.2010.12.023

[51] Kato S, Hozumi T, Takaki Y, Yamakawa K, Goto T, Kondo T. Optimal schedule of preoperative embolization for spinal metastasis surgery. *Spine (Phila Pa 1976)*. Oct 15 2013; 38(22): 1964–9. doi:10.1097/BRS.0b013e3182a46576

[52] Celebioglu EC, Bilgic S, Merter A, Karaca MO, Basarir K, Yildiz HY. Scheduling surgery after transarterial embolization: does timing make any difference to intraoperative blood loss for renal cell carcinoma bone metastases? *Diagn Interv Radiol*. Nov 2021; 27(6): 740–745. doi:10.5152/dir.2021.21011

[53] Gehl J, Sersa G, Matthiessen LW, et al. Updated standard operating procedures for electrochemotherapy of cutaneous tumours and skin metastases. *Acta Oncol*. Jul 2018; 57(7): 874–882. doi:10.1080/0284186X.2018.1454602

[54] Gothelf A, Mir LM, Gehl J. Electrochemotherapy: results of cancer treatment using enhanced delivery of bleomycin by electroporation. *Cancer Treat Rev*. Oct 2003; 29(5): 371−87. doi:10.1016/s0305-7372(03)00073-2

[55] Bianchi G, Campanacci L, Ronchetti M, Donati D. Electrochemotherapy in the Treatment of Bone Metastases: A Phase II Trial. *World J Surg*. Dec 2016; 40(12): 3088−3094. doi:10.1007/s00268-016-3627-6

[56] Campanacci L, Bianchi G, Cevolani L, et al. Operating procedures for electrochemotherapy in bone metastases: Results from a multicenter prospective study on 102 patients. *Eur J Surg Oncol*. Oct 2021; 47(10): 2609−2617. doi:10.1016/j.ejso.2021.05.004

[57] Callstrom MR, Dupuy DE, Solomon SB, et al. Percutaneous image-guided cryoablation of painful metastases involving bone: multicenter trial. *Cancer*. Mar 1 2013; 119(5): 1033−41. doi:10.1002/cncr.27793

[58] Ferrer-Mileo L, Luque Blanco AI, Gonzalez-Barboteo J. Efficacy of Cryoablation to Control Cancer Pain: A Systematic Review. *Pain Pract*. Nov 2018; 18(8): 1083−1098. doi:10.1111/papr.12707

[59] Sagoo NS, Haider AS, Rowe SE, et al. Microwave Ablation as a Treatment for Spinal Metastatic Tumors: A Systematic Review. *World Neurosurg*. Apr 2021; 148: 15−23. doi:10.1016/j.wneu.2020.12.162

[60] Cazzato RL, de Rubeis G, de Marini P, et al. Percutaneous microwave ablation of bone tumors: a systematic review. *Eur Radiol*. May 2021; 31(5): 3530−3541. doi:10.1007/s00330-020-07382-8

[61] Aubry S, Dubut J, Nueffer JP, Chaigneau L, Vidal C, Kastler B. Prospective 1-year follow-up pilot study of CT-guided microwave ablation in the treatment of bone and soft-tissue malignant tumours. *Eur Radiol*. Apr 2017; 27(4): 1477−1485. doi:10.1007/s00330-016-4528-7

[62] Yang Y, Ren B, Bian X, et al. Effect of palliative microwave ablation on metastatic osseous pain: a single-center retrospective study. *Ann Palliat Med*. Sep 2021; 10(9): 9725−9731. doi:10.21037/apm-21-2164

[63] Tomasian A, Jennings JW. Percutaneous minimally invasive thermal ablation for management of osseous metastases: recent advances. *Int J Hyperthermia*. Oct 2019; 36(2): 3−12. doi:10.1080/02656736.2019.1613573

[64] Baal JD, Chen WC, Baal U, et al. Efficacy and safety of magnetic resonance-guided focused ultrasound for the treatment of painful bone metastases: a systematic review and meta-analysis. *Skeletal Radiol*. Dec 2021; 50(12): 2459−2469. doi:10.1007/s00256-021-03822-8

[65] Bongiovanni A, Foca F, Oboldi D, et al. 3-T magnetic resonance-guided high-intensity focused ultrasound (3 T-MR-HIFU) for the treatment of pain from bone metastases of solid tumors. *Support Care Cancer*. Jul 2022; 30(7): 5737−5745. doi:10.1007/s00520-022-06990-y

[66] Lee HL, Kuo CC, Tsai JT, Chen CY, Wu MH, Chiou JF. Magnetic Resonance-Guided Focused Ultrasound Versus Conventional Radiation Therapy for Painful Bone Metastasis: A Matched-Pair Study. *J Bone Joint Surg Am*. Sep 20 2017; 99(18): 1572−1578. doi:10.2106/JBJS.16.01248

第一节 术前准备与患者教育

一、患者知情同意的重要性

知情同意包括知情与同意，医方告知患者体现的是知情，患方可以自主决定体现的是同意。知情同意原则是尊重患者自主权的集中体现，是建立合作型医患关系的必要条件。

《中华人民共和国侵权责任法》中的第五十五条规定，医务人员在诊疗活动中应当向患者说明病情和医疗方案。其中需要实施手术、特殊检查、特殊医疗的，医务人员应当向患者说明医疗风险、替代医疗方案等，并取得其书面同意；特殊情况下不宜向患者本人说明的，应当向患者的亲属说明，并取得书面同意。患者有权知晓自己的诊疗方案，这有利于患者自主选择最佳的治疗方案，避免过度医疗。如果患者及家属在接受诊疗前对自身健康和诊疗方案存在疑问，医务人员必须加以解释。总之，只要和患者疾病相关的内容，患者都有知情权，在需要作出决定时，在充分知情的情况下，患者都有自主选择权。

在安宁疗护过程中，有效控制疼痛成为提高患者最终生活质量的重要因素。随着疼痛治疗技术的进步，微创治疗在治疗过程中逐渐普及。在疼痛科微创治疗中，确保患者知情同意的流程通常包括提供详细的书面资料、进行面对面的咨询、回答患者的问题，并在患者充分理解所有信息后，获得他们的签名同意。这一过程不仅保护了患者的权益，也促进了医疗服务的透明化和专业化。

医护人员作为医疗活动的实施者，必须向患者及其家属介绍微创治疗的相关知识，履行医师的主动告知义务，使患者在充分了解相关信息的前提下，自愿理智地作出选择；术前详细向患者解释微创治疗的利弊、步骤及可能出现的并发症，尤其是微创治疗中可能对患者造成的射线损伤等，取得患者的理解并签字同意。如果医生的告知有夸大、缩小、误导或欺骗，致使患者在错误理解的基础上，作出错误的决定，可视为告知无效，同样要承担侵权责任；对于刚刚进行微创治疗的医护人员要进行专业培训，如参加全国性的相关微创治疗学习班、进行相关的操作理论与实践技能的培训；医院必须建立相应的制度和实施方案，旨在促进医师进行相关微创治疗及相关医嘱的实施；医师享有和履行《执业医师法》及其他法律、法规所规定的权利和义务。

二、术前评估与准备

微创治疗是一种治疗慢性疼痛的有效方法，它通过微创手术技术，对疼痛进行干预和治疗。在进行微创治疗之前，需要进行术前评估与准备，以确保患者的身体状况适合进行微创治疗，减少术中的操作风险，从而减少医患矛盾，提高治疗的安全性及有效性。

（一）术前评估

在进行微创治疗前应该对患者进行多方位的病情评估，主要从以下几个方面进行评估。

1. 明确诊断，了解患者的疼痛原因、部位、类型、时间及加重和缓解因素等。

2. 了解患者的并发症及治疗情况，如糖尿病、高血压、心脏病等。

3. 了解既往病史、手术史以及局部麻醉药过敏史等。

4. 患者进行详细的体格检查，包括精神状态、神经系统检查、肢体的感觉和肌力，肠道和膀胱功能状况。

5. 影像学检查：根据患者的病情，进行相应的影像学检查，如 X 线片、CT、MRI 等，以明确疼痛的部位和性质，为微创治疗提供依据。

6. 实验室检查：术前进行血常规、尿常规、肝功能、肾功能等实验室检查，评估患者的身体机能和手术风险。

7. 评估疼痛评分，如疼痛视觉模拟评分、McGill 疼痛调查问卷等。

8. 心理评估，慢性疼痛患者往往伴随着心理问题，如焦虑、抑郁等。术前应进行心理评估，如抑郁量表、明尼苏达疼痛量表（minnesota multiphasic per-sonality inventory，MMPI）等。必要时进行心理干预。

9. 麻醉评估：对于需要麻醉的微创治疗，麻醉医生会对患者进行评估，选择合适的麻醉方式和药物。

（二）术前准备

1. 患者准备：术前与患者沟通病情，减轻患者的焦虑情绪；术前一天沐浴、清洁术区皮肤；全麻手术患者，术前需禁食、水 6～8 小时；术前穿病号服，如厕，监测生命体征，标记手术部位。

2. 设备、器械与耗材的准备：清洁手术床；手术器械与耗材（C 臂机、超声、椎间孔镜、射频机器、射频针、射频电极、无菌手术器械等）。

3. 医师准备：签署知情同意书；确定手术治疗方案及备选方案。

第二节　术中操作与监控

一、操作技巧与注意事项

疼痛微创治疗主要包括超声引导下神经阻滞术、射频消融术、椎间盘微创治疗技术、脊髓电刺激、鞘内镇痛泵、骨水泥注射等。在进行疼痛微创治疗时，操作技巧与注意事项至关重要，以下是一些具体的操作技巧与注意事项。

（一）超声引导下神经阻滞术

1. 严格无菌操作。

2. 治疗过程中适时监测患者的生命体征，包括心电图、血压、脉搏、呼吸、血氧饱和度等。

3. 治疗中与患者言语交流，观察患者的意识和感觉变化，并解除患者的紧张情绪。

4. 超声适时引导下进行穿刺，并询问患者感觉变化，避免直接损伤神经。

5. 运用放射影像技术和神经刺激技术可提高治疗的准确性，如 X 线影像技术、计算机断层扫描技术、神经刺激器等，但在治疗过程中也应加倍小心，避免穿刺时损伤神经、血管或周围组织结构。必要时可注射造影剂确定穿刺针的位置。

6. 治疗结束后，继续监护患者至少 30 分钟，避免迟发性并发症的发生。

（二）射频消融术

1. 射频治疗前，首先进行诊断性注射治疗，即在靶点位置注射 1% 利多卡因注射液 0.5～1 mL，并观察半小时，确认患者疼痛较前缓解 50% 以上后，再进行射频治疗。

2. 射频治疗过程中，可借助超声引导下或 X 线透视引导定位，以确保穿刺位置的准确性。

3. 消毒铺巾，严格进行无菌操作。

4. 穿刺时，将射频针向靶点部位插入。缓慢向前推进射频针，直至抵达目标神经。在此过程中，射频针可能会触及神经，引起该神经分布区的感觉异常。穿刺过程中需要反复多次调整 X 线透视机的位置，使之呈现正面和侧面的不同图像，反复确认部位。一旦确定射频针的位置正确，就可开始进行电刺激测试。刺激频率为 50 Hz 时可诱发感觉异常。如果射频针的位置正确，采用 0.2 V 的电压刺激就会引起神经的刺痛感觉。如果刺痛的感觉出现在原有疼痛部位，视为穿刺正确。

5. 射频治疗过程中，应该选择正确的射频模式，运动神经只可进行射频脉冲治疗；单纯的感觉神经可进行射频热凝治疗。

6. 射频治疗完成后，退出射频针，嘱患者留院观察2小时。

7. 注意严密观察患者穿刺点处是否有出血，如有持续出血，应首先进行穿刺点处压迫止血，待出血完全停止后才可出院。

8. 术后患者可能会出现局部不适感。少部分患者术后会有感觉缺失或感觉异常。

（三）椎间盘微创治疗技术

1. 椎间孔镜技术

（1）操作过程中，利用特制工具切除部分上关节突，使镜子可以穿过椎间孔，此过程在C形臂监控下进行；镜下操作，经椎间孔置入内镜，全程监测下完成手术，手术内容包括：椎间盘摘除、黄韧带切除或成形、增生纤维韧带组织切除、关节突增生部分切除和神经根减压等。

（2）手术入路取后外侧入路，患者体位可选择健侧卧或俯卧位于手术床，暴露腰背部，腰下或腹下垫枕，髋膝关节屈曲，在C臂X线透视下确定病变椎间盘的体表投影，并作标记，$L_{4\sim5}$以上椎间盘取责任椎间盘水平线上，脊柱后正中线旁开$1\sim14$cm，髂脊上缘为进针点。$L_5\sim S_1$以及髂脊较高的$L_{4\sim5}$椎间盘则采用髂脊上脊柱后正中线旁开$1\sim14$cm为进针点，X线侧位方向为病变椎间盘的椎间孔外口，正位进针方向指向椎间盘中心。

（3）采用1%的利多卡因逐层进行局部浸润麻醉，要防止局麻药入血。18G的穿刺针自穿刺点刺入后，X线引导，缓慢进针，将针尖抵达小关节突位置后调整滑过关节突，通过18G的穿刺针穿刺，将针尖刺入椎间盘内，并注入混合造影剂1mL（35%的碘海醇4mL及1%的亚甲蓝1mL混合药液）进行椎间盘造影，通过疼痛诱发试验确定病变椎间盘。退出穿刺针，插入导丝，在X线透视下确认导丝尖端越过关节突，沿着导丝退出18G穿刺针，用手术刀将穿刺点处皮肤切开$6\sim8$mm的切口，沿导丝由细到粗逐级插入套管。

（4）对于单纯椎间盘突出和部分脱出型病例，可通过安全三角区进入椎间盘，摘除病变髓核后退至椎间孔外，并清除脱出的髓核；中央型突出，压迫硬膜囊超过上关节突连线的病例，采用远外侧水平入路，直接摘除突出髓核组织；游离型突出、突出物钙化、中央椎管狭窄、侧隐窝狭窄、神经根管狭窄、黄韧带肥厚等病例，采用椎间孔内入路，可摘除各种病变组织、清理增生骨质、扩大椎管结构。

（5）术中注意血管的保护，为防止出血，穿刺针应紧贴小关节，防止穿刺针移动引起血管损伤，对影响操作的血管可预先进行处理，防止出血后视野模糊难以止血；术中注重解剖结构的辨认。

（6）术中应注重套管的合适放置与调整，以便于髓核摘除的操作；应尽量防止各种并发症的发生，对出现的意外情况应冷静处理，切不可草率操作，如出现难以处理的情况，可及时请骨科、神经外科相关医师协助处理，以尽量避免严重并发症的发生。

（7）术后注重椎管外软组织病变的早期处理。腰背部的肌肉、肌腱、韧带等功能减退在老年患者中较为明显，术后下床后无法适应脊柱运动功能的需要，产生继发性运动性损伤，软组织出现炎性症状，甚至产生腰部肌肉痉挛，影响治疗效果，增加住院时间及治疗费用。患者神经根压迫症状消除后，要尽早对椎管外软组织病变进行预防与处理，一方面，加强功能锻炼，让脊柱周围的肌肉、肌腱、韧带等相关功能单位逐步适应脊柱活动功能的需要，另一方面，尽早充分综合运用针灸、理疗等方法，必要时辅以抗炎镇痛药，积极治疗椎管外软组织炎性病变，使患者得以尽早的康复，进一步改善治疗效果。

2. 椎间盘射频

（1）全程在 C 臂、超声或 CT 引导下操作，准确定位。

（2）穿刺针宜在上、下椎体间置入椎间盘，且平行于椎间盘轴，避免损伤上下软骨板，遗留术后疼痛。

（3）穿刺过程中，若患者突感剧烈疼痛，或下肢呈放电样麻木，应立即停止操作，检查一切是否正常，以免神经根受损，或重新选择穿刺点，改变穿刺方向，准确刺入椎间盘。

（4）针尖位置确定后，将电极通过套管针穿刺至椎间盘，电极经过专门设计，可以沿着椎间盘环内缘盘旋而行。热电极最后呈环型放置，电极放置中切忌动作粗暴，遇到阻力时，轻轻退出少许重新调整，如果电极从对侧插入有困难，也可以从撕裂的同侧插入，电极环绕明确，头端没有指向椎管内，作用端覆盖纤维环内裂处，电极的头端没有触及上下椎体。

（5）经前后位、侧位和斜位确定位置，必要时动态旋转球管观察电极的位置；同时接通射频仪，观察电阻变化，当电极在椎间盘髓核和纤维环之间环绕时，电阻在 $10 \sim 130 \, \Omega$；该电极为双极电极，在接通、治疗时无须接负极板。

（6）射频治疗时，患者可能感到疼痛加剧，其疼痛性质和疼痛部位与平时相似。如疼痛性质与平时不同，或疼痛放射到膝盖以下，应警惕是否有神经根损伤，应立即停止加温，并重新放置电极，以避免神经系统受损产生的并发症。

3. 经皮激光椎间盘减压术

（1）$L_{1\sim4}$ 穿刺时，穿刺针弧度约 15° 左右为宜。另外，因神经根发出的角度较小，在穿刺时很易触及神经根，故在穿刺时应特别注意应缓慢进针，特别强调应紧靠上关节突外缘刺入椎间盘，以防神经损伤。

（2）L$_5$～S$_1$穿刺比较困难，尤其是高位髂嵴时。穿刺针弧度45°左右，穿刺点于棘突旁开约6 cm，穿刺针紧靠髂骨进针，在滑过上关节突后外缘的过程中逐渐抬高穿刺针针尾。遇到阻力时，如果穿刺针与水平面夹角过大，针尖往往触及到关节突，如果穿刺针与水平面夹角过小，针尖往往触及到髂骨，应适时调整穿刺针的方向。当穿刺针滑过S$_1$上关节突后外缘，发现针尖偏上或偏下时，可旋转穿刺针进入椎间隙。

（3）对于椎体后外侧缘有骨质增生时，在腰椎正侧位透视确认穿刺针位置准确无误时，可用旋转进针手法缓慢将针穿入。

（4）洗手护士在激光照射前应该严格检查光导纤维尖端是否超出穿刺导针尖端3～5 mm（颈椎）、5～10 mm（腰椎），过长时易损伤脊髓，过短时导致金属穿刺针发热而灼伤针道周围的组织。

（5）激光仪管理护士要确认激光初始能量的设置，在发射激光过程中，应随时喊报激光的总能量，使术者心中有数。

（6）当患者卧于手术床后，巡回护士要尽量使患者消除紧张情绪，摆好体位，同时要告知患者在术中如何配合。在做颈椎时，当穿刺针刺入椎间盘后，禁止患者说话，因此术中的肢体语言交流尤为重要。如在治疗过程中感到右或左上肢不适，就握握右或左手等，巡回护士得知信息后及时向术者汇报，以供术者决定是否继续治疗。

（7）髓核汽化声由高频高调逐渐变为低频低调，光导纤维前端可见有黑色炭化物附着，可闻及烧焦的气味，颈椎总热量在300 J左右，腰椎总热量在500 J左右，这是激光照射终止的参考指标。患者自觉背部或腰部、上肢或下肢热、疼、麻木感出现时，应终止激光照射。

（四）脊髓电刺激

1. 患者俯卧或侧卧位，植入穿刺电极时，在局麻下将穿刺针通过旁正中入路经皮刺入硬膜外腔，将电极沿着穿刺针送入硬膜外腔，在X线透视下定位。电极植入的位置应为与疼痛范围相对应的脊髓节段；对于单侧疼痛者，可单根电极置于同侧；对于双侧疼痛者，可将根电极并列置于两侧。术中连接体外刺激器进行术中测试，应使感觉麻木的范围覆盖疼痛的范围。为了防止电极移位，可将电极的下端缝合在腰背肌筋膜上。

2. 植入外科板状电极时，局麻下，在与疼痛范围相对应的脊髓节段下缘行半椎板切开，将电极送入硬膜外腔，并连接体外刺激器进行术中测试。为防止移位，可将电极下端固定在棘突上。

3. 植入永久性电极之前，应进行筛选试验，即对SCS的疗效和不良反应进行初步的判断，以减少治疗失败和并发症的发生率。筛选试验的时间一般为1～3周。筛选试验常常采用经皮穿刺植入临时测试电极，连接体外刺激器，患者自由活动，通过调节参数进行治疗，观察患者疼痛缓解的程度，以及能否耐受刺激的不良反应。如果患者的疼痛缓解程度不到 50%，或不能耐受刺激的不良反应，应放弃 SCS 治疗；反之，则植入永久性电极。

4. 筛选试验成功后，即可植入刺激器。刺激器一般埋植于右前腹壁、肋缘下、髂后上棘下方或锁骨下方的皮下，通过导线经皮下隧道与电极相连。要预留一部分导线置于刺激器下方，以免活动时牵拉电极导致移位。

5. 对慢性疼痛和周围血管性疾病，大多选用的参数为：脉宽 0.1～0.4 毫秒，频率 50～100 Hz，电压～8 V；对神经源性膀胱，参数为：脉宽 0～0.5 毫秒，频率 10～50 Hz，电压～8 V。刺激模式可选择持续刺激或间断刺激，双极或单极刺激，纵向或横向刺激。

6. 在 SCS 术后的第 1 个月，椎管内阻抗的变化最大，所需要的刺激强度也随之变化较大，因此术后 1 个月内患者应多次随访，及时调整治疗参数。术后 2 个月阻抗基本稳定，刺激模式和参数也较稳定，随访间期可逐渐延长。

（五）鞘内镇痛泵

1. 术前设计穿刺点位置、植入泵／输注港囊袋位置和大小，囊袋定位应避开既往手术腹部疤痕或造口、上髂嵴、胸廓、腰带线等部位。

2. 透视确定穿刺点位于 $L_{3～4}$ 或 $L_{2～3}$ 水平植入泵／输注港囊袋侧的椎弓根内侧缘，局麻后使用套管针进针，针尖目标位置为上一个或一个半椎体椎弓根连线中点，针与皮肤夹角为 30°～60°。针尖依次穿过皮肤、皮下组织、棘上及棘间韧带、黄韧带和硬脊膜后进入蛛网膜下隙，取出针芯可见脑脊液。建议测量脑脊液压力，检测脑脊液生化和（或）常规等。

3. 在透视下将导管顶端置入至目标椎体位置的蛛网膜下隙，即疼痛部位相应椎体节段。若疼痛范围广泛甚至全身疼痛，建议导管放置于疼痛最剧烈部位或 T_{10} 水平。整个操作过程需反复确认导管位于蛛网膜下隙，即脑脊液滴出或造影剂注射后被稀释。

4. 囊袋大小深浅适宜，过大时植入泵／输注港翻转，过小时局部张力过大皮肤磨损甚至破溃。对于半植入式装置，囊袋完成后通过隧道针将导管引导到皮下囊袋。将输注港置入囊袋，隔膜面朝上固定于筋膜上，盘起多余的导管，逐层缝合。全植入式装置导管由脊柱段和泵段两部分组成，应用皮下隧道工具从椎旁切口穿刺到囊袋位置，引导泵段从囊袋到椎旁切口，并用连接器将两段导管连接后固定于筋膜下。将已注入药物的植入泵放入囊袋，导管与植入泵连接后多余导管盘绕于植入泵后方，并逐层缝合。

5. 术后根据患者情况和实验室检查，可酌情继续使用抗生素 1～3 天。术后复查炎症相关指标。建议术后绝对平卧不少于 6 小时。密切关注患者意识状态、心电图、脉搏血氧饱和度、血压、体温和切口情况。对于伴有睡眠呼吸暂停综合征、精神疾病史和正在服用其他中枢类镇静药物的患者需要严密监测其氧合情况。

6.肿瘤恶液质患者拆线时间较常规延迟 3～5 天，必要时采用间断分期拆线。

（六）骨水泥注射

1.在 C 臂机或 CT 引导下进行。在穿刺过程中，采用分步进针法，反复多次行 CT 扫描，逐步调整穿刺角度，避免损伤血管。

2.穿刺针穿刺至靶点后，调配骨水泥（polymethyl methacrylic，PMMA），在黏稠阶段开始进行注射，将 2.5～3.5 mL PMMA 在 2～3 分钟内注射完毕。在 CT 引导下，进行分次注射骨水泥，根据 CT 显示的 PMMA 分布情况，决定 PMMA 的注射量。操作过程中，应避免 PMMA 外漏，特别是要避免漏到椎管内，一旦发现外漏，应立即停止注射。

3.注射 PMMA 时，应连接心电监护，观察患者的血压、心电图等生命体征。

4.注射完毕后为防止 PMMA 沿针道反流，应旋转穿刺针，等 2～3 分钟后再拔出穿刺针。拔针后，嘱患者禁止活动，直到体外骨水泥完全变硬。

5.术中、术后应密切观察患者的生命体征及神经功能变化。

二、实时监控与应急响应

疼痛科微创治疗通常涉及复杂的操作，因此实时监控和应急响应是确保患者安全和手术成功的关键。以下是实时监控与应急响应的一些具体内容：

（一）实时监控

1.生命体征监测：在整个手术过程中，需要连续监测患者的生命体征（如心率、血压、呼吸频率、血氧饱和度）。

2.疼痛评估：手术治疗过程中，患者可能会经历不同程度的疼痛。医生需要定期评估患者的疼痛水平，并根据需要调整药物或治疗参数。

3.影像引导：微创疼痛治疗手术可借助于影像引导，如 X 线、超声或 CT，以帮助医生精确地定位治疗区域，提高手术的准确性和安全性。

4.神经监测：在某些手术中，如脊柱手术，可能需要进行神经监测以避免神经损伤。这通常通过电生理技术来实现，如肌电图（EMG）。

（二）应急响应

1.紧急情况识别：手术团队必须能够快速识别并响应任何紧急情况，如出血、过敏反应、呼吸衰竭或心脏骤停。

2.应急设备和药物：手术室应配备必要的应急抢救设备，如除颤器、呼吸机、紧急气道设备等，以及应急药物，如肾上腺素、抗过敏药物、止血药物等。

3.团队培训：手术团队应定期接受急救培训，包括心肺复苏（CPR）、使用除颤器等，以确保在紧急情况下能够迅速采取行动。

4. 沟通和协调：在紧急情况下，团队成员之间的有效沟通和协调至关重要。明确的角色分配和沟通流程可以减少混乱，提高应急响应的效率。

第三节　术后护理与随访

一、术后患者管理

术后患者管理是疼痛科微创治疗过程中的重要环节，它包括对患者的疼痛控制、并发症的预防和处理、康复指导等方面。以下是一些具体的术后患者管理措施：

（一）椎间孔镜患者术后管理

1. 术后一般要求绝对卧床休息 4 小时。

2. 卧床期间可以平卧、侧卧，可以翻身，但身体尽量与床面保持垂直，不要半躺，不能扭着躺。

3. 4 小时后可下床活动，对于年老体弱或者体重较大的患者一般要求延长卧床时间 1～4 小时。一般建议术后 1～2 周以卧床休息为主，可佩戴腰围下床吃饭、洗漱、上卫生间及适当室内活动。1～2 周后可适度增加活动量，可适当户外散步、做简单家务，避免腰部负重（即不搬、不抬、不背），尽量不弯腰、不久坐、久站。尽可能减轻椎间盘压力，促进纤维环修复。

4. 下床及坐位时腰部戴腰围，腰围建议选用有支撑力的宽腰围，床上佩戴好腰围后再坐起或者下床进行活动；腰围佩戴的时间一般为 1 个月左右，年龄体弱及体重超标的患者根据情况适当延长 4 周。腰围佩戴时间过长会导致腰部肌肉萎缩，因此佩戴过程中适度锻炼腰背肌肉，去掉腰围前应有意识地逐渐减少佩戴次数及佩戴时间。否则去除腰围后容易出现腰背部酸痛等不适。

5. 卧床期间可适当进行直腿抬高及勾脚锻炼，第一可以避免神经根粘连；第二可以避免下肢静脉血栓形成；第三，可以避免下床时出现腿软、无力等不适。

6. 保持大便通畅，便秘时可应用润肠通便药物，避免因过度用力导致腹压增加，冲击椎间盘导致复发。咳嗽时尽早服用止咳药物，剧烈咳嗽也会导致腹压增大，增加复发风险。

7. 禁烟酒。

（二）椎间盘射频患者术后管理

1. 术后转床时，在家属和医务人员协助下，要求患者轴向翻身，即胸、腰、臀同时翻转。翻身平卧 6 小时。

2. 观察患者生命体征及腰、骶神经功能。

3. 术后嘱患者多喝水，建议患者多食用高纤维、高蛋白质且易消化的食物，防止便秘。

4. 术后次日患者以卧床休息为主，下床短时间活动需佩戴好腰围。术后休息1~2个月，促进术后的康复，尽量避免过早的恢复重体力工作，避免腰部的负重，活动时应佩戴腰围。

5. 术后鼓励患者卧床功能锻炼，如直腿抬高锻炼、下肢后伸锻炼。

6. 选择软硬合适的床垫，避免腰部肌肉的痉挛。

（三）经皮激光椎间盘减压患者术后管理

1. 腰椎

（1）术后佩戴腰围4周，促进椎间盘的组织修复，加强腰椎的稳定性，平卧时可不戴腰围。

（2）术后第1天尽量减少活动，需要卧床休息，术后第2天如无明显疼痛可适当行走，第3天可进行日常活动，第7天可进行坐位工作。

（3）睡眠时卧硬板床，避免腰部过屈或者过伸的动作。

（4）加强腰背部肌肉的功能锻炼，每天坚持锻炼，增加腰背部肌肉力量，以确保脊柱的稳定，降低疾病复发的概率。

（5）术后注意饮食，加强营养，保持良好的心情，促进身体康复。

2. 颈椎

（1）术后佩戴颈托3周，从而保持脊柱的稳定性，平卧时可不戴围领。

（2）术后第1天仰卧位尽量用低枕，术后饮食不受限制，术后第2日如无疼痛可自由行走，术后第3天可进行日常活动，术后第7天可进行座位工作。

（3）术后4天去除穿刺部位无菌敷贴。

（4）养成良好姿势，避免颈部的剧烈旋转动作，避免长时间单一体位，特别是减少长时间低头等颈部前屈姿势。

（5）加强颈部功能锻炼，增加颈椎的稳定性，降低颈性眩晕的复发。

（6）指导患者改变体位时的注意事项，即抬头转头慢、坐起慢、站起慢。

（四）脊髓电刺激患者术后管理

1. 术后卧床4小时，增加电极稳定性。3天内以休息为主，减少活动。脊髓电刺激置入期间不宜手提重物，不宜双手举过头顶、扭曲身体等大幅活动，会导致电极移位，尽量平躺或向患处方向侧躺。

2. 如脊髓电刺激植入部位为颈部，患者起床和下床活动时需佩戴颈托。

3. 脊髓电刺激植入装置需在医生和工程师的指导下进行调整，频繁调整电极参数会对治疗产生不良影响。

4. 短时程脊髓电刺激植入期间严禁洗澡，定期清理伤口、更换纱布，避免打湿伤口、大量出汗。

5. 脊髓电刺激装置 4 小时持续工作，若感觉发生变化或刺激消失属于正常现象。脊髓电刺激装置的作用效果以疼痛的恢复程度为判断依据，而非脊髓电刺激的强弱。体位改变引起脊髓电刺激强弱变化属于正常现象。

6. 如感觉电极刺激强烈无法忍受，请及时告知护士及医生，或按压刺激器上的红点开关直至电刺激消失，待医生和工程师重新调整参数。

7. 卧床期间注意保持四肢活动，积极配合，及时反馈治疗情况，保持良好的心态。

（五）鞘内泵患者术后管理

1. 根据患者情况和实验室检查，可酌情继续使用抗生素 1～3 天。术后复查炎症相关指标。

2. 建议患者术后绝对平卧不少于 6 小时。

3. 术后密切关注患者意识状态、心电图、脉搏血氧饱和度、血压、体温和切口情况。对于伴有睡眠呼吸暂停综合征、精神疾病史和正在服用其他中枢类镇静药物的患者需要严密监测其氧合情况。

4. 根据情况一般术后周左右拆线。肿瘤恶液质患者拆线时间较常规延迟 3～5 天，必要时采用间断分期拆线。

5. 密切观察伤口敷料是否干燥，如有渗液应及时消毒并更换伤口敷料。

6. 患者及家属不能随意调节镇痛泵已设置好的参数，对于止痛效果不佳，或者爆发痛时，可临时自行按 PCA 键进行药物加量。

7. 输注泵内药物及蝶形针按需更换，遵医嘱。

8. 一个月内注意多卧床休息，保持大便通畅，多饮水，食用含纤维丰富的饮食，规律排便。

9. 避免过度拉伸，弯曲或扭转身体的活动，防止导管牵拉、折叠、移位等。

10. 当镇痛泵屏幕显示电量剩余一格时，应及时更换电池。该泵有记忆功能，更换电池后无需更改参数，按运行键即可。

11. 术后进行放疗时，应在局部遮挡铅板，以保护泵免受干扰。

12. 当药液不足 5 mL 时，泵会报警，及时返院，更换药液及蝶形针。

13. 当出现植入部位渗血或愈合不良，穿刺点周围红肿，有分泌物，药液渗漏，穿刺针脱落，PCA 泵异常等情况，及时联系医师，积极对症处理。

二、随访流程与效果评估

随访流程与效果评估是疼痛科微创治疗的重要组成部分，它有助于监测患者的恢复

情况、评估治疗效果，并根据患者的反馈，调整治疗方案。以下是一个典型的随访流程
与效果评估。

（一）随访流程

1. 制定随访计划：根据治疗方法、患者的术后恢复情况和患者病情变化，为其制定
个性化的随访计划。确定随访的时间点，如术后1周、1个月、3个月、6个月等。

2. 预约随访：通过电话、短信或电子邮件等方式，提前与患者联系，预约随访时
间。提供清晰的随访指南，告知患者随访时需要准备的材料和注意事项。

3. 随访内容：疼痛评估：使用量表或问卷评估患者的疼痛程度和疼痛变化。功能评
估：评估患者的日常活动能力、工作能力和社会参与能力。药物使用情况：了解患者对
镇痛药物的依赖性和不良反应。心理状态评估：评估患者的情绪变化和心理压力。

4. 患者反馈：鼓励患者提供对治疗的反馈，包括治疗效果、生活质量改善情况等。
收集患者对随访流程和医疗服务满意度的反馈。

5. 治疗调整：根据随访结果，调整治疗方案，如药物剂量、物理治疗计划等。如有
必要，转介患者接受进一步的治疗或咨询。

（二）效果评估

1. 疼痛的缓解程度：使用视觉模拟评分（VAS）量表、数字评分（NRS）两边或其
他疼痛评估工具，量化患者疼痛的缓解程度。

2. 功能恢复：使用标准化问卷或量表，如 Oswestry Disability Index（ODI）用于脊
柱疾病患者，评估患者的功能恢复情况。

3. 生活质量改善：使用生活质量评估工具，如 SF-36 或 EQ-5D，评估治疗对生活
质量的影响。

4. 治疗满意度：通过患者满意度调查，了解患者对治疗过程和结果的满意程度。

5. 长期效果：通过长期随访，评估治疗的持久效果和患者的长期预后。

通过规范的随访流程和系统的效果评估，疼痛科医生能够更好地理解患者的恢复进
程，优化治疗方案，提高患者满意度和治疗效果。同时，这些数据也有助于临床研究和
对治疗方法的改进。

（孙　莉）

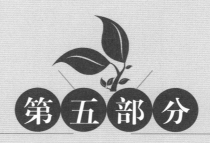

第五部分

特殊情况疼痛管理

第一章　末期疼痛管理

第一节　末期患者疼痛的特点

一、末期患者疼痛的类型

疼痛是末期患者常见的症状之一，不仅影响患者的生理健康，还对其心理和社会功能产生深远影响。因此，了解末期患者疼痛的特点对于提高患者的生活质量、减轻痛苦、优化治疗方案具有重要意义。末期患者疼痛的类型有很多，根据不同的方法分类如下。

（一）按病程分类

1. 急性疼痛：多突然出现，持续时间比较短，一般有明确的病因，如创伤、手术、急性炎症引起的疼痛。这类疼痛往往有明显的损伤或病理基础，经有效治疗或随着损伤和疾病的自愈，疼痛持续时间通常不超过 1 个月。急性疼痛是机体的正常生理应答过程，是人体趋利避害自我保护的本能反应，有利于避免有害因素对机体的进一步损害。突发性疼痛也称爆发痛，是指在基础疼痛控制相对稳定的前提下，由触发因素引发的突然发作、剧烈而短暂的疼痛现象，是一种特殊类型的急性疼痛。

2. 慢性疼痛：多指由急性损伤或疾病治疗未愈或病理改变严重引起的疼痛状况，疼痛可呈现持续性或者间歇性，并且具有长期性和复发性特征，疼痛持续时间通常超过 1 个月。慢性疼痛可由多种原因引起，如慢性炎症、退行性变、神经病理性改变等。慢性疼痛不仅给患者带来身体上的痛苦，还可能影响患者的心理健康和生活质量。慢性疼痛持续时间长，性质复杂，疼痛程度与组织损伤程度可呈分离现象，并可伴有痛觉过敏、异常疼痛等特点。慢性疼痛与急性疼痛在疼痛程度、持续时间、自主神经系统的变化、结构或功能改变、治疗方式和常见疾病等方面存在显著差异。

（二）按病因分类

1. 慢性非癌痛：是指持续时间超过 3 个月的非恶性肿瘤引起的疼痛，通常与炎症、组织损伤或神经损伤相关，但通常与癌症无关，常见于骨关节痛、带状疱疹后遗神经痛、血管源性痛等。这种疼痛可能影响身体的某个区域，如头部、背部、关节、肌肉等，也可以是全身性疼痛。非癌性疼痛也可表现为爆发性疼痛和慢性疼痛。

2. 慢性癌痛：是指癌症持续存在而引起的疼痛。例如癌症进展过程中，侵犯人体神经组织、管腔脏器、骨骼；癌症细胞分泌致痛物质；硬膜外转移、脊髓压迫等引起疼痛。癌症诊断和治疗过程中，诊断性检查引起的疼痛；外科手术、放射治疗、化学治疗、介入治疗、激素治疗、免疫治疗等引起的疼痛。癌症合并感染和慢性疼痛性疾病等引起的疼痛。慢性癌痛可能是持续性的、间歇性的或两者交替出现。

（三）按病理机制分类

1. 伤害感受性疼痛：是一种由实际或潜在的组织损伤引起的疼痛感觉。这种疼痛通常与神经末梢（伤害感受器）受到物理或化学刺激有关，这些刺激可以激活疼痛信号传导通路，最终导致大脑产生疼痛感知。伤害感受性疼痛是一种正常的生理反应，旨在警告机体避免进一步的伤害。这类疼痛通常局限于受伤或受损的区域，并随着组织损伤的修复而逐渐减轻，其程度和性质通常与刺激的性质和强度相关，因此相对容易预测。伤害感受性疼痛包含躯体性疼痛（皮肤、骨骼、肌肉、血管、黏膜）和脏器性疼痛（内脏器官）。

2. 非伤害感受性疼痛：非伤害感受性疼痛是指在没有明显组织损伤的情况下出现的疼痛感觉。这种疼痛可能由神经系统本身的异常或功能障碍引起，也可能与心理因素、情绪状态或环境因素有关。非伤害感受性疼痛的发病机制复杂，可能涉及多个因素。疼痛可能持续存在，甚至可以在没有明显刺激的情况下发生。疼痛的程度和性质难以预测。常见类型为神经病理性疼痛和心理性疼痛。

伤害感受性疼痛和非伤害感受性疼痛在末期患者身上并不是完全独立的，他们之间可能存在重叠和交叉。在某些情况下，非伤害感受性疼痛可能由伤害感受性疼痛引发或加重，而伤害感受性疼痛也可能受到非伤害感受性疼痛的影响。因此，在临床实践中，对于末期患者疼痛的诊断和治疗需要综合考虑患者的具体情况和疼痛特点。

（四）按部位分类

1. 浅表痛：通常发生在身体表面或接近表面的区域，如皮肤、黏膜和浅层的皮下组织。这种疼痛通常是由刺激皮肤的痛觉感受器（如游离神经末梢）所引起的。浅表痛一般定位明确，痛感较为尖锐，可以由触摸、切割、烧伤、寒冷等刺激引起。浅表痛的感觉通常可以迅速传递到大脑，并引起迅速的反射性反应，如缩手或躲避。

2. 深部痛：深部痛发生在身体深层的组织或器官中，如肌肉、骨骼、关节、内脏等。这种疼痛通常是由于刺激深层组织中的痛觉感受器引起的。深度痛通常感受较为钝痛或胀痛，定位可能不如浅表痛明确。深部痛可以由挤压、牵拉、缺血、炎症等刺激引起。由于深度组织中的神经纤维相对较少，深度痛传递到大脑的速度通常较慢，但持续时间可能较长。

3. 牵涉痛：牵涉痛是指当某些内脏器官发生病变时，在体表一定区域产生感觉过敏或疼痛感觉的现象。患者在身体表面的某个地方感到明显的疼痛，但实际上该处并没有实际的损伤。例如胰腺癌表现为肩胛部疼痛。牵涉痛可伴有肌肉痉挛和自主神经系统异常。

（五）按性质分类

1. 钝痛：表现为持续的、不太尖锐的疼痛感觉，如酸痛、胀痛、闷痛等。此类疼痛通常是由于组织受压或炎症引起的。酸痛指的是疼痛时兼有酸楚不适感，胀痛指疼痛兼有胀满的症状，闷痛指疼痛兼有憋闷症状。

2. 锐痛：表现为短暂的、尖锐的疼痛感觉，如刺痛、灼痛、绞痛、切割痛、撕裂样痛、爆裂样痛、钻顶样痛等。这类疼痛可能是由于神经受到刺激或损伤引起的，程度很强烈，难以忍受，容易引起情绪的烦躁。锐痛的部位通常很清晰，能够准确地感受到疼痛的具体位置，并且疼痛区域较小，多局限于某一点。锐痛的持续时间虽然较短，但频率可能较高。锐痛常见于外伤性疼痛，如体表被锐器划伤所导致的疼痛，有时也可以见于内脏疼痛引起的体表牵扯痛。

3. 其他：包括跳痛、牵拉样痛、压榨样痛等。跳痛是患者自觉疼痛部位随着脉搏的跳动，出现阵发性或持续性一跳一跳样疼痛的感觉，多发生于炎症区域。牵拉样痛是指肌肉、肌腱或韧带有损伤或炎症导致局部组织结构异常，在活动时引起的疼痛症状。压榨样痛是指一种剧烈、压迫感强烈的疼痛，通常由内脏疾病或组织缺血引起。

二、末期患者疼痛的特征

末期患者疼痛的特征可能因疾病类型和具体病情而有所不同，但一般来说，末期患者疼痛可能具有以下特点。

（一）疼痛强度高

末期患者由于原发疾病的进展和并发症的出现，疼痛强度往往较高，有时甚至达到难以忍受的程度。另外，末期患者长期持续的疼痛刺激可以引发神经系统中枢敏化，出现痛觉过敏或痛觉异常现象，表现为患者对于伤害性刺激或者非伤害性刺激引发的疼痛敏感性增加。末期高强度的疼痛不仅影响患者的正常生活和睡眠质量，还可能导致患者出现焦虑、抑郁等心理疾病。

（二）疼痛性质复杂

末期患者的疼痛往往不是单一性质的，而是多种疼痛性质并存。这种疼痛可能来自原发疾病本身，如肿瘤压迫、神经受损等，也可能是并发症或治疗过程中产生的疼痛，如手术切口痛、化疗引起的神经痛等。或者既有持续性疼痛又有阵发性疼痛等，这些疼痛又可能表现为钝痛、锐痛、胀痛、刺痛等多种不同形式，使得疼痛管理变得更加复杂和困难，给治疗带来一定难度。

（三）疼痛持续时间长

末期患者的疼痛往往具有持续性或反复性。这种疼痛可能持续数小时、数天甚至数月之久。长时间的疼痛不仅会导致患者精神情绪的变化，还可以影响患者的免疫系统、内分泌系统、循环系统、呼吸系统等，导致患者免疫功能下降、血糖升高、心律失常、血压升高或呼吸困难等，使患者镇痛治疗出现耐药性，增加治疗的难度。

（四）疼痛伴随症状多

末期患者随着疾病的进展，疼痛常常伴随有其他症状，如发热、乏力、失眠、食欲下降、恶心呕吐等。这些症状可能相互影响，加重患者的痛苦，使得疼痛管理变得更加困难。临床医生需要根据患者的具体情况，全面评估患者疼痛的伴随和影响因素，制定个性化的疼痛管理方案，并随时根据患者的症状变化进行调整和优化。

（五）疼痛对患者心理影响大

末期患者往往对疼痛充满恐惧和焦虑。他们担心疼痛会加剧、无法缓解，甚至担心疼痛会导致生命终结。这种恐惧和焦虑不仅加剧了患者的痛苦感受，还可能影响治疗效果和生活质量。面对无法缓解的疼痛，末期患者可能产生抑郁和无助的情绪。他们可能感到生活失去了意义和价值，对治疗失去信心，甚至产生自杀的念头。此外，末期患者在疼痛面前可能表现出依赖和退行的行为。他们可能过度依赖医护人员和家人的照顾，甚至变得像孩子一样需要被关注和呵护。这种退行行为在一定程度上是患者寻求安全感和减轻痛苦的一种方式。

三、末期疼痛评估的特殊性

疼痛评估一直是临床医疗和护理工作的重点，特别是在生命末期患者的管理中，疼痛评估显得尤为重要。生命末期患者往往因疾病进展、身体机能衰退等原因，面临着不同程度的疼痛。然而，生命末期患者的疼痛评估具有其特殊性，这主要是因为在这一阶段，患者的躯体功能和症状、心理状态以及社会支持等方面都发生了显著的变化，其疼痛评估也呈现出一些独特的特点和难点。以下是关于生命末期患者疼痛评估特殊性的几个重要方面。

（一）疼痛的复杂性和多样性

生命末期患者的疼痛往往不是单一的，而是多种因素叠加的结果。这些因素包括原发疾病引起的疼痛、治疗过程中的疼痛、心理社会因素引起的疼痛等。这种复杂性使得疼痛的表现和性质各不相同，难以用单一的评估工具或方法进行全面准确的评估。因此，在评估生命末期患者的疼痛时，需要全面考虑各种因素，避免遗漏或忽视某一方面的疼痛。

（二）评估的困难性

生命末期患者由于身体机能的衰退，往往处于虚弱状态，可能无法用语言准确表达自己的疼痛感受。有些患者可能因为呼吸困难、意识模糊等原因，无法进行有效的沟通。有些患者的身体语言和生理指标也可能受到其他因素的影响，如药物不良反应、情绪变化等，从而增加了评估的难度。此外，一些患者可能因为对疼痛的耐受性较高或心理因素等原因，不愿意表达自己的疼痛感受。这些因素都给疼痛评估带来了一定的困难。对于这部分表达困难的患者，可以采用面部表情疼痛分级量表（FPS）或者行为疼痛量表（BPS）进行疼痛评估。FPS 采用微笑、悲伤至痛苦大哭 6 种面部表情来描述疼痛程度，评估方法简单、形象，易于掌握，具体见图 5-1-1。BPS 量表从面部表情、上肢运动、插管患者的通气依从性和非插管患者的发声情况 4 个疼痛相关行为指标进行评估。每个指标根据严重程度分别赋予 1～4 分，总分相加，为 3～12 分，得分越高说明患者的疼痛程度越高，具体见表 5-1-1。

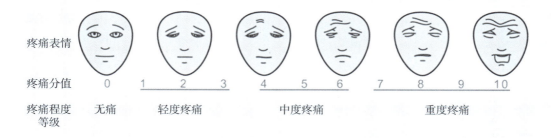

图 5-5-1　面部表情疼痛评分量表

表 5-5-1　行为疼痛量表

疼痛行为相关指标	1分	2分	3分	4分
面部表情	放松	无疼痛相关发声	完全紧张	扭曲
上肢运动	无活动	部分弯曲	手指、上肢完全弯曲	完全回缩
机械通气顺应性（插管）	完全能耐受	呛咳，大部分时间能耐受	对抗呼吸肌	不能控制通气
发生（非插管）	无疼痛相关发声	呻吟≤3次/分且每次持续时间≤3秒	呻吟＞3次/分且每次持续时间＞3秒	咆哮或使用"哦""哎哟"等言语抱怨，或屏住呼吸

（三）评估的主观性

疼痛是一种主观感受，不同的人对疼痛的阈值存在差异。因此，在评估生命末期患者的疼痛时，医务人员需要充分尊重患者的感受，采用多种评估工具和方法，避免将自己的判断强加给患者。同时，也需要注意评估过程中的客观性，尽可能减少主观因素对评估结果的影响。此外，由于患者的心理状态、文化背景、疼痛经验等因素的不同，可能导致对疼痛的感受和表达存在差异。这要求医护人员在进行疼痛评估时，应加强与患者的沟通，需要更加细致入微地了解患者的真实感受和需求，以确保评估结果的准确性和有效性。

（四）评估的连续性和动态性

生命末期患者的病情变化往往较快，疼痛程度也可能在短时间内发生显著变化。有时疼痛可能突然加剧，有时又可能暂时缓解。这种变化无常的疼痛给患者带来了极大的痛苦和不安。因此，生命末期患者的疼痛评估需要具有连续性和动态性，以便及时发现并处理疼痛的变化。医护人员需要定期对患者进行疼痛评估，并根据评估结果及时调整治疗方案和护理措施。

（五）评估的跨学科性

生命末期患者的疼痛评估需要涉及多个学科的知识和技能，如医学、护理学、心理学等。这要求医护人员需要具备跨学科的知识和能力，以便更好地理解和处理患者的疼痛问题。同时，跨学科的合作和沟通也是确保疼痛评估准确性和有效性的重要保障。

综上所述，生命末期患者疼痛评估的特殊性在于其疼痛性质的复杂性、疼痛表达的困难性、疼痛评估的主观性和时效性等方面。为了更准确地评估生命末期患者的疼痛程度和性质，需要采用综合评估方法，并结合患者的具体情况，制定个性化的治疗方案和护理措施。同时，还需要加强医护人员的疼痛知识和技能水平以及加强与患者的沟通和交流等方面的工作，关注患者的心理状态和社会支持等。只有这样，才能更好地满足生命末期患者的疼痛需求和提高患者的生活质量。

第二节　疼痛治疗策略

一、个性化治疗计划

对于末期患者而言，疼痛往往成为他们生活中无法避免的一部分。这种疼痛可能来源于疾病的进展，也可能是由治疗过程中的不良反应所导致。疼痛不仅影响患者的身体健康，更对其心理和社会功能产生深远影响。因此，为末期患者制定个性化的疼痛治疗计划显得尤为重要。末期患者的疼痛治疗个体化治疗计划应综合考虑患者的疼痛程度、身体状态、生活习惯、心理状况等多方面因素，以确保治疗方案的有效性和安全性。基本的个体化治疗计划主要包含以下几方面。

（一）患者评估

1. 病史采集：详细了解患者的病史，包括疼痛的起始时间、部位、性质、持续时间、加重或缓解的因素、对生活质量的干扰、伴随症状以及使用镇痛药物的情况等。通过病史采集，医生可以初步判断疼痛的原因和类型。

2. 疼痛评估：采用专业的疼痛评估工具，如数字评分法（NRS）、面部表情评分法（FPS-R）等，对患者的疼痛程度进行量化评估。评估内容包括当前的疼痛，过去 24 小时的平均疼痛、最严重和最轻微的额疼痛，以及静息和活动状态下的疼痛等。疼痛评估结果是制定个性化治疗计划的重要依据。

3. 心理评估：采用评估量表评估患者的心理状态，了解患者是否存在焦虑、抑郁等心理问题以及具体"心理痛苦"的程度。心理问题是影响疼痛感知的重要因素之一，因此心理评估对于制定个性化治疗计划同样重要。

（二）个体化治疗计划的制定

1. 药物治疗

（1）非甾体抗炎药（NSAIDs）：对于轻度至中度的疼痛，NSAIDs 是常用的治疗药物。NSAIDs 通过抑制前列腺素合成，阻断炎性因子反应，起到镇痛作用。代表药物：布洛芬、对乙酰氨基酚、塞来昔布等。医生应根据患者的具体情况选择合适的 NSAIDs，并告知患者药物的不良反应和注意事项。NSAIDs 具备"天花板效应"，即每日用量超过最大剂量之后，增加剂量不能增强疗效，只会增加不良反应。NSAIDs 长期或大量使用可能会引起胃肠道反应、肝肾功能损伤、血小板功能障碍和心脏毒性等不良反应。

（2）阿片类药物：对于中度至重度的疼痛，阿片类药物是首选的治疗药物。阿片类药物能够作用于中枢神经系统中的阿片受体，缓解疼痛感受。代表药物：吗啡、羟考酮、芬太尼等。阿片类药物没有"天花板效应"，即在不良反应可控的情况下，可以通过增加剂量来增强镇痛治疗的疗效。然而，阿片类药物具有成瘾性和便秘、恶心呕吐、头晕嗜睡、尿潴留、呼吸抑制等不良反应，在使用时应严格遵循医嘱，从小剂量开始进行滴定，避免滥用，并根据患者的具体情况进行个性化调整。其中，便秘是阿片类药物最常见且可持续存在的不良反应，对于使用阿片类药物的患者应同步使用通便药物，目标为 3 天至少正常排便 2 次。对于出现成瘾或呼吸抑制等严重不良反应的患者，可采用纳洛酮进行解救治疗。

（3）辅助镇痛药物：辅助镇痛药物作用机制多样，可直接产生一定的镇痛作用，或者可以增强阿片类药物的镇痛效果。常用于辅助治疗神经病理性疼痛、骨痛等。辅助镇痛药物常见抗惊厥类药物（普瑞巴林）、抗抑郁类药物（阿米替林）、皮质类固醇激素（地塞米松）、N–甲基–D–天冬氨酸受体拮抗剂（美沙酮）和局部麻醉药（利多卡因）等。例如，对于伴有神经病理性疼痛或者心理问题的患者，抗抑郁药物可以辅助治疗疼痛，改善患者的心理状态，减轻患者的疼痛感知。

2. 微创治疗：即使给予足够的镇痛药和系统的正规治疗，末期仍有一部分顽固性患者疼痛不能得到有效缓解，而寻求"第四阶梯治疗"，即微创介入治疗。这些技术可以单独作为治疗手段，亦可以作为药物治疗的有效补充。这些治疗技术包括：镇痛泵技术、神经阻断术、经皮椎体成形术和鞘内药物输注系统植入术等。这些介入技术有的可以维持几天到几个星期镇痛作用，有些可以维持几个月甚至几年的镇痛作用，因此在选择适当的介入技术时要充分评估末期患者的预期寿命。

3. 物理治疗：物理治疗是一个有效的非药物治疗手段，包括热敷、冷敷、按摩、针灸等。热敷可以促进血液循环，缓解肌肉紧张；冷敷可以减轻炎症反应，降低疼痛感知。热敷和冷敷实施时需要严格控制温度和时间，治疗前后检查皮肤感觉、血液循环情况，防止烫伤或者冻伤。按摩和针灸是传统的物理治疗方法，没有明显不良反应，可以缓解肌肉紧张、改善血液循环和减轻疼痛。医生应根据患者的具体情况制定个性化的物理治疗计划。

4. 心理治疗：疼痛往往会对患者的精神和心理状态产生负面影响。心理治疗可以通过认知行为疗法（CBT）、心理咨询等方式来减轻患者的焦虑、抑郁等心理症状，并提升其应对疼痛的能力。CBT 可以帮助患者改变对疼痛的认知和应对方式，减轻疼痛感知。CBT 包括疼痛教育、放松训练、注意力转移等内容。对于末期患者而言，心理支持同样重要。医生应关注患者的心理需求，提供情感支持和心理疏导，帮助患者应对疼痛带来的心理压力。医生可以邀请心理专家参与治疗计划，为患者提供必要的心理支持。

5. 音乐疗法：音乐疗法是一种通过音乐聆听、即兴创作、即兴演奏等方式，利用音乐的物理作用、心理作用和生理作用，影响大脑疼痛中枢和管理情绪的边缘系统，对疼痛以及伴发的焦虑、抑郁等不良情绪达到较好的辅助治疗效果。音乐可作用于个体内啡肽和儿茶酚胺的分泌水平，有助于个体减少疼痛感受。实施音乐疗法的环境应安静，根据患者病情和喜好，选择适合患者的音乐。在治疗过程中，根据患者情绪的变化，随时对音乐进行切换或变更。音乐疗法是一种有效、实用、无创的临床治疗方法，其身心兼治的特点，具有其他疗法无法替代的优点。

6. 芳香疗法：芳香疗法是利用植物的芳香精油作用于身体和心理的治疗方法，通过嗅觉和皮肤吸收的方式，达到缓解压力、舒缓疼痛、促进身心健康的目的。芳香精油可以通过舒缓肌肉紧张、促进血液循环等方式，缓解因紧张、疲劳等引起的疼痛。芳香精油中的化学成分可以刺激人体的嗅觉系统，进而影响大脑中的情绪中枢和自主神经系统，产生放松、镇静、愉悦等效果。芳香疗法是一种自然、温和的治疗方法，适用于各种年龄段的末期患者，且不良反应较小。

（三）治疗计划的实施与调整

医生应根据患者的具体病情制定个体化的治疗计划，并在专业人员的指导下实施。当然，个体化治疗计划并非一劳永逸，患者的疼痛状况可能随时间的推移而发生变化。在实施过程中，医生应密切关注患者的病情变化，根据患者的疼痛评估结果和治疗效果，根据需要调整治疗方案。如果患者的疼痛得到缓解，医生可以逐渐减少药物剂量或改变治疗方法；如果患者的疼痛未得到缓解或加重，医生应重新评估患者的病情和疼痛类型，调整治疗方案。在疼痛治疗过程中，医务人员可能会面临多种挑战，如治疗风险与收益的平衡、药物不良反应的处理等。医务人员应始终将患者的利益放在首位，充分考虑患者的身体状况、心理需求和社会背景，为患者提供最佳的治疗方案。

总之，末期患者疼痛的个性化治疗计划是一个复杂而重要的过程。通过综合评估患者的病情、疼痛类型、程度以及心理和社会需求等因素，医生可以制定出适合患者的个性化治疗计划。治疗过程中，医生应密切关注患者的病情变化，及时调整治疗方案。通过药物治疗、物理治疗、心理治疗等多种治疗手段结合，可以有效地缓解末期患者的疼痛，提高其生活质量。

二、多学科团队的角色

末期患者的疼痛治疗，需要多学科团队的共同参与和协作，以确保患者得到全面、有效的治疗。末期患者疼痛治疗多学科团队通常包括多个专业领域的专家，他们各自在疼痛管理中扮演着重要的角色。以下是一些主要成员及其职责。

（一）医生

作为多学科团队的核心成员，医生负责全面评估患者的疼痛情况，制定个性化的疼痛治疗计划，并根据治疗效果及时调整治疗方案。医生需要具备扎实的医学知识和丰富的临床经验，具备对各种疼痛病因的了解和判断能力，能够熟练掌握各种疼痛治疗技术。

（二）护士

护士在疼痛管理中扮演着不可或缺的角色。护士需要负责患者的日常护理和疼痛监测，观察患者的疼痛状况、记录治疗效果，确保患者按时服药、观察药物反应等。同时，护士还需要为患者提供心理支持，帮助他们缓解焦虑、抑郁等负面情绪。护士还可以提供一些非药物性的疼痛缓解方法，如按摩和热敷等。

（三）心理学家

由于末期患者常常面临巨大的心理压力和痛苦，心理医生的参与对于提高患者的疼痛治疗效果具有重要意义。心理医生可以为患者提供心理支持和心理干预，帮助他们缓解焦虑、抑郁等负面情绪和心理困扰，提高疼痛耐受度。心理学家还可以通过认知行为疗法等方法，帮助患者改变对疼痛的认知和应对方式。这种心理和人文方面的关怀能够增强患者的治疗信心和生活勇气。

（四）物理治疗师

物理治疗师通过针对患者的疼痛部位和问题，进行相应的运动和物理治疗。他们可以通过康复运动、按摩、热敷等方式，减轻患者的疼痛，帮助患者恢复身体功能和改善其生活质量。他们需要根据患者的具体病情，制定个性化的物理治疗计划，指导患者进行康复训练。这种康复训练对于末期患者来说尤为重要，可以帮助他们更好地应对疼痛带来的身体限制。

（五）临床药师

临床药师在末期疼痛患者管理中扮演着至关重要的角色，临床药师可参与疼痛管理方案的制定、监测疼痛治疗的效果、提供药物知识培训、指导患者用药、参与多学科团队协作、监测和处理药物不良反应、以及评估药物经济学。临床药师可提高末期患者疼痛治疗的规范性，帮助患者改善疼痛控制情况，提高生活质量。

随着医学技术的不断进步和医疗理念的更新，多学科团队在末期患者疼痛治疗中的作用越来越重要。多学科团队通过紧密协作，全面评估患者的躯体功能、疼痛情况、心理状态等，可以确保患者得到全面、连贯、个性化的疼痛管理。多学科团队成员共同制定治疗方案，评估治疗疗效，监测不良反应，及时调整治疗方案，以达到最佳的镇痛治疗效果，提高患者的生活质量。这种个性化治疗计划能够更好地满足患者的需求，避免治疗中出现的疏漏和错误，提高治疗效果。同时，多学科团队还可以为患者提供心理支持、康复指导等服务，帮助患者更好地应对疼痛带来的挑战。

第三节　疼痛管理的伦理考量

一、患者自主权的尊重

在末期患者治疗过程中，疼痛管理是一个至关重要的环节。然而，疼痛管理并非仅涉及医学技术和药物选择，更重要的是，它涉及一系列伦理和道德问题。其中，患者自主权的尊重是疼痛管理中最基本、最核心的伦理原则之一。

（一）患者自主权的概念和内涵

患者自主权，是指在医疗过程中，患者有权根据自己的意愿和价值观，自主决定接受或拒绝某种医疗措施或治疗方案。这一权利源于人的尊严和价值，是医疗伦理的核心原则之一。在疼痛管理中，患者自主权的尊重显得至关重要，因为疼痛本质是一种主观感受，只有患者自己才能真正了解自己的疼痛程度和需求。

（二）疼痛管理中患者自主权的体现

1. 知情同意权：知情同意权是患者自主权的基础。在疼痛管理中，医生应充分告知患者疼痛的原因、性质、程度以及可能的治疗方案、预期效果和不良反应等信息，让患者全面了解自己的病情和治疗选择。在此基础上，患者应有权自主决定是否接受某种治疗方案或药物。医生应尊重患者的选择，并在治疗过程中随时与积极患者沟通，确保患者充分了解自己的病情和治疗进展。

2. 自主决策权：自主决策权是患者自主权的核心。在疼痛管理中，患者应有权根据自己的价值观、宗教信仰和意愿偏好，自主选择接受或拒绝某种治疗方案或药物。医生应充分尊重患者的选择，并在可能的情况下提供多种治疗选项。同时，医生也应告知患者不同治疗方案或药物的优缺点及可能存在的风险，协助患者做出最佳决策。如果患者拒绝某种治疗方式或药物，医务人员应当尊重其选择，并尝试寻找其他适合患者的治疗方案。医务人员通过与患者一起制定疼痛管理计划，可以增强患者对治疗方案的信任感和满意度，提高治疗效果。

3. 隐私保护权：隐私保护权是患者自主权的重要组成部分。在疼痛管理中，患者的病情信息属于个人隐私范畴，应受到严格保护。医生应尊重患者的隐私权，不得将患者的病情信息泄露给无关人员。同时，医务人员应当采取适当的措施，确保患者的病历、医疗信息和其他私人信息的安全性和保密性，仅在患者授权或法律允许的情况下共享这些信息。

（三）疼痛管理中尊重患者自主权的伦理挑战与对策

1. 伦理挑战

（1）疼痛评估的主观性：疼痛是一种主观感受，难以准确评估。医生在评估患者疼痛程度时，可能受到自身经验、知识和技能等因素的影响，导致评估结果存在偏差。这在一定程度上限制了患者自主权的实现。

（2）治疗方案的多样性：疼痛管理涉及多种治疗方案和药物选择，不同的治疗方案可能带来不同的风险和效果。医生在制定治疗方案时，需要考虑患者的意愿、需求和病情特点等因素，但也可能面临治疗方案选择困难的问题。

（3）医疗资源的有限性：医疗资源是有限的，医生在制定治疗方案时需要考虑医疗资源的分配和利用问题。这可能导致部分患者在医疗资源紧张的情况下无法获得最佳的治疗方案，从而影响患者自主权的实现。

2. 对策建议

（1）提高疼痛评估的准确性：医生应不断提高自身疼痛评估的技能和水平，采用多种评估方法和工具相结合的方式，提高疼痛评估的准确性和客观性。同时，医生也应加强与患者的沟通，了解患者的真实感受和需求，确保疼痛评估结果的准确性和可靠性。

（2）制定个性化的治疗方案：不同的患者可能对疼痛的感受和反应不同，医生应根据患者的意愿、需求和病情特点等因素，制定个性化的治疗方案。在制定治疗方案时，医生应充分考虑患者的意愿和选择权，尊重患者的自主权。同时，医生也应向患者提供全面的信息和建议，帮助患者做出明智的决策。

（3）优化医疗资源配置：医疗机构应优化医疗资源的配置和利用，确保患者能够获得最佳的治疗方案。在医疗资源紧张的情况下，医疗机构应优先保障重症患者的治疗需求，同时积极探索和创新疼痛管理方法和技术，提高疼痛管理的效果和效率。

综上所述，疼痛管理中的伦理考量是一个复杂而重要的问题。尊重患者自主权是疼痛管理中最基本、最核心的伦理原则之一。在疼痛管理中，医生应充分尊重患者的意愿和选择权，保障患者的知情同意权、自主决策权和隐私保护权等权利的实现。同时，医生也应积极应对疼痛管理中存在的伦理挑战，提高疼痛评估的准确性、制定个体化的治疗方案、优化医疗资源配置等，以更好地实现患者自主权的尊重和保障。

二、患者及家庭的支持

疼痛是末期患者最常见的症状之一。疼痛管理不仅仅是对患者生理层面的治疗，更涉及对患者心理、社会、经济等多方面的关怀与支持。在这一过程中，患者及家庭的支持显得尤为关键，他们分别扮演着不同的角色和责任。

（一）患者的角色与责任

1. 积极参与疼痛管理：患者应积极参与疼痛管理的全过程，与医务人员共同制定治疗方案。患者应充分了解自己的病情和治疗方案，明确治疗的目标和预期效果，以便更好地配合治疗。

2. 如实反映疼痛情况：患者应如实向医务人员反映自己的疼痛情况，包括疼痛的部位、性质、强度、持续时间和发作频率等，有助于医务人员更准确地评估患者的病情。只有患者和医护人员共同努力，才能确保患者得到及时、有效的疼痛管理和治疗。

3. 遵守医嘱：患者应严格遵守医嘱，按时服药、复查和进行康复训练等。这有助于确保治疗方案的有效实施，减轻患者的痛苦。

（二）家庭的角色与责任

1. 提供情感支持：家庭是患者最坚实的后盾。在疼痛管理过程中，家庭成员应该与患者保持良好的沟通，了解患者的需求，给予患者充分的情感支持，帮助患者实现人生最后阶段的心理愿望。家庭成员还可以通过陪伴、安慰和鼓励等方式，为患者提供日常生活照顾和关爱，减轻患者的负面情绪。

2. 尊重患者意愿：在疼痛管理过程中，家庭成员应尊重患者的意愿和选择。如果患者对某种治疗方式或药物表示拒绝或担忧，家庭成员应尊重患者的决定，并与医务人员共同寻找其他适合的治疗方案。

3. 协助患者完成治疗任务：家庭护理在末期患者的疼痛管理中发挥着重要作用。家庭成员可以协助患者完成治疗任务，如按时服药、进行康复训练，观察各引流管严防弯折等；协助医务人员监测患者的疼痛状况，及时反馈给医务人员，以便及时调整治疗方案。家庭成员的参与有助于提高患者的治疗的依从性，保障治疗方案的有效实施。

4. 营造良好的居住环境：家庭成员应努力营造良好的环境，为患者提供舒适、安静、整洁的居住空间。这有助于减轻患者的身体负担和心理压力，提高患者的生活质量。

5. 家庭支持中的伦理挑战：在家庭支持过程中，家庭成员可能会面临多种困难和挑战，如经济压力、心理压力等。医务人员应加强对家庭成员的关怀和支持，提供必要的心理疏导和经济援助。同时，医务人员应鼓励家庭成员积极参与患者的治疗过程，提高家庭支持的质量和效果。

总之，末期患者疼痛管理是一项复杂而艰巨的任务，需要医务人员、患者及家庭共同努力。在疼痛管理过程中，医务人员应充分尊重患者的意愿和选择，为患者提供最佳的疼痛管理方案。同时，患者及家庭也应积极参与疼痛管理的全过程，为治疗提供有力的支持和保障。通过共同努力，我们可以为患者提供更加人性化、科学化的疼痛管理，从而减轻患者的痛苦，提高患者的生活质量，并让患者能够有尊严并舒适地度过生命的最后阶段。

（赵苇苇）

【参 考 文 献】

［1］ 曹西友，施永兴，吴颖.临终关怀学概论［M］（第2版）.上海：复旦大学出版社，2023.

［2］ 成文武.慢性癌痛诊疗技术［M］.北京：科学技术文献出版社，2021.

［3］ Robert Twycross，Andrew Wilcock.引领姑息关怀［M］.李金祥，译.（第5版）.北京：人民卫生出版社，2017.

［4］ Rolke R, Rolke S, Hiddemann S, et al. Update palliative pain therapy. Internist (Berl). 2016, 57(10): 959–970.

［5］ 中国医师协会疼痛科医师分会中华医学会疼痛学分会国家疼痛专业医疗质量控制中心，北京市疼痛治疗质量控制和改进中心.癌症相关性疼痛评估中国专家共识（2023版）［J］.中国疼痛医学杂志，2023，29（12）：881–886.

［6］ 王松，李娟.终末期癌症患者的疼痛管理［J］.中国临床保健杂志，2017，633–636.

［7］ 江苏省肿瘤科医疗质量控制中心.江苏省成人癌症疼痛护理规范（2020版）［J］.医药高等教育与现代护理，2020，229–244.

［8］ 吴细梅，伍晓员，牛国梁.多学科合作团队综合管理模式对癌性疼痛患者的影响［J］.当代护士，2022，29（4）：136–139.

［9］ 王丹.癌末疼痛患者医疗自主权中的尊严、冲突与伦理困境［J］.叙事医学，2020，3（1）：17–21.

［10］ 陈非，周丽群.人文关怀对癌痛患者的疼痛控制及用药依从性的影响［J］.西藏医药，2024，45（1）：124–126.

第二章　复杂疼痛情况的处理

第一节　难治性疼痛的识别与管理

一、识别难治性疼痛

（一）难治性疼痛的概念

难治性疼痛又称为顽固性疼痛，目前并没有明确的定义，广义范畴是指通过目前常规治疗手段，仍无法得到有效缓解的急慢性疼痛。从病因分类主要分为难治性非癌痛和难治性癌痛两大类。

常见的难治性非癌痛包括：带状疱疹后神经痛、痛性糖尿病周围神经病变、纤维肌痛综合征、复杂性区域疼痛综合征、慢性盆腔疼痛综合征等；而难治性癌痛指由肿瘤本身或肿瘤治疗相关因素导致的中、重度疼痛，经过规范化药物治疗 1～2 周，患者疼痛缓解仍不满意和（或）不良反应不可耐受。需同时满足以下两条：① 持续性疼痛数字化评分 ≥ 4 分和（或）爆发痛次数 ≥ 3 次 / 天；② 遵循相关癌痛治疗指南，单独使用阿片类药物和（或）联合辅助镇痛药物治疗 1～2 周，患者疼痛缓解仍不满意和（或）出现不可耐受不良反应。

（二）难治性疼痛的识别

导致疼痛难治的原因很多，通常从以下几个方面考虑：① 导致疼痛发生的病因；② 疼痛相关的中枢敏化形成；③ 药物的充分应用对疼痛改善不明显；④ 患者无法耐受药物的不良反应导致药量使用不足或停止用药；⑤ 常用的微创介入治疗对疼痛改善不明显；⑥ 疼痛对患者生活质量的影响；⑦ 患者的精神因素及社会心理因素。因此难治性疼痛的形成与多方面因素相关，目前临床上并没有判定难治性疼痛的客观依据。

对于癌痛患者，应常规、全程、动态进行量化评估，患者如果出现了阿片类药物耐受或频繁发作的爆发痛，即为难治性癌痛的高危人群，尽早行介入治疗，对患者疼痛、生存质量改善至关重要。

二、创新治疗方法的应用

所谓的难治性疼痛，即常规治疗效果不佳，因此针对难治性疼痛，需要引入创新的治疗方法，目前应用于临床的难治性疼痛治疗方法主要包括鞘内输注系统（intrathecal drug delivery system，IDDS）植入术、脊髓电刺激（spinal cord stimulation，SCS）治疗、脑深部电刺激（deep brain stimulation，DBS）等。

（一）IDDS 植入术治疗难治性疼痛

IDDS 植入的目的是将镇痛药物送入脑脊液，作用于脊髓或脑中枢的一种治疗方式，避免了药物的首过效应和血脑屏障的影响，将药物直接作用于疼痛中枢的同时，大大减少了药物的使用剂量，对于难治性疼痛或无法耐受全身性药物不良反应患者是一种有效的治疗选择。尤其对于难治性癌痛患者，鞘内给药被 WHO 推荐为癌痛的第四阶梯治疗。研究表明，IDDS 可减少疼痛、降低药物的毒性、提高患者的生存率，因此有学者认为对于可预期的难治性疼痛，应尽早行 IDDS 植入术。

吗啡是目前 FDA 唯一批准用于鞘内治疗难治性疼痛的阿片类药物。吗啡作为阿片类受体激动剂，可阻断脊髓背角胶质细胞活性，减少背角传递的皮肤疼痛和上行通路传递的伤害性冲动。尽管鞘内阿片类药物剂量相对较小，但仍可能导致相关的不良反应，如瘙痒、恶心呕吐、便秘、呼吸抑制等。2017 年多学科镇痛共识会议（PACC）指南建议阿片类联合布比卡因（一线 B 类）、齐考诺肽（二线）、可乐定（三线）用于 IDDS，其他联合用药还有咪达唑仑、氯胺酮等药物。而我国癌痛专家共识还建议将氢吗啡酮、右美托咪定用于 IDDS 治疗。鉴于 IDDS 复合用药与单独阿片类用药比较的疗效和安全性未达到统一共识，因此仍需要大量的多中心临床研究来提供相关的依据。

对于 IDDS 术前是否应进行药物鞘内测试目前存在争议，因为考虑到患者的精神因素和期望值，常规对患者的心理状态进行评估。目前常规的方案是：难治性非癌痛常规进行测试，而难治性癌痛考虑到患者的则不进行测试。

此外，IDDS 植入后患者的护理也要充分保障，需要医护、生产商、患者及其家属的共同参与，这对于 IDDS 的疗效也至关重要。

（二）SCS 治疗难治性疼痛

SCS 是指将脊髓刺激器的电极通过手术方式置于解剖结构、功能完整的脊髓硬膜外间隙，并通过适宜的电流刺激脊髓后柱的传导束和后角感觉神经，从而阻断疼痛信号转导，以达到治疗疼痛的一种神经调控方法。为常规治疗效果不佳的难治性疼痛，尤其是难治性非癌痛患者提供了一种较新的治疗方案，其有效性及安全性均得到了临床验证。SCS 目前常用于以下难治性疼痛。

1. 腰椎手术失败综合征（failed back surgery syndrome，FBSS）：FBSS 是指因腰椎各

种疾患接受手术的患者术后仍有顽固性的腰骶部疼痛，伴或不伴下肢感觉和运动功能、大小便功能障碍。据报道 FBSS 在腰椎术后的发生率为 10%～40%。目前很多多中心随机对照试验（randomized controlled trial，RCT）证实了 SCS 对 FBSS 具有良好的治疗效果。有研究证实，对于 FBSS，SCS 比二次手术更具有良好的治疗效果。但也有研究指出，SCS 对于治疗 FBSS 的短期疗效优于手术，但长期效果与二次手术差异无统计学意义，但二次手术对患者造成创伤远大于 SCS。SCS 在减少患者镇痛药物的使用以及改善患者生活质量等方面显著优于传统的治疗方法。

2. 复杂性区域性疼痛综合征（complex regional pain syndromes，CRPS）：CRPS 是一种自发产生或者由创伤等原因引起的慢性疼痛综合征，常在创伤后 4～6 周内发生，而不能以最初的创伤来解释的一系列临床症状，包括疼痛，感觉及运动障碍，营养障碍以及肢体的自主调控功能障碍，这些症状常位于肢体的远端，超出单一神经支配区域。CRPS 早期诊断困难，致残率高，是常见的难治性疼痛。虽然尽早诊断和治疗有利于提高患者预后，但总体来说 CRPS 的常规治疗效果很难令人满意。有研究对接受 SCS 的 CRPS 患者进行了 5 年的随访，发现 SCS 能够长期有效控制 I 型 CRPS 患者的疼痛症状，而且 SCS 的疗效对于那些病程在 1 年内的患者是最好的。目前临床上以疼痛缓解 50% 以上作为 SCS 治疗 CRPS 是否成功的评价标准。

3. 糖尿病神经痛（painful diabetic peripheral neuropathy，PDPN）：DPN 是糖尿病常见的并发症，30%～50% 的糖尿病患者会出现 DPN，而疼痛是最常见的症状，表现为自发痛、痛觉过敏和异常性疼痛，常规药物治疗效果欠佳，仅 1/3 的患者获得 50% 的缓解率，而且很多患者产生了药物不良反应。有研究表明，接受 SCS 治疗的 PDPN 患者中，有 55% 疼痛显著改善，且无明显不良反应，患者的药物使用量、生活质量、睡眠等指标均得到改善，因此，目前 SCS 已作为 DPN 治疗的一线推荐，此外，SCS 还可以改善患者肢体的血液循环，改善下肢缺血的情况，大大降低了糖尿病足患者的截肢率。

4. 带状疱疹后神经痛（postherpetie neuralgia，PHN）：PHN 临床症状多表现为持续性烧灼样痛、跳痛、间隙性针刺样痛、闪电样痛及刀割样痛、痛觉过敏、感觉异常及感觉迟钝，顽固的 PHN 严重影响患者的生活质量。目前的临床研究显示 SCS 对 PHN 的有效率为 27%～82%，疗效不确切，但相较于目前常规的治疗方法，如传统药物治疗、神经阻滞治疗、射频治疗及中医治疗等，SCS 具有更为显著的疗效。

对于难治性疼痛患者，SCS 治疗是一种值得推荐的治疗方法，但患者的筛选对于 SCS 疗效至关重要，目前 SCS 的适应证包括：慢性疼痛患者、保守治疗 6 个月以上失败的患者、不建议再次手术治疗者、无显著的精神疾病患者、有能力调控使用设备的患者、有意愿停止使用药物的患者和那些对于手术效果有充分认知的患者。而对于那些一般状况较差，存在严重的呼吸、循环功能障碍以及有肝脏、肾脏或凝血功能障碍而不能耐受手术的患者，3 个月以内发生过心肌梗死的患者，妊娠期患者，植入性心律转复除颤器或对起搏器依赖的患者，严重的脊柱解剖结构异常患者，或者是手术部位或其附近存在感染灶、血管畸形或其他性质难以明确的病变，疼痛范围、性质和程度等经常变化不定的患者，不推荐进行 SCS 治疗。

（三）DBS 治疗难治性疼痛

脑深部电刺激疗法（DBS）已经在帕金森病、癫痫等中枢神经系统疾病领域取得巨大成功。在疼痛领域，尤其是慢性、难治性疼痛，DBS 的有效性、安全性也得到了证实，DBS 治疗疼痛的时间可以追溯到 20 世纪 60 年代。

将微电极植入到患者脑内特定的神经核团，运用电脉冲发生器持续微电刺激其大脑深部的特定神经核团，纠正异常的大脑电环路，从而达到治疗改善疼痛的目的，脑深部电刺激治疗疼痛的靶点主要如下。

1. 感觉丘脑：也被叫做腹侧尾部核（nucleus ventralis caudalis，VC）或者腹后外侧核（ventral posterolateral，VPL）和腹后中间核（ventral posteromedial，VPM），属于外侧痛觉通路。刺激该区域的镇痛机制可能与丘脑板内核和扣带回的激活有关。

适应患者人群：继发于臂丛神经根撕脱、蛛网膜炎、椎板切除术后综合征等的神经病理性疼痛。继发于丘脑损伤的丘脑痛患者效果不理想。

2. 中央外侧核与中央中核-束旁核复合体：丘脑中线核与板内核群作为可以被分辨为 4 个部分，其中之一外侧群包含中央外侧核（central lateral，CL）、中央旁核（paracentral nuclei）和中央中核（central medial nucleus）的后部，参与情感和认知功能。CL 核与中央中核-束旁核复合体（CM-PF）都参与内侧痛觉通路，CL 调解痛觉中的认知-评价-情感成分，CM-PF 复合体神经元的放电节律会受到疼痛刺激的调制。该区域的调控会引起疼痛意识和情感的改变。所以，它作为一种全局性的痛觉调节工具更为有效。它可能不影响局灶性疼痛，但会影响患者对疼痛的一般态度。它更适合于大面积的疼痛和感觉丘脑 DBS 的补充。

（1）脑室周围灰质 / 导水管周围灰：脑室周围灰质（periventricular gray，PVG）/ 导水管周围灰质（periaqueductal gray，PAG）位于中脑被盖区。调控该区主要对伤害感受性疼痛起作用，电刺激状态下内源性阿片类物质对水平来抑制伤害感受性受体。这种镇痛作用可以被阿片类拮抗剂抵消。内源性阿片类物质水平的升高可能是产生镇痛效果的关键。然而，这种升高是 PVG/PAG 刺激的直接结果还是次要效应，仍有待商榷。PVG/PAG 电刺激对绝大多数伤害感受性疼痛都有良好的效果，比如难治性背痛、外伤后疼痛、肌肉骨骼性疼痛等。部分合并伤害感受性疼痛的神经病理性疼痛患者也适合该疗法。

（2）伏隔核，腹侧内囊-腹侧纹状体：尾状核的腹部和伏隔核（Nucleus accumbence，NAcc）构成了腹侧纹状体，该区被认为是奖赏环路的中心。刺激该区可以明显改善疼痛中的情感成分，在不减轻痛觉感受的情况下改善功能提高生活质量。甚至脊髓电刺激的疗效也跟伏隔核的活性降低有关。适应证：情感负担较重的患者。

5. 下丘脑后部：下丘脑后部 DBS 用于治疗从集性头痛。下丘脑是多种激素的分泌调控中心。部分理论假定其镇痛效果与相关激素水平的变化有关，但亦有实验结果不支持该理论。其镇痛机制可能更加复杂，而不能被单一神经环路解释。

适应患者人群：难治性从集性头痛，神经病理性面痛，伴有结膜充血和流泪的短暂单侧神经痛样头痛（Short-lasting unilateral neuralgiform headache at-tacks with conjunctival injection and tearing，SUNCT）和具有脑自主功能的短持续性神经痛样头痛发作（short-lasting neuralgiform headache attacks with cranial auto-nomic features，SUNA）。

第二节　慢性疼痛的综合管理

慢性疼痛是指疼痛持续时间超过损伤组织正常愈合时间，为便于管理，通常将持续或反复发作超过 3 个月的疼痛称为慢性疼痛。根据 WHO 联合 IASP 公布的最新的国际疾病分类第 11 次修订版（ICD-11），将慢性疼痛分为七大类，包括慢性原发性疼痛、慢性癌症相关性疼痛、慢性术后和创伤后疼痛、慢性继发性肌肉骨骼疼痛、慢性继发性内脏痛、慢性神经病理性疼痛和慢性继发性头痛或口颌面痛七大类，而慢性原发性疼痛又包括慢性广泛性疼痛、慢性原发性头痛或颌面痛、慢性原发性头痛或颌面痛、慢性原发性头痛或颌面痛以及复杂性区域疼痛综合征（CPRS），因此，慢性疼痛本身也是一大类疾病，而不仅仅是疾病的一种临床症状。慢性疼痛常合并解剖结构和神经通路的改变，因此慢性疼痛不仅是急性疼痛的时间顺序延伸，更需要不同的诊断方法和管理策略。

慢性疼痛的发病率高达 30%，女性、低收入人群、精神疾病患者的发生率更高，其每年造成损失，是心脏疾病、糖尿病及肿瘤消耗的总和，在影响患者生活质量的同时，对患者家庭及社会造成严重的负担，因此需要引起广泛的重视，其规范化、高质量的综合管理意义重大。

一、慢性疼痛的治疗策略

（一）慢性疼痛的病因治疗

对于慢性继发性疼痛首先要针对原发疾病进行病因治疗，比如，神经根型的颈椎病，应考虑解除神经的压迫；感染导致的慢性疼痛，应针对感染病灶抗感染治疗等。对于慢性癌症相关性疼痛肿瘤的原发疾病治疗，如椎体骨转移导致的疼痛，先考虑行椎体骨水泥成型或手术治疗，如果综合评估针对原发病灶治疗无效或弊大于利，或患者拒绝原发疾病的治疗，可后续再考虑针对疼痛本身的治疗。

（二）慢性疼痛的药物治疗

药物治疗是慢性疼痛治疗的基础，对于慢性疼痛，患者可能需要长期口服药物，因此应常规、定期评估患者药物的使用情况，对于口服药物治疗效果稳定的患者，一般建议患者每年进行一次复查，以评估患者疼痛情况以及潜在的共病是否发生改变。

1. 慢性疼痛的常用药物：用于治疗慢性疼痛的药物种类很多，主要包括：① 消炎镇痛类药物（非甾体药物 NSAIDs 和对乙酰氨基酚）；② 中枢性镇痛药物（阿片类药物、右美托咪定、艾司氯胺酮等）；③ 上述两种药物的复方制剂（洛芬待因、氨酚曲马多、氨酚羟考酮等）；④ 抗惊厥类药物（卡马西平、加巴喷丁、普瑞巴林等）；⑤ 抗抑郁药（阿米替林、文拉法辛、度洛西汀等）；⑥ 局部麻醉剂（利多卡因等）、⑦ 糖皮质激素（地塞米松、倍他米松等）；⑧ 其他药物（肌松剂、神经妥乐平、辣椒碱等）（表 5-2-1）。慢性疼痛机制复杂，单独使用一种药物常常收效不佳，因此常需要进行联合用药。

表 5-2-1　慢性疼痛治疗的常用药物

消 炎 镇 痛 药	中枢性镇痛药物	复合性镇痛药	局 部 麻 醉 剂
NSAIDs 非选择性 COX 抑制剂： 如双氯芬酸 选择性 COX2 抑制剂： 如塞来昔布 对乙酰氨基酚	阿片类 　曲马多 / 丁丙诺啡 　吗啡 / 氢吗啡酮 / 　羟考酮 / 芬太尼 氯胺酮 右美托咪定 齐考诺肽	氨酚羟考酮 氨酚曲马多 洛芬待因	利多卡因贴剂 布比卡因 罗哌卡因
糖 皮 质 激 素	抗 惊 厥 药 物	抗 抑 郁 药 物	其 他 药 物
长效 GCS 　地塞米松 　曲安奈德 　倍他米松	钙离子通道阻滞剂 　加巴喷丁 　普瑞巴林 钠离子通道阻滞剂 　卡马西平 　奥卡西平	黛力新 TCA 阿米替林 SSRI 西酞普兰 SNRI 　文拉法辛 　度洛西汀	中枢肌肉松弛剂 神经毁损药物 神经妥乐平 肉毒素 抗骨质疏松药物

2. 慢性疼痛药物治疗原则：慢性疼痛一般根据疼痛的程度进行药物选择，即 WHO 的三阶梯用药原则，对于轻度疼痛：首选第一阶梯为非阿片类药物，即对乙酰氨基酚或非甾体类止痛药；中度疼痛：选择弱阿片类药物，可与非阿片类药物和（或）抗惊厥、

抗抑郁等辅助药物合用；重度疼痛：选择强阿片类药物，可合用非阿片类药物和（或）抗惊厥、抗抑郁等辅助用药，以增加止痛效果并减少阿片类药物不良反应。

此外，慢性疼痛药物治疗还应该遵守以下 4 个原则：

（1）首选无创途径给药：如口服、贴剂、直肠栓剂等，需根据患者具体情况选择。

（2）按时给药：慢性疼痛患者应当规律服用药物，而非按需要用。按时服药才能让患者身体里的药物浓度稳定，从而很好的控制疼痛。

（3）个体化用药：以阿片类药物为例，其用于缓解疼痛时的用量无统一标准，且其疗效也存在明显的个体差异。阿片类药物应从小剂量开始使用，逐渐增加剂量至能够缓解疼痛时即可。

（4）注意药物的不良反应：慢性疼痛的治疗用药都有其相应的适应证及不良反应，使用过程中应监测药物疗效及不良反应，及时干预，以增加药物的疗效，减少药物的不良反应。

3. 慢性疼痛常用药物的注意事项：对于慢性神经病理性疼痛，抗惊厥药物和抗抑郁药物常作为一线推荐，抗惊厥药物常用的钠离子通道阻滞剂为卡马西平，为脑神经相关疼痛的一线用药，该药不良反应较大，使用前应进行基因检测，评估患者应用该药物的风险，需定期复查血象及肝肾功；常用的钙离子通道阻滞剂为加巴喷丁和普瑞巴林，是周围神经病理性疼痛的一线用药，其中加巴喷丁用量可达每日 1 800 mg，而普瑞巴林的常规用量为每日 300 mg，实际临床应用中，因为这些药物的不良反应，其用量常小于推荐剂量，特别是在老年患者人群，抗抑郁药物的应用情况同样如此，因此患者常需要联合用药，对于口服抗惊厥药物（加巴本丁 / 普瑞巴林）或抗抑郁药物治疗无效或不能耐受期不良反应的患者，可以考虑添加阿片类药物，如吗啡或羟考酮，但同时也需要考虑阿片类药物使用的风险和益处。当一线药物治疗无效或不耐受时，应考虑局部使用辣椒素软膏或贴剂、利多卡因贴剂等局部用药治疗周围神经病理性疼痛患者。

对于慢性非特异性腰痛患者的治疗应考虑非甾体抗炎药；对于髋关节或膝关节骨关节炎患者的疼痛，可考虑单独使用对乙酰氨基酚（不超过每日 1 800 mg）或与非甾体抗炎药联合治疗；治疗肌肉骨骼疾病引起的慢性疼痛患者时，特别是不能耐受口服非甾体抗炎药的患者，应考虑局部使用非甾体抗炎药。在开具任何非甾体抗炎镇痛药物时，需要考虑患者可能发生的心血管和胃肠道风险。

对于患有慢性广泛性疼痛的患者，如纤维肌痛综合征，建议使用普瑞巴林（逐渐增至每日 300 mg）和抗抑郁药物（度洛西汀每日 60 mg）进行治疗。在 2 周内使用适当剂量后仍未获得疗效应当考虑试用不同的药物。

阿片类药物通常用来治疗慢性癌症相关性疼痛，但对于慢性非癌症相关疼痛，如果其他药物效果不理想，也可选择中短期应用阿片类药物，其益处可能超过阿片类药物成瘾、过量以及阿片类药物相关死亡等风险。所有服用阿片类药物的患者应在开始后常规、动态、全程进行评估。其目的是为了达到最小的有效剂量，避免此类药物对患者造成的损害。治疗目标包括疼痛缓解、功能和生活质量的改善。应考虑尽早逐步减少到最低有效剂量，直至完全停止。目前用于评估阿片类药物应用风险相关筛查量表具有一定的实用性，但其准确性仍有待考察，通过常规的评估，寻找患者阿片类药物滥用、成瘾的依据，定期对所有接受吗啡用量＞每日 50 mg 的患者进行审查，以发现新出现的危害并考虑持续应用该药物的有效性。剂量＞每日 90 mg 吗啡当量时，应寻求疼痛科专家的建议。对于服用大剂量阿片类药物效果不佳，或不能耐受阿片类药物相关不良反应时，可考虑行鞘内输注系统植入术，经鞘内应用吗啡，在第一节中已有相关的内容，此处不再赘述。

使用抗抑郁药物的慢性疼痛患者应定期复查，并评估其对该药物的持续需求，确保益处大于风险。其中阿米替林（每日 25～125 mg）可用于治疗患有纤维肌痛和周围神经病性疼痛（不包括艾滋病相关神经病性疼痛）的患者；度洛西汀（每日 60 mg）或氟西汀（每日 20～80 mg）可用于纤维肌痛综合征患者；而三环类抗抑郁药不建议应用于慢性腰痛患者的疼痛管理。慢性疼痛伴中度抑郁症的患者应考虑优化的抗抑郁治疗，包括行为认知治疗等。

（三）慢性疼痛的非药物治疗

1. 物理治疗：包括光疗法、电疗法、磁疗法、手法治疗、生物反馈治疗等；这类方法是通过各种人工的物理因子作用于机体，可以一定程度上改善疼痛。

对于慢性腰背痛的患者，应考虑手法治疗获得疼痛的短期缓解。对于患有慢性颈痛的患者，应进行手法治疗并结合运动治疗，脉冲电磁场治疗、重复磁刺激和经皮神经电刺激治疗对于颈痛的改善也有一定疗效。

在糖尿病性周围神经病变的患者中使用低频或高频 TENS，可降低疼痛强度；经皮激光疗法作为慢性腰背痛患者的治疗选择。

生物反馈治疗又称自主神经学习法，是借助传感器，将采集到的机体活动信息（如肌电、脑电、心率、血压等）加以处理放大，并转变为可被察觉到的信号（如视觉或听觉信号），再让患者根据这些信号，学习控制自身不随意功能的治疗和训练方法，常用的生物反馈治疗包括肌电生物反馈、皮温生物反馈、脑电生物反馈、血压心率生物反馈等。而用于慢性疼痛生物反馈治疗的模式通常为肌电生物反馈治疗。例如，慢性盆腔痛综合征患者的盆底生物反馈治疗，将肌电生物反馈技术与电刺激技术相结合，通过作用于盆底肌群及相关神经，起到改善肌肉功能状态并调节神经传导通路的作用。对于改善慢性盆腔疼痛综合征患者的疼痛和盆底肌痉挛起到一定的疗效。

3. 微创介入治疗：微创介入治疗作为慢性疼痛治疗的四阶梯治疗，一般用于药物及物理治疗效果不佳的慢性顽固性疼痛，多为神经相关的调控或毁损治疗，如神经阻滞、脉冲射频、射频热凝、冷冻治疗、化学性毁损、脊髓电刺激、脑深部电刺激等。

微创介入治疗要根据患者的疼痛原因，疼痛的程度和阶段，以及患者对前序治疗效果的反应来个体化定制。如对于常见的神经病理性疼痛，一般先行神经阻滞治疗，效果不佳的患者再选择行周围神经电刺激、脉冲射频调控神经，效果不佳者再考虑行脊髓电刺激治疗，最后选择手术治疗；而对于椎间盘突出导致腰腿痛的患者，先行神经阻滞治疗，效果不佳患者选择行椎间盘的微创消融治疗，最后选择手术治疗。以上这些技术在第四部分第四章疼痛微创治疗技术中均有详细描述，故此处不展开赘述。

4. 基于心理因素的干预措施：疼痛和疼痛相关的功能障碍与个人的情感、认知和社会心理有着密不可分的联系，因此慢性疼痛患者常合并有心理障碍，这些问题常常会加重疼痛，从而形成恶性循环，影响慢性疼痛的治疗效果。因此干预患者的心理因素对于慢性疼痛的治疗非常重要，抗抑郁药物的常规应用于慢性疼痛患者，这是治疗合并有心理相关因素患者的基础，患者的教育和行为认知治疗同样重要。

患者教育：教育患者正确认识慢性疼痛，区别于急性疼痛，以帮助患者理解和管理慢性疼痛，并通过患者的沟通、疏导减少他们可能存在的任何不必要的担忧，对于中青年患者，需要通过教育，帮助他们继续工作和学习，恢复其社会功能。必要时邀请心理治疗相关科室进行会诊。

行为认知疗法：对于所有的慢性疼痛患者应进行行为认知治疗，主要包括正念冥想、接受和承诺疗法，正念冥想已经成为慢性疼痛患者常用的干预方法，越来越受到医患的肯定。必要时也应邀请心理治疗相关科室进行会诊指导患者进行行为认知治疗。

5. 运动疗法：对于慢性疼痛患者，尤其是慢性继发性肌肉骨骼疼痛患者，进行运动疗法是有必要的。

纤维肌痛患者，应进行评估患者适应的运动强度，按照推荐的强度水平进行有氧运动训练，可改善疼痛，较少患者的疼痛扳机点。

对于慢性腰痛患者中使用中等强度的腰背肌力量和稳定性锻炼也有助于改善患者的疼痛，而步行对于腰痛患者的疼痛管理并没有积极的效果，关于在腰痛患者管理策略中使用跑步机步行的证据质量较差，不足以确定其有效性。

太极，普拉提和瑜伽：瑜伽是有效的辅助治疗方法，对腰背部疼痛、盆底疼痛和功能障碍有适度的效果。对于持续性非特异性腰痛患者，普拉提在减轻疼痛方面优于最低限度的干预。太极拳对减轻慢性关节炎患者的疼痛和改善功能障碍有一定的作用。治疗性水中运动可能对慢性腰痛患者有益。

对慢性腰痛患者，除了运动治疗外，还应建议保持活跃，以长期改善残疾。

患者参加团体锻炼的效果优于个人或家庭中锻炼，但在团体环境中也需要为患者提供个性化的锻炼方案。

6. 传统医学疗法：针灸治疗慢性疼痛的安全性、有效性得到了广泛的认可，对于改善疼痛和恢复患者的功能均有帮助。其机制在于促进患者内源性阿片释放，改善外周敏化，抑制患者中枢敏化的形成。研究显示，对于骨骼肌肉系统相关的慢性疼痛，尤其是慢性腰痛或骨关节炎患者，针灸治疗可以短期缓解患者的疼痛，在神经病理性疼痛，针刺治疗也有一定的疗效。

中药治疗：目前的临床研究中，使用中药治疗慢性疼痛患者的研究规模较小，质量较低。有限的证据表明，乳香、姜和魔爪草对骨关节炎患者有效。在患有纤维肌痛的患者中进行芳香疗法的两项随机对照试验显示，在治疗组和对照组之间在疗效方面没有差异。相对于针灸治疗，中药的应用更讲究中医辨证治疗，个体化用药，不利于大规模开展中药的规范化应用临床研究，这也体现了中医药用于慢性疼痛患者的局限性。要将中华传统医学发扬光大仍任重道远。

7. 慢性疼痛患者的自我管理：慢性疼痛患者的自我管理必须贯穿在慢性疼痛的治疗过程中，优化慢性疼痛患者自我管理，社区卫生医疗机构应发挥主导作用，应将所有慢性患者列入社区医疗管理名单，定期进行宣教，在患者前往上级医疗机构就诊时，为患者提供其疼痛管理资料，有利于患者在就诊时得到更好的医疗帮助。自我管理应从疼痛状况的早期阶段开始使用，作为长期管理策略的一部分。患者的自我管理包括饮食、运动疗法，行为认知治疗，规律服用药物以及定期的社区医疗机构或相关上级医疗机构疼痛诊疗科的随访。

目前各种类型的饮食，如素食、地中海饮食和排除饮食，对类风湿性关节炎患者的疼痛和功能状况的研究规模太小，质量不足以确定其疗效。只有一项研究报道了补充维生素 D 在减少止痛药使用方面的益处，但方法学较差。饮食干预在与深呼吸技巧和针灸结合时效果最好。与理疗相比，自然疗法方法与改善生活质量、降低体重指数以及减少背部疼痛相关联。服用鱼油可以有效地减轻关节疼痛。有限的证据表明生物黄酮类化合物、玫瑰果、腺苷甲硫氨酸对患有骨关节炎的患者有效。

8. 多学科疼痛管理方案：导致患者慢性疼痛的病因复杂，比如慢性盆腔疼痛综合征，常涉及多个系统的疾病，患者常辗转多个学科治疗，而因此单一的专科治疗收效甚微，疼痛科作为平台科室，应当发挥主观能动性，开展多学科疼痛管理，多学科的生物心理社会治疗，也被称为疼痛管理计划，解决了慢性疼痛患者所经历的复杂性。多学科治疗定义为至少包括以下 3 种类别：心理治疗、物理治疗、放松技术、医疗治疗、患者教育或职业治疗。

二、患者生活质量的提升

慢性疼痛患者生活治疗的改善有赖于，镇痛效果的提高，日常生活管理的优化、合理用药及减少药物的不良反应、改善患者的情绪以及功能恢复与康复锻炼。在社区医疗管理的临床实践中应从以下几个方面来促进慢性疼痛患者生活质量的提升，主要包括：患者的疼痛评估、镇痛治疗实施和疗效观察、患者的自我管理、健康宣教和定期的随访。

1. 疼痛的评估：疼痛患者就诊时应对患者疼痛的起病方式、疼痛部位、性质、程度、病程、持续时间、发作特点、诱发缓解因素以及伴随症状进行评估，有利于患者的诊断。根据患者既往疼痛史、现阶段疼痛情况及性别、年龄等信息，在患者发生疼痛时、疼痛干预半小时后、疼痛时间超出 3 分钟或者接受疼痛治疗前等时机进行疼痛评估。若患者处于清醒状态，需要每间隔 2 个小时或者 4 个小时进行一次评估。根据患者理解、表达能力，可以选择数字分级法、面部表情分级法、FAS 法等疼痛评估方法。其中数字分级法主要是采用数字分级的方式，对患者疼痛等级进行分级，如"促使患者睡眠受到影响"为 4（中度疼痛），"促使患者无法入睡"为 7（重度疼痛）等；而面部表情分级法主要从患者面部表情入手，从很愉快笑脸、微微笑的脸、有些不舒服、更多不舒服、想哭、痛到流泪等方面，对患者疼痛等级进行评估；FAS 法适用于急性疼痛评估，主要通过 A（未受限制）、B（轻中度受限制）、C（重度受限制）3 个标准，对患者深呼吸、翻身、咳嗽或者其他活动进行评价。

2. 镇痛治疗和疗效观察记录：在实施镇痛前可以告知患者及家属，促使其了解患者疼痛强度、预期舒适目标，在争取患者同意后采取统一镇痛方法。常用的镇痛方法主要包括药物镇痛、非药物镇痛两种，前者主要指依据三级镇痛阶梯（轻度疼痛用非阿片类镇痛药、疼痛持续增加用弱阿片类镇痛药、疼痛剧烈用强阿片类镇痛药），结合患者信息，给予患者恰当的止痛药物。需要注意的是，在药物镇痛方法使用前，应对患者信息、止痛药物类型、止痛药物使用时间、止痛药物剂量、止痛药物使用方法等信息进行再次核对，按时给药；后者主要是言语安慰患者，主动向患者解释病情发展情况，给予患者心理层面的支持。同时帮助患者卧床休息、选择恰当体位，鼓励患者听音乐、看电视、看书，分散注意力。在这个基础上，根据适应证、禁忌证情况，为患者提供冷敷、热敷、针灸、按摩等物理镇痛手段。

在镇痛手段实施之后，应对全部患者信息进行评估并记录在入院评估单中。对于仍然存在疼痛的患者，可以结合疼痛评估结果，在疼痛护理记录单及护理记录单或者特护记录单中记录对应的护理信息。考虑到疼痛已经被世界卫生组织定义为第五生命特征，因此可以将疼痛评估结果记录在体温表上，并更名为生命特征记录单。在生命特征记录单中记录疼痛持续时间、疼痛性质、疼痛部位、疼痛评分、活动情况、体征等基本信息。

3. 患者的自我管理：如上所述，患者的自我管理包括饮食、运动疗法，行为认知治疗，规律服用药物以及定期的社区医疗机构或相关上级医疗机构疼痛诊疗科的随访。

4. 健康宣教：为了避免患者过度依赖镇痛或者过度恐惧阿片类镇痛药物，可以对患者进行健康教育，让患者了解阿片类药物只要按时按量给药，既可达到有效疼痛缓解效果，又不会出现成瘾情况。应严格根据医生嘱咐用药，避免私自调整剂量，与镇痛药合用镇静药或者安眠药。在家庭镇痛时，应妥善保管，放置在高处，避免幼儿误服。

5. 定期随访：在观察记录的基础上，应建立双向随访信息，推荐患者使用疼痛治疗日志严密观察镇痛方法实施后的疗效、不良反应及疼痛干预后的疼痛情况。使用强阿片类药物镇痛的患者，应至少每星期随访一次。

第三节 疼痛治疗中的医疗技术应用

一、新兴技术在疼痛管理中的应用

传统的疼痛治疗方法包括药物治疗、物理疗法、心理支持和行为疗法等。药物治疗是最常见的疼痛管理方法之一，包括非处方药和处方药。物理疗法如物理治疗、热敷和冷敷等可以通过改善局部血液循环和减轻肌肉紧张来缓解疼痛。心理支持和行为疗法可以通过认知行为疗法和心理咨询等方法，帮助患者改变对疼痛的认知和应对方式。

而疼痛科作为一门新兴学科，其以微创介入治疗作为核心，极大地促进了各种新兴技术在疼痛治疗中广泛开展，提高了镇痛疗效，改善患者的生活质量。此外随着新质生产力的提升，大量的无创治疗技术，尤其是非侵入性神经调控技术在疼痛治疗中也相继投入使用，且取得了一定的疗效。

（一）微创介入治疗

1. 影像引导下的介入治疗：在超声、X线（DSA或CT）、磁共振等影像设备引导下，行疼痛靶点的注射、灭活，或与疼痛相关的神经阻滞、调控及毁损治疗，包括药物注射、射频治疗、冷冻治疗等。这些疗法目前已广泛应用各种急慢性疼痛的治疗，在疼痛科常规开展，但在社区基层医疗机构，因为医疗设备、场地、人员技术、政策等原因的限制，仍未有效开展。因此对于社区基层机构图来说，以上微创介入治疗技术仍可称为是新兴技术。

2. 鞘内镇痛系统（IDDS）、脊髓电刺激（SCS）、脑深部电刺激（DBS）是目前疼痛科治疗各种疼痛，包括难治性疼痛和慢性疼痛的"终极武器"，因这些措施的干预靶点在于中枢，从根本上抑制疼痛信号的传导，达到抑制疼痛的目的。这些技术的原理、适应证、禁忌证以及相关的注意事项在相关章节中已有详尽描述，本章节不再赘述。

3. 生物疗法：生物疗法包括细胞治疗和非细胞治疗，因为其安全性而被称为"绿色治疗"，在肿瘤、自身免疫病等治疗领域取得了显著进展。近年来，生物疗法作为一种新兴的医疗技术，在疼痛治疗领域也逐渐获得了一定的临床疗效，目前常用的生物治疗主要包括 PRP 及干细胞等，尤其是 PRP 治疗，已经在疼痛治疗中广泛应用。

富含血小板的血浆（PRP）是通过离心自体血液获取的具有高纯度血小板的血浆制品。1954 年 Kingsley 第一次使用 PRP 这一医学术语。作为一种自体血成分，1987 年 Ferrari 等将 PRP 应用于心脏手术，避免了同种异体血液产品的输注。

PRP 目前已经广泛应用于不同医学专业，包括皮肤科、口腔科、整形美容外科、神经科、眼科、骨科。作为一种有效的疼痛治疗手段，PRP 治疗在疼痛科中应用越来越广泛。

PRP 内含有多种细胞生长因子，可以启动凝血级联反应、促进新结缔组织的合成和血管重建，达到组织修复、减轻疼痛、恢复功能的效果；该文还介绍，与 PRP 治疗相关的生物活性因子有：血小板源性生长因子（PDGF）、转化生长因子（TGF）、血管内皮生长因子（VEGF）、表皮生长因子（EGF）、成纤维细胞生长因子（FGF）、结缔组织生长因子（CTCG）、胰岛素样生长因子（IGF）、肝细胞生长因子（HGF）、角质形成细胞生长因子（KGF）、血管生成素-1（Ang-1）、血小板 4 因子（PF4）、基质细胞衍生因子（SDF）、肿瘤坏死因子（TNF）。目前 PRP 在肌肉骨骼系统相关性疼痛治疗，如膝关节骨性关节炎、膝关节内侧副韧带损伤、踝关节痛、肩袖损伤、颞下颌关节炎、肱骨外上髁炎、跟腱炎、椎间盘源性腰痛、腰椎关节源性腰痛，以及神经病理性疼痛，如：腰椎退变性神经根痛、带状疱疹后神经痛、糖尿病周围神经病变的治疗中均有相应的临床研究证实了其有效性。

间充质干细胞具有免疫调节、抗炎、促进组织器官再生修复等功能，尤其在促进软骨再生效果明显。此外，间充质干细胞还有易于培养、扩增、抗原性低、可进行异体移植等优点。目前干细胞治疗在骨关节炎、椎间盘源性疼痛治疗领域取得了相关进展，但没有大规模、高质量的临床研究，因此其临床应用仍比较受限。干细胞治疗作用原理：再生修复：与传统膝关节置换（移植）不同，SVF 或 MSCs 软骨修复的方式是利用间充质干细胞、各类因子协同作用，通过细胞再生的方式修复受损的软骨；免疫调节：减少局部炎症诱发的免疫复合物堆积，减少自由基生成，促进修复无须组织工程学材料辅助：干细胞在相应的环境中被诱导生成相应的细胞，比如软骨细胞、胶质细胞、髓核组织等，有助于骨关节炎、盘源性疼痛、神经病理性疼痛的改善。

（二）无创治疗技术

新兴的无创治疗技术目前主要包括：经颅磁刺激（TMS）、经颅直流电刺激（tDCS）、经颅聚焦超声刺激（tFUS）、光遗传学、数字疗法等，它们高效、无痛、安全、患者适应性好。

1. 经颅磁刺激（TMS）：TMS 是一种较常见的非侵入性刺激技术，通过特定形状线圈在颅内聚焦产生一定强度的磁场，疼痛的调节主要以改善大脑突触的可塑性、增加脑血流量、调节脑内神经递质的释放等。进而调节神经细胞的兴奋性。通常低频（≤ 1 Hz）刺激对大脑有抑制作用；而高频（≥ 5 Hz）刺激可以使神经元发生兴奋。主要适用于纤维肌痛、顽固性神经病理性疼痛、缓解功能性（非器质性疾病所致）头痛，预防血管性头痛的发作、偏头痛，焦虑症、抑郁症，睡眠障碍等。患者颅内及体内有金属植入为 TMS 的禁忌。其常见的不良反应包括轻度及短暂的头痛、头晕、恶心、耳鸣、颈部疼痛等，最严重可诱发癫痫发作，但发生率 ≤ 0.01%。

2. 经颅直流电刺激（tDCS）：tDCS 是一种持续的低强度直流电刺激，一般电流在 1～2 mA，刺激时间为 5～20 分钟不等，大多数时间在 20 分钟。其主要机制是调节轴突的静息膜电位，阳极刺激常引起去极化，有利于轴突的兴奋；而阴极刺激常引起超极化，抑制其兴奋性。

常应用于神经病理性疼痛（带状疱疹后神经痛、糖尿病周围性神经痛）、纤维肌痛、偏头痛、慢性非癌性疼痛的治疗。tDCS 体积小，方便携带，主要是调节静息电位，安全性更好，无诱发癫痫发作的危险，不良反应有轻微刺痛、瘙痒及头晕等症状。

3. 经颅聚焦超声刺激（tFUS）：tFUS 是一种新兴的无创神经刺激技术，与 TMS 及 tDCS 相比，tFUS 具有较高的空间分辨率，能达到颅内深部神经靶点。其中高强度超声刺激通过热效应常用于消融，中强度超声刺激可暂时性打开局部血—脑屏障，有助于局部靶向药物治疗等。而低强度超声可通过非热机制影响神经组织，引起神经细胞的兴奋性改变。

研究发现，利用低强度超声对慢性疼痛患者额叶后皮质进行刺激，患者主观情绪得到了改善，但目前临床研究较少，仍需不断的探索其机制及优化刺激方案。

4. 光遗传学：光遗传学是近年来发展迅速的一项新兴技术，利用特定光激活和分子遗传学，表达基因编码光敏蛋白，引起神经元的去极化或超极化，针对疼痛脑区的不同神经环路进行调节。但目前如何将编码好的光敏蛋白导入人类特定神经元尚待解决，缺乏临床研究。

5. 数字疗法在慢性疼痛治疗中的应用：采用虚拟现实与肌电脑电心电等生物反馈技术相结合，依托精神心理学的暴露疗法、正念疗法、催眠疗法、认知行为疗法和音乐疗法等理论基础，给用户创造出具有沉浸感、交互性和想象性的虚实融合环境，完成对患者的心理评估、疼痛评估、心理训练和心理治疗。

二、技术的优势与限制

（一）微创介入治疗的优势与限制

微创介入治疗技术，目前均提倡在影像的引导下完成。其优势在于治疗准确性高、疗效确切、患者接受度高。如超声引导下的微创介入治疗，可实时显示患者的病灶处的结构图像，并在实时引导下将穿刺针介入到治疗靶点，提高了治疗的准确性，从而保障了疗效，且微创治疗降低了患者的创伤，患者较容易接受这一疗法。在药物治疗、理疗等无创性治疗效果不佳时，应及时进行微创介入治疗。

其限制在于：社区基层的场地、政策支持；基层医生的临床操作能力，因为掌握这类技术需要一定的学习曲线；医保对相关耗材和手术、操作费用的支持。

（二）无创治疗技术的优势与限制

无创治疗技术，特别是上述所提到的无创神经调控技术在慢性顽固性疼痛的治疗中已取得一定进展，因其具有较好的安全性、疗效确切等优点已在临床得到较好的应用，但仍需要更多大规模的多中心临床研究以寻找最佳的刺激和治疗方案。tFUS、光遗传学等新兴的神经调控技术，已给疼痛治疗带来了新的手段，非植入性神经调控是一种无创的治疗方式，应用范围广、易于在门诊甚至家庭中开展，具有广阔的应用前景。但无创治疗一般为经皮电刺激，存在神经调控不精确的缺点，近年来在磁共振或超声引导下经皮神经调控技术的发展，增加调控的精确度和临床疗效。

但目前仍处于探索阶段，需要更多的动物实验及临床研究，以进一步探讨其安全性及镇痛机制。而慢性疼痛涉及复杂的脑网络结构，在今后的研究中将神经刺激技术与多种神经影像学技术结合，或许能够更好地研究疼痛相关的脑网络改变。同时，将多种神经刺激技术相结合，或者同时刺激多个靶点，是否能够具有更好的止痛效果或精准调控，有待进一步研究。

数字疗法可通过健康教育、自我管理、心理治疗、物理治疗等手段改善慢性疼痛患者的生活方式，并可得到很好的预防、管理和治疗效果，其优势在于：有效提高患者慢病管理的依从性和可及性；根据患者的不同情况，提供个性化的治疗方案；对疾病过程进行持续跟踪；降低患者的时间成本和经济负担；可复制、可积累、更便捷。长期慢性疼痛患者多伴有焦虑、抑郁、睡眠障碍等精神心理问题，数字疗法对其疗效显著。认知行为治疗和物理治疗是数字疗法很成熟的手段，对慢性疼痛具有明确的疗效。

但数字疗法仍需要得到医药监管部门的批准并受其监管，研发及运营成本高；在患者、付费方（如保险公司）和医药公司之间如何协调支付费用尚待探索；数字疗法需要通过患者教育、调整技术方案等途径来保证其治疗依从性；数字疗法产品应用于临床的研究有限，缺乏高质量的证据来支持；需考虑患者及其家属的接受程度以及是否有能力操作相关软件，如老年患者是否愿意尝试这种新兴疗法；国内缺少较为完善的监管机制用于审核数字疗法产品，相关政策应加紧落实，比如，患者的隐私和安全风险。目前国内数字疗法发展势头很好，尤其海南省等地方政府大力支持数字疗法，我们应加强国际交流合作，借鉴创新经验，创建适合中国国情的数字疗法发展模式。

（季 峰）

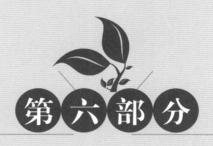

第六部分

实践应用与案例分析

安宁疗护，作为一种针对无法治愈疾病患者的综合性照护模式，旨在缓解患者身体、心理和精神上的痛苦，提升其生命质量。在这一过程中，镇痛治疗占据着举足轻重的地位。

首先，镇痛治疗是安宁疗护的核心组成部分。对于许多晚期疾病患者来说，疼痛是日常生活中最为常见且难以忍受的症状之一。疼痛不仅影响患者的生理健康，更可能导致其出现焦虑、抑郁等心理问题，严重影响生活质量。因此，通过有效的镇痛治疗，能够直接缓解患者的疼痛感，使其在日常生活中感受到更多的舒适与尊严。其次，镇痛治疗有助于提升安宁疗护的整体效果。在安宁疗护中，除了生理上的疼痛管理，还包括心理支持、精神慰藉等多方面内容。镇痛治疗作为其中的重要一环，与其他治疗手段相互补充，共同构成了一个完整的照护体系。通过镇痛治疗，患者能够更好地配合其他治疗手段，如心理干预、康复锻炼等，从而进一步提高安宁疗护的整体效果。此外，镇痛治疗还能够促进医患关系的和谐。在安宁疗护过程中，患者往往面临着生命的终结，其心理和情感需求也更为复杂和敏感。通过有效的镇痛治疗，能够减轻患者的痛苦，提高其对医疗服务的满意度，进而增强医患之间的信任和理解。这种和谐的医患关系不仅有助于提升患者的治疗体验，也有助于医疗工作者更好地开展工作。

当然，镇痛治疗在安宁疗护中的应用也面临着一些挑战。例如，如何根据患者的具体病情和疼痛程度制定个性化的镇痛方案，如何在保证镇痛效果的同时减少药物的不良反应等。这些问题都需要医疗工作者在实践中不断探索和总结。通过有效的镇痛治疗，能够直接缓解患者的疼痛感，提升安宁疗护的整体效果，促进医患关系的和谐。因此，在未来的安宁疗护实践中，应更加重视镇痛治疗的应用和发展，为患者提供更加全面、优质的照护服务。

第一章　静脉镇痛（病例 1）

一、病例背景

患者：女，81 岁，诊断为食管癌晚期。

入院情况：急诊入院，主诉为剧烈癌痛，无法耐受，烦躁，呼吸急促。平时靠口服非甾体镇痛药和吗啡缓释片镇痛，镇痛效果不佳，疼痛严重时要求吗啡注射镇痛，不烦躁时精神恍惚，胡言乱语，常伤感流泪。同时，患者血压偏低，身体状况较差。

二、疼痛评估与治疗策略

（一）疼痛评估

患者疼痛评分高，且呈现持续性加重趋势。疼痛部位主要集中在食管及周围区域，伴有明显的吞咽困难和呼吸困难。由于患者年龄较大，且长期依赖吗啡镇痛，已经出现一定程度的耐药性。

（二）治疗策略

1. 镇痛方法的选择：对于这位 81 岁的女性食管癌晚期患者，由于她处于临终状态，消瘦且血压偏低，安宁疗护的重点应放在提供舒适和尊严的护理上，而不再以治疗疾病为焦点。在镇痛方法的选择上，需特别考虑患者的身体状况和疼痛特点。首先，应全面评估患者的疼痛程度和性质，制定个性化的镇痛计划。由于患者已经在使用吗啡注射进行镇痛，这表明其疼痛程度可能较重。然而，吗啡注射也存在一些不良反应，如呼吸抑制、血压下降等，因此没有选择阿片类药物，包括芬太尼贴剂，同时需要密切监测患者的生命体征，确保镇痛治疗的安全性。在安宁疗护的理念下，镇痛方法的选择应兼顾患者的舒适度和生活质量，因此排除有创的鞘内泵植入等选项。因患者入院后有开放静脉，因此在和家属充分沟通后，选择采用静脉镇痛。

2. 镇痛药物的选择：针对晚期癌痛需要安宁疗护的虚弱患者的镇痛治疗，氯胺酮和阿片类镇痛药都是可考虑的选择，但它们各自具有不同的优缺点。氯胺酮的优点在于起效快，无论是静脉注射还是肌肉注射，都能在短时间内达到血浆药物浓度的峰值。此外，氯胺酮对呼吸的影响较轻，对心血管有交感兴奋作用。在镇痛效果上，氯胺酮尤其擅长体表镇痛。然而，氯胺酮的缺点也较为明显，包括麻醉中肌肉紧张，以及苏醒期可能出现致幻等不良反应。阿片类镇痛药是从阿片（罂粟）中提取的生物碱及体内外的衍生物，主要用于中到重度疼痛治疗，如癌痛。其优点在于能有效地缓解或消除疼痛，产生幸福感。但阿片类药物也存在一些显著的缺点。首先，大剂量使用可能导致木僵、昏迷和呼吸抑制等严重不良反应。其次，反复使用阿片类物质可能导致机体耐受和成瘾，伴随一系列不良的身体和心理反应。此外，阿片类镇痛药还可能引起恶心、呕吐、便秘等不良反应，其中便秘是最常见且持久的不良反应。在比较两者的优缺点时，还需考虑患者的具体情况和需要。氯胺酮由于其起效快和镇痛效果强，可能更适合需要迅速缓解疼痛的患者。然而，其肌肉紧张和致幻等不良反应可能不适用于所有虚弱患者。阿片类镇痛药虽然镇痛效果显著，但长期使用可能导致成瘾和一系列严重的不良反应，因此在使用时需要特别小心，并严格遵循医嘱。对于这类患者，镇痛治疗只是安宁疗护的一部分，还需要结合其他医疗和心理支持措施，以提供全面的照护。鉴于患者当前的情况，决定采用静脉氯胺酮作为镇痛治疗方案。氯胺酮作为一种非巴比妥类静脉麻醉药，具有镇痛作用强、起效快的特点，适用于癌痛等严重疼痛的治疗。同时，针对患者血压偏低的情况，氯胺酮有轻微的将密切监测生命体征，必要时给予适当的升压治疗。

三、治疗方案

（一）用药前准备

在用药前，详细询问患者的过敏史和用药史，确保患者无氯胺酮过敏史。同时，对患者进行吸氧和心电监护，家属充分沟通并签署知情同意书。用药过程中，密切监测患者的生命体征，包括血压、心率、呼吸等，以及时发现和处理可能出现的不良反应。

（二）用药过程

电子注药泵静脉给药，氯胺酮 200 mg 生理盐水稀释到 100 mL，2 mL bolus，背景剂量 2 mL/h，按压剂量 0.5 mL。10 分钟后开始安静，疼痛 VAS 评 3 分。血压、心率、呼吸没有明显变化。

（三）疼痛监测与调整

使用疼痛评分量表定期评估患者的疼痛程度，根据评估结果调整氯胺酮的用量。同时，观察患者是否出现耐药性或其他不良反应，以便及时调整治疗方案。2 天后患者平静离世。家属满意。

四、安宁疗护与综合支持

（一）心理支持

针对患者因疼痛产生的焦虑和恐惧情绪，提供心理咨询服务，帮助患者建立积极的心态，提高应对疼痛的能力。

（二）营养支持

由于患者存在吞咽困难的症状，通过静脉营养补充能量及必需脂肪酸，以维持患者的营养状况。

（三）家属参与

鼓励患者家属参与安宁疗护过程，提供情感支持，帮助患者度过生命末期的困难时期。此例患者，女儿在的时候拉着她的手，就相对安静。对镇痛后可能出现的不良反应和并发症应提前告诉陪护家属，让家属有一个预期。

五、总结与反思

通过采用静脉氯胺酮治疗食管癌癌痛，患者的疼痛得到了有效缓解，生活质量得到了提升。同时，在安宁疗护过程中，综合运用心理支持、营养支持和家属参与等手段，为患者提供了全方位的照护。然而，也应注意到氯胺酮可能带来的心率加快和幻觉等其他不良反应，因此在治疗过程中需要严格遵循用药规范，确保患者的安全。此外，对于高龄且身体状况较差的患者，需要更加关注其生命体征的变化，以及时处理可能出现的并发症。

另外相对氯胺酮，近年新上市的艾司氯胺酮更有优势。艾司氯胺酮是氯胺酮的右旋拆分体，即氯胺酮中分离出的右旋异构体，主要通过阻滞 N-甲基-D-天冬氨酸（NMDA）受体来发挥镇痛作用，并具有效价高、受体亲和力强、神经系统不良反应少的特点。与氯胺酮相比，艾司氯胺酮在镇痛方面的优点主要表现在以下几个方面。

1. 镇痛强度更高：艾司氯胺酮的镇痛强度是氯胺酮的 2 倍。

2. 不良反应更小：艾司氯胺酮对患者呼吸的抑制较轻微，精神症状发生率低于传统氯胺酮，从而减少了治疗过程中的不良反应。

3. 起效迅速，苏醒期短：艾司氯胺酮的药物消除快，苏醒期短，如果出现危险，停药后能更快恢复。

4. 具有镇静作用：艾司氯胺酮的镇静功效对紧张和不适感均有显著作用。

5. 强大、快速的抗抑郁作用。尤其是晚期癌痛患者，大多伴有抑郁症状，需要加服抗抑郁药物治疗。艾司氯胺酮和氯胺酮在具有强大镇痛能力的同时，也具有较好的抗抑郁效果，因此对于此类人群，是优选。从 2004 年发现艾司氯胺酮具有快速抗抑郁效果，可在 2～3 小时内缓解抑郁症状，并且对难治性抑郁症患者有效，还能缓解自杀倾向。这种快速起效的特性使得艾司氯胺酮成为治疗急性自杀意念或行为患者的重要药物。氯胺酮（Ketamine）同样具有抗抑郁作用，其起效时间也较快。有研究表明，氯胺酮在注射后 4 小时内开始抗抑郁，72 小时达峰值，其抗抑郁效果的持续时间为 1～2 周。另外，氯胺酮抗抑郁活性的持续时间远超其半衰期，可在人体内持续 3～14 天，这与其特殊的抗抑郁作用机制有关。

一、病例背景

患者：男性，70岁，身高172 cm，体重42 kg。

诊断：肺癌晚期伴低蛋白血症。

病史：患者已确诊为肺癌晚期，并伴有低蛋白血症。在过去的6个月里，患者一直口服非甾体抗炎药和阿片类镇痛药以缓解疼痛。然而，近期患者自述胃口极差，服药后常有恶心感，长期口服药物使他在心理上产生了不自主的抗拒。

二、疼痛评估与治疗策略

从安宁疗护的角度来看，对于这位70岁的男性患者，其疼痛评估和治疗策略的制定需要综合考虑其身体状况、疼痛程度、心理需求以及生活质量。患者疼痛主要集中在背部和左前胸，上腹部、腰部也有明显按压痛。自述夜不能寐，夜间常有痛醒。疼痛VAS评分7分。

首先，针对患者的疼痛进行全面、准确的评估是关键。由于患者已患有低蛋白血症，且长期服用非甾体类抗炎药和阿片类镇痛药，这可能导致胃肠道不良反应，如恶心和食欲差。此外，患者自述对长期口服药物有心理上的抗拒，这也需要纳入疼痛评估的考虑范围。由于患者处于终末期，还并发有低蛋白血症，不适合做鞘内泵植入等有创方式镇痛。考虑到患者的这些特殊情况，多瑞吉贴敷镇痛可能是一个合适的治疗选择。多瑞吉透皮贴剂可以通过皮肤直接吸收药物，避免了口服药物可能带来的胃肠道不适，同时减少了患者的心理抗拒。

在治疗策略上，建议采取以下措施：

首先应该评估患者当前的用药量，进行标准化后，换算成多瑞吉贴剂的用量。

换算方法：

口服吗啡剂量 ×1/3 = 吗啡注射剂剂量。

口服吗啡日剂量（mg/d）×1/2 = 多瑞吉剂量（μg/h）

吗啡注射剂日剂量（mg/d）×3/2 = 多瑞吉剂量（μg/h）

多瑞吉 25 μg/h（即 2.5 mg），相当于口服美施康定 30 mg/q12h。

多瑞吉 42 μg/h（即 4.2 mg），相当于口服美施康定 50 mg/q12h，相对于奥施康定 25 mg/q12h。

1. 奥施康定与多瑞吉剂量转换

   25 μg/h 芬太尼贴剂 = 15 mg/q12h 奥施康定

   50 μg/h 芬太尼贴剂 = 30 mg/q12h 奥施康定

2. 奥施康定与吗啡之间换算

   5 mg 奥施康定 = 10 mg 口服吗啡

3. 奥施康定与曲马多剂量换算

   5 mg 奥施康定 = 10 mg 口服吗啡 = 40 mg 口服曲马多

4. 奥施康定与口服哌替啶剂量换算

   5 mg 奥施康定 = 50 mg 哌替啶

5. 奥施康定与美沙酮剂量换算

   5 mg 奥施康定 = 美沙酮

6. 奥施康定与口服可待因的剂量换算

   5 mg 奥施康定 = 125 mg 可待因

7. 美施康定与奥施康定的剂量换算

   5 mg/q12h 奥施康定 = 10 mg/q12h 美施康定

综上所述，对于这位患者，从安宁疗护的角度出发，以提高患者的生活质量为目的，采用主要依靠芬太尼贴剂为主要方法的镇痛。

三、治疗方案

治疗方案选择：鉴于患者口服药物的不良反应和心理抗拒，医疗团队经过讨论后决定为患者尝试使用芬太尼透皮贴（商品名：多瑞吉）作为镇痛治疗的新方案。这种治疗方式可以避免口服药物带来的胃肠道刺激，同时减少患者的心理抗拒。

治疗过程：起始剂量为 4.2 mg/ 贴，每 3 天更换一次，贴敷于躯干或上臂的平坦部位。在贴敷前，医疗团队详细向患者解释了贴剂的使用方法和注意事项，确保患者能够正确使用。

镇痛效果与剂量调整：在初始阶段，芬太尼透皮贴为患者提供了良好的镇痛效果。然而，随着时间的推移，患者逐渐对药物产生了耐受性。因此，医疗团队根据患者的疼痛程度和镇痛效果，逐步增加了贴剂的剂量。在 3 个月内，患者的贴剂用量增加到了

18 贴同时贴敷，才能较好地控制疼痛。

不良反应与监测：在使用芬太尼透皮贴的过程中，医疗团队密切监测了患者的生命体征和疼痛情况。尽管患者未出现严重的不良反应，但医疗团队仍建议患者定期进行肝肾功能检查，以确保药物使用的安全性。

生活质量改善：通过调整芬太尼透皮贴的剂量，患者的疼痛得到了有效控制，生活质量得到了显著改善。患者表示，相较于口服药物，贴剂的使用更为方便，且不良反应较小，使他的心理状态也得到了改善。

四、总结

本病例展示了芬太尼透皮贴在治疗肺癌晚期癌痛患者中的有效应用。通过调整贴剂的剂量和监测患者的反应，医疗团队成功地为患者提供了个性化的镇痛治疗方案，改善了患者的生活质量。然而，需要注意的是，对于芬太尼透皮贴的使用，应严格遵循医嘱，定期评估镇痛效果和不良反应，以确保治疗的安全性和有效性。

口服镇痛药换成芬太尼贴剂的时机，主要取决于患者的疼痛程度以及他们对口服药物的反应。芬太尼透皮贴剂为阿片类止痛剂，具有强效镇痛和持续时间长的特点，主要用于治疗中度到重度慢性疼痛，以及只能依靠阿片样镇痛药治疗的疼痛。如果患者的疼痛程度加重，口服镇痛药已经无法有效控制疼痛，或者患者因为某些原因（如食管癌或口服反应大）不能口服镇痛药，这时可以考虑将口服镇痛药换成芬太尼贴剂。此外，芬太尼贴剂与部分口服镇痛药（如羟考酮或吗啡缓释片）在止痛效果上相似，都属于强阿片类止痛药。因此，在患者需要更换镇痛药物时，芬太尼贴剂可以作为一个有效的选择。

芬太尼贴剂总体非常安全，但是使用时也必须考虑到以下不良反应。

1. 呼吸抑制：芬太尼可能通过作用于阿片受体，降低呼吸中枢的兴奋性，导致氧气供应不足，可能出现头晕、昏迷，甚至危及生命。

2. 嗜睡：芬太尼通过影响 μ-阿片受体，可能使神经元处于超极化状态，导致睡眠中枢活动增强，从而产生镇静效果。患者可能会感到疲乏、行动迟缓，长时间未得到缓解可能会影响日常生活和工作。

3. 便秘：这与芬太尼抑制肠道平滑肌运动有关，可能导致排便反射减弱或消失。长期便秘可能增加患结肠癌的风险。

4. 瘙痒：这可能是芬太尼与其他药物相互作用引起的皮肤反应，患者可能会出现难以忍受的皮肤不适感，进一步搔抓可能导致皮肤损伤和感染。

此外，芬太尼贴剂还可能导致一些罕见或较为严重的不良反应，包括但不限于：

血液系统异常：如白细胞减少、凝血功能障碍及贫血等情况，严重者甚至可能出现感染的现象。

精神状态改变：包括情绪低落、抑郁、焦虑不安或行为异常等。

皮肤损害：如果对贴剂中的某些辅料存在过敏的情况，则可能导致接触部位出现湿疹样丘疹、水疱等。

每个患者的反应可能会有所不同，且不良反应的严重程度和发生率也会因个体差异而异。因此，在使用芬太尼贴剂时，嘱患者及时告知医生任何不适或异常反应，以便医生能够及时调整治疗方案，确保患者的安全和合理用药。

第三章　胰腺癌晚期腹腔神经丛损毁（病例 3）

一、患者背景

患者：女，64 岁，退休医生

诊断：胰腺癌晚期

住院科室：肿瘤科

主要症状：癌痛，每日口服羟考酮 360 mg 镇痛效果不理想，自述夜不能寐。

二、疼痛评估与治疗策略

（一）疼痛评估

患者作为退休医生，对自身病情和疼痛管理有一定了解。尽管口服高剂量的羟考酮，疼痛仍无法得到有效控制，特别是夜间疼痛严重影响睡眠质量。疼痛 VAS 评分持续为 7～9 分，表明疼痛剧烈。疼痛部位主要集中于背部及上腹部。

临床上胰腺癌较部位相近的肝癌、胆囊癌及胆管癌更疼痛剧烈，其解剖机制主要涉及胰腺及其周围组织的复杂结构和功能。胰腺癌晚期时，肿瘤可能显著增大，对周围组织如血管、神经和其他内脏等产生压迫或刺激。这种压迫和刺激可以引发明显的疼痛感觉。特别是当肿瘤向后扩展，侵犯腹腔神经节或神经丛时，会导致剧烈的疼痛。腹腔神经丛位于 T_{12} 至 L_1 水平，主要含有腹腔神经节、肠系膜上神经节等，这些神经节发出分支形成副丛，伴随血管支配相应脏器的功能，包括胰腺。因此，当胰腺受到肿瘤浸润或压迫时，这些神经纤维会被激活，传递疼痛信号。

（二）治疗方案选择

鉴于患者口服镇痛药物效果不佳，且癌痛严重影响生活质量，决定采用 CT 引导下腹腔神经丛损毁术作为新的疼痛治疗方案。该方案通过精确定位并毁损腹腔神经丛，阻断疼痛信号的传导，从而达到缓解癌痛的目的。

腹腔神经丛（solar plexus），是人体内最大的内脏神经丛，它位于腹腔干和肠系膜上动脉根部周围。这一复杂的神经结构由来自两侧的胸交感干的内脏大、小神经和迷走神经后干的腹腔支以及腰上部交感神经节的分支共同构成。在解剖结构上，腹腔神经丛主要含有腹腔神经节、肠系膜上神经节、主动脉肾神经节等。这些神经节内的神经纤维经过复杂的交换和连接，形成了广泛的神经网络。这些神经纤维不仅攀附血管周围，还随血管分支分布于肝、胆囊、胰、脾、肾、肾上腺及结肠左曲以前的消化管等器官。腹腔神经丛通过释放神经递质如 P 物质、去甲肾上腺素等来实现镇痛。当这些神经递质与相应的受体相互作用时，它们能够在中枢神经系统内产生止痛效果。这种镇痛作用并非直接作用于疼痛部位，而是通过调节神经信号传递和中枢神经系统的处理过程来减轻疼痛感。此外，腹腔神经丛还能通过调节迷走神经张力来间接影响胃酸分泌，从而起到抑制胃液分泌的作用。同时，它还能调节胃肠平滑肌的活动，促进食物在消化道内的运输和排空。这些功能都与腹腔神经丛在调节内脏功能方面的广泛作用密切相关。

在临床实践中，腹腔神经丛的镇痛机制被广泛应用于治疗由内脏疾病引起的疼痛。例如，在胰腺癌所致腹痛的治疗中，腹腔神经丛阻滞或毁损技术能够有效地阻断疼痛信号的传导，减轻患者的疼痛感。这一技术的应用不仅提高了患者的生活质量，也为疼痛治疗提供了新的思路和方法。临床上，这种技术常见的适应证有：

1. 胰腺癌剧烈腹痛：胰腺癌患者常因肿瘤压迫或侵犯腹腔神经丛而导致剧烈腹痛，严重影响生活质量。腹腔神经丛损毁术可以有效阻断疼痛信号的传递，减轻患者腹痛程度，提高生活质量。

2. 胃癌剧烈腹痛：胃癌患者在疾病进展过程中，也可能出现由于腹腔神经丛受累导致的剧烈腹痛。对于这类患者，腹腔神经丛损毁术同样可以作为缓解疼痛的有效手段。

3. 肝癌剧烈腹痛：肝癌患者同样可能因肿瘤压迫或侵犯腹腔神经丛而导致腹痛。腹腔神经丛损毁术可以减轻肝癌患者的腹痛症状，改善生活质量。

4. 腹腔淋巴结转移疼痛：腹腔淋巴结转移导致的疼痛也是腹腔神经丛损毁术的适应证之一。通过损毁腹腔神经丛，可以阻断由淋巴结转移引起的疼痛信号传递，达到缓解疼痛的目的。

5. 腹腔神经丛压迫疼痛：腹腔神经丛受到外部压迫时，可能导致疼痛。对于这类患者，腹腔神经丛损毁术能够解除压迫，缓解疼痛。

在确定采用此技术后，要根据操作者的技术水平和装备选择合适的穿刺入路。

腹腔神经丛损毁的方法根据穿刺入路的不同，主要分为经前腹壁穿刺、经后腰部穿刺、经侧腹部穿刺及经超声内镜引导穿刺等方法。这些方法各自具有不同的优缺点。

1. 经前腹壁穿刺：其优点是患者平躺，体位相对舒适。但是穿刺针要穿越肝脏达到靶点，虽有超声引导，但是风险依旧相对较大，因此临床上开展较少。

2. 经后腰部穿刺：这种方法的优点在于能够避开腹部脏器，减少操作引起的额外损伤。但是，它可能要求更高的穿刺技术，因为需要经过腰部组织，要对腰椎的解剖，神经血管的走行非常熟悉。麻醉或疼痛科医生一般喜欢采用此入路。

3. 经侧腹部穿刺：用于毁损腹腔侧部的神经丛。其优点可能在于能够针对特定区域的神经丛进行精确损毁。然而，这种方法也可能受到腹部肌肉和脂肪的影响，增加操作的复杂性。

4. 超声内镜引导下腹腔神经丛阻滞术。腹腔神经丛阻滞术位于食管后方，十二指肠水平部，理论上穿破食管壁即可到达靶点部位。超声内镜是一种结合了内镜和超声技术的医疗设备，能够在内镜直视下通过高频超声探头，清晰地显示消化道壁层结构以及周围血管、淋巴结和神经丛等结构，精准找到腹主动脉，精准把药物注射到主动脉前。

三、CT 引导下经后路腹腔神经丛损毁术实施

（一）术前准备

在完善术前检查，确保患者无手术禁忌证后，向患者详细解释手术过程和可能的风险，取得患者及家属的知情同意。同时，准备好手术所需的器械和药物，确保手术顺利进行。

（二）手术过程

在 CT 的精准引导下，确定腹腔神经丛的位置。随后，通过穿刺针将无水酒精等毁损剂注射至腹腔神经丛，毁损神经纤维，阻断疼痛信号的传导。手术过程中，密切监测患者的生命体征，确保手术安全。

（三）术后观察与护理

术后即刻患者疼痛减轻，VAS 评分 3 分。第二天晨查房，停止口服镇痛药情况下，VAS 评分 3～4 分。嘱其继续每日口服羟考酮 40 mg。同时，密切观察患者的疼痛情况、生命体征及有无并发症发生。对患者进行疼痛评估，根据评估结果调整术后镇痛方案。此外，加强心理护理，缓解患者因手术带来的焦虑和恐惧情绪。

四、安宁疗护与综合支持

在疼痛得到有效缓解的基础上，结合安宁疗护理念，为患者提供全方位的照护。包括营养支持、心理慰藉、家属陪伴等，帮助患者提高生活质量，安度生命末期。

五、总结与反思

本例患者通过 CT 引导下腹腔神经丛损毁术成功缓解了癌痛，提高了生活质量。这一案例表明，对于口服镇痛药物效果不佳的胰腺癌晚期患者，采用神经毁损术等介入治疗手段是一种有效的疼痛管理方法。同时，结合安宁疗护理念，可以为患者提供更加全

面、人性化的照护服务。但是到术后第 3 天的自述左下腹部又有剧烈疼痛，考虑可能的原因是上腹部剧痛减轻后，下腹部的疼痛变成主要矛盾，进一步加大口服药量止痛，效果可。对于下腹部的疼痛，根据内脏神经分布特点，可以继续考虑进行上腹下神经丛损毁镇痛。当然，也可以考虑鞘内泵植入。

上腹下神经丛的解剖和镇痛范围及镇痛机制：上腹下丛位于第 5 腰椎（或者第 1 腰椎）水平至第 1 骶椎水平之间，大约相当于腹主动脉末端至其分叉的位置，由于上腹下丛所分布的位置在骶前区，因此，上腹下丛也被称为"骶前神经（presacral nerve）"。上腹下丛主要由交感神经和副交感神经两部分组成的。交感神经来自：① 腹主动脉丛；② 肠系膜下丛；③ 交感干第 3、4 腰节发出的腰内脏神经。副交感神经：来自盆内脏神经的副交感纤维，经过下腹下丛上升后加入上腹下丛。盆腔的交感神经起自胸 12 至腰 2 的内脏支，神经纤维经过椎旁交感神经干的神经节，走行于腹主动脉表面，从而形成腹主动脉丛；腹主动脉丛左右干绕过肠系膜下动脉根部，形成肠系膜下丛。肠系膜下丛的上行纤维随肠系膜下动脉的分支，分布于结肠和直肠；肠系膜下丛的下行纤维则沿腹主动脉下行，在腹主动脉分叉附近，与腰交感干第 3、4 腰节发出的腰内脏神经汇合，从而形成上腹下神经丛。同腹腔神经丛相似，上腹下神经丛损毁可以被用来下腹部镇痛。但是因腰 5 椎体位于盆腔内，穿刺路径被骨盆阻挡，操作难度较高。

神经毁损术镇痛效果较好，但也可能带来的并发症和风险，如穿刺部位出血、感染等。因此，在手术过程中需要严格遵循操作规范，确保手术安全。此外，对于不同患者的疼痛特点和需求，应制定个性化的疼痛管理方案，以达到最佳的疼痛控制效果。

第四章

鞘内泵植入治疗肺癌晚期伴多发转移癌痛病例（病例4）

一、患者背景

患者：男性，74岁，体重78 kg。

诊断：肺癌晚期伴多发转移

病史：患者被诊断3年前被诊断肺癌，当时已多发转移，失去手术时机，间断放化疗及靶向药物维持治疗。半年来，疾病快速进展，癌痛加重，近期VAS评分6～8分。目前每日需口服羟考酮480 mg，时有爆发痛发作，此时需要注射吗啡来快速镇痛。患者睡眠差，伴有抑郁症状。

二、疼痛评估与治疗策略

患者疼痛VAS评分6～8分，伴有爆发痛，疼痛部位位于胸背部，腰部和左下大腿外侧，范围较广。通常肺癌晚期癌痛的因个体差异和病情的不同而有所差异，但通常表现为以下几个方面：① 持续性疼痛：癌痛往往是一种持续性的疼痛，可能每天都会出现，并在日常活动中加重。这种疼痛可能会严重影响患者的生活质量。② 多样的疼痛形式：癌痛可能表现为钝痛、酸痛、刺痛或灼痛等不同的形式。这种疼痛可能会在不同时间出现不同的感觉。③ 疼痛程度强烈：癌痛可以非常强烈，甚至难以忍受，需要及时的医疗干预以缓解疼痛。④ 疼痛位置与转移相关：癌痛的区域通常位于癌症病灶附近或者已经扩散到其他部位时相应的区域。例如，肺癌可能会引起肋骨疼痛，当肺癌扩散到其他部位时，疼痛可能会出现在身体的其他部位。⑤ 夜间疼痛加重：许多癌痛患者会发现晚上的疼痛比白天更加严重，这可能会导致睡眠障碍。除了上述特点，肺癌晚期癌痛还可能表现为肝区疼痛、头痛和骨痛等。例如，如果肺癌转移到肝脏，可能会刺激肝脏导致肝区疼痛；如果转移到脑部，可能会有颅内压增高的表现，导致头痛；如果发生骨转移，会对局部造成刺激，导致骨痛。对于肺癌晚期癌痛的治疗，通常需要综合考虑患者的具体情况，包括疼痛的性质、程度和位置等，以制定个性化的治疗方案：

1. 药物治疗：这是最常用的镇痛方法。可以通过服用非处方药如阿司匹林和非甾体抗炎药，或者处方药如强痛药（吗啡和芬太尼等）来缓解疼痛。特定药物如布洛芬缓释胶囊、洛索洛芬钠片以及对乙酰氨基酚片等非甾体抗炎镇痛药，可以有效缓解肺癌胸痛。此外，还可以服用吉非替尼片、克唑替尼胶囊，或者通过注射贝伐珠单抗注射液等药物进行分子靶向治疗，这些药物能够特异性地作用于肿瘤细胞，从而减轻胸痛。

2. 放松疗法：包括深度呼吸、冥想、瑜伽和温和的伸展运动等，这些方法有助于减轻心理压力和身体疼痛。例如，让患者闭上双眼，作叹气、打哈欠等动作，随后屈髋屈膝平卧、放松腹肌、背肌、缓慢作腹式呼吸，可以达到止痛的目的。

3. 体表止痛法：通过按摩或涂清凉止痛药等方式刺激疼痛部位周围的皮肤或相对应的健侧，达到止痛的目的。也可以采用各种温度的刺激，如用 65℃热水袋放在湿毛巾上作局部热敷，每次 20 分钟，取得一定的止痛效果。还可以采用中药包外敷的方法。

4. 微创介入治疗：肋间神经阻滞 / 损毁、鞘内泵植入。此类方法效果确切，可以迅速缓解疼痛症状。尤其鞘内泵技术极大地提高了晚期癌痛的控制水平，其适应证有应用阿片类药物和（或）其他镇痛药物等规范化治疗后 1～2 周的肿瘤患者，疼痛缓解仍不满意者，即持续性疼痛数字化评分 24 分和（或）爆发痛次数每日 3 次；应用阿片类药物和（或）其他镇痛药物等规范化治疗后 1～2 周的肿瘤患者，疼痛虽有缓解但无法耐受其不良反应者。需要指出的是，鞘内镇痛并非全身使用大剂量阿片类药物无效后的补救措施，植入时机不必拘泥于阿片类药物剂量大小（专家共识推荐强度：强）。后续需进一步进行局部护理放射治疗（下称为放疗）患者不影响 IDDS 植入。当然由于是创伤性操作，也有一定的禁忌证。包括绝对禁忌证和相对禁忌证：

绝对禁忌证：

（1）患者不愿意接受。

（2）全身感染或手术部位局部感染。

（3）有严重出血倾向、尚未纠正的凝血障碍如血小板计数 $<80 \times 10^9/L$，凝血酶原时间（prothrombin time，PT）延长 3 秒，活化部分凝血活酶时间（activated partialthromboplastin time，APTT）延长 10 秒。

（4）已知对所植入的泵或导管以及所用药物过敏等。

相对禁忌证：

（1）患者病情严重不能耐受配合手术。

（2）心理障碍和精神疾病严重者，应治疗改善后再行手术。

（3）由于肿瘤转移等原因导致脑脊波循环不通畅者、椎管内转移等可能影响脑脊液循环从而影响鞘内镇痛疗效者。

（4）药物成瘾患者，术前需反复全面评估。

鞘内输注系统又分为全植入和半植入 2 种。鞘内输注系统主要分为全植入和半植入两种类型，它们各自具有独特的优缺点。全植入式鞘内输注系统的优点主要体现在以下几个方面：

（1）便于携带：全植入式系统完全植入体内，患者无须担心设备脱落或移位，使得日常活动更为方便。

（2）感染风险较低：由于全植入式系统与外界环境隔绝，减少了感染的风险。

（3）镇痛效果稳定：持续低剂量输注模式使药物能够稳定地作用于疼痛部位，提供持续且有效的镇痛效果。

然而，全植入式鞘内输注系统也存在一些缺点：

（1）价格昂贵：全植入式系统通常使用进口材料制成，因此成本较高，可能超出一些患者的经济承受能力。

（2）体内置入微电脑需取出：对于已安装全植入式系统的患者，在去世后需要取出体内置入的微电脑，否则高温可能导致爆炸。

相比之下，半植入式鞘内输注系统的优点包括：

（1）价格相对便宜：半植入式系统的成本相对较低，更易于被患者接受。

（2）体外调控方便：半植入式系统的部分组件位于体外，使得医生能够方便地调整药物剂量和输注速度。

然而，半植入式鞘内输注系统也有一些不足之处：

（1）携带不便：由于部分组件位于体外，患者可能需要额外的设备或装置来固定和携带这些组件，这可能影响到日常活动的便利性。

（2）感染风险增加：由于体外部分与外界环境接触，可能增加感染的风险。

（3）容易脱落：体外部分相比全植入式系统更容易脱落或移位，需要患者更加注意和小心。

综上所述，全植入式和半植入式鞘内输注系统各有其优缺点。在选择使用哪种系统时，应根据患者的具体情况、疼痛程度、经济状况以及医生的建议进行综合考虑。同时，无论选择哪种系统，都需要患者和医生共同合作，确保系统的正确使用和维护，以达到最佳的镇痛效果。

三、治疗方案

1. 术前准备与评估

（1）详细询问患者病史，了解疼痛部位、性质、持续时间及既往治疗情况。

（2）完善术前检查，包括血常规、生化、凝血功能、心电图、胸部 X 线或 CT 等，以评估患者全身状况和手术耐受性。

（3）对患者进行疼痛评估，采用视觉模拟评分法（VAS）或数字评分法（NRS），以便术后评价治疗效果。

（4）向患者及家属详细解释手术目的、风险、并发症及术后注意事项，取得知情同意。

2. 麻醉方式与选择：根据患者病情及手术需求，一般采用局部麻醉加镇静镇痛。对于疼痛剧烈或焦虑紧张的患者，可考虑全身麻醉。

3. 手术切口定位：选择 $L_{3\sim4}$ 穿刺成功后，按照预定长度植入导管，C 臂机定位后固定。皮下隧道连接导管到肋缘下切口做的囊袋，固定底座。

4. 鞘内泵植入步骤

（1）在选定位置切开皮肤及皮下组织，暴露筋膜层。

（2）使用钝性分离器在筋膜层下分离出适当大小的囊袋，以容纳鞘内泵。

（3）将鞘内泵植入囊袋内，确保泵体平稳且不易移动。

（4）逐层缝合切口，注意保持皮肤平整，避免张力过大。

5. 导管连接与固定

（1）将导管一端与鞘内泵连接，确保连接紧密且不易脱落。

（2）导管另一端根据疼痛部位及走向，经皮下隧道穿至疼痛部位。

（3）在导管穿出皮肤处，使用缝合线或固定器将导管固定在皮肤上，防止导管移位或脱落。

6. 术后处理与护理

（1）术后给予患者适当的镇痛治疗，以减轻手术疼痛。

（2）密切观察切口愈合情况，保持切口清洁干燥，预防感染。

（3）定期检查鞘内泵及导管的功能状态，确保药物输送畅通无阻。

（4）给予患者及家属详细的术后指导，包括药物使用、伤口护理、并发症观察等。

7. 并发症预防与处理

（1）术前充分评估患者全身状况，减少手术风险。

（2）术中严格无菌操作，预防感染。

（3）术后密切观察患者病情变化，及时处理可能出现的并发症，如切口感染、导管堵塞等。

四、安宁疗护与综合支持

肺癌胸部疼痛的镇痛方法需要根据患者的具体情况进行个体化选择，同时注意营养的补充，必要时给予白蛋白滴注。同时，镇痛治疗只是肺癌治疗的一部分，还需要结合其他治疗手段，如化疗、放疗等，来全面控制疾病进展，如常需加抗抑郁药物治疗。

五、总结与反思

1. 治疗方案选择：患者家属了解到鞘内泵植入术可以有效控制癌痛，且不良反应相对较小。考虑到患者的经济条件和家庭支持，患者及其家属决定选择美敦力全植入式鞘内泵作为治疗方案。

2. 手术过程：手术在严密的医学监护下进行。医疗团队首先为患者进行了全面的术前评估，确保患者符合手术条件。随后，在麻醉师的协助下，医生成功为患者植入了美敦力全植入式鞘内泵。整个手术过程顺利，患者未出现明显的并发症。

3. 术后效果：手术后，患者立即感受到了镇痛效果的改善。与之前的口服和注射镇痛药物相比，鞘内泵所提供的药物剂量更为精确，且直接作用于疼痛中枢，镇痛效果更为显著。患者爆发痛的次数明显减少，且疼痛程度也大大降低。这使得患者能够更好地休息和恢复体力，生活质量得到了显著提高。

4. 初期不适与适应：在鞘内泵植入的初期，患者表示对泵体存在一定的异物感，尤其是在仰卧位睡觉时感到有压迫感。医生向患者详细解释了这种感觉的原因，并建议其适当调整睡姿以减轻不适感。随着时间的推移，患者逐渐适应了这种新的治疗方式，泵体带来的异物感也逐渐减轻。

5. 生存期与安宁疗护：在鞘内泵植入后的 6 个月里，患者的生存期得到了有效的延长。在此期间，医疗团队不仅关注患者的疼痛管理，还为其提供了全面的安宁疗护服务。这包括心理支持、营养指导以及家属的陪伴与关怀等。通过这些措施，患者在生命的最后阶段得到了最大程度的舒适和尊严。

总结：本病例展示了鞘内泵植入术在肺癌晚期伴多发转移癌痛患者中的有效应用。通过精确的镇痛和全面的安宁疗护服务，患者的生活质量得到了显著提高，生存期也得到了延长。这为类似病例的治疗提供了有益的借鉴和参考。

第五章

C 臂引导下腰交感神经节损毁对糖尿病足疼痛的治疗（病例 5）

一、患者背景与病史

患者男性，68 岁，患有糖尿病史 22 年，血糖控制效果不佳，疫情后肺部感染控制不佳入院。肺部感染控制后，自觉双下肢疼痛难忍，邀请疼痛科会诊。自述约 5 年前逐渐出现了下肢的神经感觉障碍和剧烈疼痛。3 年前左全脚颜色加深、发黑，大指趾为剧烈。诊断为左大拇趾坏死后，手术截除，后其他脚趾也间断反复出现感染。1 年前右下肢疼痛加剧，冷麻痛感逐渐剧烈，左脚颜色加深，不能步行。轮椅出行。

二、疼痛评估与治疗策略

患者的疼痛评分达到 VAS 6～8 分，夜间常被痛醒，显示其疼痛程度剧烈。这种持续而强烈的疼痛不仅影响患者的日常生活，还可能导致其情绪低落、焦虑甚至抑郁。疼痛对患者的生活质量产生了极大的负面影响，因此，疼痛管理成重要组成部分。

（一）糖尿病足疼痛特点

糖尿病足疼痛是糖尿病患者的常见并发症，其疼痛特点具有多样性、持续性和进行性加重等特征，早期的冷、麻也是疼痛的前兆。疼痛可能表现为钝痛、刺痛、烧灼感或电击样感觉，且往往在夜间或休息时加重。这种疼痛不仅影响患者的日常活动和生活质量，还可能导致睡眠障碍、情绪障碍和社交障碍。

（二）血管性疼痛描述

血管性疼痛是糖尿病足疼痛的重要组成部分，主要由下肢动脉病变引起，尤其是微循环动脉。糖尿病患者的动脉血管往往出现粥样硬化、狭窄或闭塞等病变，导致下肢血液循环障碍。这种血液循环障碍可引发缺血性疼痛，表现为间歇性跛行、静息痛和足部溃疡等症状。

（三）神经解剖机制及神经性疼痛特点

糖尿病足疼痛的神经解剖机制主要涉及下肢神经系统的结构和功能异常。糖尿病可导致神经纤维变性、神经内膜水肿和血管病变等病理改变，从而影响神经传导和感觉功能。这些病理改变可能导致神经末梢的敏感度增加，产生异常疼痛感觉。糖尿病足神经损伤的临床表现多种多样，主要包括感觉异常、运动障碍和自主神经功能障碍等。感觉异常可表现为足部麻木、疼痛、触觉减退或消失等；运动障碍则可能导致足部肌肉萎缩、肌力下降和步态异常等症状；自主神经功能障碍则可能表现为足部皮肤干燥、无汗、温度调节异常等。这些症状不仅影响患者的日常生活能力，还可能增加足部溃疡和感染的风险。

神经性疼痛是糖尿病足疼痛的另一重要类型，主要源于糖尿病导致的神经病变。这种疼痛可能表现为自发性的疼痛、痛觉过敏或异常感觉，如麻木、蚁行感等。神经性疼痛往往更为复杂和难以控制，对患者的生活质量产生严重影响。

（四）代谢紊乱损伤神经、氧化应激、自身免疫损伤因素

糖尿病患者存在多种代谢紊乱，如高血糖、高血脂等，这些代谢紊乱可直接或间接地损伤神经组织。高血糖可导致神经细胞内糖代谢异常，引起能量代谢紊乱和细胞功能障碍；高血脂则可能引发神经纤维的脂质沉积和变性。这些代谢紊乱共同作用于神经系统，导致神经损伤和疼痛发生。氧化应激在糖尿病足疼痛的发生和发展中扮演重要角色。糖尿病患者体内氧化应激水平升高，导致自由基生成增多和抗氧化能力减弱。自由基可攻击神经细胞膜和细胞内结构，引起神经纤维的损伤和功能障碍。同时，氧化应激还可激活炎症反应和细胞凋亡等过程，进一步加重神经损伤和疼痛程度。自身免疫反应也是糖尿病足疼痛的可能机制之一。糖尿病患者可能存在针对自身神经组织的免疫攻击，导致神经纤维的破坏和炎症反应的发生。这种自身免疫损伤可能进一步加剧神经病变和疼痛感觉。

因此，改善缺血是治疗糖尿病足疼痛的重要一环。常用改善糖尿病下肢血液循环的办法有药物治疗，包括降糖药、降脂药、扩血管药、抗血小板药；手术治疗，包括支架置入术及球囊扩张术、血管旁路移植术、血管内膜剥脱术等治疗效果显著，立竿见影，尤其适合造影可发现的大血管狭窄；对机体影响最大的微循环的扩张，才是至关重要，其中腰交感神经节阻滞或损毁可以起到立竿见影的效果。

治疗方案的评估

针对患者的疼痛特点，评估后拟行 C 臂引导下的双侧腰交感神经节损毁术。此手术可以在 CT 引导下，C 臂引导下及超声引导下开展，可根据术者的技术特色和所在单位的设备条件选择。术前需要详细了解以下内容。

1. 腰交感神经节的解剖，腰交感神经节位于腹膜后、腰椎体的前外侧，沿腰大肌的内侧缘下降。它的数量一般为 2～8 个，最常见的是 3、4、5 个。其中，第 2 和第 4 腰椎平面的两个节位置相对恒定，前者被腰肋内侧弓遮盖，后者多位于髂总动脉后方。这

些节较小，形态不规则，呈卵圆形或不规则的扁平状。腰交感神经节与血管、神经等结构紧密相连，共同构成复杂的解剖网络。

2. 腰交感神经节的支配范围，腰交感神经节主要分布到结肠左曲以下的消化道及盆腔脏器，并跟随血管分布到下肢。它支配下腹部脏器、下肢、腰和骶椎管血管的感觉和运动。这种广泛的支配范围使得腰交感神经节在调节身体功能和维持内环境稳定方面发挥着重要作用。

3. C 形臂引导下腰交感神经节损毁的优缺点，优点是 C 臂引导下的操作可以实时显示手术部位和器械的位置，有助于精准定位腰交感神经节，提高手术成功率；相较于传统手术方式，C 臂引导下的操作创伤更小，有利于患者术后恢复。缺点是，C 臂引导下的手术操作对医生的技能和经验要求较高，操作不当可能导致手术失败或并发症；虽然 C 臂的辐射剂量相对较低，但长时间或频繁使用仍可能对患者和医护人员造成一定的辐射风险。

4. CT 引导下腰交感神经节损毁的优缺点，优点是 CT 引导下操作具有高分辨率的成像特点，可以清晰地显示腰交感神经节及其周围结构，有助于准确判断手术部位和范围；CT 引导下操作可以避开重要血管和神经，降低手术风险。缺点是相较于其他引导方式，CT 引导下操作通常需要更高的设备和维护成本；部分患者对 CT 造影剂可能存在过敏反应，需要在术前进行充分评估。

因术者有较丰富的操作经验，又是麻醉科员工，使用手术室内的 C 型臂方便，因此采用了 C 型臂引导下的腰交感神经节无水乙醇损毁。

三、治疗方案

（一）手术适应证与禁忌证

适应证：

（1）难治性下肢神经源性疼痛，如糖尿病足痛、下肢动脉硬化闭塞症疼痛等。

（2）经其他治疗方法（如药物治疗、物理治疗等）效果不佳或疼痛持续加重的患者。

禁忌证：

（1）严重凝血功能障碍者。

（2）对无水乙醇过敏者。

（3）腰椎结构异常或腰椎病变严重影响手术操作的患者。

（二）术前准备

（1）详细询问患者病史，进行体格检查和必要的实验室检查，确保患者符合手术适应证。

（2）向患者及家属解释手术目的、风险及术后注意事项，并签署手术同意书。

（3）术前禁食、禁水，准备必要的手术器械、药品及影像监测设备。

（三）手术步骤

（1）体位与定位：患者取俯卧位，腹部垫软枕，使腰椎间隙适当张开。在 C 型臂引导下，确定腰交感神经节的具体位置，并标记穿刺点。

（2）消毒与麻醉：对穿刺区域进行常规消毒，铺无菌巾。局部麻醉穿刺点及周围皮肤，确保患者无痛感。

（3）穿刺操作：使用合适的穿刺针，在 C 型臂的实时监测下，从穿刺点进针，沿预定路径向腰交感神经节方向穿刺。注意保持穿刺针的稳定性和准确性，避免损伤周围血管和神经。

（4）无水乙醇注射：当穿刺针到达目标位置后，经穿刺针向腰交感神经节注射无水乙醇。无水乙醇的剂量应根据患者的具体情况和手术医生的经验来确定，一般控制在一定范围内。注射过程中，应密切观察患者的反应，如出现不适或异常症状，应立即停止注射并采取相应的处理措施。

（5）拔出穿刺针：无水乙醇注射完成后，缓慢拔出穿刺针，并压迫穿刺点以止血。

（四）术后处理与注意事项

（1）术后密切观察患者的生命体征和疼痛情况，如有异常及时处理。

（2）给予必要的药物治疗和物理治疗，促进术后恢复。

（3）指导患者进行适当的康复锻炼，提高下肢功能和生活质量。

（五）手术风险与并发症

虽然 C 型臂引导下的腰交感神经节无水乙醇损毁手术是一种有效的治疗方法，但仍存在一定的手术风险和并发症，如穿刺部位出血、感染、神经损伤等。因此，在手术过程中应严格遵守操作规范，确保手术的安全性和有效性。此外，无水乙醇作为一种化学毁损剂，其使用剂量和注射速度需严格控制，以避免对周围正常组织造成不必要的损伤。术后，患者应积极配合医生的治疗和康复指导，以促进身体的恢复和疼痛的缓解。

四、安宁疗护与综合支持

交感神经损毁术后，患者的疼痛显著减轻，双脚及双腿的冷麻痛症状也明显缓解。左脚趾的感染情况也得到改善，疼痛得到了有效控制后，情绪状态也有好转，睡眠质量和食欲都有所提升，进一步促进了其身体的恢复和健康的维护。这进一步证明了交感神经损毁术在糖尿病足痛治疗中的有效性。术后，患者的生活质量也得到了显著提升，其情绪状态明显改善，日常生活能力也有所恢复。同时血糖的控制也是治疗的重点。

五、总结与反思

　　尽管交感神经损毁术在本例患者中取得了显著的治疗效果，但我们也应认识到，每个患者的疼痛机制和反应都有所不同，因此，疼痛管理需要个体化、精细化。在未来的安宁疗护实践中，我们应更加注重疼痛评估的准确性和全面性，结合患者的具体情况制定个性化的疼痛管理方案。此外，我们还需关注患者的心理需求和社会支持情况，提供全面的心理关怀和情绪支持。通过综合运用各种治疗手段和资源，为患者创造一个安宁、舒适的治疗环境，以最大限度地提高其生活质量。总之，针对糖尿病足痛患者的安宁疗护实践需要我们不断探索和创新，结合患者的实际情况制定个性化的疼痛管理方案，为患者提供全方位、多角度的照护服务。

（彭　生）

【参 考 文 献】

［1］国家卫生计生委办公厅关于印发安宁疗护实践指南（试行）的通知［J］.中华人民共和国国家卫生和计划生育委员会公报，2017，（2）.

［2］冯智英，王昆，金毅，等.鞘内药物输注技术用于癌痛管理的中国专家共识（2022版）［J］.中华疼痛学杂志，2022，18（5）：579-589.

［3］王孝文，周华成，徐文坚，等.腹腔神经丛阻滞疗法中国专家共识（2023版）［J］.中华疼痛学杂志，2023，19（3）：356-372.

［4］薛朝霞，武百山，杨桂姣，等.腰交感神经节阻滞疗法中国疼痛学专家共识（2022版）［J］.中华疼痛学杂志，2022，18（5）：590-605.

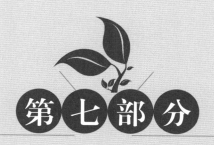

第七部分

疼痛管理教育与培训

第一章 教育课程的设计与实施

一、目标人群与教育目标

（一）目标人群

疼痛和症状管理是缓和医疗的核心。缓和医疗团队通常由医生、护士、社工、心理师、其他专业人员、志愿者以及居家照护人员组成。当前，迫切需要对这些团队成员进行系统的疼痛管理教育与培训，特别是针对慢性疼痛领域的从业者。教育的重点在于掌握有效的疼痛和症状姑息治疗原则，尤其是将癌症疼痛和症状管理纳入现有的疼痛管理培训项目。为实现这一目标，应开展相关研究，建立循证医学证据，制定政策和指南，以便对各种患者和疾病的症状进行细致和个体化的管理。因此，在社区缓和医疗疼痛管理的背景下，教育课程的目标人群包括以下几类。

1. 社区卫生工作者

（1）医生：作为社区卫生的主要提供者，医生不仅需要具备疼痛管理的基本知识和技能，还应当能够与患者建立起信任和沟通，了解其疼痛问题的具体情况，并制定个性化的治疗方案，可通过日常诊疗、定期随访以及远程医疗服务等方式，为患者提供全方位的疼痛管理和支持。

（2）护士：社区护士需要具备良好的护理技能和沟通能力，能够与患者建立起密切的关系，了解其疼痛问题的实际情况，并及时采取相应的护理措施。社区护士还负责向患者和其家人提供健康教育，帮助他们了解疼痛管理的重要性，并掌握相关的自我管理技能。

（3）药剂师：药剂师在疼痛管理中起着至关重要的作用，负责确保患者获得适当的药物治疗，包括合适的药物选择、剂量和给药途径，并提供相关的药物知识和指导，以确保患者的安全和舒适。

（4）康复治疗师：康复治疗师通过运动疗法、物理疗法和职业疗法等手段，帮助患者恢复功能，改善生活质量。他们在疼痛管理中发挥着重要作用，通过定制个性化的康复计划，帮助患者减轻疼痛，增强身体功能，提高生活自理能力。

（5）心理治疗师：心理治疗师致力于解决患者在疾病过程中可能面临的心理、社会和家庭问题，提供情感支持、心理咨询，帮助患者建立积极的生活态度，减轻焦虑和抑郁情绪，从而更好地应对疼痛和病痛。

2.患者及其照顾者

（1）患者：患者是疼痛管理教育的直接受益者，需要了解疼痛管理的基本知识和技能，能够有效地自我管理疼痛，并与医疗团队合作，制定个性化的治疗方案。患者还应当积极参与康复训练和康复活动，提高身体功能和生活质量。

（2）照顾者：照顾者在日常护理和支持患者疼痛管理中起到关键作用，他们需要具备一定的护理技能和沟通能力，能够有效地识别和应对患者的疼痛问题，并提供相应的支持和帮助。照顾者还应当定期与医疗团队进行沟通，及时反馈患者的病情变化，以便及时调整治疗方案。

3.志愿者和社会工作者

（1）医疗志愿者：医疗志愿者在社区缓和医疗中发挥着重要作用，为患者提供各种支持服务，如陪伴、心理支持等，帮助患者度过疾病和治疗过程中的艰难时刻。作为与患者直接接触的人员，医疗志愿者需要具备基础的疼痛管理知识，能够有效地帮助患者缓解疼痛和不适，提供温暖和安慰。此外，医疗志愿者还应当具备良好的沟通能力和心理辅导技巧，能够与患者建立起信任和理解，为他们提供全面的支持和关爱。

（2）社会工作者：社会工作者在患者的社会支持和资源协调中发挥着重要作用，他们致力于帮助患者解决生活中的各种问题，提供精神和物质上的支持。在疼痛管理方面，社会工作者需要了解疼痛管理的基本原则和技巧，能够为患者提供相关的信息和建议，协助他们获得合适的医疗资源和服务。此外，社会工作者还负责与医疗团队和社区资源机构合作，共同为患者提供综合性的疼痛管理和康复支持。

（二）教育目标

基于以上目标人群，教育课程的目标如下。

1.提高专业知识和技能

（1）基础知识掌握：掌握缓和医疗的基础知识及国内外发展现状、基本理念和实施方法。

（2）疼痛管理技术：掌握最新的疼痛管理理论和技术，能够制定和实施个体化的疼痛管理方案。

（3）综合诊疗护理技能：掌握哀伤抚慰、沟通与交流、舒适照护方法、居丧照护、道德伦理与法律相关知识。

（4）症状管理能力：具备评估和处理各种症状（如呼吸系统、消化系统、精神状态等）的能力，确保全面的患者照护。

2. 增强患者及其照顾者的自我管理能力

（1）患者教育：患者了解疼痛的基本知识，掌握自我评估和管理疼痛的方法，能够有效沟通自己的疼痛感受。

（2）照顾者培训：照顾者能够学会如何支持和协助患者进行疼痛管理，提高对患者疼痛状况的敏感度和应对能力。

（3）家庭支持：增强患者及其家庭成员的自我管理能力，提供必要的教育和支持资源。

3. 促进多学科协作

（1）跨专业沟通：建立和加强各类专业人员之间的沟通和协作，提高疼痛管理的整体效果。

（2）团队合作：促进医疗团队成员之间的紧密合作，共同制定和实施患者的综合照护方案。

（3）共享决策：引导各专业人员参与共享决策，确保患者和家属在决策过程中的主动参与和反馈。

4. 推动疼痛管理理念的普及和科普宣传

（1）社区宣传：在社区范围内普及疼痛管理的重要性，提高公众对疼痛管理的认识，减少对疼痛的误解和偏见。

（2）健康教育活动：开展健康教育活动，向社区居民宣传疼痛管理的基本知识和方法。

（3）媒体传播：利用多种媒体渠道，如社交媒体、广播和电视，推广疼痛管理理念和实践，扩大影响力。

二、课程内容与教学方法

（一）课程内容

社区缓和医疗疼痛管理教育课程的内容设计应围绕不同目标人群的需求，涵盖以下几个主要方面。

1. 基础知识模块

（1）缓和医疗基础知识

学习要点：缓和治疗与安宁疗护概述，缓和治疗与安宁疗护的定义与目标以及应用范围。

（2）疼痛管理基础知识

学习要点：疼痛的生理与心理机制、疼痛的心理社会影响、疼痛的病因分类以及癌性与非癌性疼痛的比较。疼痛的评估技术和方法、疼痛的记录方法。

2. 疼痛治疗策略

（1）药物治疗学习要点：镇痛药物分类，阿片类和非阿片类药物、辅助镇痛药物的作用机制、适应证、使用方法、注意事项。药物使用原则及镇痛药物常见不良反应的预防和处理方法。阿片类药物耐药性和依赖性的预防措施。

（2）非药物治疗学习要点：心理治疗方法，如认知行为疗法在缓解慢性疼痛中的应用。心理支持的实施方法，如个体心理咨询的技术，放松训练和冥想等心理疗法的操作方法和效果。家庭成员的教育与培训与家庭支持策略的开发、常见物理治疗方法疼痛管理中的作用和适应证：如热疗和冷疗的应用、电刺激疗法（如 TENS）、冲击波治疗、肌效贴及其他局部治疗方法、中枢神经调控治疗，如经颅电刺激、经颅磁刺激；常见替代疗法如芳香疗法和音乐疗法的选择与应用、中医适宜技术：针灸、穴位埋线治疗、中药外用等其他中医适宜技术、针刺触发点治疗。

（3）疼痛微创治疗学习要点：微创治疗的定义与优势、适应证与患者筛选、常见风险与应对策略、常用微创治疗技术的基本原理，操作步骤，如超声引导下神经阻滞技术、射频消融技术椎间盘治疗技术、脊髓电刺激技术、蛛网膜下隙吗啡泵、骨水泥注射等。

3. 综合照护技能模块

学习要点：哀伤抚慰：哀伤反应识别及哀伤辅导技巧。沟通与交流：有效沟通技巧及文化敏感性；舒适照护方法和技术：居家环境管理、生理舒适护理（口腔护理、躯体清洁、排泄异常的护理、体位护理、皮肤护理、伤口及造口护理、协助活动等）、提供营养支持以及各种管道护理。居丧照护内容和方法。

4. 多学科协作模块

学习要点：团队沟通技巧、共享决策内容：共享决策的概念、在共享决策过程中如何传递重要信息，确保患者和家属充分理解各种治疗选择。

5. 常见症状控制模块

学习要点：呼吸系统症状评估与处理：呼吸困难、咳嗽、咳痰、咯血等症状的评估和处理方法。消化系统症状（恶心呕吐、腹胀腹痛、肠梗阻、便秘、呕血便血等）评估与处理。精神状态（睡眠觉醒障碍、谵妄、抑郁、焦虑、意识障碍、昏迷等）评估与处理。其他症状（水肿、热、厌食、恶病质、口干、乏力、吞咽困难等）评估与处理。

6. 疼痛管理的伦理法律与死亡教育

学习要点：死亡的生物学、心理学和社会学基本概念。国内外生死观概述。安宁疗护（姑息治疗）的理念和实践。死亡相关的伦理与法律，如生命价值、死亡尊严、患者自主权等伦理问题。医学伦理：临终决策、器官捐献、安乐死等方面的医学伦理问题。

法律法规：与死亡相关的法律规定，如遗嘱、继承法、临终关怀的法律保障。

（二）教学方法

为了确保教育课程的有效性和可操作性，应采用多样化的教学方法，结合理论学习和实践操作。

1. 讲座与研讨、组织小组研讨：通过专家讲座传授最新的理论知识和实践经验，帮助学员掌握疼痛管理和缓和医疗的核心概念。讲座后组织小组研讨，促进学员间的交流与讨论，加深对知识的理解。

2. 案例教学：利用真实的临床案例进行教学，帮助学员将理论知识应用于实际情况。案例应涵盖不同类型和复杂程度的疼痛管理情景。通过案例分析，培养学员解决问题的能力和临床决策的技巧。学员需要分析案例中的问题，提出解决方案，并讨论其可行性和有效性。

3. 模拟训练：通过模拟患者场景，进行疼痛评估和管理的实践训练。使用高仿真度的模拟人模型，让学员在真实感强的环境中进行操作。使用仿真模型和虚拟现实技术，提高学员的实际操作能力。虚拟现实技术可以模拟复杂的临床场景，帮助学员在安全环境中反复练习。

4. 工作坊：组织专题工作坊，针对特定问题或技能进行深入培训，如疼痛评估工具的使用、疼痛管理方案的设计等。工作坊通常由小组讨论和实际操作组成，强调学员的动手能力。提供动手操作和互动学习的机会，增强学员的实战经验。工作坊可以邀请有丰富经验的临床专家进行指导。

5. 在线学习：利用现有国内外在线学习平台或开发在线学习平台，提供视频课程、电子教材和在线测试等资。在线学习平台应包括多媒体教材、互动练习和知识测试。利用网络研讨会和在线讨论，促进学员之间和与专家的互动交流。网络研讨会可以邀请国内外专家进行专题讲座，并实时回答学员的问题。

6. 评估与反馈：设置课程评估机制，通过笔试、实操考试和问卷调查等方式，评估学员的学习效果。评估应包括知识测试、技能操作和综合评估，以全面了解学员的掌握情况。根据评估结果，及时调整课程内容和教学方法，确保教学质量的不断提高。教师应根据评估反馈，改进教学策略，并提供个性化的指导和支持。

三、技术的融入与优化

（一）使用大数据与人工智能优化课程内容

现代计算机和网络技术的发展，使得医疗护理大数据的产生变得更加普遍。电子病历、医疗 APP、社交平台等每天都会生成大量数据。国家卫生健康委员会于 2003 年发布的《进一步改善护理服务行动计划（2003—2005 年）》提出，要推广"互联网＋护理服务"，加快将医疗服务体系与人工智能相结合。人工智能在医疗健康领域的广泛应用，为患者护理、心理健康、医学教育、临床决策和试验提供了有力支持。在安宁疗护中，人工智能不仅能够减轻临床照护的负担，还能更好地满足患者的需求，如症状管理、质量评估、识别临终偏好以及预测生存期。

通过大数据分析，医护人员可以了解公众对安宁疗护的看法和认知趋势，从而准确把握临床安宁疗护的实施重点和方向。在疼痛管理教育与培训中，利用大数据和人工智能技术优化课程内容可以大幅提升教学效果和效率。

1. 数据驱动的课程设计改进与知识图谱构建：基于大数据和人工智能技术，可以构建安宁疗护领域的知识图谱，系统梳理和关联相关知识。通过收集和分析学员的学习数据，包括在线学习行为、测试成绩和反馈意见，可以全面了解学员在不同模块的掌握情况。大数据分析可以帮助识别课程内容中的薄弱环节，针对性地进行调整和优化。利用大数据技术构建安宁疗护领域的知识图谱，梳理知识体系及其关联，帮助教师进行精准施教。学情分析：通过分析学员的学习数据，识别教学中的痛点和难点，进行有效的学情分析和科学的学业考评。课程优化：根据数据分析结果，对课程内容进行调整，增加学员普遍较弱的知识点的讲解深度。更新案例教学和模拟训练的内容，使其更贴近实际临床情况。知识管理平台：构建知识管理和分享平台，利用自然语言处理、机器学习和大数据分析等技术，根据学员的需求和兴趣，自动推荐和筛选相关的知识和信息，提高知识传播的效率和质量。

2. 智能辅助教学工具：开发智能辅助教学工具，如智能笔记系统和虚拟实验平台，帮助学员更好地理解和应用课程内容。这些工具可以根据学员的学习情况和需求，提供个性化的辅助学习服务。虚拟实验平台：利用虚拟现实技术，创建高仿真度的虚拟实验环境，模拟真实的临床场景。提供多种模拟训练模块，如疼痛评估、药物管理和非药物治疗等。智能笔记系统：根据学员的学习行为，提供个性化的笔记和学习资料，帮助学员更高效地整理和复习课程内容。

3. 个性化学习路径与资源推荐：人工智能技术可以根据学员的学习数据，利用自然语言处理和生成模型，自动生成个性化的学习路径和资源推荐，使学员能够有针对性地进行学习，提高学习效率。个性化学习计划：根据学员的学习行为和测试结果，自动生成个性化学习计划。针对学员的弱点和兴趣，推荐相应的课程模块和学习资源。利用AI算法，自动推荐适合学员的学习材料，如视频、文章和电子书。提供个性化的练习题和模拟测试，帮助学员巩固知识。基于学员的学习行为和数据，利用机器学习算法预测学员的学习成效和未来发展方向。这有助于教师和学员更好地制定学习计划和目标，提高学习的针对性和有效性。

4. 自适应学习系统：自适应学习是通过自动分析学习者的行为和能力，个性化地调整学习内容和方式的一种学习模式。它利用计算机技术和人工智能算法来识别学习者的优势和劣势，并根据学习者的特点和需求，自动调整学习的难度、节奏、内容和形式，以提高学习效果和效率。智能评估系统：根据学员的学习情况及操作能力，自动评估其学习成果和水平，并提供个性化的学习建议和改进方案。自适应学习系统根据学员的特点和需求，自动调整学习的难度、节奏、内容和形式，提高学习效果和满意度。

　　总之，大数据和人工智能技术可以为安宁疗护课程内容的优化提供多种方式和手段，提高学员的学习体验和学习效果，促进安宁疗护领域的专业发展和知识传播。同时，提倡人工智能在医学教育领域的重要作用时，也应关注人工智能的伦理问题及医学人文的教育，使人工智能不仅具有"智能化"，更注重"情感化"。

（二）移动与可穿戴设备在实时学习中的应用

　　1. 移动设备在疼痛管理中的应用：移动医疗作为一种新兴的干预手段，正在弥补传统医疗在时间和空间上的限制，并缓解医疗资源分布不均的问题。它在全球范围内得到了广泛的接受，并越来越多地被用于疼痛的跟踪、评估和管理。具体应用如下。

　　（1）社区卫生机构与综合医院的联动：社区卫生机构作为慢性疼痛管理的重要平台，但在疼痛治疗、评估和护理方面面临挑战，包括疼痛治疗医师数量不足、医务人员缺乏相应的培训、以及疼痛门诊设立较少等。通过利用移动医疗技术，加强社区卫生机构与综合医院之间的合作，能够提升社区医护人员对疼痛的认知度，并改善社区疼痛患者的延续性治疗及护理服务。

　　（2）远程教育支持：对于疼痛管理，基础的疼痛知识至关重要，然而知识匮乏往往导致患者的治疗参与度下降和镇痛效果受限。当前，许多疼痛持续护理计划利用 APP 和公众号等移动手段，作为向患者输送教育的主要途径。远程教育通过移动医疗平台的便捷性，显著提升了疼痛教育的可达性。同时，多元化的数字教育资源设计激发了患者的学习热情，有助于深化他们的理解记忆。

　　（3）远程随访及诊疗服务：借助移动医疗技术，医疗服务得以远程延伸，医护人员能实时细致地评估患者的疼痛和用药状态，显著提升了工作效率。目前，国内一些医院已经使用疼痛随访系统，通过出院时携带的阿片类药物自动筛选出癌痛患者，并自动计算出院后的随访时间。该系统还能够自动获取所需的随访信息，包括疼痛部位、性质、程度、用药依从性、药物不良反应、爆发性疼痛次数以及患者满意度等内容，以确保随访内容的规范化和个性化。

　　（4）疼痛智能化管理服务：为了满足医患双方在疼痛监控、评估、用药指导及咨询上的多元化需求，移动医疗科技提供了全面的智能解决方案。中国部分医疗机构已经推出了基于手机移动应用的疼痛智能管理系统。它具备疼痛自我评估、用药定时提醒以及健康教育等实用功能。患者能通过数字评分工具精确评估痛感，并根据设定接收药物和用药时间的通知；而医生则可通过远程系统实时跟踪患者的疼痛动态，规范用药行为并提供专业指导，从而实现了对患者疼痛管理的全程和即时化处理。

移动医疗以其独特优势在偏远和农村地区实现了高效安宁疗护服务，它确保患者能得到全面医疗支持，便捷地获取专家诊疗，从而显著提升了临终者及其家人的生活质量，同时通过连续监控降低了就医成本，扩大了服务覆盖范围。然而，尽管如此，移动医疗在安全性、隐私保护、伦理规范以及法律框架等方面仍面临挑战。因此，在深入研究和推广移动医疗的过程中，必须持续推动技术革新，既要优化用户体验和效能，又须密切关注由此产生的潜在安全隐患。

2. 可穿戴设备在疼痛管理中的应用：可穿戴设备是由用户佩戴并配有监测各种身体参数传感器的技术设备。它们可以连接到移动应用程序，允许用户查看收集的数据或输入相关报告。在医疗保健领域，可穿戴设备包括能够远程监测患者血压、睡眠模式、体温、心率和身体活动的设备。依托于软件的支持，它们实现了数据的感知、记录、分析、调控以及健康状态的干预。其显著特点包括便携性、持久性、操作便捷性和交互性。通过云端，这些设备能够将收集到的生理数据传送给医护人员和患者本人，辅助医疗专业人员实时分析病情变化并实施及时的干预措施，以促进疾病治疗。同时，患者也能接收来自医护人员的反馈和监督，从而提升自身的健康状况。可穿戴设备在健康管理中已被广泛应用，包括健康和安全监测、慢性病管理、疾病诊断、治疗和康复等方面。相关研究探索了这些设备通过测量患者的生理参数、活动水平和生化指标来帮助医护人员识别和评估疼痛。然而，这些技术目前仍处于临床试验阶段，尚未得到广泛推广。根据佩戴部位的不同，可穿戴设备包括手部佩戴设备（如智能手环）、躯体佩戴设备（如腰部肌电动态监测仪、心率监测器）、头部佩戴设备（如基于近红外光谱的便携设备）和下肢佩戴设备（如人体运动能耗监测仪等）。这些设备在疼痛管理中的具体应用包括以下几点。

（1）量化疼痛水平：随着机器学习的发展，构建模型来量化疼痛得分已经成为可能，为医护人员准确评估患者的疼痛水平提供了参考。目前，已经存在基于多种人体生理信号融合的疼痛定量分析系统。该系统通过采集各种生理信号，并利用模式识别方法，对患者的疼痛强度进行客观量化，从而帮助医护人员动态、持续地评估患者的疼痛水平。

（2）预测疼痛发展：借助可穿戴设备实时监测并积累关于疼痛的生理参数，移动应用将这些数据储存在后台，研究人员借此构建出精准的疼痛预测模型。此模型不仅能够评估患者的疼痛水平，还能通过对已获取的数据进行分析，为预测患者的疼痛变化趋势提供参考。尽管在量化疼痛程度和预测其发展趋势方面，可穿戴设备显示出了显著的进步。然而，疼痛的生理反应会受情绪波动、焦虑状态以及睡眠质量等因素影响，因此，构建疼痛预测模型时必须精细考量并有效区分患者在不同情绪状态下生理信号的差异性。

（3）实现疼痛远程监测：可穿戴设备能够采集患者的生理数据，不仅支持医护人员远程监测患者的疼痛水平，还能存储这些数据，为开发更精准的可穿戴设备提供数据支持。

（4）实现疼痛持续监测：在偏远地区，可穿戴设备作为关键的远程监测工具，为疼痛持续监测提供了宝贵的支持。移动医疗系统依托这些设备，实时追踪患者的生理数据，不仅有助于个性化护理决策，而且能有效预防不必要的急诊、日间医院就诊和住院情况，从而优化医疗资源分配。

（5）睡眠监测和管理：睡眠问题在安宁疗护中是常见的挑战之一。可穿戴设备可以监测患者的睡眠质量、睡眠周期等信息，帮助医护人员评估患者的睡眠情况，并制定相应的睡眠管理计划，以提高患者的睡眠质量和舒适度。

（6）运动和康复辅助：对于一些需要进行运动和康复的安宁疗护患者，可穿戴设备可以记录患者的运动数据，如步数、运动时长等，帮助医护人员监测患者的运动情况，并根据实际情况调整康复计划。

（7）情感支持和社交互动：一些智能可穿戴设备还可以提供情感支持和社交互动功能，例如，智能语音助手或陪伴机器人。这些设备可以与患者进行对话、播放音乐、讲故事等，帮助缓解患者的孤独和焦虑情绪，提升其心理健康水平。

3.移动与可穿戴设备在实时学习中的应用：传统的安宁疗护课程主要采取理论授课和小组讨论的方式，抽象的理论学习和机械的操作练习对于短期内提升学习者临床胜任力和自信心效果欠佳，且不易产生真实的临终关怀体验。移动与可穿戴设备在安宁疗护实时学习中的应用是一种创新的教育技术手段，可以提供更加便捷和个性化的学习体验。以下是一些移动与可穿戴设备在安宁疗护实时学习中的应用场景。

（1）移动直播和视频教学：使用移动设备直播授课或录制视频讲座，学员可以根据自己的时间和地点选择学习方式，通过手机或平板电脑随时随地访问课程内容、视频讲座、在线讨论等教学资源，进行自主学习和复习，提高学习的灵活性和自主性。

（2）虚拟现实（VR）和增强现实（AR）技术：通过 VR 和 AR 技术，可以身临其境地体验不同的临床场景和情境，提升观察、分析和处理能力。VR 技术具有沉浸性、互动性和构想性，能够降低教学成本并丰富教学内容。在安宁疗护教育中，传统方法往往忽视了人文素质的培养，导致学生对死亡存在恐惧和逃避心理，缺乏人文关怀和临终照护能力。沉浸式课程思政教学利用数字化技术建构沉浸式教学环境，激发学生兴趣和自主学习，引导学生在情境体验中接受知识和价值观的传递。通过沉浸式临终场景实践教学，学生可以理解安宁疗护的本质和内涵，树立正确的死亡认知和生命伦理观念，提高人文关怀能力。结合线下安宁疗护病房和殡仪馆的参观实践，学生在真实、沉浸式体验中培养敬畏生命的意识，增强职业认同感。这样，学生对安宁疗护的认识更加全面，能够理解临终患者的身心痛苦和需求，体会丧亲家属的悲痛和哀伤，提升对患者及家属的关怀能力。

（3）在线教育平台接入：一些可穿戴设备可以连接到在线教育平台，让学员随时随地访问课程内容、视频讲座等学习资源，实现学习的个性化和便捷性。

（4）互动式学习：配备相应传感器的可穿戴设备可以与教学设备或体验设备进行互动，增加学员的参与感和学习乐趣。

第二章　继续教育与专业发展

一、继续教育的重要性

（一）继续教育的定义与发展

继续教育是伴随着科学技术、经济飞速发展而产生的一种新的教育形式。自从教科文组织的成人教育主任保罗朗格朗于 1956 年首次提出"终身教育"这一理念后，它就成为一种全新的教育理念、形式、观点，对世界上许多国家的教育改革与社会发展产生了深远的影响。医学教育分为 3 个部分，即学校医学教育、研究生（毕业后）医学教育和继续医学教育（continuing medical education，CME）。CME 作为一种从学校教育过渡到终生教育的新形式，已为许多国家所重视。医学及其相关领域新的理论、新的知识、新的技术、新的成果，都在不断地发展，这就使得知识更新的周期大大缩短。在此基础上，通过 CME，我国的卫生人员获得终身性的教育学习，在医学活动生涯中不断学习前沿的知识以提高业务水平，适应科技及卫生医疗领域的发展，更好的保障人民的健康。

自 1979 年在墨西哥城举行的首届国际继续教育国际会议开始，我国就以发展中国家的身份参与了国际继续教育。20 世纪 80 年代初期，我国卫生领域首次提出"继续医学教育"的理念，结合我国医学教育国情，对继续医学教育这一新形式进行了一系列的探索。1988 年，原卫生部经过试点探索，主持制定了《继续教育暂行规定（试行）》，这是我国首部继续医学教育法律法规。此后，河北、四川、天津等十一个省市进行了试点。20 世纪 90 年代以前，我国的继续医学教育起步较晚，以学历教育为主导。国家此时还没有出台一个全国性统一的医学继续教育法规和系统，而且在全国范围内，也没有相应的继续医学教育管理组织机构，继续医学教育呈现混杂的局面，医疗卫生人员的进修与继续提升都是各行其是，各个医院之间存在着不同的差别，使得医护人员缺乏同等的继续教育的机会，大大不利于医生的专业素质的提升。1996 年，原卫生部设立了卫生部继续医学教育委员会，要求对全国范围内的医务人员进行继续医学教育，并颁布了一系列的继续医学教育条例，这是我国继续医学教育工作的一个重要组成部分。这一系列文件的出台与执行，将极大地促进我国继续医学教育的发展与科学管理。在经历了十余年的摸索之后，我国继续医学教育得到了很大的发展，得到了各级领导和医务工作者的广泛关注。当前，中国继续医学教育已经形成了比较完备的体系，并初步确立了中国特色继续医学教育制度，对我国卫生事业的发展产生了深远的影响。

随着国家各项事业的飞速发展，医药卫生工作也在不断地跟上时代的步伐，新的医改方案为我们带来了新的机遇和新的需求。在《关于深化医药卫生体制改革的意见》中，中共中央、国务院明确指出"要加强医疗卫生人才培养""加强卫生、乡村、城市社区卫生等方面的专门人才培养""完善城乡社区卫生工作人员在职培训体系，并鼓励其参与学历教育""加强高层次科研、医疗、卫生管理等方面的人才。建立标准化的住院医生培养体系，加强继续医学教育"。据统计，从1991年原卫生部颁布《继续医学教育暂行规定》起，我国各省市、自治区相继出台了有关继续医学教育的通知、实施细则、管理办法、授予管理办法、考核和学分登记等。在强有力的政策支持下，全国范围内都在积极地调整自己的实施方案，让我国的继续医学教育发展能够积极主动地迎接空前的机遇和挑战，在不断深化制度改革的基础上，充分发挥政策优势，加速发展，是目前 CME 发展的首要任务。

（二）继续教育对卫生专业人才队伍建设的重要性

为提高医务人员业务能力，建设专业医疗队伍和医疗骨干，原卫生部从1998年开始实施继续医学教育制度化建设，并先后制定了《继续医学教育规定（试行）》《继续医学教育"十一五"规划》等政策文件，指出参加继续医学教育是每一位医务工作者应有的权利和义务，并提出了医学教育的发展目标、教育对象、组织管理、评估办法等内容。在社会主义现代化建设的今天，人们对健康水平的要求越来越高的情况下，我们需要大力发展继续医学教育，使我们的卫生队伍的综合素质和水平得到进一步的提高，同时也要强化职业道德，把继续医学教育工作普及到社区、偏远地区、农村，有计划地为社区、农村等基层培训担任初级卫生保健工作的卫生技术人员创造条件。

1. 开展继续医学教育的意义

（1）推动继续医学教育既是现代医学科学不断前进与人民健康事业发展的需求，更是每个医务工作者增强自我竞争力、与时俱进的必然要求。21世纪人才资源关系到社会科学技术进步和经济发展的根本。培养同我国卫生医疗事业发展相适应的高素质的卫生专业人才关系到世纪卫生事业发展的大局。

继续医学教育是我国卫生事业改革与发展的需要。为了满足人民群众对医疗保健需求的不断增长，我国的医药卫生体制、医疗保险制度、药品生产、流通体制等领域进行了全面、深刻地改革。要转变、更新卫生技术人员的观念，提高卫生技术人员的综合素质，以适应当前卫生体制改革的发展趋势，全面推进我国卫生事业的改革和发展，就必须大力开展继续医学教育。

（2）继续医学教育是科学技术迅猛发展和知识经济到来的必然要求。由于医学模式的转化、现代心理学和社会学等方面的研究成果的引入以及社会对医师的期望和要求不断提高等因素，卫生技术人员不得不学习他们以前完全生疏的有关学科的知识，不仅有本学科新的专业知识，还要掌握相关学科和社会科学知识，从而不断提高自身的素质和能力。在各国普遍感到现在的大学教育落后于时代进步的背景下，大力开展继续医学教育以补充大学教育的不足就显得非常重要。

（3）继续医学教育是培养高素质卫生队伍的需要。目前，我国有卫生人员557万，他们为保障人民健康、促进国民经济的发展做出了巨大的贡献。但是，我国的卫生队伍，尤其是农村和城市社区的卫生人员的专业素质偏低、结构失衡问题还很严重。东部地区千人口卫生技术人员数明显高于西部地区，城乡千人口卫生技术人员的拥有量相差1倍以上。同时，还存在中青年创新人才匮乏的问题。为了人民的健康和社会主义现代化高素质卫生队伍的建设，必须大力开展继续医学教育。

2. 卫生专业人才供给与行业需求矛盾：医学教育是医药卫生事业发展的重要基础，医药卫生人才的培养和队伍建设是一项庞大的社会系统工程，需要教育部门与医药卫生部门的密切合作，以及其他部门和社会各方面的共同努力。在全面建设小康社会的新形势下，我国医学教育和医药卫生人才培养工作的重要性和战略性更加突出。我国的医学教育事业为医药卫生发展培养了大量高素质人才，为医药卫生事业的改革和发展提供了不可替代的人才支持和智力支撑。然而，随着经济社会的发展和群众对医药卫生服务需求的不断增加，医学教育和人才培养也面临新的形势和挑战。卫生专业人才的培养要适应医疗卫生改革与发展的需要。长期以来，我国一直采取"宏观指导，分级管理，地方为主，条块结合"的人才资源配置管理模式。应根据卫生服务的需要和需求、卫生人力的现状和发展趋势，制定一个医学教育发展规划并适时调整。

培养模式与医药卫生人才成长规律不相适应。在医学教育中，医疗卫生人才要树立正确的价值观，在确保质量的基础上，突出实践性，在教学的每一个阶段、每一个环节都要强化正确的价值观教育和伦理道德教育。继续医学教育比例偏低，培训任务艰巨。终身教育和学习型社会是现代社会的重要标志。我国卫生队伍相对年轻（35岁以下占45%），卫生人力总体水平不高，继续医学教育尤为重要。

3. 安宁疗护专业人员与技能严重缺乏现状：为社区提供优质的安宁疗护服务，不仅需要有足够数量的卫生专业人才，还要有专业的社区工作者、心理咨询专家、和志愿者等相关人员。但是，在我国，专业从事安宁疗护工作的医务工作者却严重缺乏。许多二级、三级医院都已经开展安宁疗护病房，但是其工作人员都是与肿瘤科、疼痛科、放疗科等科室共用的。另外，缺少医疗体系以外的专业社区工作者和志愿者也是中国社区安宁疗护事业发展的主要障碍。由于社会工作者、义工及心理咨询师等专业人才的短缺，使得以哀悼安慰、心灵关怀等特色的安宁疗护服务，均由医务人员承担，这种环境下不仅加重医护人员工作负担，而且凸显出安宁疗护特色服务"专业性"不足的问题。

（二）加强安宁疗护人才队伍建设的必要性

根据安宁疗护在不同类型机构的实践，安宁疗护需结合我国医疗体系现有的格局来提供多样化、多层次的安宁疗护服务。一个有机整合的分级安宁疗护，才能满足临终者在不同病情阶段的需求。例如安宁疗护与现有的三级医疗卫生服务体系结合以区分专业的安宁疗护和基本的安宁疗护。国内一些城市正在努力搭建"三级医院—二级医院—社区医院"三级联动的安宁疗护模式，做到"上下级医院的联动和转介"。三级医院找到自己在安宁疗护服务中的定位，成为安宁疗护的学科带头人、培训者和示范区，并为下级医疗机构提供需要的技术保障和人力输出。基层机构在临终照护中发挥更大作用，如整合资源，利用现有的社区、乡镇卫生服务网络和全科医护及乡村医生队伍，构建依托基层医疗机构的安宁疗护服务网。此外，我国安宁疗护发展中要充分地发挥家庭的作用，发展本土的有家庭和社区参与的安宁疗护模式。

强调安宁疗护专业技术人员继续教育的实施。首先，对安宁医疗的概念和服务，进行分级分层的宣传和专业训练，向公立综合医院、社区医院、医疗护理院、康养结合机构等扩展。其次，应加强国内安宁疗护人才的培训，并将医护工作者以外的其他领域，如医疗社区工作者、康复治疗师、心理咨询师和志愿者等专科人才，纳入安宁疗护专业团队服务队伍中来。最后，在深入探讨安宁疗护的培训过程中，重要的是要加强对临床案例的研究与分析，通过这一方式，从业人员能够从实际案例中汲取经验教训。同时，专业进修和实习也是必不可少的环节，通过专业进修及实习，不仅能增强医护人员的专业知识，还能提升他们处理复杂情况的能力。此外，鼓励更广泛的社会组织、志愿者参与到这项工作中来，通过组织培训班、研讨会等形式，为社区工作者、志愿者等相关人才提供学习和实践的机会。这种跨界合作有助于推动安宁疗护专业的发展，并使之成为社会上广泛认可和支持的领域。通过这些举措，才能够打造一个更加专业、健全的安宁疗护服务体系。

中国统计局预计，中国老年人将在 2050 年前突破 4 亿，届时中国将会是世界上最大的老龄化国家。在中国日益严峻的人口老龄化形势下，以社区为依托的安宁疗护服务是推进公共服务改革，提升居民死亡品质的一种重要方式。把握中国各地区社区安宁疗护的发展状况及面临的问题，强化以社区为代表的基层医疗机构的建设，汇聚社会多方力量，有针对性地攻克"难处"，是推动我国社区安宁疗护事业又好又快发展的重要途径。

二、在线学习平台和 E-learning

（一）疼痛管理教育的重要性

疼痛是一种临床常见的症状表现，在我国，慢性疼痛也是导致人们就诊的主要因素。据统计，我国慢性疼痛患者至少有 1 亿人，成年人中约 30% 有慢性疼痛。慢性疼痛发生机制非常复杂，是一种涉及解剖、病理生理、神经病学、疼痛医学等多个学科的复杂疾病。研究发现，在我国超过 65 岁的社区老年人中，超过一半老年人都有慢性疼痛的既往史，大部分慢性疼痛的诊断不明确，治疗过程方式、方法不规范，治疗结局患者疼痛程度缓解欠佳、症状易反复、患者满意度差。分析其原因，大部分是社区全科医师对慢性疼痛诊疗规范理论知识、技术的缺乏，由于我国关于慢性疼痛管理教育制度的不健全，现行的全科住院医师规范化培训中对慢性疼痛的教育仅仅局限于单一镇痛药物的使用阶段；部分全科医师对于慢性疼痛的认识理解不足，认为慢性疼痛是由于老年患者机体脏器功能衰退引起的一种常见症状，认为慢性疼痛缺少针对性的治疗方法。因此，社区医务人员对慢性疼痛的治疗和参与慢性疼痛诊疗技术培训的积极性不足；还有一部分患者对慢性疼痛也缺乏认识，未予重视，以为慢性疼痛是老年人的一种普遍现象，对于口服镇痛药物患者疼痛这一方式形成路径依赖。

在老年患者中，长期的慢性疼痛会导致身体的各项身体机能下降甚至丧失，比如睡眠障碍、活动能力下降，甚至丧失生活自理能力等，这对家庭和社会造成了很大的负担。慢性疼痛也与心理健康联系密切，长期慢性疼痛易引发焦虑、抑郁等心理问题，还可能会因缺乏有效治疗技术单纯应用镇痛药物从而引发止痛药物滥用等社会问题，这不仅威胁到患者的身体健康，还引发了社会道德和法律层面的担忧。目前，社区内有关慢性疼痛科学普及与健康教育的规范管理仍然缺乏系统性的指导和支持。与此同时，现如今国内对于社区全科医生进行慢性疼痛管理能力培养的模式并不成熟，针对社区医生的慢性疼痛管理培训体系尚未健全。

（二）在线学习平台在疼痛管理教育中的作用

我国基层继续医学教育涵盖了多个医学专业领域，全科医生是基层卫生队伍的主力军，针对性对其进行培训有助于更好地解决当前医改中存在的一些亟待解决的难题。同时，随着我国"全民健康"发展战略的提出，对基层医疗工作者的要求也在不断提高，基于互联网平台的在线继续医学教育灵活、便捷、高效的特点，使基层医务工作者可以轻易地获取最新的医学知识、前沿的理论研究以及实用的临床技能。这种模式打破了时间和空间的限制，基层卫生人员可以随时访问医学资源以提高自身理论知识及专业水平。

基于互联网平台的在线继续医学教育是一种创新思想下的教育实践，将线上和线下资源的整合共享的同时，也将医学实践性的特点与其进行了整合，改变了传统的授课方式，突出了教学活动中的实践性与互动性。新的教学方法不断涌现，如虚拟现实技术结合医疗场景，远程问诊指导打破地理限制，直播手术教学实时分享手术过程，翻转课堂激发学生学习兴趣等。

通过建立统一的在线继续医学教育学习平台，实现了医学资源的共享。各地基层社区医务工作者可以实时分享和交流信息，基于在线学习平台，不仅可以促进医学知识及技术的共享，也加强了区域间医疗的协作，对于社区专业医务人员团队建设具有深远意义。在当前互联网新科技井喷式爆发背景下，推进基层继续医学教育改革凸显得尤为重要，基于互联网平台的在线继续医学教育模式的推广，不仅可以提升基层社区医务人员的业务水平，还能优化资源配置，新的教学方式能够激发教师和学生等积极性和创造性，形成正向的强大推动力，使得在线继续医学教育平台成为继续医学教育重要组成部分，逐步成为一种常态。随着在线学习平台技术的不断发展和实践，将会为我国的基层医疗卫生事业发展注入新的活力和动力。

（三）疼痛管理教育在线学习平台的设计与特点

疼痛管理教育在线学习平台旨在为医疗专业人员、患者和公众提供全面的疼痛管理知识和技能培训。疼痛管理教育在线学习平台的设计以用户需求为核心，结合现代教育技术和医学科研成果，致力于打造一个高效、便捷、互动性强的学习环境。通过多样化的课程内容和灵活的学习方式，该平台不仅帮助专业人员提升技能，还使普通大众能够获取相关知识，提高自我管理能力。

其核心功能和优势包括：多样化课程体系，满足不同学习者的需求；互动学习工具，包括在线讨论区、实时问答、虚拟实验室等互动工具；个性化学习规划，通过智能算法为每位用户制定个性化学习计划，推荐符合其职业发展方向和现阶段需求的课程；认证与继续教育，完成课程后，用户可以获得相应的学分和证书，这些证书被大多数医疗机构认可，助力职业晋升；用户体验感强，无论是医学专业人士还是普通患者，都能在短时间内上手操作；移动端支持，用户可以在通勤或碎片时间中利用手机或平板电脑进行学习，大大提高了学习的灵活性和便利性；平台的权威性与可靠性，确保内容科学、准确；持续更新与创新，医学是一个不断发展的领域，平台坚持定期更新内容，新增最新的研究成果和治疗方法，保证用户始终站在学术前沿。同时，平台还积极引进先进的教育技术，如虚拟现实（VR）和增强现实（AR），提升学习体验。

总之，疼痛管理教育在线学习平台通过多样化的课程、互动的学习工具、个性化的学习规划和优质的用户体验，为用户提供了一个高效、便捷和全面的学习环境。其权威性、持续创新和广泛的受众覆盖，进一步确立了其在医学教育领域的重要地位。

（四）E-learning 在疼痛管理教育中的应用案例

E-learning 在疼痛管理教育中有许多应用案例，例如，在线课程：通过在线课程，医生、护士和其他医疗专业人员可以接受关于疼痛管理的全面培训。这些课程可以包括理论知识、评估技巧、治疗方法和药物管理等内容。学习者可以在自己的时间和地点进行学习，提高了教育的灵活性和可访问性。

远程培训：通过视频会议、在线讨论论坛和即时消息等远程工具，专家可以与学生和从业人员进行远程培训和指导。这种形式的培训使得医疗专业人员可以与距离较远的专家进行交流和学习，促进了知识的分享和合作。

自主学习资源：通过在线平台提供疼痛管理的自主学习资源，学习者可以根据自己的需求自由选择学习内容和学习进度。这些资源可以包括教材、指南、案例研究和多媒体资料等，帮助学习者深入了解疼痛管理的相关知识和实践技能。网络社区：在线疼痛管理社区可以成为医疗专业人员交流经验和分享最佳实践的平台。这些社区可以通过讨论论坛、博客和在线研讨会等形式促进医疗专业人员之间的互动和学习。

综上所述，E-learning 在疼痛管理教育中的应用案例丰富多样，提供了更灵活和便捷的学习方式，帮助医疗专业人员不断更新知识和提高技能，以更好帮助患者进行疼痛管理。

（五）疼痛管理教育在线学习平台的未来展望

移动化学习：随着智能手机和平板电脑的普及，移动设备将成为主要的在线学习工具。疼痛管理教育平台将会适应移动化趋势，开发移动应用程序和响应式网页设计，使学习者能够在任何时间、任何地点通过移动设备进行学习。

虚拟现实（VR）和增强现实（AR）技术：虚拟现实和增强现实技术提供了沉浸式的学习体验，可以模拟真实临床场景，培养学生的实践技能。疼痛管理教育平台将会利用这些技术，为学生提供与患者交流、疼痛评估和治疗模拟等方面的训练。

个性化学习和自适应学习：疼痛管理教育平台将会根据学生的学习需求和进度提供个性化的学习路径。通过监测学生的学习数据和表现，平台可以提供定制化的学习资源和建议，帮助学生更好地理解和掌握疼痛管理的知识和技能。

社交学习和协作学习：疼痛管理教育平台将会加强社交学习和协作学习的功能。学生可以通过在线讨论论坛、实时互动和合作项目等方式与其他学生和专业人员进行交流和学习，分享经验、解决问题和合作解决疼痛管理挑战。

数据驱动的教育：利用大数据和人工智能技术，疼痛管理教育平台可以分析学习数据、评估结果和学生反馈，为教育者提供有针对性的改进建议和教学策略。这将有助于不断优化教育内容和教学方法，提高学生的学习成果和满意度。

三、虚拟现实和模拟技术在教育中的应用

虚拟现实（Virtual Reality，VR）和模拟技术在疼痛管理教育中的应用，是一种新兴而又备受关注的领域。随着技术的不断发展和普及，人们开始意识到这些技术在改善疼痛管理教育和实践中的重要作用和巨大潜力。本节将探讨虚拟现实和模拟技术在疼痛管理教育中的应用，包括其优势、挑战和未来发展方向等。

（一）虚拟现实和模拟技术在教育中的优势

对患者而言，虚拟现实技术可以提供一种全面沉浸式的体验，使患者能够在虚拟环境中转移注意力，减轻疼痛感知。通过虚拟现实系统可以为患者创造出各种放松、舒缓的场景，降低疼痛焦虑，减少对药物的依赖。同时，虚拟现实技术还可以通过模拟各种实际情境，帮助患者更好地应对临床痛苦，增强对疼痛的认知和应对能力。

对医护人员及相关专业学生而言，虚拟现实和模拟技术通过模拟真实的医疗操作场景，从而提供了更加真实、直观的培训方式，使学生能够身临其境地体验疼痛患者的感受，加深理解和同情。通过虚拟现实技术，教育者可以根据学生的不同需求和水平定制个性化的教学内容和方案，提高学习效果。在虚拟现实环境下进行模拟实践，可以降低因实际操作而带来的风险，增加医疗工作的安全性和效率。虚拟现实技术的沉浸感和互动性可以激发学生的学习兴趣和积极性，提高学习的参与度和效果。

随着技术的不断发展和普及，虚拟现实和模拟技术在医疗领域的应用前景将更加广阔。

（二）虚拟现实和模拟技术在教育中的挑战

虚拟现实和模拟技术在教育中具有许多潜在优势，但也存在一些挑战。在技术成本上，开发和使用虚拟现实系统和模拟设备时，需要投入大量的资金用于硬件、软件、以及维护，这也限制了该技术的使用和推广。在技术的成熟度和可靠性上，尽管相关技术已经取得了显著进步，但仍然存在一些技术问题，如图像分辨率、延迟性、设备兼容性等，这可能会影响体验度。在专业人才配备上，虚拟现实和模拟技术的开发、应用、维护等方面都需要专业的技术人才，在实际应用中可能面临人才短缺的挑战。在疗效评估上，如何科学评估虚拟现实技术在管理教育中的效果和价值是一个亟待解决的问题。在伦理及隐私上，虚拟现实环境下进行教学可能涉及个人隐私和伦理问题，需要谨慎对待，及时采取相应的预防措施。克服这些挑战需要综合利用各方资源，不断创新和完善相应解决方案，以确保虚拟现实和模拟技术能够发挥最大的教育价值。

（三）虚拟现实和模拟技术的未来发展方向

随着人工智能和大数据技术的不断发展，虚拟现实和模拟技术有望实现更智能化的交互和反馈，为用户提供更加智能、个性化的学习和体验，进一步推动医学和教育领域

的发展，提供更全面、高效、安全的学习和实践环境。具体包括以下几个方面。个性化学习：虚拟现实和模拟技术将逐渐朝向个性化学习方向发展。通过分析用户的特点和需求，提供个性化的虚拟学习体验。多学科合作：将医学、工程、心理学等多个学科的专业知识结合起来，共同推动虚拟现实技术的应用。例如，医学院可以利用虚拟现实技术将解剖学、病理学和临床实践等学科整合在一起，为学生提供更全面的医学教育。智能化应用：结合人工智能和大数据技术，开发智能化的虚拟现实系统，提供更加个性化和高效的教学服务。增强现实技术：将增强现实技术应用于管理教育中，实现真实世界和虚拟世界的融合，提高教学效果。跨平台应用和远程教育：虚拟现实技术有望推动远程教育和远程医疗的发展。例如相关人员可以通过虚拟现实技术进行远程实习或者远程手术指导，从而克服地理距离的限制，实现全球范围内的教学和医疗资源共享。

　　总的来说，虚拟现实和模拟技术在教育中具有巨大的潜力和发展空间，但同时也面临一些挑战和问题。通过不断的创新和探索，这些技术将会带来更多的益处，为医疗服务水平的提高做出更大贡献。

第三章　患者教育与社区参与

在社区缓和医疗的背景下，疼痛管理是一项至关重要的任务。这不仅关系到患者的生活质量和心理健康，也直接影响到他们的整体康复和生活满意度。因此，对患者及其照顾者进行疼痛管理的教育与培训显得尤为重要。有效的患者教育不仅能提升患者的自我管理能力，减轻疼痛，还能帮助他们更好地应对疾病带来的各种挑战。同时，社区的参与在提升患者疼痛管理水平、促进社区整体健康水平方面具有不可替代的作用。社区的积极参与可以通过组织教育活动、提供支持小组、利用社区资源等多种方式，增强居民的健康意识和自我管理能力。通过充分利用教育和培训资源，结合与社会多方机构的合作，可以推动符合中国国情的安宁缓和医疗事业的发展，确保更多患者能够在社区环境中获得高质量的疼痛管理和护理服务。本章节将详细探讨患者教育的策略与方法、社区参与的方式与效果，以及社交媒体与移动应用在患者教育中的运用，旨在全面提升社区缓和医疗中的疼痛管理水平和效果。

一、患者教育的策略

（一）患者教育的重要性

患者教育包括对患者及其照顾者的教育。照顾者指那些为因疾病或残疾需要监督或帮助的人提供护理的个体，他们可以在家中、医院或机构中进行护理。尽管照顾者包括受过专业训练的医疗、护理和其他卫生人员，但这一概念也涵盖了父母、配偶或其他家庭成员、朋友、神职人员、教师、社会工作者以及其他患者。本章的患者教育主要包括对患者、照顾者、志愿者及社区工作者的教育。

在疼痛管理中，患者教育是疼痛治疗的重要组成部分，对于提高患者疼痛管理的自我效能、减轻疼痛程度和改善生活质量具有重要意义。许多临床指南推荐将患者及家属教育作为安宁疗护患者疼痛管理的重要内容之一。通过患者教育，可以帮助患者了解疼痛的原因、治疗方法和预防措施，从而提高他们的治疗依从性，增强他们的疼痛管理意识，并提升其疼痛管理能力。具体来说，患者教育在疼痛管理中的重要性体现在以下方面：提升自我管理能力：通过教育，患者可以学会如何正确评估和管理自己的疼痛，从而减少对医疗资源的依赖。增强依从性：了解疼痛的成因和治疗方法有助于患者更好地遵循医生的治疗计划，提高治疗效果。减轻疼痛程度：教育能够帮助患者掌握有效的疼痛管理策略，从而减轻疼痛，提高生活质量。改善心理健康：通过教育，患者能够更好地理解和接受自己的病情，减少焦虑和抑郁等负面情绪，提高整体心理健康水平。总之，患者教育不仅是疼痛管理的重要工具，也是提升患者生活质量和健康水平的关键手段。通过系统的教育和培训，可以有效地增强患者及其照顾者的疼痛管理能力，从而在社区缓和医疗中发挥积极作用。

（二）患者教育的方法

患者教育的目标主要包括提高患者对疼痛的认知、减轻患者疼痛程度、提高患者生活质量。为实现这些目标，患者教育需要采用多种方法，包括传统的讲座、宣传册，以及现代化的视频、网络课程等。

1. 传统的讲座、宣传册等：传统的讲座和宣传册是患者教育的重要形式之一。定期举办缓和医疗疼痛管理讲座、论坛等活动，可以为患者提供面对面的交流机会，让他们直接获取专业知识。通过这些讲座，专家可以详细介绍疼痛的原因、治疗方法、预防措施等内容，让患者和家属更加深入地了解相关知识。在宣传册方面，医院和医疗机构可以制作各种形式的宣传资料，如手册、小册子等，内容涵盖疼痛管理的基本知识、常见问题解答、自我管理技巧等。这些宣传册可以在医院、社区卫生中心和健康教育活动中发放，让更多的患者和照顾者了解疼痛管理的重要性和方法。

另外，通过主流、官方媒体进行疼痛教育宣传也是一种有效的方式。例如，中央电视台《新闻调查》栏目曾播出《请让我这样离去》，介绍了安宁缓和理念和各地的实践案例，通过纪录片形式向公众传播相关理念和做法，提升社会对疼痛管理的关注和认识。这些传统教育形式能够直观地向患者传递知识，激发他们对疼痛管理的兴趣，提高治疗依从性，从而减轻疼痛、提高生活质量。

2. 现代化的视频、网络课程等：现代化的视频、网络课程等形式在患者教育中的作用日益凸显。随着科技的发展，这些数字化平台为患者提供了更加便捷、灵活的学习途径，极大地促进了疼痛管理知识的传播和学习。首先，通过在线视频和网络课程，患者可以随时随地获取疼痛管理的相关知识。这些视频和课程覆盖了疼痛管理的各个方面，包括病因、诊断、治疗等内容，为患者提供了系统全面的学习资源。通过专家的讲解、案例分析和互动问答等形式，患者可以更加深入地理解和掌握相关知识，从而提高他们的自我管理能力和治疗依从性。例如，北京协和医院安宁缓和医疗志愿者团队的微信公众号"谐和安宁 Harmony Hospice"就是一个很好的案例。该微课堂主要发布北京协和医院安宁缓和医疗的最新进展和国内外相关研究现状，普及实用的安宁缓和知识，分享医护人员及志愿者的实践经验，并推送安宁缓和论坛及讲座的相关信息等。这些内容丰富多样，既满足了患者对知识的需求，又激发了他们对疼痛管理的兴趣，为他们提供了一个便捷而高效的学习平台。

（三）激发患者兴趣与参与度

患者教育的成功不仅取决于提供的信息，还在于如何激发患者的兴趣和积极参与。通过以下方法，可以增强患者对疼痛管理教育的兴趣，提高他们的参与度和学习效果。

1. 生动的案例分享：生动的案例分享可以使抽象的理论知识更具体、更易于理解。医生或其他患者可以分享他们的治疗经历、成功案例或者面对疼痛的挑战和应对方法。这样的分享不仅能够激发患者的共鸣，增强他们对治疗的信心，还可以提供实用的经验和建议，使教育更具实效性。

2. 实用的技巧分享：提供实用的技巧和方法可以帮助患者更好地应对疼痛。例如，教授放松技巧、呼吸练习、身体活动建议等，都是患者可以立即尝试并受益的方法。这些简单而有效的技巧能够增强患者对自身疼痛管理的主动性和信心，激发他们参与治疗的积极性。

3. 互动的讨论和问答：通过互动的讨论和问答环节，可以让患者更深入地理解和消化所学知识。医生或教育者可以提出问题，鼓励患者分享自己的看法和经验，促进彼此之间的交流和学习。同时，及时解答患者的疑问和困惑，可以增强教育的针对性和实效性，使患者更有动力积极参与教育过程。

4. 利用多媒体技术：现代化的教学手段，如图像、视频、动画等，可以生动形象地展示疼痛管理的相关知识。利用多媒体技术可以增强患者的视觉和听觉体验，提高信息的吸收和记忆效果。例如，展示治疗过程的视频、演示药物使用的动画等，都可以使教育内容更具生动性和实用性。

通过以上方式，可以有效激发患者对疼痛管理教育的兴趣和参与度，提高他们的学习效果和治疗依从性，从而更好地帮助他们管理疼痛，改善生活质量。

二、社区参与的方式与效果

（一）社区参与的重要性

社区参与在提升患者疼痛管理水平、促进社区整体健康水平方面具有不可替代的作用。社区参与是指在疼痛管理的过程中，社区成员（包括患者、照顾者、社工、志愿者等）积极参与疼痛管理的决策、实施和评估等环节，共同促进疼痛管理质量的提升。社区参与的意义在于能够充分发挥社区成员的力量和智慧，提高疼痛管理的针对性和有效性，增强患者和家属的信任感和满意度。社区参与对于提升患者疼痛管理水平和促进社区整体健康具有至关重要的意义。以下是社区参与的几个重要方面。

促进信息共享与资源整合：社区参与可以促进社区内外信息的共享，整合医疗资源，提高患者获取医疗信息和服务的便利性。社区成员可以共同分享经验和资源，为患者提供更全面的支持和帮助。建立支持系统：社区参与可以建立起一个相互支持的系统，使患者和家属能够得到来自社区的关怀和支持。在社区中，患者和家属可以找到志同道合的人，共同面对疼痛带来的挑战，减轻心理压力，提高生活质量。提高治疗依从性：社区参与可以促进患者对治疗计划的理解和认可，增强其治疗依从性。通过社区教育和支持，患者可以更好地遵循医嘱，积极参与治疗过程，提高治疗效果。促进自我管理和康复：社区参与可以帮助患者建立自我管理和康复意识，学会有效应对疼痛，改善生活方式，促进身心康复。社区成员可以共同探讨疼痛管理的方法和技巧，分享康复经验，激励彼此坚持康复训练。

（二）社区参与的方式

为了实现社区参与的目标，可以采取多种方式。

1. 定期举办健康讲座和培训班：社区可以定期举办健康讲座和培训班，邀请专业医务人员和专家为居民讲解疼痛管理的知识和技巧，提供专业的指导和建议。

2. 建立社区健康俱乐部：创建社区健康俱乐部，组织各种健康活动，如健身运动、康复训练、心理疏导等，为患者提供一个交流和学习的平台。

3. 设立社区疼痛管理服务中心：在社区内设立疼痛管理服务中心，为患者提供专业的疼痛评估、治疗和康复服务，提高患者对疼痛管理的便利性和可及性。

4. 开展社区义诊活动：定期组织社区义诊活动，为患者提供免费的健康咨询和医疗服务，提高社区居民的健康意识和医疗素养。

5. 建立社区疼痛管理互助平台：利用现代信息技术手段，建立社区疼痛管理互助平台，为患者和家属提供在线咨询、交流和支持服务，让他们能够随时随地获取帮助和信息。

社区参与的策略应注重以下几点：一是加强社区宣传，提高居民对疼痛管理的认识和重视程度，通过举办宣传活动、张贴海报等方式增加社区居民的知晓度。二是建立社区疼痛管理团队，明确团队成员的职责和任务，确保各方协调合作，有效推进管理工作。三是加强社区与医疗机构的合作，共同制定并执行疼痛管理计划，充分利用医疗资源和专业知识。四是注重患者和家属的参与，鼓励他们提出意见和建议，通过开展座谈会、听取反馈等方式，促进管理工作的不断改进和优化。

（三）社区参与的效果

社区参与的效果评估对于改进和优化社区参与策略至关重要。评估可以通过多种指标来进行，其中包括但不限于以下几个方面。

1. 患者疼痛程度：评估患者的疼痛程度是社区参与效果评估的关键指标之一。可以通过量表、问卷调查等方式，记录患者的疼痛程度及其变化情况，从而评估社区参与活动对于减轻患者疼痛的效果。

2. 生活质量：社区参与的另一个重要指标是患者的生活质量。可以通过生活质量评估量表、专项问卷等工具，评估患者在身体、心理、社交和环境等方面的生活质量，以了解社区参与活动对于提升患者生活质量的影响。

3. 满意度：评估患者对于社区参与活动的满意度也是必不可少的。可以通过问卷调查、面对面访谈等方式，获取患者对于社区参与活动的反馈意见和建议，了解他们对于活动内容、组织形式、服务质量等方面的满意度及改进建议。

4. 自我管理能力：社区参与活动应当促进患者的自我管理能力的提升。可以通过观察患者的自我管理行为、参与社区活动的积极性等方式，评估患者在疼痛管理方面的自我管理能力是否得到了加强。

5. 社区整体健康：评估社区参与效果还需要考虑社区整体健康状况的变化。可以通过社区健康数据、健康活动参与率等指标，评估社区参与活动对于整个社区健康水平的影响。

通过对以上指标的综合评估，可以全面了解社区参与活动的效果，及时调整和优化策略，以更好地满足患者和社区的需求。

（三）社交媒体与移动应用在患者教育中的运用

随着信息技术的快速发展，社交媒体和移动应用已经成为人们获取信息、交流互动的重要渠道。在医疗领域，社交媒体和移动应用也得到了广泛的应用，为患者教育提供了新的途径和方式。社交媒体和移动应用在患者教育中具有许多优势。首先，它们具有广泛的覆盖面和传播力，能够迅速地将疼痛管理知识和信息传递给更多的患者和家属。其次，它们具有互动性和个性化的特点，能够根据患者的需求和偏好提供个性化的教育内容和服务。此外，社交媒体和移动应用还具有便捷性和灵活性的特点，患者可以随时随地获取疼痛管理知识和信息，提高了教育的可及性和有效性。

社交媒体和移动应用在患者教育中的应用已经成为一种趋势，为患者提供了更便捷、个性化的健康管理服务。以下是它们的具体应用和效果。

1. 信息获取与分享：社交媒体平台和移动应用为患者提供了获取和分享健康信息的平台。患者可以通过关注医疗专家、健康机构的账号或加入相关群组，随时获取最新的疼痛管理知识、治疗方法等信息，并与其他患者分享自己的经验和心得。

2. 互动交流：社交媒体和移动应用提供了互动交流的平台，患者可以与医生、专家和其他患者进行在线交流和讨论。他们可以提出问题、寻求建议，或是分享自己的治疗经验和心情，获得他人的支持和鼓励。

3. 个性化服务：移动应用可以根据患者的个性化需求提供定制化的健康管理服务。

例如，一些应用可以根据患者的病情和治疗计划提供个性化的用药提醒、锻炼计划等，帮助患者更好地管理自己的健康状况。

4. 教育与指导：通过社交媒体平台和移动应用，医疗机构和专业机构可以发布健康教育视频、科普文章等内容，向患者传达疼痛管理知识和技巧。这些内容通常以生动、易懂的形式呈现，有助于提高患者对疼痛管理的认知水平。

5. 医患沟通：社交媒体和移动应用也为医患之间的沟通提供了便利。患者可以通过在线平台向医生咨询问题、报告症状，而医生也可以及时回复患者的疑问，提供指导和建议，增强了医患之间的沟通效率和效果。

总的来说，社交媒体和移动应用在患者教育中的应用为患者提供了更加便捷、个性化的健康管理服务，有助于提高患者的健康素养和生活质量，促进了医患之间的交流与合作，对于疼痛管理和健康促进具有重要的意义。

（石国栋）

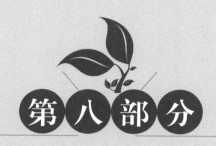

第八部分

社区疼痛管理
政策与实践

第一章　社区疼痛管理的政策框架

第一节　国家与地区政策的影响

一、政策环境概述

　　安宁疗护是整合健康体系的重要组成部分，成为全球公共政策议题。1990 年，WHO 提出各国应该将安宁疗护整合到现有的医疗卫生服务体系中，进而形成一个整合细化的公共健康模型。倡导各国应结合社会经济，文化、人口、疾病特征和医疗卫生发展状况，构建安宁疗护服务体系。我国和各地方、地区都很重视疼痛—这一首发的症状的管理。首先从国家层面看，曾于 2017 年印发《关于安宁疗护实践指南的通知》。在同一时期，也印发《安宁疗护中心基本标准和管理规范（试行）的通知》。这 2 项通知为安宁疗护发展提供了国家政策保障。通知里面明确：安宁疗护中心是在临终前通过控制痛苦和不适症状的医疗机构。同时根据有关科室设置的要求，科室设置的临床科室：其中疼痛科是其中至少设置 3 个科室之一。而疼痛科就是负责主要疼痛管理的专业科室。从这两个通知可以看出我国在国家的层面是非常重视安宁疗护过程中的疼痛管理。

　　各个省、市、地区也非常重视，在安宁疗护过程中的疼痛管理。2020 年 8 月 5 日，上海市卫生健康委员会印发《上海市安宁疗护服务规范》，其内容明确：疼痛科医生作为参与核心执业医师多学科团队，主要负责控制疼痛等不适症状。另外北京、湖南、黑龙江、四川、南京、杭州、昆明、太原等多地纷纷出台了安宁疗护服务规范或地方标准。这些服务规范或者地方标准，都提及了控制疼痛等不适症状的具体内容。

　　在 2003 年 11 月 8 日，原国家卫生部、国家中医药管理局、原国家疾病预防控制中心等单位联合发布《居家和社区医养结合服务指南（试行）》。其中在居家医疗服务方面提出，有条件的医疗卫生机构应按照《关于加强老年人居家医疗服务工作的通知》的要求，为有居家医疗服务需求的老年患者提供诊疗、康复护理、安宁疗护等上门服务。显然，首要的疼痛症状控制管理也是其中提供的上门医疗服务之一。2023 年 11 月 13 日，北京市卫生健康委员会发布了《北京市社区老年健康服务规范（2003 年版）》，其中明确：各相关社区卫生服务中心在开展安宁疗护这项医疗服务时，应具备疼痛科等相关诊疗科目资质的要求。

二、对临床实践的具体影响

根据安宁疗护的概念里面首先提出了控制痛苦的症状，也就是加强疼痛管理，而且是多学科、多个层次来进行临床实践，来管理疼痛症状的控制。

根据原国家卫生计生委《关于印发安宁疗护中心基本标准和管理规范（试行）的通知》，有关疼痛管理临床实践内容如下：疼痛症状的控制作为主要内容，以多学科协作诊疗形式来实施。

（一）症状控制

1. 疼痛

（1）评估和观察：评估患者疼痛的部位、性质、程度、发生及持续的时间，以及诱因、伴随症状，既往史及相应的心理反应；医务人员适时运用疼痛评估表，实施连续观察动态疼痛评估，并及时书面登记疼痛控制缓解变化。

（2）治疗原则

1）依据国际癌痛三阶梯镇痛治疗专家共识，药物止痛治疗 5 项基本原则如下：① 口服给药；② 按阶梯用药；③ 按时用药；④ 个体化给药；⑤ 注意具体细节。

2）对于急性合并重度癌痛及需要持续控制疼痛的中、重度癌痛治疗的首选药就是阿片类药物。尽可能宜优先口服给药，如有控制不佳或者有严重口服药不良反应时，可以换药为经皮透皮吸收途径给药，另外可以选择临时皮下注射用药，最后还可以选择使用患者自控镇痛泵输注用药。

3）应用镇痛药物后，要注意及时预防镇痛药物的不良反应，适时调整药物种类、用药途径和剂量。根据病情需要选择必要的其他药物和或非药物治疗，确保镇痛用药安全和止痛疗效。尽量防止出现阿片类药物戒断综合征的发生。

（3）护理要点

1）根据疼痛的部位协助患者采取舒适的体位。

2）给予患者安静、舒适环境。

3）遵医嘱给予止痛药，缓解疼痛症状时应当注意观察药物疗效和不良反应。

4）有针对性地开展多种形式的疼痛教育，鼓励患者主动讲述疼痛，教会患者疼痛自评方法，告知患者及家属疼痛的原因或诱因及减轻和避免疼痛的其他方法，包括音乐疗法、注意力分散法、自我暗示法等放松技巧。

（4）注意事项：止痛治疗是安宁疗护治疗的重要部分，患者应在医务人员指导下进行止痛治疗，规律用药，不宜自行调整剂量和方案。

以上的临床实践内容，根据国内外发展的最新趋势和实际应用过程中，要进行不断的更新和改进。

第二节   政策倡导与改革建议

一、倡导的策略与方法

为适应疼痛医学的发展和患者疼痛诊疗需求，近年来，我国发布了系列文件推动疼痛医学在队伍建设、社会服务、人才培养等方面不断进步。而在已发布的相关政策、团体标准等文件中，暂未对社区医院设立疼痛科作出明确要求或指引。有限的医院资源难以解决老人的安宁养护疼痛症状控制管理问题，而国家及各级政府均倡导社区卫生服务中心在疏解医院的安宁疗护压力方面，可以发挥应有的积极作用。由社区卫生服务中心和周边居委会与社区范围内的家庭进行协调对接，为老人或家庭提供一些居家服务，或者是社区建立相应的服务点进行集中看护，就可以对一部分需要安宁疗护的群体实现分流。能够把自己社区内的这些需要疼痛控制治疗管理的群体资料或者是详细的信息掌握好的话，为他们提供一些居家的医疗服务，或者是集中在社区的某一个医疗服务点的话，可能才是一个最终的或者是目前一个比较合适和可行的方案。

二、建议的政策改革内容

政策改革的问题如下：从事疼痛控制管理方面专业医务人员还不太够；有关疼痛控制管理的基础的药物、药物目录需要进一步完善；提供疼痛控制管理医疗服务技术收费项目医保报销的问题，以及如何居家照顾好这些人疼痛症状控制管理问题。以上包括并不限于这些问题都需要国家及各省市政策层面，进行深入改革和努力的方向。这些需要政府在政策层面改革的内容，在近几年全国和各省、市的人大、政协会议都有相关的代表或者委员提出相关的建议和意见，这样就会很好地推动以上政策改革问题的解决。

第二章 社区疼痛管理的质量控制与监督

第一节 质量保证的方法与实践

一、质量控制的标准与程序

    提高基层医疗服务能力作为我国医疗健康工作的重中之重，正在全国各地稳步推进。其中负责社区疼痛管理的科室—疼痛科适合在基层医疗机构中开展，近年已有多个文件加强疼痛学科建设，并制定二级、三级医院的疼痛管理医疗质量控制标准。但对于社区卫生中心等一级医院，国家并未出台明确的疼痛科疼痛管理医疗质量控制标准。然而天津市社区医疗在全国范围内比较早的广泛推动各社区卫生中心筹建疼痛科和疼痛科疼痛管理医疗质量控制标准的制定。2018年，天津市卫健委公布《天津市社区疼痛门诊服务标准（试行）》，对社区医院疼痛门诊的房屋配置、诊疗设备配置等作出了指引，并组织疼痛专家组根据社区疼痛管理质量控制督导评分标准（具体见下图）对当地社区卫生中心的疼痛门诊项目进行医疗质量控制验收，确保社区疼痛门诊建设的规范化与标准化，提升基层社区卫生中心疼痛管理医疗服务能力，为社区卫生中心疼痛管理控制发展探讨了一条疼痛管理走向基层之路。

二、监督与评估机制

    疼痛科是应用临床体格检查、医学影像、临床检验、神经电生理检查等综合方法确诊疾病，应用药物治疗、微创介入治疗方法治疗疾病的临床科室，具有独有的专业性。而由于条件和服务能力不同，社区卫生中心在社区疼痛管理质量控制（尤其是慢性疼痛诊疗）过程上仍然存在较多问题，确实需要规范的监督与评估机制。

    首先是疼痛专科医生少，目前在社区卫生中心提供疼痛诊疗服务的多为全科医师，其疼痛专科基本理论知识和疼痛专科技术能力熟悉程度偏低，培训与临床实践能力需要进一步增强。其次是基层社区卫生服务普遍缺少规范的诊疗和服务操作指南、缺乏医疗服务质量控制手段等。某地级市开展一项社区服务中心慢性疼痛疾病诊断治疗现状与患者满意度调查结果，该市 45 家社区医疗机构中，其中开展神经阻滞治疗的仅仅为 11 个，没有任何一家社区卫生中心开展微创介入手术治疗；实施慢性疼痛疾病的诊断治疗医生仅 15 人，平均每个医院（0.78 ± 1）人，主治医师及以上职称 6 人，参与省级以上慢性疼痛诊疗方面继续教育学习班的人次为每年只有 1 人次。基层社区患者对社区卫生中心诊疗满意度（8.89%）显著低于三甲综合性医院组（95.83%）。

因此，结合社区卫生中心需求特点，开展有针对性的培训来满足社区医院的需求至关重要。某市一项基层医院疼痛诊疗培训需求现状调查结果显示，物理因子治疗和中医针灸是社区卫生中心开展疼痛诊疗的两大技术手段，开展的医院占 73.3%；开展关节注射和小针刀的分别占 44% 和 41.3%；神经阻滞占 8%；体外冲击波和内热针技术开展较少。大部分社区卫生中心医生的继续教育学习需求集中在小针刀、中医针灸技术、关节注射和神经阻滞。这一定程度上为开展相关培训提供依据。总而言之，疼痛诊疗业务在社区医院有着广泛应用前景，当前国家也致力于整体提升基层医疗服务能力，相信随着疼痛医学的发展与县域紧密医共体等政策的推进，将为社区卫生中心开展疼痛诊疗业务创造更有利的条件，进一步满足居民的疼痛就医需求。但是随着业务的不断发展，深入就是需要组织疼痛专业的专家，确实需要进行符合疼痛管理质量控制要求的监督与评估机制。

第二节　持续质量改进的方法

一、改进项目的设计与实施

良好的社区疼痛质量控制管理，对于改善社区安宁疗护医疗服务，提高社区安宁疗护患者满意度，有重大意义。应该以满足重大疾病临床需求为导向，大力推进疼痛等临床专科建设，以专科发展带动诊疗能力和水平提升，多措并举持续推动社区疼痛质量控制综合管理，为更好提供优质高效社区安宁疗护医疗卫生服务，推动公立医院高质量发展，建设健康中国提供有力支撑。

一是全面落实社区安宁疗护疼痛质量控制综合管理。切实做好安宁疗护疼痛诊疗医疗服务组织实施，不断加强组织领导，强化部门协作，加强宣传督导，推进工作落实，通过规范化的社区安宁疗护疼痛质量控制综合管理，让社区安宁疗护患者及时获得疼痛管理控制诊疗服务，提高就医满意度。

二是保障社区安宁疗护疼痛管理质量控制医疗质量安全。建议国家卫健委或者国家级别专业学会层面尽快组织制定全国社区安宁疗护疼痛管理医疗质量控制标准，要求全国各地社区安宁疗护医疗机构执行此标准并贯彻实施。

三是拓展社区安宁疗护疼痛管理医疗服务领域。优化社区安宁疗护疼痛管理相关流程、开展无痛或镇痛核心技术研发推广，探索多模式镇痛方法，提升社区安宁疗护疼痛管理医疗服务能力。

四是加强社区安宁疗护疼痛管理相关医师队伍建设。建议社区卫生中心医疗机构持续增加相关专业尤其疼痛专业医师培养数量，优化专业技术人员结构。加强医务人员培训，让社区医务人员在各医疗环节对患者原发疾病进行诊断及治疗的同时，不断提高疼痛管理意识，全面评估社区安宁疗护患者疼痛病情，规范开展社区安宁疗护疼痛管理诊疗服务。

五是进一步规范社区安宁疗护疼痛门诊设置。

按照质控要求规范设置疼痛科，开设社区安宁疗护疼痛门诊，引进新技术、新业务。提升社区安宁疗护疼痛管理诊疗服务水平，为就是安宁疗护患者提供高质量的疼痛管理诊疗服务。

六是发挥安宁疗护社区卫生中心示范性疼痛门诊带动作用。推动建设全国和各省市的安宁疗护医疗卫生中心示范性疼痛门诊，示范性疼痛门诊安宁疗护社区卫生中心大力推广疼痛控制综合管理理念，发挥辐射带动效应，通过帮扶、协作、接收进修等形式，将疼痛综合管理经验向其他安宁疗护社区卫生中心机构推广。

下一步，国家和各省市卫生健康委将继续落实国家、省相关安宁疗护疼痛管理要求，研究推进疼痛综合管理试点工作，加强社区安宁疗护患者及家属健康宣教，规范疼痛综合管理流程，提升疼痛诊疗能力和相关技术水平，力争实现所有社区卫生中心、急诊和安宁疗护住院患者及时获得疼痛控制管理诊疗服务，不断提高安宁疗护患者就医满意度。

二、结果评价与反馈循环

2023 年 11 月 13 日，国家卫生健康委印发了《疼痛专业医疗质量控制指标（2023 年版）》通知。各级卫生健康行政部门和质控组织要根据质控工作需要，在国家发布的质控指标基础上，结合辖区内实际情况，进一步完善、细化、扩充相关质控指标，加强对辖区内医疗机构的培训和指导，强化指标应用，促进医疗机构高质量发展。医疗机构要结合自身实际情况，充分利用各项质控指标和各种医疗质量管理工具开展自我管理，根据质控检查的结果进行科学的评价，以不断提升医疗质量管理的科学化、精细化和规范化水平。

其中设置了一项医疗质量控制指标，具体内容如下。

指标 1：疼痛科医师床位比

定义：疼痛科医师人数与病区实际开放床位数之比。

说明：本指标中疼痛科医师是指在本医疗机构注册，全职从事疼痛科治疗工作的执业医师。

意义：反映医疗机构疼痛科医师资源配置情况。

指标 2：疼痛科护士床位比

定义：疼痛科护士人数与病区实际开放床位数之比。

意义：反映医疗机构疼痛科护士资源配置情况。

指标 3：住院患者入院 8 小时内疼痛程度评估完成率

定义：入院 8 小时内完成疼痛程度评估的住院患者例数占同期住院患者总例数的比例。

说明：疼痛程度评估是指采用视觉模拟评分量表（VAS）、数字评分量表（NRS）、口述分级法（VRS）、改良面部表情疼痛评估工具（FPS-R）等工具进行疼痛评估。

意义：反映医疗机构对住院患者疼痛评估的及时性、规范性。

指标 4：带状疱疹后神经痛（PHN）初诊患者一线药物使用率

定义：使用一线药物进行治疗的 PHN 初诊患者数占同期 PHN 初诊患者总数的比例。

说明：（1）本指标中 PHN 是指患急性带状疱疹皮疹愈合 30 天后仍遗留有累及区域的疼痛。（2）本指标中初诊是指患者在医疗机构首次被诊断为 PHN。（3）本指标中 PHN 一线治疗药物是指按照《周围神经病理性疼痛诊疗中国专家共识》《带状疱疹相关性疼痛全程管理专家共识》等国内外相关的规范、指南及专家共识，推荐作为 PHN 治疗首选的药物种类，如钙离子通道调节剂、钠离子通道阻断剂和抗抑郁药等。

意义：反映医疗机构对 PHN 患者诊疗的规范性。

指标 5：PHN 治疗有效率

定义：治疗后有效缓解的 PHN 患者例数占同期治疗的 PHN 患者总例数的比例。

说明：（1）PHN 治疗分为非手术治疗和手术治疗，分别统计其有效率。（2）本指标中手术治疗包括：脊髓神经根射频消融术、三叉神经射频消融术、三叉神经半月节射频热凝术、肋间神经射频消融术等颅和周围神经破坏术，脊髓神经刺激器导线置入或置换、周围神经刺激器导线置入或置换、完全可植入型的输注泵置入、输注泵置入术；非手术治疗是指除上述手术治疗外的其他治疗。（下同）（3）本指标中治疗有效缓解是指 PHN 患者住院治疗 1 周后，应用疼痛评分工具来对疼痛控制的效果给予评价，疼痛评分和基线比较减少应 ≥ 30%。

意义：反映医疗机构对 PHN 患者的诊疗质量。

指标 6：PHN 患者手术并发症发生率

定义：PHN 患者行手术治疗发生并发症的例数占同期 PHN 患者手术治疗总例数的比例。

说明：本指标中手术并发症是指出现的与手术相关的感染、出血、气胸、神经功能障碍、器官组织损伤、全脊髓麻醉。

意义：反映医疗机构手术治疗 PHN 的安全性。

指标 7：PHN 患者精神心理评估率

定义：进行精神心理评估的 PHN 患者例数占同期 PHN 的患者总例数的比例。说明：本指标中精神心理评估是指采用焦虑筛查量表（GAD-7）、抑郁筛查量表（PHQ-9）或其他的测试量表，对 PHN 患者的精神心理状态进行评估。

意义：反映医疗机构对 PHN 患者诊疗的全面性。

指标 8：癌症疼痛患者 4 小时内疼痛全面评估完成率

定义：入院 4 小时内完成疼痛全面评估的癌症疼痛患者例数占同期癌症疼痛住院患者总例数的比例。

说明：本指标中疼痛全面评估是指应用简明疼痛评估量表（BPI）等评分工具对癌痛患者的疼痛程度、性质、部位等方面进行全面评估。

意义：反映医疗机构对癌症疼痛患者评估的规范性。

指标 9：中重度癌症疼痛患者阿片类药物使用率

定义：使用阿片类药物治疗中重度疼痛的癌症患者例数占同期中重度疼痛的癌症患者总例数的比例。

说明：本指标中中重度疼痛的癌症患者是指使用 VAS 或 NRS 评分 ≥ 4 分的癌症疼痛患者。

意义：反映医疗机构对癌症疼痛患者治疗的规范性。

指标 10：癌症疼痛治疗有效率

定义：治疗后有效缓解的癌症疼痛患者例数占同期治疗的癌症疼痛患者总例数的比例。

说明：（1）癌症疼痛治疗分为非手术治疗和手术治疗，分别统计其有效率。（2）本指标中手术治疗包括：脊髓神经根射频消融术、三叉神经射频消融术、三叉神经半月节射频热凝术、肋间神经射频消融术等颅和周围神经的破坏术，脊髓神经刺激器导线置入或置换、周围神经刺激器导线置入或置换、完全可植入型的输注泵置入、输注泵置入术；非手术治疗是指除上述手术治疗外的其他治疗。（3）本指标中有效缓解是指治疗后效果满足以下条件之一：① 持续性疼痛数字化评分降低到 3 分以下；② 持续性疼痛数字化评分降低 50% 以上；③ 止痛药物剂量减少 50% 以上；④ 爆发痛减少到每日 3 次以下；⑤ 功能改善（包括运动功能、消化功能改善）。

意义：反映医疗机构对癌症疼痛患者的诊疗质量。

指标 11：癌症疼痛患者术后院内病死率

定义：行手术治疗的癌症疼痛患者术后住院期间全因死亡人数占同期行手术治疗的癌症疼痛患者总人数的比例。

意义：反映医疗机构手术治疗癌症疼痛的规范性。

指标 12：中重度癌症疼痛患者 7 天随访率

定义：出院后 7 天内完成随访的中重度疼痛的癌症患者例数占同期出院的中重度疼痛的癌症患者总数的比例。

意义：反映医疗机构对癌症疼痛患者诊疗护理的延续性。

根据以上的质控指标，要建立社区安宁疗护疼痛控制管理医疗质量的多部门联合监测及评价机制，周期性反馈、分析数据，明确影响本机构实现该目标的因素，制定改进。

社区安宁疗护患者疼痛症状会经常导致负面不良情绪没有得到及时确切缓解，长此以往会出现生理系统、心理系统功能障碍，持续长久就会造成患者疼痛控制疗效失去信心和耐心，影响日常生活质量，不利于预后改善。显然，医务人员在疼痛控制期间中科学合理地应用恰当的医疗护理治疗手段达到较明显减轻患者疼痛感觉，进而提高配合疼痛控制的坚定信心是我们医务工作者的在临床诊疗侧重点。

社区安宁疗护疼痛管理医疗质量控制反馈循环宜采用 PDCA 循环。PDCA 循环是一种质量管理方法，由美国质量管理专家休哈特（Walter A. Shewhart）首先提出，并由日本质量管理专家戴明采纳、宣传、普及，因此也被称为戴明环。就是要从明确问题所在、针对问题清晰思路、清晰思路用对方法 3 个方面，利用 PDCA 循环做好社区安宁疗护疼痛管理医疗质量控制。PDCA 循环的含义是将质量控制管理过程分为 4 个阶段：Plan（计划）、Do（执行）、Check（检查）和 Act（处理）。根据每一个阶段的结果给予及时的处理、改进、提高。PDCA 循环提供了一个反馈机制，通过不断地循环来促进质量的改进和提高在质量管理活动中，要求把各项工作按照作出计划、计划实施、检查实施效果，然后将成功的纳入标准，不成功的留待下一循环去解决。这一工作方法是质量管理的基本方法，也是各个社区安宁疗护管理各项医疗工作的一般规律。

1. PDCA 循环的特点

（1）大环套小环、小环保大环，不断循环往复推动大循环，形成有机整体。

（2）不断前进、不断提高，每经过一个周期，医疗质量就提高一个层次。

（3）螺旋式上升，是不断解决问题的过程，是医疗质量控制水平逐步上升的过程。

（4）PDCA 循环的转动是使用医疗护理团队的力量，是社区安宁疗护所有团队成员整体工作推动促进的结果。

（5）推动 PDCA 循环的关键是"处理"阶段-Action。

2. PDCA 循环的 4 个阶段

第一阶段（P 阶段）即计划、策划阶段，通过调查、设计和试验制定指标、质量目标、管理目标以及达到这些目标的具体措施和方法。

第二阶段（D 阶段）是执行、实施阶段，要根据已制定的计划和措施去具体实施运作。

第三阶段（C阶段）是检查、总结阶段，要对照计划，检查执行情况和效果，及时总结计划实施过程中的经验，发现出现的问题。

第四阶段（A阶段）是处置或改进阶段，即阶段。要对于检查的结果采取措施，肯定成功的经验，可以形成标准化；认真总结失败的教训，从中吸取教训，重视并防止以后再次出现同样问题。这一循环尚未解决的问题，分析因质量改进造成的新问题，应该给予提交到下一次PDCA循环的第一步去解决。

3. PDCA循环的8个步骤

步骤一：分析现状，发现问题。

步骤二：分析质量问题中各种影响因素。

步骤三：分析影响质量问题的主要原因。

步骤四：发现主要原因，采取相应的解决措施。

步骤五：执行，按措施计划的要求去做。

步骤六：检查，执行结果与目标进行对比。

步骤七：标准化，总结经验，制定标准。

步骤八：及时把没有解决或新出现的问题转入下一个循环中去解决。

最后一个步骤宜认真总结没有解决的问题，不要想象在一次PDCA循环中就解决所有的问题；过程改进应在科学性和哲学性之间取得平衡；在下一个PDCA循环中总结思考尚未解决的问题。

目前PDCA循环已被公认为较好的一种科学有效的质量控制管理思路和程序。每通过一次PDCA循环，都要进行总结，提出新目标，再进行下一次循环，从而达到社区安宁疗护疼痛控制管理水平持续提高、持续改进的渐进式上升提高过程。

（王建光）

【参 考 文 献】

［1］ 国家卫生和计划生育委员会.国家卫生计生委关于印发安宁疗护中心基本标准和管理规范（试行）的通知［EB/OL］.（2017−02−09）［2018−12−03］.

［2］ 国家卫生和计划生育委员会.国家卫生计生委办公厅关于印发安宁疗护实践指南（试行）的通知［EB/OL］.（2017−02−09）［2018−12−03］.

［3］ 上海卫生健康委员会.上海卫生健康委员会关于印发《上海市安宁疗护服务规范》的通知［EB/OL］.（2020−08−05）［2020−08−12］.

［4］ 国家卫生和计划生育委员会.国家卫生计生委关于印发安宁疗护中心基本标准和管理规范（试行）的通知［EB/OL］.（2017−02−09）［2018−12−03］.

［4］ 吴玉苗，施永兴.上海市安宁疗护发展蓝皮书［M］.上海：上海科学技术出版社，2023.

［5］ 姜姗，李忠，路桂军，等.安宁疗护与缓和医疗：相关概念辨析、关键要素及实践应用.医学与哲学，2019，40（2）：37−42.

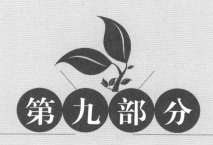

第九部分

社区疼痛管理的伦理、法律与患者权益

第一章 社区疼痛管理的医疗伦理

第一节 伦理原则在疼痛管理中的应用

早期人们对"伦理"一词是分开使用的，其中"伦"主要用于指人们之间的关系，"理"主要就是指道理与规矩。"伦理"二字连用是用于表明人与人之间相互关系应当遵循道理和规矩。伦理学研究的基本对象是人生道理，既研究人们相互关系的道理和规矩，也研究道德形成、其本质及发展规律。伦理学的基本问题是道德和利益的关系问题。伦理学有两大类，即规范伦理学和非规范伦理学。医学伦理学是运用伦理学原则解决医学实践与发展过程中关医学道德问题及现象的学科。医学伦理学是医学的重要部分，同时也是伦理学在医学领域的延伸。医学伦理学所运用的伦学学原则一般来自规范伦理学，用以分析解决医疗卫生活动（包括医学实践和医学研究）中的各种道德问题。疼痛管理是一项医学实践，因此全过程中应当遵循医学伦理学的基本原则。

一、尊重患者自主原则

（一）自主原则的含义

自主原则要求保证患者自己在接受医疗服务过程中自我做主选择诊治决策权利的伦理原则，这一原则当然必须体现在疼痛管理的整个过程中，包括对疼痛的识别、筛选、评估、治疗、疗效判定及向患者和医者反馈跟进的整个过程，是一个全程闭环管理。疼痛管理自主原则主要表现为尊重患者的自主权和知情同意权。同其他医疗行为相似，医务人员在尊重患者自主权的同时，不能以此为由放弃或者减轻自己的道德责任，当然不能因为尊重患者就医自主权利而完全听从患者的任何意愿和要求。

（二）自主原则的道德要求

医疗活动中医务人员要主动提供必要的条件以保证患者可以充分行使自主权。尊重患者及其家属的自主性或自主决定权，体现在保证患者自主选择医生（医疗小组）权利，保证治疗尤其是创伤、高风险治疗必须要在患者充分知情同意下。尊重患者自主权益，必须保守患者的秘密、隐私和人格。

（三）疼痛管理自主原则的特殊性

自主原则是对疼痛患者的充分尊重，是一种普适的原则，但疼痛管理的整个过程往往存在某些特殊的情况。在疼痛治疗过程中可能会使用某些特殊的药品，如恶性肿瘤产生癌痛时医生根据可能会使用阿片类药物。"阿片""鸦片"两者概念的混淆不清，会使得患者及其家属闻之色变，甚至部分医务人员也有很大的误区，往往跟"吸毒""瘾君子"等联系在一起。因此，在疼痛管理时，当因病情需要使用这类"精""麻"类药物，尤其是有可能导致"成瘾""呼吸抑制"等潜在不良反应较大的药物，这种场景下的自主原则有其特殊性。一方面要在诊疗时向患者及其家属最充分地告知，根据病情此类特殊药物的使用是必要的和不可替代的，让患者及家属充分知晓此种必要和不可替代性并取得患者的理解和同意是保障患者自主原则的根本前提。另一方面，当患者和家属此时仍有顾虑，不自愿应用这类特殊的治疗手段时，医务人员应遵循自主原则尊重患者的自主意愿，并同时积极寻找可行的替代诊疗方式，同时不能放弃对患者的宣教，继续争取获得患者的同意。

自主原则是在疼痛管理过程中的基本医学伦理原则，医务人员在医疗实践过程中应充分保证患者对诊疗手段和过程的自主性，充分沟通宣教是保证自主原则的基础。

二、不伤害原则

（一）不伤害原则的含义

不伤害原则又称有利无害原则，是指医务人员实施医疗活动时采取的动机和效果都不应该使患者的身体、精神及心灵受到伤害，也不能将患者处于潜在伤害的境地中。

医疗行为具有其特殊性，在临床实践时无法避免地会给患者带来身体或心理的创伤，因此不伤害原则并非是一个绝对的医学伦理原则，医务人员必须在权衡利弊后采取医疗行为。所以从这种意义上观察，不伤害原则也可理解为最优化原则，就是在医疗活动中争取以小的代价获得大的效果，就是力求到达疗效最佳的同时达到最小的损害、最轻的痛苦和最少的耗费。

（二）不伤害原则的道德要求

医疗技术的应用往往存在利弊两重性，现代医学在追求高疗效的同时，往往可能带来一定的弊端，如过度诊疗、耗费巨大等。因此，应用任何一项医疗手段和医疗技术时应谨慎，权衡利弊再做出决策，对医疗活动的决策，要做到有利、避害相平衡。

1. 不滥施辅助检查：使用辅助检查应严格掌握适应证，坚决杜绝为查而查或为钱而查，也不能片面迎合患者不恰当的要求。为临床研究的目的而进行与无关的辅助检查也应制止。

2. 不滥用药物：在选择治疗药物时应严格防止超指征用药及与治疗目的不相符的用药，指征明确的药物也不应超剂量用药，杜绝超指征、超剂量药物给患者造成伤害。在疼痛的诊疗过程中，由于部分药物本身的"特殊性"，如易致"成瘾"，如不良反应相对较大，更应坚持不滥用药物。

3. 不滥施手术：必须严格遵守不伤害原则，权衡手术治疗与非手术治疗的利弊及其界限，掌握手术指征。随着对疼痛产生机理的研究不断深化和诊疗技术的进展，现在对疼痛的治疗，在原先的"三阶梯镇痛"原则的基础上，第四阶梯治疗的理念正在不断的普及和应用，对难治性疼痛的治疗效果较好，但这类治疗往往是有创性治疗，且综合费用较高。因此，在应用这些治疗方法时，更应精确把握治疗指征，并综合考虑患者的经济承受能力等。

三、其他原则

医学伦理原则中与疼痛管理相关的原则还包括行善原则和公平原则，也应得到体现。

行善原则是指在医疗活动中要恪守努力行善，扬善抑恶的道德信条。通俗地说就是多做好事不做坏事，主动制止坏事，同其他生活准则相似，在行医过程中也要做一个善良的人、一个有道德的人。行善原则应用于疼痛管理，在于它涉及救死扶伤、关爱生命、提升生命价值方面。行善原则在长期的医疗活动中逐步成为一条重要的基本道德原则，在疼痛管理中亦必须贯彻。

公正原则是指在实施医疗行为时做到公平、正直地对待每一位患者。公正原则又可称医疗公平，其基础是尊重生命权，按照道德原则，让每个人得到平等的医疗服务。在疼痛管理中，充分应用和坚守公正原则，疼痛患者与医师之间固然在专业知识层面存在差异，但在社会地位、人格尊严层面是平等的；疼痛患者的病因不同，但都应该享有平等的机会来获得有效治疗的，医疗活动中疼痛患者往往处于劣势地位，更应得到公平、公正的关怀。在疼痛管理中，要保护每个疼痛患者的最基本的医疗权利；对每位患者尽可能地提供平等的机会，如获得平等的药物分配而不应对部分人员歧视，平等获得新手段新技术的应用的权力等。

第二节　伦理冲突与解决

一、处理伦理冲突的策略

伦理冲突在医疗行为实施过程中常常出现，如保护患者权益和促进患者治疗的最佳利益之间的平衡、决定与患者分享敏感信息的难题，医疗行为过程中遵循医疗道德准则的困境等。

较常见的伦理冲突是如何平衡保护患者隐私和分享敏感信息。医疗行为需要了解患者的个人情况以制定适当的治疗方案，但患者可能对提供某些隐私问题和暴露敏感信息感到困扰。在这种情况下，可通过确保在保护患者隐私与敏感信息的同时，与患者建立信任关系来解决冲突。过程中，要充分解释收集这些信息的原因，并确保这些信息只会在合适的情况下与其他医疗专业人员共享。

平衡患者自主权和医生专业知识的使用也常面临伦理冲突。患者有权做出关于自己治疗的最终决策，但有时医生也可能认为某些治疗方案更适合患者。在这种情况下产生的矛盾，医生可以通过与患者进行积极的沟通来解决冲突。医生可以向患者提供关于治疗方案的详细信息，包括风险、效果、不良反应等，以帮助患者做出明智的决策。与患者共同制定治疗计划可以确保患者的意见得到充分听取，同时医生的专业知识也得到充分应用。

保护患者最佳利益的伦理冲突。如疼痛治疗过程中，必须用到某些精麻类药物，此时药物有效产生镇痛效果与患者可能会出现的不良反应之间产生矛盾。解决冲突应采取个案评估，对患者的整体情况包括其家庭情况做出精准评估，充分告知使用这类药物的必要性，充分告知预防和治疗这些可能的不良反应的方法和效果，努力取得患者知情同意。治疗时合理设计方案，最大程度减少不良反应的发生和程度，以此保护患者的利益。

积极有效地沟通。面对不可逆转病情结局或无法治愈时与患者及家属的沟通是解决医疗伦理冲突的重要前提。如癌性疼痛患者，往往需要告知不好结局和不良预后时可能对患者与家人造成极大的心理压力，可能导致患者和家属对治疗的疑虑或不信任。因此，以平等和尊重的方式进行沟通，以科学专业的立场回答问题，同时提供人性化的支持和安慰，有条件时协助获取社会支援，并共同制定进一步的治疗计划。

在疼痛管理过程中，不可避免会产生某方面的伦理冲突，解决冲突的原则是做好保护患者隐私、平衡患者自主权和医务人员专业知识、确定患者的最佳整体利益并通过沟通建立双方信任关系。

二、案例研究与分析

通过一个现实中存在的癌症末期患者、其家属与医务人员几方关于癌痛诊治的案例来研究与分析在癌痛治疗中产生伦理冲突的原因与解决方案。

案例一：医患多方共同决策，选择癌疼治疗方案

（一）病情概述

张某某，男，71 岁。4 年前因咳嗽、胸痛经某三甲医院胸外科支气管镜检查，活检

病理确诊为肺腺癌。经过手术、放化疗等治疗，最近复查时专科医生告知已无法继续针对肿瘤积极治疗。目前，患者主要病情为原发肿瘤病灶发生骨、肝等多处转移，恶病质状态及持续性疼痛。主要治疗是以第三阶梯镇痛和以补液、维持水、电解质平衡等姑息性支持治疗。镇痛方案为口服美施康定 60 mg/12 小时，持续疼痛评分（NRS 法）5～6分，每日爆发痛 1～2 次，最高可达 8 分。在肿瘤专科医生建议下转诊至某社区安宁疗护病房。

（二）寻找问题

入住安宁病房后组织医、患及家属召开家庭会议，以共同制定治疗方案为目标。归纳家庭会议中各方观点，患者本人：对病情了解，主要诉求是要求彻底不痛，并要求用镇静剂乃至要求安乐死。患者家属（配偶及儿子）：承认疾病已无法积极治疗，也同意要积极镇痛治疗，但是认为已经使用了吗啡类药物，患者虽然疼痛有所减轻，却产生了较严重的便秘，多天不能排便也严重影响患者的生活质量，并且服用吗啡后人时常昏睡，影响了跟家人的沟通，影响亲情交流。安宁专科医生：从镇痛效果来分析治疗效果不够理想，需要继续调整镇痛管理方案。

（三）伦理决突分析

本案例涉及如何平衡患者自主权和医生专业知识的使用、如何保护患者最佳利益、如何沟通建立医、患和家属之间多方关系等。

（四）解决方案

1. 沟通病情：以召开家庭会议形式进行。医生、医务社工及家属共同参加。医生分析病情认为，根据病情，分析癌痛的原因是患者目前主要存在伤害感受性疼痛，同时也存在神经病理性疼痛，据此判断，患者存在混合性癌性疼痛。治疗方案可以在维持原定吗啡的剂量上，加用抗神经病理性疼痛的药物，预期这样的镇痛方案可在不增加吗啡用量的前提下，一方面增强镇痛效果，另一方面也不会继续增加便秘等不良反应发生。针对便秘，可以通过应用通便药物来缓解。家属在听取医生从专业角度的介绍后表示对吗啡的使用不再有疑虑，同意只要能有效缓解疼痛并能解决便秘问题，赞同继续使用，但仍对使用吗啡导致患者昏睡有担心。医生再分析昏睡原因，过量使用吗啡确实可能导致患者神志改变，这个问题是存在治疗方案的取舍，就是镇痛效果与镇痛药不良反应的平衡。分析目前患者的剂量在安全范围内，且患者恶病质也会造成体能严重下降并昏睡。在目前不增加吗啡用量的同时加用治疗神经病理性疼痛的药物，根据患者为混合性癌痛的特点可以增加镇痛效果且不增加便秘、昏睡的不良反应。关于患者要求镇静药物，因为现在常处于昏睡，暂不需要，如果今后有明显烦躁等症状时可以酌情进行姑息性镇静。至于患者要求"安乐死"的心态，提示前期镇痛效果差造成患者绝望心理，如果调整方案后疼痛明显减轻，可能会缓解患者的不良心理，建议医务社工联络心理咨询师介入。

2. 共同决策：患者、家属及医务人员经沟通后达成现阶段的治疗方案，即以镇痛为主要医疗手段，以吗啡联合普瑞巴林为主要镇痛药物，增加缓泻药物通便，同时继续姑息性支持治疗。请医务社工联络心理咨询师介入，缓解患者的心理不良情绪。

3. 总结分析：在医、患及家属多方因疼痛管理产生一定的伦理冲突时，有效的沟通是基本前提。各方对特定治疗方案的理解和期望产生差异的原因是缘于专业不同和角色不同。因此，经过充分沟通协商后形成的整体治疗方案，既可体现医疗专业特性，也同时满足患方的个性需求。共同制定的整体治疗方案充分保护了患者的最佳利益，以充分控制患者的症状为首要目的同时尽量减少治疗的不良反应，以此来维护生命质量这一患者的最佳利益。当医、患及家属多方的诊疗目的都充分实现后，各方间的良好合作关系就容易达成。

第二章　社区疼痛管理的法律与合规性

人类对疼痛的理解随人类文明的发展而发展。现代医学对疼痛开展了有组织有体系的研究。1979 年，国际疼痛研究协会（IASP）将疼痛定义为 "An unpleasant sensory and emotional experience associated with actual or potential tissue damage，or described in terms of such damage"，中文含义是 "与实际的或潜在的组织损伤相关联，或者可以用类似的损伤描述的不愉快的感觉和情感体验"。随着时间的演进，人们对疼痛的有了新的认识，2019 年 IASP 更新了疼痛的定义为："An unpleasant sensory and emotional experience associated with，or resembling that associated with，actual or potential tissue damage"，中文是指 "是与实际或潜在组织损伤相关，或类似的不愉快的感觉和情感体验"。通过对疼痛定义的演变的分析，可见对疼痛的涵盖范围进一步扩大，尤其是更加地关注到了与疼痛相关的精神、心理感知，将临床上的急、慢性疼痛都包含了进去，新的疼痛的定义更加准确全面。国内外学者的研究表明，开展社区疼痛管理，在改善患者生活质量、提高患者疼痛自我效能、降低费用及减少病休时间等方面均有明显效果。因此，基于社区的疼痛管理是在整个疼痛管理的重要环节。根据国家法规，虽然社区目前还不能开设疼痛科，但是社区全科医生遵从法律法规，根据相关指南和规范并在专科医生的指导下对疼痛进行规范诊治和管理是全程疼痛管理的重要环节。

第一节　疼痛管理的法律框架

一、国家与地区法规概览

疼痛的管理越来越得到国家和学界的重视，尤其是 21 世纪开始，一系列的政策、法规和指南出台，为疼痛管理在合法合规框架内开展诊疗和研究奠定了扎实的基础。

（一）相关政策文件

2007 年，原卫生部关于在《医疗机构诊疗科目名录》中增加 "疼痛科" 诊疗科目的通知（卫医发〔007〕7号）中规定在《医疗机构诊疗科目名录》中增加"疼痛科"为一级科目，科目代码为 27。规定"疼痛科"的主要业务范围为：慢性疼痛的诊断治疗。

2011 年，原卫生部《三级综合医院评审标准实施细则（2011）》将疼痛科建设纳入三级医院评审标准，此后细则不断修订，目前已修订为 2022 年版。

2012 年，原卫生部颁布《疼痛科国家临床重点专科建设项目评分标准》，分 5 个部分实行量化评分。

2013—2014 年，国家卫计委《关于做好 2013—2014 年国家临床重点专科建设项目申报和推荐工作的通知》，正式启动疼痛科国家临床重点专科建设项目。

2016 年，国家卫计委《三级综合医疗服务能力指南（2016）》将疼痛科纳入一级临床学科。

2018 年，广东省卫生计生委颁布《广东省卫生计生委关于在医师执业范围中增加疼痛科专业的通知》。

国家和地方除了颁布的一系列法规性文件外，还出台多个全国性项目，以推动疼痛诊治水平。

2020 年，国家卫健委启动"疼痛病诊疗专项能力培训项目"。

2022 年，国家卫健委启动"中国县域医疗机构专科能力精准提升体系建设研究项目"，明确在政策支持下的癌痛专科管理的进展。

2023 年，国家卫健委印发《疼痛专业医疗质量控制指标》（国家卫生健康委办公厅关于印发感染性疾病等 4 个专业医疗质量控制指标（2003 年版）的通知，国卫办医政函〔03〕404 号）。

2023 年，国家卫健委启动"中国疼痛综合管理试点医院"，这些项目的开展，使得慢性疼痛管理不仅仅是疼痛学科建设与发展，更是一项"民生工程"。

（二）相关诊疗规范和指南

1. 三阶梯止痛法：最早的关于疼痛治疗的国际性规范，1986 世界卫生组织（WHO）推荐，此规范主要适用于癌症患者。三阶梯止痛原则是主要有三项。按时给药：不是按患者的需求给药，而是基于药物的半衰期，按治疗时间给药。这样的给药方式，可以最大限度地控制患者的疼痛，最有效地减少耐药的发生。按阶梯给药：按疼痛的程度，选择适合阶梯的药物止痛，减少不良反应及耐药性的发生。用药个体化：主要体现在针对每一位患者给予不同的药物治疗，最大程度的减少患者的疼痛。三阶梯止痛在对患者的疼痛程度评估后果进行分级治疗。第一阶梯是针对轻度癌痛。适用于疼痛还没有到影响正常生活程度，基本不影响睡眠。常用药物是非甾体抗炎药（Nonsteroidal Anti-inflammatory Drugs，NSAIDs）。第二阶梯是针对中度疼痛。适用于由于疼痛持续存在影响到正常生活，而且会影响睡眠和食欲。常用弱阿片类药物，并可联合 NSAIDs 药物。

第三阶梯针对重度疼痛。适用于疼痛持续并且剧烈，患者难以忍受，睡眠和饮食都受到严重影响。应用强效阿片类药物。目前疼痛学界有将"三阶梯镇痛"简化为"二阶梯镇痛"以及扩展至"第四阶梯镇痛"的学术探讨，值得从事疼痛诊疗及管理者重视。

2. 美国国家癌症网络成人癌痛指南：美国国家癌症网络（National Comprehensive Cancer Network，NCCN）定期更新关于癌症诊治的各种指南，包括成人癌痛（Adult Cancer Pain）。这份指南对疼痛尤其是癌性疼痛在筛选、评估、治疗及反馈各方面详尽列出步骤和方法，具有很强的操作性。

3. 中国慢性创伤后疼痛诊疗指南（2023 版）：由国家卫生健康委能力建设和继续教育中心疼痛病诊疗专项能力提升项目专家组编写，旨在为慢性创伤后疼痛的诊疗提供参考和指导。

（三）疼痛病诊疗专项能力提升项目

国家卫生健康委员会能力建设和继续教育中心为提高医疗服务水平、满足人民群众日益增长的健康需求而启动的专项项目。旨在提高医务人员在疼痛病领域的诊断和治疗能力，以便更好地为患者提供疼痛管理服务。该项目的主要内容包括以下方面。

1. 疼痛病的基础知识培训：包括疼痛的病理生理学、疼痛类型和疼痛评估等基础知识的学习，以便对不同类型和程度的疼痛进行准确的评估和诊断。

2. 疼痛管理的综合治疗策略培训：包括非药物治疗方法（如物理疗法、心理疗法等）和药物治疗方法（如镇痛药物的使用、不良反应和禁忌证等），以及疼痛管理的过程和注意事项的学习。

3. 疼痛病的团队协作培训：强调医务人员之间的团队合作和协作能力的培养，包括与其他专业人员（如康复师、心理治疗师等）合作，以提供全面的疼痛管理服务。

4. 疼痛病的案例研究和讨论：通过实际案例的讨论和分析，让医务人员在实际操作中学习和掌握疼痛病的诊断和治疗技巧，并提高解决问题的能力。

5. 疼痛病的专家指导和实践指导：医务人员可以得到疼痛病领域的专家指导，包括参与实际诊疗过程并得到反馈，以便提高自己的诊断和治疗水平。

二、合规性要求

对于镇痛治疗，目前倡导规范化疼痛处理（good pain management，GPM）这一有关镇痛治疗的新观念，规范化可以有效提高疼痛的诊疗水平，减少疼痛治疗过程中的并发症。

（一）明确治疗目的

通过有效缓解疼痛来改善功能并提高生活质量。涵盖诸多方面，如身体状态、精神状态、社会关系的维护和改善等。

（二）正确地诊断与评估疼痛

视疼痛为第五生命体征，要客观、准确、直观、便捷和动态的评价。

1.采集痛病史：务必详细精确，并调查疼痛对生理、心理、社会功能等的影响。

2.既往史：包括既往接受过的诊断、经过的检查和采用评估的方法，以及既往手术和药物治疗史。

3.明确是否有精神疾病和滥用药物史，是否合并其他疾患或不良健康状况。

4.有目的进行体格检查。

5.疼痛性质和程度的评估。

（三）制定规范的治疗计划和目标

1.规范化治疗疼痛原则：最大程度有效地消除疼痛并同时最大限度地减少不良反应，目标是把治疗疼痛带来的心理负担降至最低以达到全面提高患者的生活质量的目标。

2.规范化治疗的关键是遵循用药和治疗原则：制定治疗计划时要全面考虑疼痛强度和痛类型，并考虑患者的基础健康状态和是否有合并疾病。要了解患者对镇痛效果的期望，并了解其对生活质量的期望。

3.规范化应对不良反应：对不良反应应以预防为主，合理配伍药物，而且要重视治疗对心理、精神问题的识别，如产生问题应及时针对性处理。

（四）采取有效的综合治疗

药物和非药物等多种形式综合个性化治疗疼痛。镇痛治疗是以镇痛药物为主并重视辅助用药和非药物治疗。

第二节　患者权益保护

一、患者隐私与信息安全

国家通过法律形式保证公民的隐私与信息安全。《中华人民共和国民法通则》第一百零一条规定："公民的名誉受保护，凡以书面、口头等形式宣扬他人隐私者，被认定是侵害公民名誉权的行为，要受法律制裁"。《中华人民共和国执业医师法》第二十二条规定："医师有保护患者隐私权的义务，隐私是指患者不妨碍他人与社会利益的个人心中不愿告诉他人的秘密，包括个人身体秘密（生理特点缺陷或特殊的病例）、个人身世及历史秘密（血缘关系、婚恋史）、有关家庭生活秘密（家庭伦理关系、亲属感情状况）、财产方面的秘密（经济收入、储蓄、财产等）。医疗活动过程中患者会对医生如实诉说病情，让医生检查'隐私'部位。医生应替患者保密，一定不可泄露与扩散患者的私人信息"。

随着信息化在医疗活动中的不断演化，特别是医疗机构数字化转型的推进，伴生的信息安全也在快速显现，信息安全管理在医疗安全管理中可能成为短板。2011年发布的《卫生行业信息安全等级保护工作的指导意见》是较早的针对医疗信息安全颁布的法规。《互联网诊疗管理办法》《上海市互联网医院管理办法》等法律法规仅针对线上诊疗活动。医疗信息相关法律体系不健全、多部门分头管理、"互联网＋医疗"对传统医疗模式的改变、医疗机构信息管理制度建设不健全和对医疗信息安全认识不足等均是医疗信息安全的隐患。为保护医疗信息安全，应从下列几点加强研究与推进。

1. 医院信息安全体系规划：包括目标、范围、方法3个方面，信息系统安全规划不是孤立的，要依托于医院信息化战略规划，为医院的信息业务系统服务。信息系统安全规划需要围绕技术安全和管理安全两部分开展。

2. 信息系统安全等级保护体系：共分5个等级，1～5级逐级增高等级。

3. 医院信息安全管理体系建设：包括安全管理相关的制度、机构、人员、系统建设和系统运维等。

4. 医院信息安全技术体系建设：包括物理、网络、主机、应用、数据安全与备份恢复5个方面。

5. 电子病历信息安全：包括电子病历临床数据信息传输及维护；数字证书认证及无纸化环境下的电子病历安全，对数字证书的管理、电子病历修改后的留痕、数字认证后的应急机制、电子签名应用的管理、无纸化的电子病历信息安全、患者电子病历信息的隐私安全（包括通过防火墙、信息加密、访问控制等保护患者隐私，公共场所的患者隐私保护和敏感病历的处理等）。

6. 数据库审计、防统方与网站安全：静态审计、动态实时监控、审计报表、防统方等是数据库审计的重要部分。医院网站是医院服务的窗口，一旦受到黑客攻击，不仅影响医院的正常工作，严重时还会导致包括个人资料、医疗保险资料等重要信息的泄露。

7. 内外网隔离与信息共享：内外网隔离分为二种模式，物理隔离和逻辑隔离。其中物理隔离是最彻底、最安全的方式。逻辑隔离具有建设维护成本低、控制策略精确的优点，但存在网络设备被攻击的风险。大数据时代信息共享、数据整合、等是医疗信息的内在需求。只有同时抓好外网安全与内网安全，并建立安全的数据交换通道才是应对信息共享需求的完备方案。

二、患者权益倡导

患者权益来自患者作为一个自然人所享有的天然的权益。

1. 生命权：民法通则中规定公民享有生命健康权，自然人的生命安全不受侵犯，防止他人终止人体生命活动的延续。

2. 人身权：人身权是绝对权、是专属权、是支配权。医疗活动中，患者的人身权受法律保护，患者对自己的身体、组织、器官、容貌等拥有支配权。

3. 健康权：患者依法享有的身体健康不受非法侵害的权利。

4. 姓名权：医疗活动中，患者的姓名权有被非法侵害的可能。

5. 肖像权：医疗活动中，单纯的收集病例资料且不以肖像形式发表是合法的。但是如果作为教科书、论文、论著插图及科普宣传资料而使用则涉嫌违法，未经患者同意被用作宣传工具涉嫌侵权。

6. 平等医疗权：医疗保健享有权是平等的，患者享受医疗服务的价格应该是合理的价格。

7. 疾病认知权：患者对所患疾病的性质、严重程度、治疗方案以及可能的预后有知悉的权利。这种权利也包括患者完全知晓医疗活动所产生的费用等方面。

8. 知情同意权：患者（或法定代理人、监护人）是本项权利主体。不仅有权认知、了解医疗服务中的各项内容，并且在医疗行为开展前必须获得同意。

9. 服务选择权。

10. 名誉权。

11. 隐私保护权：医师有保护患者隐私权的义务。

12. 监督权：患者有权利对医院工作的各个方面，包括医疗、护理、管理、保障、医德医风等各个方面进行监督。

13. 医疗文件查阅权：患者有权依规查阅医疗过程中的文件，提高医疗工作透明度有利于患者对医疗卫生服务的监督。

14. 求偿权：当因医方的过失造成了患者身体损害出现不良后果时，患者有权利要求获得赔偿。

患者权益是患者在医疗过程中的合法权益，必须得以保护。医务人员必须依法依规行医。严格遵守与医疗卫生领域相关的一切法律、法规、行政规则和规章制度以及各项诊疗护理常规，恪守职业道德。保证患者在医学治疗活动中充分地享有知情权在内的各项权利，实施治疗前应详细地向患者及家属交待治疗方案和治疗目的，以及实施治疗可能发生的意外情况及应急对策，并取得得到患者或家属的同意和签字。任何阶段患者都有拒绝或终止治疗的权力。患者的隐私权必须受到严格保护，未经患者本人同意不得公开，诊疗场所应设置必要的保护设施或者隔离设施，特殊情况下的医疗教学行为，包括实习、观摩都应在取得患者知情同意后进行。各类医疗文书应妥善病历，不得泄露患者的隐私。当患者对医疗过程有疑问时，医务人员应主动沟通告知患者的权利和医疗纠纷解决的程序。

（唐跃中）

【参 考 文 献】

［ 1 ］ Srinivasa N Raja, Daniel B Carr, Milton Cohen, et al. The revised International Association for the Study of Pain definition of pain: concepts, challenges, and compromises. Pain, 2020, 161(9): 1976-1982. doi:10.1097/j.pain.0000000000001939.

［ 2 ］ 刘伯宇，麦燕华，毕照荣，等.社区管理对慢性疼痛患者生存质量的影响.护理实践与研究，2013，10（11）：158-159.

［ 3 ］ 曾宪明，漆海如，列宝，等.社区慢性疼痛性疾病管理.中国康复理论与实践，2013；19（5）：475-477.

［ 4 ］ 国家卫生部关于在《医疗机构诊疗科目名录》中增加"疼痛科"诊疗科目的通知.卫医发［2007］227号.

［ 5 ］ 三级医院评审标准（2022年版）.http://www.nhc.gov.cn/cms-search/downFiles/9eb64d7dc64e43e2aad039a264da8919.pdf?eqid = fa099ccf000be40300000006649113f7.

［ 6 ］ 卫生部办公厅关于印发肿瘤科等国家临床重点专科建设项目评分标准（试行）的通知.（卫办医政发〔2012〕135号）

［ 7 ］ 广东省卫生计生委关于在医师执业范围中增加疼痛科专业的通知.粤卫规〔2018〕1号.

［ 8 ］ 国家卫生健康委办公厅关于印发感染性疾病等4个专业医疗质量控制指标（2003年版）的通知，国卫办医政函〔03〕404号）.

［ 9 ］ 国家卫生健康委能力建设和继续教育中心疼痛病诊疗专项能力提升项目专家组.中国慢性创伤后疼痛诊疗指南（2023版）[J].全科医学临床与教育，2023，21（11）：964-967. DOI:10.13558/j.cnki.issn1672-3686.2023.011.002.

［10］ 卫生行业信息安全等级保护工作的指导意见.（卫办发（2011）85号）.

［11］ 互联网诊疗管理办法.国卫医发〔2018〕25号.

［12］ 关于印发《上海市互联网医院管理办法》的通知.沪卫规〔2019〕4号.

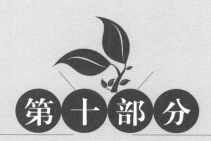

第十部分

附　录

第一章　疼痛评估工具与量表

第一节　疼痛评估工具

一、简明疼痛评估量表（BPI）

患者姓名：_____　病案号：_____　诊断：_____　评估时间：_____

评估医师：_____

1. 大多数人一生中都有过疼痛经历（如轻微头痛、扭伤后痛、牙痛）。除这些常见的疼痛外，现在您是否还感到有别的类型的疼痛　（1）是　（2）否

2. 请您在下图中标出您的疼痛部位，并在疼痛最剧烈的部位以"X"标出。

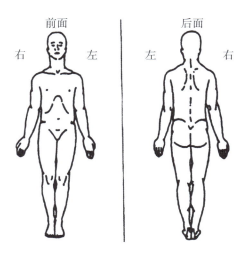

3. 请选择下面的一个数字，以表示过去 24 小时内您疼痛最剧烈的程度。

（不痛）0　1　2　3　4　5　6　7　8　9　10（最剧烈）

4. 请选择下面的一个数字，以表示过去 24 小时内您疼痛最轻微的程度。

（不痛）0　1　2　3　4　5　6　7　8　9　10（最剧烈）

5. 请选择下面的一个数字，以表示过去 24 小时内您疼痛的平均程度。

（不痛）0　1　2　3　4　5　6　7　8　9　10（最剧烈）

6. 请选择下面的一个数字，以表示您目前的疼痛程度。

（不痛）0　1　2　3　4　5　6　7　8　9　10（最剧烈）

7. 您希望接受何种药物或治疗控制您的疼痛

_____

8. 在过去的 24 小时内，由于药物或治疗的作用，您的疼痛缓解了多少请选择下面的一个百分数，以表示疼痛缓解的程度。

（无缓解）0　10%　20%　30%　40%　50%　60%　70%　80%　90%　100%（完全缓解）

9. 请选择下面的一个数字，以表示过去 24 小时内疼痛对您的影响

（1）对日常生活的影响

（无影响）0　1　2　3　4　5　6　7　8　9　10（完全影响）

（2）对情绪的影响

（无影响）0　1　2　3　4　5　6　7　8　9　10（完全影响）

（3）对行走能力的影响

（无影响）0　1　2　3　4　5　6　7　8　9　10（完全影响）

（4）对日常工作的影响（包括外出工作和家务劳动）

（无影响）0　1　2　3　4　5　6　7　8　9　10（完全影响）

（5）对与他人关系的影响

（无影响）0　1　2　3　4　5　6　7　8　9　10（完全影响）

（6）对睡眠的影响

（无影响）0　1　2　3　4　5　6　7　8　9　10（完全影响）

（7）对生活兴趣的影响

（无影响）0　1　2　3　4　5　6　7　8　9　10（完全影响）

二、其他常用疼痛评估工具

1. 视觉模拟评分量表（VAS）

0 ————————————————— 10

　无痛　　　　　　　　　　　　剧痛

2. 词语分级量表（VRS）

0	1	2	3	4	5
无痛	轻度不适	不适	比较疼痛 / 难受	非常疼痛	疼痛到极点

3. 数字评分量表（NRS）

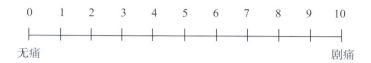

4. Wong Backer 脸谱疼痛评定量表（Wong Backer FPRS）

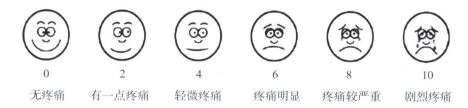

0	2	4	6	8	10
无疼痛	有一点疼痛	轻微疼痛	疼痛明显	疼痛较严重	剧烈疼痛

5. 修订版脸谱疼痛评定表（R-FPRS）

疼痛表情

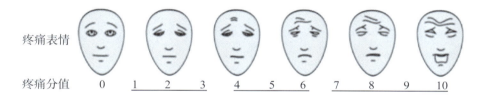

疼痛分值　0　1　2　3　4　5　6　7　8　9　10

6. 重症监护疼痛观察工具（CPOT）

项目	面部表情	肢体活动	肌肉紧张度	通气依从性（插管患者）	发声（非插管患者）
0分	放松	无活动	放松	完全忍受	正常发声或无声音
1分	紧张	防御运动	紧张或僵直	呛咳，但能忍受	叹息、呻吟
2分	扭曲	躁动	非常紧张或僵直	对抗	哭泣、呜咽

7. 成人非言语疼痛量表（NVPS-R）

项目	面部表情	活动运动	保护动作	生 理 指 标	呼 吸 情 况
0分	表情自然 / 微笑	静卧，姿势正常	静卧，手指未指向身体某部位	生命体征平稳	RR/SpO$_2$ 平稳于基础值，适应呼吸机
1分	偶尔鬼脸表情，流泪，皱眉，皱额头	动作缓慢谨慎，通过动作寻求关注	紧绷，夹紧身体	以下任何一项在过去4小时内改变：SBP > 20 mmHg HR > 20 次 / 分	RR 大于基础值 +10 SpO$_2$ 降低 5% 机械通气中度不同步

项目	面部表情	活动运动	保护动作	生 理 指 标	呼 吸 情 况
2分	频繁鬼脸表情，流泪，皱眉，皱额头	不安，躁动和（或）退缩移动	僵直，僵硬	以下任何一项在过去 4 小时内改变：SBP > 30 mmHg HR > 25 次 / 分	RR 大于基础值 +20 SpO_2 降低 10% 机械通气重度不同步
心率（HR），呼吸频率（RR），收缩压（SBP），血氧饱和度（SpO_2）。					

8. 儿童疼痛行为评估量表（FLACC）

项目	面部表情	肢体动作	活 动	哭 闹	可安慰性
0分	微笑	放松体位	静卧或活动自如	无	无须安慰
1分	偶尔皱眉、面部扭歪、淡漠	紧张、不安静	来回动	呻吟、呜咽、哭诉	轻拍可安慰
2分	常下颌颤抖或紧咬	腿踢动	身体屈曲、僵直或急扭	持续哭、哭声大	很难抚慰

9. 晚期阿尔茨海默病疼痛评估量表（PAINAD）

项目	呼吸	负面的声音表达	面部表情	身体语言	可安抚程度
0分	正常	没有	微笑，或无表情	轻松	无须安抚
1分	偶尔呼吸困难或短时期的换气过度	偶尔呻吟或低沉的声音，带有负面的语气	难过 / 恐惧 / 皱眉头	绷紧、紧张步伐、坐立不安	通过分散注意力或抚摸、安慰，可安抚患者
2分	长时间过度通气或睡眠呼吸暂停综合征	呼吸困难兼发出吵闹声响 / 长时期的换气过度 / 潮式呼吸	愁眉苦脸	僵硬、绷紧拳头、膝盖提起、拉扯或摊开、推撞	通过分散注意力或抚摸、安慰，也不可安抚患者

10. 简式 Mcgill 疼痛问卷（SF-MPQ）

	无痛	轻度痛	中度痛	重度痛
A 感觉项				
跳痛（throbbing）	0）_____	1）_____	2）_____	3）_____
刺痛（shooting）	0）_____	1）_____	2）_____	3）_____
刀割痛（stabbing）	0）_____	1）_____	2）_____	3）_____

续 表

	无痛	轻度痛	中度痛	重度痛
锐痛（sharp）	0）_____	1）_____	2）_____	3）_____
痉挛痛（carmping）	0）_____	1）_____	2）_____	3）_____
咬痛（gnawing）	0）_____	1）_____	2）_____	3）_____
烧灼痛（hot-burning）	0）_____	1）_____	2）_____	3）_____
酸痛（aching）	0）_____	1）_____	2）_____	3）_____
坠胀痛（heavey）	0）_____	1）_____	2）_____	3）_____
触痛（tender）	0）_____	1）_____	2）_____	3）_____
劈裂痛（splitting）	0）_____	1）_____	2）_____	3）_____
感觉项总分：_____				
B 情感项				
疲惫耗竭感（tiring-exhausting）	0）_____	1）_____	2）_____	3）_____
病恹样（sickening）	0）_____	1）_____	2）_____	3）_____
恐惧感（fearful）	0）_____	1）_____	2）_____	3）_____
受惩罚感（punishing-cruel）	0）_____	1）_____	2）_____	3）_____
情感项总分：_____				
以上两项相加＝疼痛总分（T）_____				

第二节 疼痛评估量表的应用

一、临床应用

（一）外科术后镇痛管理

疼痛评估量表在外科术后镇痛管理中扮演着重要角色。通过对患者疼痛程度的量化评估，医生能够更准确地了解患者的疼痛感受，从而制定个性化的镇痛方案。这有助于减少患者的术后不适，提高康复效果。

（二）慢性疼痛监测治疗

对于慢性疼痛患者，疼痛评估量表可用于定期监测疼痛程度的变化。通过对比不同时间点的评估结果，医生可以评估治疗效果，及时调整治疗方案，以满足患者不断变化的需求。

（三）重症监护疼痛观察

在重症监护环境中，患者可能无法准确表达疼痛感受。此时，疼痛评估量表可作为辅助工具，通过观察患者的行为表现、面部表情等来判断疼痛程度。这有助于及时发现并处理重症患者的疼痛问题，改善患者的生活质量。

（四）镇痛药物使用指导

疼痛评估量表的结果可用于指导镇痛药物的使用。医生可以根据患者的疼痛程度选择合适的药物剂量和给药途径，以达到最佳镇痛效果，同时减少药物不良反应的发生。

（五）疼痛性质病因诊断

通过对疼痛性质的分析，疼痛评估量表有助于医生诊断疼痛的病因。不同类型的疼痛可能对应着不同的疾病或病理生理过程，因此准确的疼痛评估对于确定治疗方案具有重要意义。

（六）治疗方案调整依据

疼痛评估量表的结果可作为调整治疗方案的依据。当患者的疼痛程度持续加重或缓解不明显时，医生需要重新审视现有的治疗方案，并根据评估结果进行调整，以更好地满足患者的治疗需求。

（七）药物过量并发症预防

在使用镇痛药物的过程中，疼痛评估量表有助于预防药物过量引起的并发症。医生可以根据患者的疼痛程度调整药物剂量，避免过度用药导致的药物中毒或其他不良反应。

（八）患者疼痛管理优化

疼痛评估量表的应用有助于提高患者疼痛管理的整体效果。通过全面、系统地评估患者的疼痛状况，医生可以制定更加科学、合理的疼痛管理方案，从而提高患者的满意度和生活质量。

二、研究应用

（一）疼痛强度评估

疼痛强度评估是疼痛管理中最基础也最关键的一环。疼痛评估量表通过设计不同层级的疼痛描述，让患者能够准确表达自身的疼痛感受。这些量表不仅考虑了疼痛的剧烈程度，还考虑了疼痛的持续时间和发作频率，从而能够全面地反映患者的疼痛状态。通过量化疼痛强度，医护人员能够更有针对性地制定治疗方案，提高治疗效果。

（二）疼痛性质分析

疼痛评估量表还能够帮助医护人员分析疼痛的性质。不同类型的疼痛，其产生原因和治疗方式往往不同。通过量表中的不同描述项，可以初步判断疼痛是锐痛、钝痛、烧灼痛还是其他类型的疼痛，从而为后续的诊断和治疗提供重要依据。

（三）生活质量影响

疼痛对患者的生活质量有着显著的影响。疼痛评估量表不仅关注疼痛的客观指标，还关注疼痛对患者日常生活、心理健康、睡眠质量等方面的影响。通过评估量表，医护人员能够全面了解疼痛对患者生活质量的影响程度，从而制定更加全面和人性化的疼痛管理方案。

（四）临床应用效果

疼痛评估量表在临床应用中已经取得了显著的效果。通过量表的评估，医护人员能够及时发现患者的疼痛问题，避免疼痛被忽视或误诊。同时，量表的使用也使得疼痛管理更加规范化和标准化，提高了治疗效果和患者满意度。

（五）跨文化适用性

随着国际化进程的加速，疼痛评估量表的跨文化适用性也受到了广泛关注。不同文化背景下的患者对疼痛的描述和理解可能存在差异，因此，量表的设计需要充分考虑文化因素，以确保其在不同文化背景下都能有效使用。目前，已有许多研究针对不同国家和地区的文化背景对疼痛评估量表进行了修订和优化，以提高其跨文化适用性。

（六）量表信效度研究

信度和效度是评价疼痛评估量表质量的重要指标。信度研究主要关注量表的稳定性和一致性，以确保不同时间或不同评估者使用量表时能够得到一致的结果。效度研究则关注量表是否能够准确反映患者的疼痛状态，以及量表是否能够有效地预测患者的疼痛变化和治疗效果。通过信效度研究，可以不断完善和优化疼痛评估量表，提高其准确性和可靠性。

（七）患者自我监控

疼痛评估量表不仅可以用于医护人员的评估，还可以让患者进行自我监控。通过教会患者正确使用量表，他们可以随时记录自己的疼痛变化，并及时向医护人员反馈。这种自我监控的方式有助于增强患者的主动性和参与感，提高疼痛管理的效果。

（八）疼痛管理优化

疼痛评估量表的应用为疼痛管理优化提供了有力支持。通过定期评估和记录患者的疼痛情况，医护人员可以及时发现疼痛管理中的问题和不足，并据此调整治疗方案或改进护理措施。此外，通过比较不同治疗方案或护理措施下的疼痛改善情况，还可以为临床决策提供科学依据，推动疼痛管理的持续改进和优化。

第二章　药物剂量转换表

第一节　阿片类药物剂量转换

一、常见阿片类药物转换

见表 10-2-1 和表 10-2-2。

表 10-2-1　口服和肠外阿片类药物对比吗啡的等效剂量及相对效价

阿片受体激动药	肠外剂量	口服剂量	系数（静脉-口服）	作用持续时间[8]
吗啡[1, 2]	10 mg	30 mg	3	3～4 小时
氢吗啡酮[1]	1.5 mg	7.5 mg	5	2～3 小时
芬太尼[3]	—	—		—
美沙酮[4, 5]	—	—		
羟考酮	—	15～20 mg		3～5 小时
氢可酮[6]	—	30～45 mg		3～5 小时
羟吗啡酮	1 mg	10 mg	10	3～6 小时
可待因[1, 7]	—	200 mg		3～4 小时
曲马多[8]	100 mg	300 mg	3	—
他喷他多[9]	—	75～100 mg		—

不推荐使用
哌替啶[10]
混合激动剂-拮抗剂[11]（喷他佐辛、纳布啡、布托啡诺）

脚注：

1. 可待因、吗啡、氢吗啡酮、氢可酮和羟吗啡酮在肾功能存在波动的患者中应谨慎使用，因为肾脏清除代谢物的潜在积累-监测神经系统不良反应。

2. 表格列出的转换系数适用于长期给药时。

3. 对于 6 次以下的单剂量给药，10 mg 吗啡Ⅳ等效于大约 100 μg 芬太尼Ⅳ，但是当芬太尼长期给药时，10 mg 吗啡Ⅳ的等效于大约 250 μg 芬太尼Ⅳ。关于芬太尼透皮剂的换算，参见 PAIN-E，10/13。

4. 半衰期长：观察药物的蓄积和不良反应，尤其首次给药 4～5 天后。在一些个体中，几天至 2 周的时间可能达不到稳态。美沙酮通常每 8～12 小时给药 1 次。

5. 美沙酮的口服转化率各不相同。医师如果不熟悉美沙酮的处方用药，建议咨询疼痛科或姑息治疗科专家（关于口服美沙酮的特别注释，见 PAIN-E，11/12）。

6. 等效剂量还未证实。临床经验建议使用阿片类药物时从小量开始，但有效剂量可能各不相同。市售的立即释放的氢可酮仅有与对乙酰氨基酚（每片 325 mg）或布洛芬（每片 200 mg）的复方药。FDA 已经将所有处方药物产品中对乙酰氨基酚的量限制为每剂量单位不超过 325 mg。用药时必须监测乙酰水杨酸（ASA）或对乙酰氨基酚的剂量，确保在安全范围内。

7. 可待因没有镇痛作用，除非它通过肝酶 CYP2D6 代谢成吗啡，然后通过Ⅲ阶段代谢途径转化成其活性代谢物吗啡-6-葡糖苷酸。CYP2D6 活性低的患者，可待因可能没有镇痛作用，但快速代谢者可能因为更高的吗啡产品而发生不良反应。由于使用的可能是与乙酰水杨酸（ASA）或对乙酰氨基酚的复方药，因此必须监测用药的安全范围。表中所列的剂量仅代表阿片类药物部分。

8. 药剂生产商建议曲马多单次最大剂量不超过 100 mg，速释制剂的最大日剂量为 400 mg（老年患者每日 300 mg，肾功能损害患者每日 200 mg），缓释制剂的最大日剂量为每日 300 mg。

9. 他喷他多缓释制剂的最大日剂量为 500 mg，速释制剂的最大日剂量为 600 mg（建议中度肝功能损害患者采取较低剂量，重度肝功能损害患者避免使用）。

10. 因为代谢物去甲哌替啶的中枢神经系统毒性，不推荐用于癌痛的管理。

11. 混合激动剂-拮抗剂在癌症疼痛控制中的作用有限；然而，它们可以用于治疗阿片类药物诱发的瘙痒症。它们不能与阿片受体激动药联合使用。阿片类药物依赖性患者，从激动剂转换成激动剂-拮抗剂可能导致戒断危机。

表 10-2-2　24 小时口服吗啡总剂量-口服美沙酮转换指南

口 服 吗 啡	剂量转换指南
<60 mg	每日 2～7.5 mg 美沙酮
60～199 mg	10∶1（和患者年龄 <65 岁）
> 200 mg	20∶1［和（或）患者年龄＞65 岁］ 注意：初始剂量不超过每日 45 mg

二、临床调整指南

使用芬太尼透皮贴剂时，初始应使用所选剂型中的最低剂量，并滴定至有效（NCCN 癌痛指南）。

表 10-2-3

当前镇痛药	每日剂量（mg/d）			
口服吗啡	60～134	135～224	225～314	315～404
肌内注射 / 静注吗啡	10～22	23～37	38～52	53～67
口服羟考酮	30～67	67.5～112	112.5～157	157.5～202
肌内注射 / 静脉注射羟考酮	15～33	33.1～56	56.1～78	78.1～101
口服可待因	150～447	448～747	748～1 047	1 048～1 347
口服氢吗啡酮	8～17	17.1～28	28.1～39	39.1～51
静脉注射氢吗啡酮	1.5～3.4	3.5～5.6	5.7～7.9	8～10
肌内注射哌替啶	75～165	166～278	279～390	391～503
口服美沙酮	20～44	45～74	75～104	105～134
肌内注射美沙酮	10～22	23～37	38～52	53～67
推荐芬太尼透皮贴剂的剂量	25 μg/h	50 μg/h	75 μg/h	100 μg/h

表 10-2-4　基于每日口服吗啡剂量推荐的初始芬太尼透皮贴剂剂量

24 小时口服吗啡剂量（mg/d）	芬太尼透皮贴剂剂量（mcg/h）
60～134	25
405～494	125
495～584	150
585～674	175
675～764	200
765～854	225
855～944	250
945～1 034	275
1 035～1 124	300

第二节　常用辅助药物剂量信息

一、辅助药物的剂量与应用

（一）解热抗炎镇痛药

1. 阿司匹林

【适应证】缓解轻度或中度疼痛，如头痛、偏头痛、牙痛、神经痛、肌肉痛及痛经等；缓解感冒引起的发热，咽喉痛。用于多种急、慢性发热性疾病的解热治疗。

【用法与用量】

口服解热、镇痛：每次 0.3～0.6 g，每日 3 次，必要时每 4 小时一次。抗炎、抗风湿：每次 0.3～0.6 g，每日 3～6 次，口服。

【注意事项】使用阿司匹林时除了应注意 NSAIDs 共有的注意事项外还应注意：严重葡萄糖-6-磷酸脱氢酶（G-6-P-D）缺乏症患者，可致溶血或者溶血性贫血；低剂量阿司匹林减少尿酸的消除，诱发痛风。

2. 对乙酰氨基酚

【适应证】用于中、重度发热的解热治疗。缓解轻、中度疼痛，如头痛、肌痛、关节痛等，为轻、中度骨关节炎的首选止痛药。

【用法与用量】成人 0.3～0.6 g/次，每日 3～4 次，口服，一日总量 ≤ 2 g；解热治疗时间不超过 3 天，镇痛治疗不超过 10 天。儿童 10～15 mg/（kg·次），每隔 4～6 小时一次，或每日 1.5 g/m²，每隔 4～6 小时 1 次；12 岁以下儿童每 24 小时不超过 5 次量。儿童解热用药一般不超过 3 天，镇痛疗程遵医嘱。骨关节炎：成人应用缓释片 0.35～0.65 g/次，每隔 8 小时 1 次。一日最大剂量不超过 2 g，疗程按医嘱。

【注意事项】胃肠道不良反应较其他 NSAIDs 轻，每日超过 4 g 时有诱发坏死性肝炎可能，余同 NSAIDs。对乙酰氨基酚常与其他药物组成复方，用药时要注意每日总量不超过 2.0 g，以免过量。

3. 吲哚美辛

【适应证】用于缓解轻、中，重度风湿病的炎症疼痛、急性骨骼肌损伤，急性痛风性关节炎、痛经等疼痛，亦可用于高热的对症解热。

【用法与用量】抗风湿：25～50 mg/次，每日 2～3 次，餐后服用，每日 ≤ 150 mg。关节炎患者如有持续性夜间疼痛或晨僵，可在睡前给予栓剂 50～100 mg 塞肛。抗痛风：25～50 mg/次，每日 3 次，直至疼痛缓解。痛经：25 mg/次，每日 3 次。解热：12.5～25 mg/次，一日不超过 3 次。成人直肠给药：每日 50～100 mg，睡前塞肛。口服与直肠联合用药：一日最大剂量 150～200 mg。

【注意事项】本品可导致角膜沉着及视网膜改变（包括黄斑病变），遇有视力模糊时应立即做眼科检查。由于本品的不良反应较大，治疗关节炎已不作首选用药。

4. 布洛芬

【适应证】各种慢性关节炎的关节肿痛症状。各种软组织风湿疼痛，如肩痛、腱鞘炎、滑囊炎、肌痛及运动后损伤性疼痛等。急性轻、中度疼痛，如手术、创伤后、劳损痛、牙痛、头痛等。有解热作用，可用于解热治疗。

【用法与用量】

抗风湿：0.4～0.6 g/ 次，每日 3～4 次。轻中度疼痛：0.2～0.4 g/ 次，每隔 4～6 小时1 次，一日最大剂量为 2.4 g。儿童用药：12 岁以下儿童 5～10 mg/（kg·次），每日 3 次。

5. 洛索洛芬

【适应证】类风湿关节炎、骨关节炎、反应性关节炎、强直性脊柱炎、肩周炎、颈肩腕综合征和牙痛等；手术、外伤后及拔牙后的镇痛；急性上呼吸道炎症的解热和镇痛。

【用法与用量】针对类风湿关节炎、骨关节炎、反应性关节炎、强直性脊柱炎、肩周炎、颈肩腕综合征和牙痛等，60 mg/ 次，每日 3 次。针对急性上呼吸道炎症的解热和镇痛治疗时：60 mg/ 次，每日 2 次，每日最大剂量为 180 mg。

6. 氟比洛芬酯

【适应证】术后镇痛及癌痛的治疗。

【用法与用量】50～100 mg，每隔 8～12 小时 1 次，缓慢静脉注射（1 分钟以上）；每日 100～200 mg，患者静脉自控镇痛（PCIA）。

【禁忌证】正在使用依洛沙星、洛美沙星和诺氟沙星的患者禁用氟比洛芬酯。

7. 双氯芬酸钠

【适应证】类风湿关节炎、骨关节炎、脊柱关节病、痛风性关节炎或风湿性关节炎等各种慢性关节炎的急性发作期或持续性关节肿痛症状的治疗；软组织风湿性疼痛，如肩痛、腱鞘炎、滑囊炎、肌痛及运动后损伤性疼痛等；急性轻、中度疼痛，如手术，创伤或劳损疼痛，原发性痛经，牙痛，头痛等。

【用法与用量】成人用于关节炎，25～50 mg/ 次，每日 3 次；缓释剂型：成人用于关节炎，75～100 mg/ 次，每日 1～2 次，一日最大剂量为 150 mg；儿童常用量：肠溶片，0.5～2 mg/（kg·d），一日最大剂量为 3 mg/kg，分 3 次口服；栓剂：直肠给药，成人每次 50 mg，每日 50～100 mg；乳胶剂：外用，每日 3 次。

【注意事项】对双氯芬酸钠过敏者禁用。对其他非甾体类抗炎药过敏者禁用。对丙二醇、异丙醇过敏者禁用双氯芬酸钠外用制剂。12 个月以下的婴儿禁用；有活动性消化性溃疡出血者禁用；有肛门炎症，禁用直肠给药。

8. 吡罗昔康（贴剂）

【适应证】用于骨关节炎、腱鞘炎、肌痛、骨关节痛、外伤后及骨折后引起的疼痛。

【用法与用量】贴剂：贴敷于患处，1 贴 /48 小时。沐浴或出汗后可予以更换，每日 1 贴。使用时请清洁并使患处干燥。将贴片的背面揭开，轻轻按压于患处。

【注意事项】本品系透皮吸收，血药浓度较低，不良反应较少，可用于对 NSAIDs 相对禁忌的患者。

9. 美洛昔康

【适应证】骨关节炎症状加重时的短期治疗，类风湿关节炎和强直性脊柱炎的长期治疗。

【用法用量】治疗骨关节炎疼痛：7.5 mg/ 次，每日 1 次，如症状无改善，可增至 15 mg/ 次，每日 1 次；治疗类风湿关节炎、强直性脊柱炎：15 mg/ 次，每日 1 次；老年类风湿关节炎和强直性脊柱炎长期治疗的推荐剂量为每日 7.5 mg。

10. 尼美舒利

【适应证】可用于慢性关节炎症（如类风湿关节炎和骨关节炎等），手术和急性创伤后的疼痛和炎症、耳鼻咽部炎症引起的疼痛、痛经、上呼吸道感染引起的发热等症状的治疗。

【用法与用量】成人 0.05～0.1 g/ 次，每日 2 次，餐后服用。按病情的轻重和患者的需要，可以增加到 0.2 g/ 次，每日 2 次；儿童常用剂量为 5 mg/（kg · d），分 2～3 次服用。

【注意事项】用于婴幼儿和儿童可引起严重致死性不良反应，建议慎用。

11. 塞来昔布（西乐葆）

【适应证】用于缓解骨关节炎、类风湿关节炎、强直性脊柱炎的肿痛症状，也用于缓解手术前后、软组织创伤等的急性疼痛。

【用法与用量】骨关节炎：200 mg/ 次，每日 1 次；如需要，可增至 200 mg/ 次，每日 2 次。儿童不推荐使用；类风湿关节炎及强直性脊柱炎：200 mg/ 次，每日 1～2 次。儿童不推荐使用；急性疼痛：首次剂量 400 mg，之后根据需要每日 2 次，200 mg/ 次。

【注意事项】因是选择性 COX-2 抑制剂，胃肠道不良反应轻微，胃肠道禁忌相对放宽。

12. 帕瑞昔布（特耐）

【适应证】帕瑞昔布是伐地普布的前体药物，为选择性环氧化酶-2（COX-2）抑制剂，用于手术后疼痛的短期治疗。

【用法与用量】推荐剂量为 40 mg 静脉注射或肌内注射给药，随后视需要间隔 6～12 小时给予 20 mg 或 40 mg，每天总剂量不超过 80 mg。疗程不超过 3 天；对于体重低于 50 kg 的老年患者，帕瑞音布的初始剂量应减至常规推荐剂量的一半，且每日最高剂量应减至 40 mg；轻度肝功能损伤的患者不必减量。中度肝功能损伤的患者应慎用，剂量应减至常规推荐剂量的一半，且每日最高剂量降至 40 mg。严重肝功能损伤患者禁用。

【注意事项】建议临床连续使用不超过 3 天。禁用于冠状动脉搭桥、已确诊的缺血性心脏疾病、外周动脉血管和（或）脑血管疾病患者的术后疼痛治疗。

13. 依托考昔

【适应证】本品为选择性 COX-2 抑制剂，适用于治疗骨关节炎急慢性期的症状和体征，也可用于治疗急性痛风性关节炎。

【用法与用量】用于骨关节炎的治疗，每日 30 mg，疗效不佳时可增至每日 60 mg，最长疗程 4 周；用于急性痛风性关节炎治疗，推荐剂量为 120 mg/ 次，每日 1 次，最长使用 8 天；肝功能不全：轻度肝功能不全患者（Child-Pugh 评分 5～6）和中度肝功能不全患者（Child-Pugh 评分 7～9），使用剂量不应超过每日 60 mg，也可以考虑每日 30 mg 的剂量。重度肝功能不全者（Child-Pugh 评分＞ 9），目前尚无临床或药代动力学资料；晚期肾脏疾病（肌酐清除率 <30 mL/min）的患者不推荐使用本品。对于轻度肾功能不全（肌酐清除率≥ 30 mL/min）患者不需要调整剂量。

【注意事项】禁用于冠状动脉搭桥，已确诊的缺血性心脏疾病、外周动脉血管和（或）脑血管疾病患者的疼痛治疗。

（二）抗癫痫药

1. 卡马西平

【适应证】卡马西平在疼痛治疗中主要用于三叉神经痛和舌咽神经痛发作，亦用作三叉神经痛缓解后的长期预防性用药，也可用于脊髓结核和多发性硬化、糖尿病性周围性神经痛、幻肢痛和外伤后神经痛以及带状疱疹后神经痛。

【用法与用量】成人开始每次 0.1 g，每日 2 次；第 2 日后隔日增加 0.1～0.2 g，直到疼痛缓解，维持量每日 0.4～0.8 g，分次服用；最高量每日不超过 1.2 g。

【注意事项】用药期间注意检查：全血细胞（包括血小板、网织红细胞及血清铁，应经常复查达 2～3 年）、尿常规、肝功能、眼科检查及卡马西平血药浓度测定。有房室传导阻滞、血清铁严重异常、骨髓抑制、严重肝功能不全等病史者禁用。孕妇、哺乳期妇女及老年患者慎用。

2. 加巴喷丁

【适应证】加巴喷丁临床上主要用于神经病理性疼痛的治疗，包括糖尿病性周围性神经痛、带状疱疹后神经痛、幻肢痛和外伤后神经痛等。

【用法与用量】成人口服用量每次 200～600 mg，每日 3 次。肾功能不良者须减少剂量。停药时应强行减量。

【注意事项】不良反应包括嗜睡、眩晕、步态不稳，疲劳感和周围性水肿，常见于用药早期。从小剂量开始，缓慢增加剂量，多数人都能耐受。儿童偶尔会出现急躁、易怒，停药以后会消失。已知对该药过敏者及急性胰腺炎患者禁服。

3. 普瑞巴林

【适应证】主要治疗糖尿病性神经痛和带状疱疹后神经痛，也可应用于纤维肌痛症、红斑性肢痛及术后痛等。

【用法与用量】口服起始每日剂量为 150 mg，根据治疗反应，1 周内可增加到每日 300 mg，最大可至每日 600 mg。

【注意事项】普瑞巴林最常见的不良反应有眩晕和嗜睡，但多数不良反应为轻中度，且呈剂量相关性。

4. 奥卡西平

【适应证】主要用于治疗三叉神经痛、糖尿病性神经痛、带状疱疹后神经痛以及其他神经源性疼痛。

【用法与用量】奥卡西平的常用剂量通常从每日 150 mg 开始，每隔 1 周增加 150 mg，直至每日 1 800 mg，通常用法是每日 2 次。

【注意事项】用药开始时可出现轻度不良反应，如乏力、头晕、头痛、嗜睡等，继续服药后可消失。其他常见不良反应有复视、眼震、共济失调、胃肠功能障碍、皮疹等。少见的有白细胞减少、荨麻疹、肝功能异常等。低钠血症风险高于卡马西平。故应从小剂量开始使用，缓慢慎重加量，慎用于肝功能损害、妊娠期、哺乳期妇女，服药期间应避免饮酒。

5. 托吡酯

【适应证】主要用手偏头痛的预防用药，并在糖尿病性神经病变疼痛方面具有治疗前景，它在其他类型的神经痛中的应用还需要验证。

【用法与用量】起始剂量通常是睡前 25 mg，以后每周增加 50 mg，直到每日 400 mg（200 mg，每日 2 次）。

【注意事项】托吡酯的不良反应包括头晕、疲劳、食欲减退、复视、震颤、认知功能障碍和尿石症等，缓慢滴定剂量可以减少这些不良反应的发生。其他碳酸酐酶抑制药如乙酰唑胺应该避免与托吡酯一起给药。曾有汗闭和高热、代谢性酸中毒、高氯血症、过敏性皮疹等不良反应的报道。禁用于托吡酯过敏者，慎用于妊娠期、哺乳期妇女，伴有潜在肾病因素的患者可能增加肾结石形成的危险，大量饮水可防止其发生。

6. 唑尼沙胺

【适应证】首先在日本被用来控制癫痫小发作，然后被引入美国和欧洲。少数开放性研究显示唑尼沙胺在治疗神经性疼痛方面有一定效果，它在疼痛治疗上的作用还有待于进一步的研究。

【用法与用量】唑尼沙胺起始用量是临睡前 100 mg，以后每 2 周可以增加 200 mg，直到最大剂量每日 400 mg。

【注意事项】不良反应主要有困倦、食欲下降、乏力、运动失调、白细胞计数降低，AST、ALT 升高，偶见过敏反应、复视、视觉异常。妊娠期妇女禁用，连续用药中不可急剧减量或突然停药，服药过程中应定期检查血常规及肝、肾功能。

（三）抗抑郁药

1. 阿米替林

【适应证】阿米替林主要用于慢性、顽固性疼痛的治疗，如偏头痛、紧张性头痛、纤维肌痛症、肌筋膜炎、关节炎和癌痛等。

【用法与用量】成人用量为每日 10～50 mg，从小剂量开始，根据病情逐渐增加。

【注意事项】治疗初期可能出现抗胆碱能反应，如多汗、口干、视物模糊、排尿困难、便秘等。中枢神经系统不良反应可出现嗜睡、震颤、眩晕。可发生直立性低血压。偶见癫痫发作、骨髓抑制及中毒性肝损害等。严重心脏病、近期有心肌梗死发作史、癫痫、青光眼、尿潴留、甲状腺功能亢进、肝功能损害，对三环类抗抑郁药过敏者禁用。孕妇及哺乳期妇女慎用。

2. 多塞平

【适应证】具有抗焦虑、抗抑郁、镇静、催眠、肌肉松弛作用。适用于各类焦虑、抑郁状态。其抗抑郁作用不如丙米嗪、阿米替林，但镇静作用明显。

【用法与用量】口服成人常用量：开始每次 25 mg，每日 1～3 次，然后逐渐增至每日 150～300 mg。

【注意事项】服药后可使患者感到精神愉快、思维敏捷。改善焦虑及睡眠障碍。抗焦虑作用多在 1 周内生效。抗抑郁作用 7～10 天显效。不良反应与禁忌证同阿米替林。

3. 氟西汀

【适应证】疼痛治疗中主要用于伴有慢性疼痛的抑郁症患者。

【用法与用量】成人早上口服 20 mg，每日 1 次，必要时可加至每日 40 mg。

【注意事项】常见不良反应有：全身或局部过敏、胃肠道功能紊乱（如恶心、呕吐，消化不良、腹泻、吞咽困难等）、厌食、头晕、头痛、睡眠异常、疲乏，精神状态异常，性功能障碍、视觉异常、呼吸困难等。对于正在使用单胺氧化酶抑制药等药物者，应禁用氟西汀。对于肝功能不全者，氟西汀半衰期增至 7 天，因此应考虑减少用药剂量或降低用药频率。

4. 帕罗西汀

【适应证】在疼痛治疗中主要用于缓解慢性、顽固性疼痛引起的焦虑症状和睡眠障碍等精神症状。

【用法与用量】每日早餐时 1 次，起始量和有效量为 20 mg，2～3 周后，如疗效不好且不良反应不明显，可以从 10 mg 递增至 50 mg，每日 1 次。老年人及肝、肾疾病患者酌情调整用量，以不超过每日 50 mg 为宜。维持量 20 mg，每日 1 次。注意不宜骤然停药。

【注意事项】主要不良反应为口干、便秘、视物模糊、震颤、头痛、恶心、体重增加、乏力、失眠和性功能障碍等。偶见血管神经性水肿、荨麻疹、直立性低血压。罕见锥体外系反应，少见肝功能异常和低钠血症。迅速停服帕罗西汀，可能产生停药综合征，患者表现出睡眠障碍、激动、焦虑、恶心、出汗、意识模糊等停药反应。严重心、肝、肾疾病患者，有躁狂病史者及老年患者应慎用。孕妇及哺乳妇女、癫痫患者不宜使用。

（四）糖皮质激素类药物

1. 地塞米松

【适应证】主要用于炎性疼痛，如各种关节炎、软组织炎症，免疫性疼痛，如各种结缔组织炎，筋膜炎以及创伤性疼痛。

【用法与用量】地塞米松可局部注射，亦可经关节腔、硬膜外间隙、骶管给药，每次 2～5 mg，2～3 天 1 次。

【注意事项】其不良反应较多，长期或大量使用可致肥胖、高血压、胃和十二指肠溃疡（甚至出血和穿孔）、骨质疏松、水钠潴留以及精神异常等。对肾上腺皮质功能亢进、溃疡病、糖尿病、高血压、骨质疏松症，精神病，严重感染患者及孕妇应禁用。

2. 泼尼松龙

【适应证】主要用于炎症性疼痛和免疫性疼痛的治疗，如各种关节炎、结缔组织炎、风湿性关节炎和类风湿关节炎。

【用法与用量】局部注射每次 25～100 mg，2～3 天 1 次。此外，也可供关节腔、浆膜腔内注射，但不宜做鞘内注射。

【注意事项】肾上腺皮质功能亢进，肝功能不全、高血压、糖尿病、溃疡病、精神病、骨质疏松症、严重感染患者及孕妇禁用。

3. 甲泼尼龙

【适应证】主要用于治疗慢性疼痛性疾病，如各种关节炎等。

【用法与用量】甲泼尼龙醋酸混悬剂可局部注射和关节腔内注射给药，其用量为每次 10～40 mg。

【注意事项】不良反应主要是高血压、骨质疏松、胃和十二指肠溃疡出血、水钠潴留等。肾上腺皮质功能亢进、肝功能不全、高血压、糖尿病、溃疡病、精神病、骨质疏松症、严重感染患者及孕妇禁用。

4. 利美达松

【适应证】用于慢性疼痛疾病的治疗，如慢性腰腿痛、慢性类风湿关节炎等。可局部、静脉、关节腔或硬膜外腔给药。

【用法与用量】成人每次 1 mL 利美达松（含地塞米松 2.5 mg），每 2 周 1 次。

【注意事项】其特点是用量小，疗效强，作用时间持久，不良反应少。进入体内后 6 小时起效，作用持续时间长达 2 周。另一特点是靶器官定向性强，具有炎性组织趋向性，药物浓度在炎症部位明显高于非炎症部位，因此其抗炎作用是地塞米松的 2～5 倍。

5. 曲安奈德

【适应证】主要用于慢性、顽固性疼痛的治疗，如慢性腰腿痛、风湿性关节炎和类风湿关节炎、滑囊炎和腱鞘炎等。

【用法与用量】每次用量 20～40 mg，可局部、关节腔内给药，每次 20～40 mg，1 周至数周 1 次。

【注意事项】曲安奈德的不良反应与地塞米松相同，部分患者还可出现全身荨麻疹，支气管痉挛，月经紊乱、视力障碍等。病毒性、结核性或化脓性眼病患者禁用。

6. 复方倍他米松注射液

【适应证】可用于对皮质类固醇激素敏感的急慢性疾病，如类风湿关节炎、骨关节炎、强直性脊椎炎、关节滑膜囊炎、坐骨神经痛、腰痛、筋膜炎、腱鞘囊肿等。可肌内注射，也可供关节腔、滑膜腔、硬膜外腔等局部注射。

【用法与用量】关节内注射推荐剂量：大关节 1～2 mL，中等关节 0.5～1 mL，小关节 0.25～0.5 mL。不可用于静脉或皮下注射。

【注意事项】严重精神疾病、胃或十二指肠溃疡、角膜溃疡、骨折或伤口修复期、严重高血压或糖尿病患者、严重感染患者及孕妇禁用。

（五）局部麻醉药

1. 利多卡因

【适应证】用子神经阻滞疗法，可治疗各种急慢性疼痛，如头痛、颈肩痛、胸背痛和腰腿痛等。

【用法与用量】利多卡因可局部注射，也可通过椎管内给药，给药浓度、剂量和次数应根据不同疾病而定。小儿用量应根据个体差异来计算，但每次给药最多不超过 4.0 mg/kg。

【注意事项】利多卡因用于治疗疼痛性疾病时，应明确其作用机制是镇痛而不是麻醉，因此，利多卡因的浓度和剂量应适当减少。注入过快或剂量过大时，患者可出现头晕、眼花、耳鸣、寒战，甚至发生局麻药中毒反应，应警惕。有二至三度房室传导阻滞、肝功能不全、休克患者应禁止使用利多卡因。肾功能不全患者应慎用。

2. 布比卡因

【适应证】主要用于局部浸润麻醉，外周神经阻滞和椎管内阻滞，常用于慢性疼痛的治疗，术后镇痛以及癌性止痛。目前常通过硬膜外患者自控镇痛（PCEA）用于手术后的镇痛以及癌性止痛。

【用法与用量】常用浓度为 0.125%～0.15%，一般不超过 0.25%。小儿每次给药量最多不超过 2.0 mg/kg。

【注意事项】少数患者可出现头痛、恶心、呕吐、尿潴留及心率减慢等。如果出现严重副反应，可静脉注射麻黄碱或阿托品。过量或误入血管可产生严重的不良反应，一旦发生心肌毒性几乎无复苏希望。对酰胺类局麻药过敏的患者应禁用丁哌卡因。

3. 罗哌卡因

【适应证】罗哌卡因可通过局部注射、硬膜外给药或区域阻滞治疗急慢性疼痛，也可用 PCA 方法进行手术后的镇痛和癌性止痛。罗哌卡因尤其适用于无痛分娩和产科镇痛。

【用法与用量】常用浓度为 0.2%。

【注意事项】罗哌卡因对中枢神经系统和心血管系统的毒性较丁哌卡因小，除了误注入血管内或过量等意外事件，局麻的副反应几乎是少见的，是一种较为安全的局麻药。要将其与阻滞神经本身引起的生理反应相区别，如硬膜外麻醉时的血压下降和心动过缓。用药过量和误注入血管内可能引起严重的全身反应。对酰胺类局麻药过敏的患者应禁用罗哌卡因。严重肝功能不全者、孕妇、12 岁以下的儿童应慎用。

（六）神经破坏药

1. 乙醇

乙醇（ethyl alcohol），又名酒精，疼痛治疗所用为含量在 99.5% 以上的无水乙醇，比重为 0.789。无水乙醇作用于神经组织后，3～10 天起效，镇痛作用一般维持 2～4 个月，个别可长达 6～12 个月。

【适应证】无水乙醇主要用于顽固性疼痛，如三叉神经痛，癌性疼痛，以及反复性疼痛，如反射性交感神经萎缩症的治疗。

【用法与用量】无水乙醇可局部注射，也可经硬膜外腔、蛛网膜下隙给药，用量为每次 0.5～5 mL，可反复使用，直到达到满意的无痛效果。

【注意事项】无水乙醇注射时对神经组织产生较强烈的刺激性，因此注射前应该用局部麻醉药暂时阻断局部神经的冲动传导。神经破坏后所产生的不良反应最严重的是运动神经和感觉神经的破坏，患者会出现面瘫、无汗、肢冷、运动功能丧失、大小便失禁等症状。此外，部分患者还出现神经再生或神经灭活不全等症状，此时原有的疼痛会重新出现或疼痛更加剧烈。因此，非破坏性疼痛治疗不主张使用无水乙醇。

2. 苯酚

苯酚（phenol），又名石炭酸，为无色结晶，具有特殊气味的化合物。苯酚既是神经破坏药，又是杀菌剂。0.5%～1% 的苯酚溶液可作为杀菌剂，1%～2% 的酚甘油溶液可作为局部麻醉药，5% 以上的苯酚溶液具有破坏神经的作用。硬膜外腔注入酚甘油后 5～10 分钟疼痛减退，48 小时内可能出现疼痛加重，然后疼痛消失。酚甘油镇痛作用维持时间与无水乙醇基本相同。

【适应证】主要用于顽固性疼痛和癌痛的治疗。

【用法与用量】每次用量为 7%～10% 的酚甘油 0.3～2 mL，可局部注射，也可经硬膜外腔、蛛网膜下隙给药，后者给药一般不超过 0.6 mL。

【注意事项】苯酚与乙醇在神经阻滞上有一定的差别，一般认为无水乙醇能产生完全性的神经破坏作用，从而彻底阻断神经传导。苯酚由于浓度不同，临床上常用其破坏性较低的浓度（7%），因而产生选择性阻滞，即毁损感觉神经而较少影响运动神经，避免了运动神经被破坏后所出现的严重不良反应。

酚甘油作用于神经组织后，也有一定的神经灭活不全及神经再生现象，用药后仍可产生强烈的刺激性疼痛。酚甘油不良反应和禁忌证同无水乙醇。

3. 胶原酶

【适应证】在疼痛治疗中多用于经保守治疗无效的腰椎间盘突出症。使用时需在 X 线定位下，将穿刺针插入腰椎间孔硬膜外或椎间盘内注射给药。注射时应密切观察准确的注射部位，避免损伤神经根及周围组织。

【用法与用量】使用前，用氯化钠注射液 2 mL 溶解，椎间孔内硬膜外或椎间盘内注射，每次 1 200 U。

【注意事项】不良反应可见部分患者腰痛加剧和过敏反应，若疼痛剧烈，必要时可注射镇痛药缓解。误入蛛网膜下隙可导致严重的脊髓损伤。已知对胶原酶过敏、严重心血管病或严重肝肾功能不全患者及孕妇禁用。

4. 可乐定

【适应证】可乐定为中枢性降压药，近年来研究发现其具有镇痛、镇静和减少麻醉药物用量等作用，目前已广泛用于疼痛治疗和临床麻醉。

【用法与用量】口服可乐定后 30 分钟起效，2～4 小时作用达高峰，持续时间为 6～8 小时。可乐定主要用于术后镇痛和癌性疼痛的治疗。给药途径为神经鞘内或椎管内给药。椎管内应用可乐定与椎管内应用局麻药的镇痛作用不同，可乐定不影响运动或本体感觉功能，无呼吸抑制、恶心、呕吐、皮肤瘙痒和尿潴留等并发症。可乐定椎管内给药可增强椎管内阿片类药物的镇痛作用，对阿片类药物耐受的患者也同样有效。

【注意事项】椎管内给药主要不良反应是低血压和心动过缓，合理用药可以避免严重低血压和心动过缓的发生。治疗前血容量不足，心动过缓，窦房结或房室结功能异常，有潜在心率缓慢和心脏传导系统异常的患者禁用。晚期癌症伴有恶病质的患者慎用。

5. 氯胺酮

【适应证】近年来，氯胺酮在临床疼痛治疗中的应用已引起人们的重视。研究发现，小剂量氯胺酮用于疼痛性疾病的治疗，尤其是通过椎管内给药用于手术后镇痛以及癌性疼痛的镇痛具有一定效果。小剂量氯胺酮主要用于术后疼痛、癌性疼痛和神经病理性疼痛等的治疗。

【用法与用量】静脉给药常用剂量为 $0.25 \sim 0.5$ mg/kg，一般不超过 1 mg/kg，否则会产生全身麻醉作用。硬膜外给药的推荐剂量为 0.5 mg/kg，临床上常与硬膜外吗啡联合应用。

【注意事项】与静脉给药一样，硬膜外给药也有一定不良反应，但不会引起循环系统的过度兴奋，不会抑制呼吸，中枢神经系统的不良反应较小。高血压、颅内高压、严重心功能不全患者禁用。

（七）维生素类

1. 维生素 B_1

【适应证】在疼痛治疗中主要用于神经炎和神经痛的治疗以及慢性疼痛的治疗，如面神经炎、三叉神经痛、慢性腰腿痛等。

【用法与用量】成人每次 $10 \sim 30$ mg，加入到疼痛治疗复合液中使用，可局部注射、关节腔内或硬膜外腔给药。

【注意事项】静脉注射维生素 B_1 偶见过敏反应，无其他不良反应，无明显禁忌。

2. 维生素 B_{12}

【适应证】在疼痛治疗中主要用于神经性疼痛的治疗，

【用法与用量】成人用量每次 $0.5 \sim 1.0$ mg，与维生素 B_{12} 一样，亦加入到疼痛治疗复合液中使用，可局部注射，关节腔内或硬膜外腔给药。

【注意事项】维生素 B_{12} 可引起过敏反应，使用时应注意。维生素 B_{12} 不能静脉给药。

二、剂量调整建议

具有轻至中度癌痛的患者应接受非阿片类药物治疗，可联合使用辅助性药。非阿片类镇痛作用具有封顶效应，因此，当使用一种非阿片类药物而疼痛得不到满意缓解时，可增量至最大推荐剂量（表 10-2-5）。

表 10-2-5　常用非阿片类癌痛治疗药物用法用量及不良反应

对乙酰氨基酚及常用 NSAID 类止痛药					
药　品	半意期（小时）	常用有效剂量（mg/4～6 小时）	用药途径	主要不良反应	最大剂量（mg/ 天）
阿司匹林	2～3	250～1 000	口服	过敏、胃肠、血小板异常	4 000
对乙酰氨基酚	2～3	500～1 000	口服	肝肾毒性	4 000
布洛芬	2	200～400	口服	胃肠道刺激、血小板减少	1 600
吲哚美辛	2～3	25～50	口服 直肠	消化道反应、头痛头昏。粒细胞 / 血小板减少、过敏	200 10
萘普生	12～14	250～500（bid）	口服	轻度胃肠反应	
加合百服宁	2	1～2 片	口服	肝肾毒性	8 片
意施丁		25～75/12 小时	口服	胃肠道反应	200
麦力通 =（萘丁美酮）	24	1 g/24 小时（睡前）	口服	与阿司匹林交叉过敏，轻度胃肠反应	2 000
氯诺昔康	3～5	8 mg bid～qid	口服	轻度胃肠反应	24
双氯芬酸钠（钾）	1～2	50 mg tid 25 mg qd～bid	口服 直肠	胃肠反应。头疼、头晕、过敏。	
美洛昔康	20	7.5～15 mg/ 天	口服	轻度胃肠反应	15
塞来昔布	8～12	200 mg/24 小时	口服	头疼、头晕、消化道不适	400

第三章 法律与伦理指南

第一节 疼痛管理中的法律责任

一、医疗责任与法律规定

（一）疼痛医疗责任概述

在医疗实践中，疼痛治疗是医学领域的重要分支，旨在通过药物、物理、心理等多种手段减轻患者的疼痛感。疼痛医疗责任主要指医疗机构及医务人员在疼痛治疗过程中，应尽的医学诊疗、病情告知、患者保护等义务与责任。其核心在于确保患者的生命安全，维护其健康权益，同时遵循医疗行业的专业标准与道德准则。

（二）患者权益保护

患者在接受疼痛治疗过程中享有多项权益，包括知情权、自主权、隐私权、安全权等。医疗机构和医务人员应尊重患者的合法权益，充分告知治疗方案、风险及预后，保障患者的知情权和自主选择权；同时，应严格保护患者隐私，不得泄露患者个人信息和病情；最后，医疗机构应提供安全有效的疼痛治疗服务，确保患者在治疗过程中的人身安全。

（三）医师执业规范

医师在从事疼痛医疗工作时，应遵守相应的执业规范。这包括严格遵守医学伦理和职业道德，不断提高自身专业技能和医疗水平；遵循临床诊疗指南和规范，确保疼痛治疗的科学性和有效性；在诊疗过程中，应认真听取患者主诉，仔细分析病情，制定个性化的治疗方案；同时，应保持与患者的良好沟通，及时解答患者的疑虑和困惑。

（四）医疗事故认定

医疗事故是指在诊疗护理过程中，因医务人员诊疗护理过失，直接造成病员死亡、残疾、组织器官损伤导致功能障碍的严重不良后果。在疼痛治疗过程中，如因医务人员过失导致患者受到损害，应认定为医疗事故。对于医疗事故的认定，应依据相关法律法规和行业标准，由专门的医疗事故鉴定机构进行鉴定。

（五）赔偿责任界定

在疼痛医疗过程中，如因医疗机构或医务人员的过失导致患者损害，应依法承担相应的赔偿责任。赔偿责任的界定应根据医疗事故的性质、损害程度以及医疗机构和医务人员的过错程度等因素进行综合考虑。同时，医疗机构应建立完善的赔偿机制，确保患者能够及时获得合理的赔偿。

（六）纠纷解决机制

当患者在疼痛治疗过程中与医疗机构或医务人员发生纠纷时，应通过合法途径解决。这包括医患双方协商、申请医疗事故鉴定、向卫生行政部门投诉举报以及通过法律途径解决等。医疗机构应积极配合患者解决纠纷，确保患者的合法权益得到保障。

（七）法律责任追究

对于在疼痛治疗过程中违反法律法规和执业规范的医疗机构和医务人员，应依法追究其法律责任。这包括行政处罚、民事赔偿以及刑事处罚等。通过严厉打击违法行为，维护医疗秩序和患者的合法权益。

（八）法律法规完善

随着疼痛医疗技术的不断发展和患者需求的不断变化，相关法律法规也应不断完善。这包括制定更为详细的疼痛医疗技术规范、加强患者权益保护、完善医疗事故认定和赔偿制度、建立更为有效的纠纷解决机制等。通过完善法律法规，为疼痛医疗的发展提供有力的法制保障。

二、医疗纠纷的预防

（一）严格执行查对制度

在疼痛管理过程中，应严格执行查对制度，确保医疗操作的准确性和安全性。医护人员应认真核对患者的身份信息、疼痛部位、疼痛程度、治疗方案等关键信息，避免因信息错误或疏漏导致的医疗纠纷。

（二）规范诊疗护理流程

制定并严格执行规范的诊疗护理流程，是预防医疗纠纷的关键。医护人员应严格按照疼痛管理的标准和操作规范进行诊疗护理，确保每一步操作都符合医学原则和伦理要求。

（三）加强病案管理

病案是医疗纠纷处理的重要依据。因此，应加强病案管理，确保病案的完整性和真实性。医护人员应认真记录患者的疼痛情况、治疗方案、用药情况等关键信息，并及时更新和归档。

（四）增强医护人员法律意识

医护人员应增强法律意识，了解相关法律法规和医疗纠纷处理流程。通过参加法律培训和案例分析，提高医护人员对医疗纠纷的认识和应对能力，避免因操作不当或疏忽导致的法律风险。

（五）重视护理记录法律意义

护理记录是医疗纠纷处理中的重要证据。医护人员应充分认识到护理记录的法律意义，严格按照规定书写护理记录，确保记录内容的客观、真实和完整。

（六）提升医务人员技术水平

不断提升医务人员的疼痛管理技术水平，是提高医疗质量和减少医疗纠纷的有效途径。通过定期培训和学术交流，使医护人员掌握最新的疼痛管理知识和技术，提高诊疗水平和服务质量。

（七）优化患者诊疗环境

一个良好的诊疗环境有助于提升患者的就医体验和满意度，从而降低医疗纠纷的风险。医院应优化疼痛管理的诊疗环境，包括提供舒适的就诊空间、便捷的设施以及人性化的服务，让患者感受到温馨和关怀。

（八）强化培训考核制度

定期对医护人员进行疼痛管理知识和技能的培训，并进行考核，以确保他们具备足够的能力应对疼痛管理中的各种情况。同时，建立奖惩机制，对在疼痛管理工作中表现突出的医护人员给予表彰和奖励；对存在问题的人员进行指导和帮助，形成积极向上的工作氛围。

第二节　伦理问题与决策

一、伦理决策的原则

（一）防病治病、救死扶伤

防病治病与救死扶伤，始终是医务工作者肩负的神圣职责。从宏观角度看，防病治病凸显了医学中预防为先、防治并举的道德理念。伴随现代医学的不断演进及公众健康意识的日益增强，预防与保健已经成为医学领域不可或缺的一环。这意味着每位医务人员、每家医疗机构都需肩负起预防与治疗并重的医学伦理责任，既要认真细致地服务患者，也要关注健康人群，乃至生态环境与社会福祉，以高效、优质的工作完成防病治病的崇高使命。

救死扶伤则是医务工作者的首要任务，它要求我们将患者的生命与健康置于至高无上的地位，全心全意为他们谋福祉。无论是在历史长河中，还是在当下社会中，这一理念始终如一。在快速发展的中国特色社会主义道路上，救死扶伤更被赋予了深远的意义。它呼吁医务工作者坚持人本理念，以仁爱、同情之心，秉持高度负责的态度和严谨科学的作风，服务每一位患者。在精研医学技术的同时，不断提升医德修养，持续优化医疗服务，确保患者得到高质量的医疗照护。

（二）实行社会主义的人道主义

践行社会主义人道主义是医务工作者最普遍且最实际的道德底线。尽管人道主义这一概念在早期医学中并未被明确阐述，但自古以来，医德高尚的医家们一直是医学人道主义精神的积极倡导者和模范实践者。在我国，医德强调的普遍关怀与仁爱救治等理念，激励着历代医者致力于医术精进，以治愈病患、保护患者权益为己任。社会主义医学人道主义在此基础上进行批判性继承，并融入了社会主义制度下的新内涵。它注重在公有制为主体的社会背景下，关怀全体劳动人民的福祉，要求医务人员尊重每个人的生命与价值，捍卫人的尊严，保障患者的权益，并关爱人们的身心健康。因此，每位医务人员都应切实将全心全意为人民服务作为自己的行动准则。

（三）全心全意为人民健康服务

全心全意为人民健康服务是社会主义医德最高准则和核心精髓。在社会主义国家中，人民是主人，医学事业便是服务人民的崇高使命。因此，医务人员为人民的健康提供全方位服务责无旁贷。他们需尽心竭力诊治病患，同时真诚关怀患者，既要满足患者生理健康需求，也要关照其心理、社会及环境健康。在面对个人利益与患者利益、集体利益和国家利益的抉择时，医务人员应恪守职责，勇于奉献与牺牲，确保患者得到最优质的医疗服务。

二、具体伦理问题的处理方法

（一）尊重患者自主权

在癌痛治疗过程中，患者应享有充分的自主权，包括知晓病情、治疗方案、可能的风险和益处，以及自主决定治疗方式的权利。医护人员应尊重患者的自主决定，并在必要时提供必要的支持和帮助。

（二）公正公平治疗

公正公平治疗是医学伦理的核心原则之一。在癌痛治疗中，应确保每位患者都能获得公正、平等的治疗机会和资源，不应因种族、性别、社会地位或经济状况等因素而受到歧视。

（三）最小化伤害原则

在癌痛治疗中，应尽可能减少治疗带来的不良反应和痛苦。医护人员应根据患者的具体情况，制定合理的治疗方案，并在治疗过程中密切关注患者的反应，及时调整治疗方案，以确保治疗效果最大化，同时伤害最小化。

（四）沟通决策透明化

医护人员与患者之间的沟通应透明化，确保患者在治疗决策过程中能够充分了解治疗方案的优缺点，以及可能带来的风险和益处。医护人员应耐心解答患者的疑问，帮助患者做出明智的决策。

（五）监管机制强化

癌痛治疗中的伦理问题需要通过有效的监管机制来加以规范和监督。医疗机构应建立完善的伦理监管体系，对治疗过程进行全面监控，及时发现并纠正违反伦理原则的行为。

（六）生活质量优先

在癌痛治疗过程中，应始终将患者的生活质量放在首位。医护人员应关注患者的身体和心理状况，积极采取措施缓解患者的疼痛和不适，提高患者的生活质量。

（七）专业伦理培训

医护人员是癌痛治疗中的关键角色，他们的伦理素养直接关系到患者的权益和治疗效果。因此，医疗机构应加强对医护人员的专业伦理培训，提高他们的伦理意识和道德素质。

（八）定期伦理审查

为了确保癌痛治疗的合规性和伦理性，医疗机构应定期进行伦理审查。通过审查，可以发现并纠正治疗过程中可能存在的伦理问题，进一步完善治疗流程和方案。

（李明礼）

【参 考 文 献】

［1］（NCCN 成人癌痛临床实践指南 2020.1 版）
［2］童莺歌，田素明.疼痛护理学.杭州：浙江大学出版社，2017
［3］郭政，王国年.疼痛诊疗学.（第4版）.北京：人民卫生出版社，2016
［4］张宗久，王振江.《医疗纠纷预防和处理条例》释义.北京：中国民主法制出版社，2018.12
［5］刘伟玲，斯钦巴图.医学伦理学基础.北京：人民卫生出版社，2015